国家重点研发计划项目资助

体外与预测毒理学

In Vitro and Predictive Toxicology

主　编　郭家彬　帅　怡
主　审　彭双清　郝卫东

北京大学医学出版社

TIWAI YU YUCE DULIXUE

图书在版编目（CIP）数据

体外与预测毒理学 / 郭家彬，帅怡主编 . —北京：北京大学医学出版社，2021. 10
ISBN 978-7-5659-1637-3

Ⅰ. ①体… Ⅱ. ①郭… ②帅… Ⅲ. ①毒理学 Ⅳ. ① R99

中国版本图书馆 CIP 数据核字（2021）第 207507 号

体外与预测毒理学

主　　编： 郭家彬　帅　怡
出版发行： 北京大学医学出版社
地　　址：（100191）北京市海淀区学院路 38 号　北京大学医学部院内
电　　话： 发行部 010-82802230；图书邮购 010-82802495
网　　址： http：//www.pumpress.com.cn
E-mail： booksale@bjmu.edu.cn
印　　刷： 中煤（北京）印务有限公司
经　　销： 新华书店
责任编辑： 董采萱　**责任校对：** 靳新强　**责任印制：** 李　啸
开　　本： 787 mm × 1092 mm　1/16　**印张：** 26　**字数：** 658 千字
版　　次： 2021 年 10 月第 1 版　2021 年 10 月第 1 次印刷
书　　号： ISBN 978-7-5659-1637-3
定　　价： 160.00 元

本书由

北京大学医学出版基金资助出版

编委会

主　编　郭家彬　帅　怡

主　审　彭双清　郝卫东

编　委　（按姓名汉语拼音排序）

卞　倩　江苏省疾病预防控制中心
曹　佩　国家食品安全风险评估中心
陈景文　大连理工大学环境学院
段军超　首都医科大学公共卫生学院
高　原　宝洁公司（P&G）全球产品管理部
郭家彬　解放军疾病预防控制中心
贺争鸣　中国食品药品检定研究院
黄瑞莉　美国国立健康研究院国家转化科学中心
李国君　北京市疾病预防控制中心
李海山　中国检验检疫科学研究院
李鹤群　联合利华安全与环境保障中心
李　津　联合利华安全与环境保障中心
李维维　贵州医科大学药学院
李雪花　大连理工大学环境学院
李宇杰　解放军疾病预防控制中心
梁　江　国家食品安全风险评估中心
刘　超　解放军疾病预防控制中心
刘盛男　中国医科大学公共卫生学院
罗飞亚　中国食品药品检定研究院
庞　媛　清华大学机械工程系

彭　辉　解放军疾病预防控制中心
皮静波　中国医科大学公共卫生学院
瞿小婷　云策咨询
邵　侃　美国印第安纳大学布卢明顿分校
沈国林　中国检验检疫科学研究院
史　薇　南京大学环境学院
帅　怡　上海市疾病预防控制中心
孙　伟　清华大学机械工程系
陶功华　上海市疾病预防控制中心
王　莹　宝洁公司（P&G）全球产品管理部
徐海滨　国家食品安全风险评估中心
徐　团　美国国立健康研究院国家转化科学中心
徐苑苑　中国医科大学公共卫生学院
杨杏芬　南方医科大学公共卫生学院
杨　颖　广东省疾病预防控制中心
张　丽　解放军疾病预防控制中心
张　强　美国埃默里大学罗琳斯公共卫生学院
张　婷　清华大学机械工程系
张效伟　南京大学环境学院
赵晓红　北京联合大学功能食品科学技术研究院
朱婷婷　宝洁公司（P&G）全球产品管理部
庄笑梅　军事科学院军事医学研究院毒物药物研究所
Sharon B. Stuard　宝洁公司（P&G）全球产品管理部
Susan Felter　宝洁公司（P&G）全球产品管理部

序　一

随着“3R”原则在全球的广泛实施以及毒性测试需求的急剧增加，主要依赖于动物实验的传统毒性测试与安全性评价方法面临着严峻挑战和限制。体外与预测毒理学是毒理学与现代生命科学及化学、数学、材料科学和计算机科学等学科交叉融合发展而形成的一个新的毒理学分支学科。进入 21 世纪以来，体外与预测毒理学发展迅速，形成了一系列毒性测试新理论、新技术方法和新策略，并在化学品和食品、药品、化妆品和农药等相关产品的毒性测试及风险评估等领域中得到越来越广泛的应用，成为现代毒理学发展的重要研究领域之一。国际上多个国家和地区成立了相关专业机构，大力推动体外与预测毒理学方法的发展、验证及其应用。已有许多体外与预测毒理学方法被国际经济合作发展组织（OECD）、人用药品注册技术要求国际协调会（ICH）等国际组织和有关国家的监管部门纳入法规指导原则或被推荐为优先使用的测试方法。

近年来，我国体外与预测毒理学的发展也非常迅速，技术水平和科技实力得到显著提升，专业人才队伍不断壮大，但相比欧盟成员国、美国和日本等国家和地区还存在一定差距。在全球化和信息化的时代，2017 年，我国正式成为 ICH 的成员国，这对于我国体外与预测毒理学的发展而言，既是挑战，也充满机遇。

《体外与预测毒理学》系统介绍了体外与预测毒理学的基础理论、测试策略、技术方法，以及应用实践和经验，同时还介绍了相关技术方法的前沿动态与展望等内容，具有较高的学术价值和较强的实用价值。该书是读者全面学习了解体外与预测毒理学的基础知识、技术方法和前沿进展的一本宝贵的工具书，相信此书的出版对于推动我国体外与预测毒理学的学术领域发展有着十分积极的影响。

李波

中国食品药品检定研究院　院长

序　二

“体外毒理学”或“毒理学体外与替代测试方法”的兴起，不仅有其特定的时代背景，以及科学与人文交融相向的需求驱使，更是站在毒理学的基石上，融汇生命科学最前沿技术，赋予了毒理学方法体系崭新内涵，为毒理学持续发展扎下脉络根基。同样，预测毒理学作为毒理学的跨学科前沿，是毒理学集成计算化学 / 计算生物学、结构化学、大数据以及分子生物学的交叉学科，为进入环境中海量化学物的生态危害和健康风险预测提供了早期、快速的解决方案，也为新药研发临床前安全性评价提供了早期决策手段，并带动了毒理学多学科复合型人才的涌现和成长。

体外与预测毒理学在中国的发展非常迅速。中国毒理学会于 2014 年、2016 年先后成立了“毒理学替代法与转化毒理学专业委员会”和“计算毒理专业委员会”，有力地推动了中国该领域的科学研究、技术发展和学术交流。体外毒理学测试和预测毒理学方法在环境化学物风险评价，以及新药、工业化学品、日用化学品和产品等安全性评价中的应用逐渐成熟和广泛。《体外与预测毒理学》专著的出版非常及时，将进一步扩大毒理学学科知识的传播，使毒理学更好地服务于环境生态文明建设和健康中国的行动实践。

《体外与预测毒理学》一书是我国第一部系统阐述体外与预测毒理学理论和技术方法的专著，汇聚了国内外 70 余名相关专家，在经历相关科研、技术创新、安全性评价实践等，取得丰富经验和知识积累的基础上撰写而成。该书的出版对推动我国体外与预测毒理学及相关领域的科研、科学知识与技术的应用和实践发挥重要作用。我很高兴为本书写序，祝贺编者们辛勤付出终集结成书，同时向广大同行和读者推荐该专著。

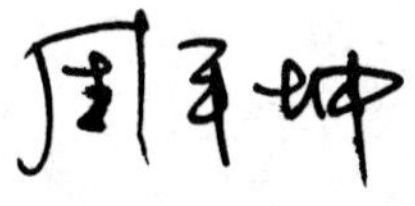

中国毒理学会　理事长

军事医学研究院　首席科学家

前 言

随着现代科学技术的快速发展及其在生产和生活中的广泛应用，化学物的种类和数量呈现急剧增长的态势。截至 2021 年 7 月，美国《化学文摘》（CAS）登记统计的化学物数量已超过 1.83 亿。全球每天交易的商品中至少包含 1500 万种化学物，而人们日常生产和生活中经常接触的化学物就有 8 万余种，这些化学物给人类健康和环境安全的不良影响和潜在风险值得高度关注。此外，由于工业污染、环境化学物排放和化学事故等原因，进一步加剧化学物的安全隐患。然而，人们对这些化学物的毒性认识却非常有限，超过 95% 的化学物缺少毒理学和健康危害数据，各种化学物及药品、化学品、化妆品和食品等相关产品的毒性测试和风险评估缺口巨大。当前，化学物及相关产品的毒性测试和风险评估仍然主要依赖于动物实验。然而，动物实验周期长、通量低、成本高，同时还存在种属差异和剂量外推等不确定性，且随着人们对动物福利和动物保护的日益关注和重视，基于动物实验的毒性测试方法越来越受到挑战和限制。目前，已有多个国家或地区发布了多项相关法规或技术指导原则，明确要求采取措施限制甚至禁止动物实验，如欧盟《化学品的注册、评估、授权和限制管理》（REACH）法规、《欧洲化妆品指令 76/78》等。2019 年 9 月，美国环境保护部公开宣称，计划在未来的化学物毒性测试与风险评估中大幅减少对动物实验的依赖，预计将在 2035 年之前几乎全面禁止哺乳动物实验。

另一方面，细胞生物学、基因组学、蛋白质组学和生物信息学等生命科学技术的快速发展及其在毒理学领域的广泛应用，以及传统毒理学与化学、物理学、材料科学、数学和计算机科学等学科的交叉融合，为建立和发展非动物毒性测试替代方法提供了有力的理论和技术支持。体外和预测毒理学测试是最为常用的非动物测试技术方法，已成为现代毒理学的重要发展方向，并逐步形成了毒理学的一个新兴分支学科，即体外与预测毒理学。近年来，体外与预测毒理学技术和方法发展十分迅速，涌现出许多有力的新技术和新模型，如“组学”测试技术、高内涵分析、人多能诱导干细胞模型、三维生物打印模型、定量结构效应关系分析、交叉参照、毒理学关注阈值和毒理学大数据分析等。这些体外与预测毒理学新技术和新模型的发展使人们有可能更加快速、灵敏、准确地对化学物等外源性物质和相关产品进行毒性测试和风险评估，并越来越多地在化学品、化妆品和药品等产品安全性评价与风险评估中得到应用，同时也越来越多地得到法规和管理的接受认可。美国食品药品监督管理局在 2017 年发布的《预测毒理学路线图》和 2021 年发布的《管理科学前沿》中指出，将在新产品审评中加强对体外和预测毒理学技术的发展和应用，整合应用更多的新技术方法以提高非临床试验的预测性，并着力减少和替代传统动物实验。在国内，体外与预测毒理学也越来越得到学术界和工业界以及相关管理部门的重视，并在环境新化学物质、食品和药品等产品的毒性测试和风险评估中得到广泛应用，已有许多体外与预测毒理学技术方法被纳入相关技术指导原则或成为法规推荐的毒性测试方法。可以预见，体外与预测毒理学势必在未来得到更广泛的发展和应用。

本书共 21 章。第一章概述了体外与预测毒理学的基础理论、发展历史和基本技术方法，以及新技术方法进展；第二章至第十三章主要介绍了体外与预测毒理学模型和技术方法；第十四章至第十六章主要介绍了数据质量分析以及体外与预测毒理学替代方法的验证和法规接受；第十七章至第二十一章分别介绍了体外与预测毒理学技术方法在食品、化妆品、化学品、纳米材料和内分泌干扰物安全性评价中的应用。本书可供相关从业人员学习交流使用，也可作为毒理学、药理学、食品科学、化妆品科学、环境科学等专业研究生和相关专业培训教材。

感谢参与本书编写的所有作者，以及两位主审专家彭双清教授和郝卫东教授。本书自 2018 年底开始编撰，历时近 3 年，其间经多次讨论、反复修改，正是每一位作者和主审专家的敬业执着与辛勤付出，才使书稿最终能够成册出版。本书得到国家重点研发计划项目（2018YFC1602602）、联合利华国际合作项目和北京大学医学出版基金的资助，以及中国毒理学会毒理学替代法与转化毒理学专业委员会和中国环境诱变剂学会毒性测试与替代方法专业委员会的大力支持，在此一并表示衷心感谢！

本书所述内容仅代表作者观点，不作为相关技术指导原则和法规管理依据。书中有疏漏和不当之处，恳请批评指正！

郭家彬

2021 年 8 月，北京

目 录

Table of Contents

第一章　概　论

摘要

传统毒理学研究和安全性评价主要依赖于动物实验，难以满足现代毒理学发展需要和急剧增长的毒性测试需求。2007年美国国家研究委员会提出了21世纪毒性测试策略，指出毒理学的发展正经历着前所未有的重大变革，即从主要依赖于动物实验的传统毒理学方法，转向以体外与预测毒理学为主的毒性测试新策略。体外与预测毒理学的兴起和快速发展有力推动了传统毒性测试方法的变革，成为现代毒理学的重要发展方向。本章主要概述了体外与预测毒理学的发展背景与历史、基本模型和方法，以及新技术方法与新策略进展。

第一节　背景与历史

一、现代毒理学的挑战

毒理学一门保障人类健康和环境安全、促进经济和社会可持续发展的重要学科。毒理学既是一门医学基础学科，也是一门与人类健康、环境安全，以及经济社会发展密切相关的应用学科。毒性测试与风险评估是毒理学研究的基本方法，旨在检测和评估外源性物质对人类健康和生态环境的不良影响，探究毒作用机制，为有害物质的风险管理和中毒防治提供科学依据。毒理学的发展伴随着人类发展历史。最初人类主要通过眼观、鼻闻、口尝等方式去认识和评估物质的毒性。中国西汉初年《淮南子》记载："神农尝百草之滋味，一日而遇七十二毒。"约500年前，瑞士科学家帕拉塞尔苏斯（Paracelsus）提出了剂量决定毒性的观点，被认为是现代毒理学的奠基人。1817年，法国科学家马修·奥菲拉（Mathieu Orfila）编写出版了第一部毒理学著作——《毒理学概论》，首次系统阐释了毒物及其生物学效应之间的关系，论证了毒物与器官损伤之间的相互关联，奠定了现代毒理学的基础，被誉为"现代毒理学之父"。

近代以来，随着生理学、解剖学、生物化学、分析化学等现代医学、生物学和化学等学科的发展，逐步形成了以动物实验为主的毒性测试方法，并建立了一系列相应的法规和技术指导原则。这些传统的毒理学研究方法主要采用动物全身暴露或局部暴露方式，检测受试物对动物死亡、生殖障碍、发育功能障碍、遗传毒性或癌症等末端终点（apical point）的影响，为受试物的毒性评价和风险评估提供证据。然而，近年来随着工农业生产和经济社会的快速发展，人类生产和生活以及自然环境中所暴露的化学物呈现急剧增长的态势。由于动物实验存在周期长、通量低、花费高、动物伦理和福利限制等缺陷，主要依赖于动物实验的传统毒性测试和风险评估方法无法满足现实需求。动物实验还存在种属差异和剂量外推等不确定性，容易导致假阴性和假阳性等结果，其科学性、准确性和毒性预测能力也常常受到质疑。例如在药物发现和临床前研究阶段，采用传统动物实验无法实现对候选药物的快速筛查，也难以实现精准靶向毒性发现，且动物实验一般需要耗费大量的受试物而常常使实验受到限制。针对纳米材料安全性、神经免疫毒性和内分泌干扰效应等问题，常常难以利用传统动物实验技术方法进行评估。

二、3R 原则与法规要求

1959 年，威廉·拉塞尔（William Russell）和雷克斯·伯奇（Rex Burch）发表《人道主义实验技术原理》，提出了 3R 理论，即动物实验设计应在不影响数据的数量和质量的前提下“减少”（reduce）实验动物数量，对方法进行“优化”（refine）以减轻动物疼痛或痛苦，或结合其他试验“替代”（replace）实验动物模型。其中第一个“R”即减少（reduction），是指通过采用新的实验设计、检测方法或统计分析等技术手段，减少实验动物数量；第二个“R”即优化（refinement），是指通过优化实验设计和（或）实验条件等措施，以减轻实验动物痛苦、提高动物福利；第三个“R”即替代（replacement），是指采用体外模型、低等动物和计算毒理学等技术方法或模型替代传统的动物实验。广义的替代方法泛指任何可以减少传统实验动物使用数量、减轻或消除动物痛苦 / 不适或增加动物福利的新方法或改进的方法 [1]。因此，广义的替代方法几乎可以涵盖 3R 原则的全部内涵。

3R 原则描述了减少、优化和替代动物实验的基本原则，对全球动物实验的法规要求和相关技术指导原则产生了深远的影响。1966 年，美国发布《实验动物福利法》；1986 年，欧共体部长理事会通过了关于“试验用或其他科学目的用动物保护”的委员会指令（86/609/EEC）（1991 年生效）；2005 年，日本发布《人道对待和管理动物法》；2009 年，欧盟《里斯本条约》使动物福利成为欧洲四大核心价值之一；2006 版 REACH 法规强调了大力促进替代方法的发展，尽量采用经验证的替代方法来减少甚至避免动物实验。2006 年，我国科技部颁布了第一个针对实验动物福利和伦理管理的政府部门规范性文件，即《关于善待实验动物的指导性意见》，要求倡导实施 3R 原则。2013 年 1 月，欧盟开始实施新的试验用动物保护指令（2010/63Eu）2016 年，《劳滕伯格 21 世纪化学物安全法》等法规相继出台，明确规定减少使用脊椎动物。2019 年 9 月，美国环境保护部（EPA）宣布将于 2035 年停止开展或资助哺乳动物实验，此举使 EPA 成为美国首个为逐步停止动物实验而设定严格期限的联邦机构。2020 年 10 月，欧盟委员会发布《实现无毒环境可持续发展的化学战略》，大力支持开发非动物测试方法，以减少对实验动物的依赖。

三、体外与预测毒理学的发展

近年来，越来越多的国家和地区相关管理机构和（或）政府管理部门将 3R 原则列入法规要求或技术指南，并在相关领域努力减少动物实验。另一方面，随着细胞生物学、生物化学与分子生物学等学科理论和技术的发展，极大地推动了传统毒性测试策略与技术方法的变革，即从主要依赖于动物实验的传统毒理学研究和测试方法转向高通量、低成本且更加快速、准确的非动物测试方法，主要包括体外毒理学方法和预测毒理学方法，即体外与预测毒理学方法[2]。

“体外”（*in vitro*）一词源自拉丁语短语，意思是“在玻璃中”，或泛指“在活生物体之外的人工环境中”。体外毒理学是采用各种体外模型开展的毒理学研究和安全性评价，其测试系统包括各种生物来源的组织、器官、外植体、原代细胞、细胞系、细胞器，以及酶、受体和 DNA 等细胞组分。体外毒理学起源于 20 世纪 60 年代末期，随着越来越多的体外方法的建立和应用，全球多个国家纷纷成立体外替代方法的专业研究和管理机构，大力推动体外毒理学的发展，逐步建立一些技术指南和标准及相关法规管理文件。近年来，随着细胞生物学、组织工程学、生物材料科学等技术的发展促使新的体外模型不断涌现，这些模型在结构和功能上都更接近人体真实组织器官，能更精确、特异和更早期地识别受试物的毒性和潜在风险。狭义的预测毒理学即计算毒理学（*in silico* toxicology 或 computational toxicology），是指基于受试物的理化性质和生物学等特征，综合利用数学、生物信息学、系统生物学等技术方法和原理，通过构建计算模型并进行模拟分析计算，以预测和评估受试物对人类健康和环境安全的不良影响或潜在风险。预测毒理学通过收集和分析相关数据，使用多种计算资源（模型、方法、软件和数据库等）和计算技术（建模、算法、方程、拟合等），以表征和评估化学物与生物系统各组成部分之间的相互作用及其潜在危害，从而对单个化学物、混合物、纳米材料等受试物的毒性或潜在风险以及代谢动力学特征等进行预测[3]。

体外与预测毒理学是最常用的非动物测试技术方法，涉及多个学科领域，包括生理学、解剖学、药理学、病理学和毒理学等医药学科，以及细胞生物学、生物化学与分子生物学和系统生物学等生物学科，同时还融合化学、数学、物理学、计算机科学和材料科学等非生物学科[4]。与主要基于动物实验的传统毒性测试方法相比，体外与预测毒理学方法可显著减少动物使用甚至无需动物，其测试通量大大提高、周期更短、成本更低，而且许多试验科学性和可重复性也得到提升。体外与预测毒理学方法能够直接在分子、细胞器、细胞和器官等不同生物学层面对受试物的潜在毒性进行快速评估，并能更加便捷、深入地对毒作用机制进行探索[5]。体外与预测毒理学作为一个新兴学科，其内涵随着测试手段和技术方法的不断丰富和发展而不断更新。

第二节 基本方法

一、常用体外模型

体外模型通常是直接或间接来源于人体或动物，能部分甚至全部模拟或再现该模型（如组织、器官、细胞或细胞器等）在体内环境中的结构和功能特点，更直观地评估受试物对组织器官或细胞等的潜在毒性。自 20 世纪 60 年代开始，随着 3R 原则在全球的不断推广以及细胞生物学、生物化学与分子生物学等技术的发展，越来越多的体外模型和检测技术方法得到迅速发展和广泛应用，为毒理学研究和安全性评价提供了有力工具。以下简要介绍几类常用的体外模型和技术方法。

（一）离体组织器官

离体组织器官即为体外培养的组织器官，包括全组织或器官培养和外植体培养。离体组织器官培养为体内和体外研究提供了重要连接。早在1897年，科学家就成功地在体外利用了血浆凝块维持甲状腺、卵巢、肾和肝等器官活性近3天。由于全组织器官培养难度大、体外功能易丧失以及存活时间短等缺点，离体组织器官主要采用外植体培养方式。外植体是将部分生物活组织器官或切片移植于特定培养基进行体外培养，是最古老的组织培养技术之一。外植体培养的最大优势是具有组织器官样结构，能方便地获得多个精密切割的组织切片，且在切片制备过程中细胞损伤较少。目前，已成功开展了脑、肝、肾、膀胱、支气管、食管、皮肤等多种器官的组织块培养。其缺点是营养和氧气的利用率有限，难以实现体外长时间培养等。近年来，随着一些更加先进的组织切片切割机的应用以及组织工程技术的发展，外植体变得更薄、更均匀[4]。人们可以通过组织精密切片研究靶器官毒性以及细胞与细胞之间的相互作用。组织切片对成像和免疫组织化学技术尤为重要，通过这些技术可以在体外更深入地研究机体组织的结构和功能以及相关分子机制。

（二）细胞模型

体外培养的细胞是一类最常用的毒性测试体外模型。理论而言，只要有合适的条件，真核哺乳动物细胞就可以在体外生长和扩增，在不同程度上再现该细胞在体内环境中的生物学结构和功能。可以从不同角度对体外培养的细胞进行区分，例如：从细胞种属来源可分为人源细胞和动物源细胞，从细胞生长属性特点可分为原代细胞、永生化细胞或特殊细胞系和干细胞等，从细胞生长方式可分为悬浮液培养和贴壁培养，从细胞培养维度可分为二维（2D）单层培养和三维（3D）培养，从细胞培养种类数量可分为单一细胞培养和多种细胞共培养。

1．原代培养细胞 原代培养细胞是直接从人或动物组织中分离获取的各种细胞，如人脐带血中提取的造血干细胞和间充质干细胞、肝细胞、星形胶质细胞、啮齿类动物来源的神经元、心肌细胞、大鼠胎儿的神经干细胞等。原代培养的细胞直接来源于人或动物，能较好地展现这些细胞本来的结构和功能。原代培养细胞被很多毒理学研究和毒性测试视为“金标准”而备受青睐。如在药代动力学和毒代动力学试验中，原代培养的人肝细胞的药物代谢酶水平相比其他肝细胞有着明显的优势，能更准确地反映药物在人体内的代谢情况[6]。然而，由于原代培养的细胞通常具有高代谢率和低增殖率等特点，容易出现早期衰老和表型改变，且原代细胞还易受到供体来源和伦理等限制。此外，原代培养的细胞在组织分离和培养过程中容易被污染，对培养条件和技术要求更高。

2．细胞系 细胞系是原代细胞培养物经首次传代成功后再繁殖的细胞群体。在体外试验中，为了让细胞系能长期传代培养，常需要利用物理、化学或生物化学和基因工程等技术对原代细胞培养物进行特定改造或修饰，如通过导入癌基因使细胞能够快速增殖而抵抗分化，或通过增加端粒酶活性而抗衰老等。常用的细胞系主要有正常细胞经改造获得的永生化细胞和商业化的癌细胞。理想的细胞系能较好地再现原代细胞的生理生化特性，易于稳定培养和传代。细胞系通常具有易克隆、增殖快、操作便利和经济价廉等优势，被广泛用于化学物体外毒性评价、靶器官毒性发现、药物毒性筛选和毒作用机制研究等。然而，作为原代细胞的替代模型，由于细胞系经过特定改造或修饰而缺乏一些原始特性，与原代细胞相比存在或大或小的差异，因此细胞系往往难以全面、准确评估原代细胞的真实反应。

3．干细胞 干细胞是机体的一类原始细胞，具有自我更新和自我复制，以及分化形成特定细胞谱系的独特潜能，已发展成为一种有力的体外细胞模型。干细胞定向转化为特定谱系细胞在某种程度上类似于自然发育过程，可以利用干细胞的多向分化潜能，通过定向诱导形成特定的器官细胞谱系。干细胞包括胚胎干细胞、成体干细胞和诱导多能干细胞（induced pluripotent stem cells，iPSCs）。

胚胎干细胞是从早期胚胎或原始性腺中分离出来的一类细胞，在合适的体外培养条件下具有无限增殖、自我更新和多向分化等特性。胚胎干细胞可被诱导分化成为机体几乎所有的细胞类型，具有可永生化、可传代建系、增殖能力强，以及来源丰富等优点。但由于胚胎干细胞的获取存在伦理问题，且在制备过程中易对胚胎造成破坏，其应用受到较大的限制。成体干细胞是指已经分化的组织中存在的未分化细胞，在一定条件下能分化形成该组织中的特定细胞并能实现自我更新。成体干细胞是维持组织器官生长与衰退动态平衡的重要机制，在特定条件下成体干细胞可定向分化形成某种特定细胞，也可形成新的多能细胞。iPSCs 是指通过人工导入特定的转录因子，将终末分化的体细胞通过重编程形成的多能干细胞。iPSCs 具有干细胞的典型特征，可自我更新、自我复制，并具有分化形成多种细胞的潜能。与胚胎或成体干细胞相比，iPSCs 技术无需使用胚胎细胞或卵细胞，不仅避免了伦理学问题，而且细胞来源更加丰富、成本更加低廉。通过 iPSCs 技术，可以直接利用病人个体的体细胞来制备特定的干细胞，从而有效解决了干细胞移植的免疫排斥反应等问题。但 iPSCs 不具有发育成完整个体的能力，其发育潜能受到一定限制。在毒理学领域，iPSCs 为毒性效应评估、靶向毒性筛选和毒作用机制研究等提供了有力工具。

（三）3D 细胞与多细胞共培养模型

常用的细胞培养方法主要以单一细胞的 2D 培养方式为主，为了更好地模拟细胞在体内的真实结构和环境，人们尝试将多种不同细胞进行共培养，并模拟机体组织器官在体内环境中的细胞类型、比例及立体结构建立 3D 细胞模型。通过体外构建 3D 结构和多种细胞共培养，旨在体外系统中尽可能接近体内组织器官的结构及功能特征，包括细胞之间的通讯、细胞 - 细胞外基质相互作用，以及类似于体内环境的细胞群体分布和立体结构等。3D 肝细胞模型是近年来研究最多的 3D 体外模型之一。将肝细胞、血管内皮细胞等不同肝组织细胞共培养，建立不含支架的球状体、基于支架的球体、中空纤维管型生物反应器和 3D 打印肝细胞模型等多种体外肝模型。这些模型能在体外系统中形成较为复杂的组织三维结构，较好地再现不同肝细胞之间的相互作用，且体外代谢功能与机体肝脏更加接近，部分模型能在体外较长时间内维持药物代谢酶和药物转运蛋白的表达水平。作为与机体肝脏更接近的体外模型，这些模型已经在肝毒性筛选、药物性肝损伤评价、代谢产物鉴定和毒作用模式识别等领域得到广泛应用。

（四）器官芯片

器官芯片（organs-on-chips）是体外模型发展的新阶段，旨在建立与体内环境更接近的类器官模型。器官芯片综合应用微流控与微加工技术、材料科学、组织工程学和细胞生物学等技术方法，建立能模拟机体组织器官主要功能的仿生系统，也被称为微生理系统。与普通的3D细胞模型相比，器官芯片的结构更加复杂，功能与机体更加接近。器官芯片可应用多种原代细胞、细胞系和干细胞等细胞模型，将这些细胞培养在组织器官支持基质或3D支架，细胞类型和比例参照体内环境进行设置，也可通过干细胞定向诱导分化，使之在芯片上形成特定器官模型。器官芯片还包含与机体生理结构类似的流体动力结构，可实现精确控制介质流速、质量传递和氧含量等参数。器官芯片具有仿生、高效和节能等特点，其技术优势在于可以实现精确调控培养基流速、组分、受试物的浓度以及多细胞和多器官之间相互作用等，成为一种有着巨大发展潜力和广阔应用前景的体外新模型。目前研究较多的主要包括肝芯片、肾芯片、脑芯片、肺芯片、心脏芯片、皮肤芯片和肠道芯片等。

二、预测毒理学方法

预测毒理学是近年来毒理学领域发展最快的一个重要方向，其基本原则是基于测试目的建立或选择合适的预测模型，对化学物进行毒性预测，包括毒性反应 / 效应评估、毒代动力学分析、毒作用机制推断以及体外 - 体内数据推导等。化学物的结构等物理化学特性很大程度上决定其毒性等生物学效应，预测毒理学主要基于这一基本假设，应用数学建模和计算模拟等方法来预测化学物、混合物和纳米材料等物质的毒性[7]。也有些模型主要基于特定生物学效应改变，反向预测化学物的种类、浓度和作用时间等信息。预测毒理学成为体外和体内毒性评估的重要补充，特别是在缺乏实验数据的情况下，预测毒理学数据为了解受试物的毒性特征和潜在风险提供重要依据或参考，被广泛用于药物早期毒性筛选 / 优先排序、化学物的分类 / 组、化学品的风险评估和新食品原料评估等多个领域[8]。

尽管不同的预测毒理学方法应用的计算模型、数学方程和数据库及适应范围等可能存在较大差异，但它们的建模方法、预测过程和优缺点都有很多相似性。一般而言，预测毒理学方法通常包括数据 / 信息收集或数据库选择、模型建立、模型验证、计算模拟和结果分析等过程。用于预测的数据和模型是决定预测毒理学方法预测能力和准确性的关键因素。为获得最佳预测结果，一方面应基于试验目的获得尽可能多的高质量的相关数据或数据库；另一方面，通过建立或选择合适的预测模型，充分了解模型的原理及其优点和局限性，必要时应进行模型验证和优化，以提高模型的预测能力和适用性。此外，用于建模或计算模拟的数据质量和充分性以及分析方法也十分重要。常用的预测毒理学数据库包括化学物理化特征数据库、毒性数据库、基因组学和蛋白质组学等组学数据库、生物学通路数据库，以及描述化学物与生物效应之间关系的各种数据库等。数据挖掘和分析方法既包括用于存储、查询、评估和分析各数据库数据的方法，也包括计算分子描述符、生成预测模型、毒理学推断、数据标准、统计学方法，以及数据准确性和科学性评估方法等。

基于试验目的可开展定性毒理学预测和定量毒理学预测。根据预测原理和计算方法，可将预测毒理学模型主要分为3类，即：基于化学物结构的模型，如定量结构效应关系（quantitative structure activity relationship，QSAR）、结构警示、基于规则的建模方法、化学分组方法和虚拟筛选等。其中虚拟筛选主要包括分子对接、分子动力学和基于药效团的筛选方法等；②基于生物效应或特定靶点的模型，包括剂量 / 时间 - 反应、基于生理的效应动力学 / 代谢动力学模拟（physiologically based kinetic/dynamic modeling，PBK/D）、基于生物的剂量 - 反应 / 效应模型（biologically based dose-response，BBDR）和体外 - 体内数据外推模型（*in vitro* to *in vivo* extrapolation，IVIVE）等；③除了基于结构或生物效应的模型外，还有许多其他模型，如交叉参照（read across）、整合测试与风险评估方法（integrated approaches to testing and assessment，IATA）和定量有害结局路径（quantitative adverse outcome pathways，qAOPs）等。表 1-1 列举了常用的预测毒理学模型、应用软件或数据库及相关简介。

表1-1 预测毒理学模型、应用软件或数据库举例

软件或数据库名称	网站链接与简介
QSAR Toolbox	https：//www.qsartoolbox.org/ 简介：经济合作与发展组织（OECD）开发的免费软件。主要通过计算毒理学方法填补毒性或风险评估数据缺失，建立高质量的化学物毒理学数据库，减少动物实验。4.5 版本包含 57 种数据库，收集了 10 000 余种化学物近 300 万条数据，包括化学物的结构、理化特征、毒性和毒作用机制等
Chemical Effects in Biological Systems（CEBS）	https：//cebs.niehs.nih.gov/ 简介："美国国家毒理学计划"（NTP）建立的生物系统中的化学效应数据库。CEBS 中的数据存储在一个关联数据库中，该数据库旨在展示生物学背景和试验设计数据，并可通过数据整合开展交叉研究分析、知识生成和 meta 分析。CEBS 可用于化学物的 ADME/Tox 分析预测
PubChem	https：//pubchem.ncbi.nlm.nih.gov/ 简介：美国国家健康科学研究院（NIH）建立的开源化学数据库，收集了近 1 亿种化学物的相关数据，包括化学物的理化特性、代谢特点和毒性信息等
ToxRefDB	https：//catalog.data.gov/dataset/toxcast-toxrefdb 简介：ToxCast 是由美国 EPA、NIH 和 FDA 等部门合作开展的毒性测试项目，旨在建立和应用经济高效的毒性测试方法，如高通量筛选（HTS）、计算毒理学模型和毒理学大数据分析等技术模型，来预测化学物对人类健康和环境的毒性及潜在不良影响，以及化学物的优先排序。ToxRefDB 用于存储与 ToxCast 相关的数据
DSSTox	https：//www.epa.gov/chemical-research/distributed-structure-searchable-toxicity-dsstox-database 简介：DSSTox 数据库整合了先进的化学信息学工作流程，为美国 EPA 开展更安全的化学物研究提供化学基础信息，包括 ToxCast 和 Tox21 高通量毒性测试等相关项目成果
Derek Nexus，Meteor Nexus，Sarah Nexus	https：//www.lhasalimited.org/products 简介：英国 Lhasa 公司开发的预测毒理学软件和数据库，主要用于预测化学物的毒性、代谢和降解。Derek 主要通过毒理学专家系统进行毒性预测；Meteor 主要用于基于规则的代谢产物预测，包括基于单个代谢酶的代谢分析；Sarah 主要用于基于统计分析的致突变性预测
ChemIDplus	https：//chem.nlm.nih.gov/chemidplus 简介：美国医学图书馆建立的数据库，包含超过 300 000 种化学物的结构信息，以及理化性质和毒性数据

续表

软件或数据库名称	网站链接与简介
Toxmatch	https：//sourceforge.net/projects/toxmatch/ 简介：Toxmatch 是一种主要基于化学物结构相似性分析的免费软件，可对多个化学相似性指数进行编码，主要用于化学物分组 / 类。其核心功能包括基于各种结构描述相似性指数的数据比较，以及计算化学物之间的成对相似性或化学物与聚类相似性分析
Toxicity Estimation Software Tool（TEST）	https：//www.epa.gov/chemical-research/toxicity-estimation-software-tool-test 简介：美国 EPA 开发的免费软件，主要基于有机化学物分子结构预测其毒性和物理特征
Toxtree	http：//toxtree.sourceforge.net/ Toxtree 是一个功能齐全且灵活的用户友好型免费软件，主要通过应用决策树方法来估计化学物的毒性危害。Toxtree 可以应用各种可支持的数据集，以及用户自定义的分子结构进行毒性预测
VEGAHUB	https：//www.vegahub.eu/ 简介：意大利环境化学毒理学实验室等多家单位建立的软件，以及多个预测毒理学模型和数据库，包括 VEGA、ToxRead、ToxWeight、JANUS 等。主要应用 QSAR 模型和交叉参照（read across），针对一系列毒性终点、理化特性和环境风险等进行预测分析
AMBIT 发现（AMBIT Discovery）	http：//ambit.sourceforge.net/download_ambitdiscovery.html 简介：AMBIT 发现是一种开源的应用软件，包含多个不同模块。主要通过评估与一组化学物的结构相似性来确定 QSAR 模型的适用范围
AMBIT	http：//cefic-lri.org/toolbox/ambit 简介：AMBIT 是由欧洲化学工业委员会（Cefic-LRI）开发的一个开源化学信息系统，包含一个有超过 450 000 种化学结构的数据库和有 14 570 种物质的 REACH 数据集。AMBIT 集成了 Toxtree 等多个预测毒理学模型，可以利用该工具获得分子描述符和结构警示
AOP 知识库（AOP knowledge base，AOP-KB）	https：//aopkb.oecd.org 简介：AOP-KB 由 OECD 开发和维护的数据库，包含 5 个模块，即 AOP Wiki（https：//aopwiki.org/）和 Effectopedia 两个知识库，以及 AOPXplorer、AOP-DB 和 Intermediate Effects Database（IEDB）3 个研发工具

三、毒性终点与生物标志物

毒性终点（toxicity endpoint）是指能够反映生物体暴露于外源性物质后产生的有害作用或不良反应的指标。选择合适的毒性终点是准确评价外源性物质毒性和风险评估的一个关键问题。由于体外与预测毒理学的评价系统与动物实验系统存在较大差异，其毒性终点也有许多不同。传统动物实验主要以一些顶端终点为主要检测指标，而体外试验的发展极大地拓展了毒性终点的内涵，并建立了许多新的毒性终点。体外毒理学的显著优势是更容易从细胞和分子层面捕获外源性物质引起的潜在不良效应，识别和发现机体损伤的早期改变，更深入地开展毒作用机制研究。以急性毒性试验为例，传统动物实验主要以动物死亡、血液学和血清生化改变，以及组织病理学改变等作为常用的毒性终点。在体外试验中，急性毒性终点包括细胞形态学改变、细胞膜破损、细胞凋亡、细胞坏死、细胞活力改变、炎症反应和线粒体功能紊乱等。预测毒理学主要依赖于基础数据和计算模型，基于化学物的理化特征、暴露和（或）接触信息，以及体外和体内试验数据、临床资料等各种相关信息，进而预测受试物的毒性或潜在风险。理论而言，只要有足够的相关数据信息和合适的计算模型及分析方法，预测毒理学可以涵盖所有毒性终点。

广义的生物标志物（biomarker）包括所有能够反映生物系统与外源性或内源性物质相互作用的可测量指标[9]。一般而言，生物标志物主要是指能够测量并用于评估生物系统生理、病理过程，以及疾病状态或药物等干预反应的特征性指标。生物标志物旨在提示或表征生物体接触外源性物质后产生的改变。生物标志物涉及多个学科，不同学科对生物标志物的理解和应用可能存在一定差异。在毒理学领域，生物标志物是阐明毒物暴露与不良健康效应相关性的重要标识。生物标志物通常分为3类，即暴露生物标志物、效应（疾病）生物标志物和易感性生物标志物。暴露生物标志物是指生物系统中可测量的外源性物质及其关联产物，可区分为内剂量标志物和生物效应剂量标志物。内剂量标志物主要是指生物系统中可测量的外源性物质及其代谢产物，生物效应剂量标志物主要是指外源性物质与生物系统中脂质、蛋白质和核酸等组织细胞成分相互作用的有效剂量或相关反应产物的含量。效应生物标志物是指生物系统中可测量的生理、生化或病理改变，这些改变预示着外源性物质对生物体的不良影响或潜在风险。效应生物标志物通常是生物体暴露于外源性物质后在组织、细胞和分子等不同层面发生的持续性改变，常常引起某些不可逆的生物学效应。易感性生物标志物是指生物个体暴露于外源性因素后易于发生的改变，主要反映生物体对接触外源性物质产生反应的易感性，包括遗传因素和非遗传因素，如药物代谢酶多态性、特定基因缺失和DNA修复酶缺陷等。

随着现代生物学和体外毒理学理论及新技术方法的快速发展，通过应用基因组学、蛋白质组学、代谢组学等组学技术，以及高通量分析、流式细胞术、磁共振成像、生物芯片、质谱法和基因编辑等新技术，近年来人们在细胞、细胞器和分子等不同生物学层面建立并验证了许多新的生物标志物，并获得大量相关测试新数据，为外源性物质的毒性评价与风险评估提供了新视角和重要科学证据。

四、剂量-反应/效应评估

剂量（dose）是指生物体接触外源性物质的量（外剂量）或被吸收进入生物体的量（内剂量），是决定外源性物质毒性的关键因素之一。在体外与预测毒理学研究中，外源性物质的剂量也常常表示为浓度（concentration）。剂量-反应/效应关系（dose-response/effect relationship）旨在描述外源性物质暴露与其诱导的各种生物学改变的发生率或效应强度之间的关系。剂量-反应/效应评估是研究和了解化学物毒性特征的一种基本方法。生物体暴露于不同剂量的外源性化学物或其他刺激后，通过剂量-反应/效应评估可以识别受试物在该暴露剂量下的潜在危害及其可逆性等特点，为估算或确定剂量阈值提供依据。描述剂量-反应/效应关系既包括特定剂量范围内剂量-反应/效应关系，也包括特定剂量下不同暴露时间的反应/效应改变，以评估在该剂量下生物体反应/效应改变的持续性和可逆性。剂量-反应/效应关系评估应当基于试验目的和受试物的实际暴露情景，选择合适剂量范围和暴露时间，以保证试验的科学性、可靠性和相关性。

（一）剂量 - 反应 / 效应评估模型

以反应发生率或效应强度为纵坐标，以剂量为横坐标，以此绘制剂量 - 反应 / 效应关系曲线，旨在分析外源性物质的剂量 - 反应 / 效应关系。选择和应用合适的剂量 - 反应关系模型至关重要。根据外源性物质的剂量 - 反应 / 效应特点，主要可分为 3 种模型，即阈值模型、线性无阈值（linear no-threshold，LNT）模型和毒物兴奋效应（hormesis）模型。阈值模型假定受试物的暴露浓度只有超过某一特定剂量阈值水平才会引起生物体产生明显的反应。也就是说，任何低于该剂量阈值的暴露浓度都不会出现明显的反应，或者不会出现具有毒理学意义的反应。LNT 模型主要描述外源性物质在任何剂量下均可引起生物体产生相关改变，且这些改变的发生率或效应强弱与物质的暴露剂量呈一定的比例关系，即呈现一定的剂量相关性。LNT 模型的剂量 - 反应 / 效应关系曲线通常有直线形、指数形、抛物线形、S 形曲线、双曲线和不规则双曲线等形状。毒物兴奋效应旨在描述一类具有双相剂量 - 反应 / 效应特征的现象，如有些毒物可在低剂量诱导激活 / 兴奋效应，高剂量诱导抑制效应。毒物兴奋效应的剂量 - 反应 / 效应关系曲线主要有 J 形、U 形或倒 J 形、U 形。

剂量 - 反应 / 效应评估属于毒性评价和风险评估健康指导值确定最核心的内容。剂量 - 反应 / 效应评估可以用于评估受试物的毒性特征，包括毒作用强度与效能分析，阈值或未观察到不良反应水平（no observed adverse effect level，NOAEL）的估算，安全范围 / 边界、基准剂量（bench mark dose，BMD）和起始点（point of departure，POD）的确定等，也可为不同暴露剂量条件下的毒作用机制分析提供重要依据。如在体外细胞毒性检测中，有些毒物引起细胞死亡可能涉及坏死、凋亡等不同的机制，在特定暴露剂量范围内其中某一种死亡机制是否占主导作用，这可以通过综合分析剂量 - 反应 / 效应、时间 - 反应 / 效应以及细胞毒性特点进行判断。在预测毒理学领域，可以根据受试物的暴露剂量计算其毒性反应的发生率或效应强度，也可基于反应 / 效应特征反向推测受试物的暴露剂量。

（二）相互作用模式

剂量 - 反应 / 效应既受化学物的暴露剂量水平的影响，也受测试系统的影响。当测试系统中存在两种或两种以上外源性物质时，不同物质之间可能产生直接或间接作用，而使受试物的剂量 - 反应 / 效应关系发生一定的改变。这一类改变通常分为 4 类，包括相加效应、协同效应、增强效应和拮抗效应。相加效应是指两种或多种物质的联合效应等于每种物质单独作用的效应之和。协同效应是指两种或多种物质的联合作用大于每种物质单独作用的总和。增强效应是指一种或多种物质对生物体没有毒性，但当与另一种物质共同作用时其反应 / 效应增强。拮抗效应是指两种或多种物质的作用存在相互干扰，其整体反应 / 效应小于每种物质单独作用的总和。

剂量 - 反应 / 效应评估也是体外与预测毒理学关注的核心内容。在体内试验中，受动物数量和试验周期等限制，每次试验能测试的受试物剂量和剂量范围都非常有限。如一般毒性评价试验中，通常只设置低、中、高 3 个剂量组，每个剂量组之间相差 2 ～ 5 倍。应用体外与预测毒理学方法可在广泛的剂量范围内测试多个剂量。此外，针对外源性物质作用的靶器官，通过体外或预测毒理学技术可直接评估该靶器官或细胞在特定暴露浓度下的反

应 / 效应，而避免体内环境中吸收、代谢和血流动力学等因素的影响。体外与预测毒理学的快速发展有力推动了剂量 - 反应 / 效应评估理论和技术模型的新发展。

五、验证与法规接受

随着体外与预测毒理学方法的蓬勃发展和广泛应用，这些技术方法的规范化、标准化和法规管理越来越受到重视。1996 年 1 月，OECD 在瑞典 Solna 召开了有关体外毒理学试验方法验证标准和法规认可的国际协调会议，会议上提出的“Solna 原则”被广泛接受为新测试方法或修订方法验证的主要原则。2005 年，OECD 公布《危害评估中新测试方法或修订方法的验证及国际接受指南》，欧洲替代方法验证中心、美国替代法验证部门间协调委员会等机构也提出了类似的指导性原则。2009 年，替代方法国际间合作组织成立，该机构由多个政府组织的验证机构共同参与，成为共同推动替代方法发展、验证与法规接受的重要力量。

体外与预测毒理学方法的法规接受可以理解为，体外与预测毒理学方法在经过科学严谨的验证基础上，按照有关要求和程序提供相关资料和数据，获得管理机构［如国家和（或）地区政府管理部门、相关国际组织等］的认可，以法规、标准或技术规范等形式予以发布实施的过程。根据替代方法的法律效力和应用背景，可将替代方法的验证主要分为以下几种类型：①非法规性替代方法的验证；②现行法定动物实验方法的替代方法的验证；③针对不同层次要求，写入不同层级的法规性文件的替代方法的验证。鉴于新方法的法规应用需求，验证过程除了考查方法的可靠性和相关性以外，还要考虑方法推广执行的成本、方法的适用范围、使用条件以及法规适用性等。值得注意的是，体外与预测毒理学方法并不是一定要通过法规接受才能得到广泛认可，有些方法实际早已经被广泛应用但尚未正式法规接受，甚至没有开展严格的验证试验。

验证主要由各个国家或地区的替代方法验证中心或相关国际组织机构来开展。欧盟委员会联合研究中心下属的原欧洲替代方法验证中心（European Center for Validation of Alternative Methods，ECVAM）是组织开展替代方法验证的主要机构之一，2011 年更名为欧盟动物实验替代方法参比实验室（European Union Reference Laboratory for alternatives to animal testing，EURL-ECVAM）。美国、德国、荷兰、日本、韩国等多个国家也成立了替代方法验证的专业机构，如美国替代方法验证部门间协调委员会（Interagency Coordinating Committee on the Validation of Alternative Methods，ICCVAM）、德国动物实验替代方法评价中心（The Centre for Documentation and Evaluation of Alternative Methods to Animal Experiments，ZEBET）等。

体外与预测毒理学方法作为一类替代方法，其验证过程是一个科学严谨的实践过程。验证试验可作为独立的标准试验或组合试验的一部分，按方法的应用可分为 5 大类，即筛选试验方法、确定试验方法、辅助测试方法、替代试验方法和组合试验。根据不同类型的验证试验，可以设计不同的验证方案，如前瞻性验证研究、回顾性验证研究、“模块法”验证研究、证据权重验证研究以及 QSAR 等特定方法的验证[10]。根据待验证方法的类别和验证目的不同，验证的内容和侧重点也有所区别。试验方法的验证和验证程序是一个动态发展的过程。近年来，毒性测试新技术方法的发展和应用对验证也提出新的挑战和要求。针对不同试验方法的验证，既要遵循大的原则和程序，同时也要兼顾具体案例进行具体分析。

第三节 新技术方法与新策略

一、21 世纪毒性测试策略

针对毒性测试与风险评估面临的挑战与机遇，2007 年美国国家研究委员会（National Research Council，NRC）发表了一份在毒理学发展史上具有里程碑意义的报告，即《21 世纪毒性测试：愿景与策略》（简称 TT21C）[11]。该报告提出，21 世纪毒性测试策略的核心内容包括毒性通路测试和靶向测试，应用基于人体生物学的体外测试系统和计算毒理学技术方法，开展涵盖广泛剂量范围、高通量、低成本、周期短的非动物测试。TT21C 在国际上引起广泛反响，10 多年来体外和计算毒理学等新技术方法成为学术界、工业界和政府管理部门和相关机构重点关注和支持的方向，并积极实施 TT21C 以评估化学物及相关产品对人类健康和环境安全的潜在不良影响。美国和欧盟等国家和地区政府机构还将 TT21C 愿景中提出的新方法纳入监管实践，提出了毒性测试新策略的持续发展计划及其在风险评估监管中应用的发展蓝图。TT21C 也引起国内学者的广泛关注和重视，该报告的译著已于 2014 年在国内出版发行。2016 年彭双清和 Paul L. Carmichael 主编出版了中文专著《21 世纪毒性测试策略：理论与实践》，系统地介绍了 21 世纪毒性测试策略与技术方法及其应用进展 [2]。2019 年，Krewski D. 和 Andersen M.E. 等 TT21C 报告的主要起草人专门撰写了综述，回顾 TT21C 提出后 10 多年来毒性测试的进展和未来展望 [12]。

二、有害结局路径

2010 年，美国 EPA 提出了有害结局路径（adverse outcome pathways，AOP）的概念。AOP 描述一个分子起始事件（molecular initiating event，MIE）与生物体在分子、细胞器、细胞、组织、器官、机体和群体等不同生物层面发生的一系列关键事件（key events，KE）以及最终有害结局（adverse outcome，AO）之间的关联 [13]。AOP 通过收集和评估相关化学、生物学和毒理学等信息，根据不同的置信限为化学物危害评估或确定优先级提供决策依据，成为实现 21 世纪毒性测试策略预期目标的有效方法。AOP 可有效整合多学科最新技术，将现有的方法与系统生物学联系起来，促进发展和应用基于人体生物学的体外与预测毒理学新方法。AOP 框架以毒性通路和毒作用机制评估为核心，主要应用体外测试、计算生物学和证据权重（weight of evidence，WoE）等技术方法的组合手段，对 MIE、一系列 KEs 和 AO 进行综合评价。AOP 不是针对某一具体的化学物，而是锚定一组或一类化学物特有的结构或 MIE，或锚定某一类特定的 AO 或毒作用机制。

AOP 不是一种简单的方法或模型，而是对一系列高度结构化并具有充分科学依据的毒理学过程的描述和整合分析，最终形成的一个能用于风险评估的新框架。AOP 可以分为定性 AOP 和定量 AOP。定性 AOP 旨在用于定性描述化学物暴露与 KEs 以及最终 AO 之间的关联性。当有足够的定量信息来描述 MIE、KE 和 AO 之间的剂量 - 反应和（或）时间 - 反应关系时，可构建定量 AOP（quantitative AOP，qAOP）。qAOP 旨在对 MIE、KE 和 AO 之间的关系进行详细的定量描述，以评估确定化学物暴露致 KE 或 AO 的起始剂量和（或）时间点等关键毒理学信息[14]。定性和定量 AOP 都可以通过识别、构建和整合可用的化学危害证据来进行风险表征，但只有定量 AOP 才能对化学物的剂量 - 反应和暴露特征进行定量评估。AOP 的管理和开发需要遵循一系列原则以满足法规应用目的。2013 年 OECD 发布了《有害结局路径研发和评估指导文件》，对此做了详细的介绍。AOP 的开发过程中需考虑该 AOP 的法规应用价值，如测试指南的开发、整合测试与评估方法的开发或优化、(Q) SAR 的开发、化学物的分组及后续的交叉参照、危害物质的筛选和风险评估等。随着 AOP 理论框架的不断完善，还应考虑如何应对危害评估的新挑战，如纳米材料、内分泌干扰和混合物的危害评估等。

2014 年 9 月，OECD 发布了“AOP 知识库”（AOP knowledge database，AOP-KB；https://aopkb.org/）。AOP KB 旨在提供一个可访问和搜索的共享平台，以促进 AOP 研究的协调统一、优势互补、信息共享，并避免重复工作，实现 AOP 的系统化、透明化和灵活动态管理。截至 2021 年 6 月，AOP-KB 已收录 402 条 AOP 和 5047 条 KE，为体外与预测毒理学方法的开发和整合测试策略的制定提供了大量翔实的数据。

三、整合测试与评估方法

整合测试与评估方法（IATA）是一种实用的、基于科学的化学物危害识别、危害表征和（或）安全评估方法。IATA 应用化学物已有的所有相关的、可靠的信息来评估其危害特征和潜在风险，必要时还需结合使用 ITS 以获得新信息，从而为化学物的毒性评估、风险管理与监管决策提供科学依据。这些信息包括毒性数据、接触或暴露途径、生产量、应用案例、临床数据和应用历史等资料[15]。为了对化学物进行准确的毒性测试和风险评估，需要尽可能全面地收集可靠的相关数据和信息。事实上，由于化学物种类和数量的急剧增加，加之化学物本身的理化特征和暴露情景复杂多变，目前能获得的毒理学信息十分有限，很多化学物缺乏基本的毒理学数据。体外与预测毒理学的应用可以很大程度上克服传统基于动物实验的毒性测试方法的缺点，在短时间内获得大量的体外毒性测试和预测毒理学数据。但由于毒作用机制的复杂性，通常需要结合考虑多种方法的数据，以更加充分和准确地对化学物进行毒性评估。

IATA 包含多种方法的组合，并且可以通过整合多种方法，如（Q）SAR、交叉参照、化学检测、体外试验、离体试验、体内试验或毒理基因组学等组学技术的结果来提供信息，提高毒性测试和风险评估的质量。IATA 可以应用体外与预测毒理学等非动物测试方法获得新的毒理学数据，为监管决策提供依据。已明确的毒性测试或评估方法可以作为 IATA 的一部分或单独使用，以满足危害评估的信息需求。这类明确的方法包括测试数据的输入和数据解释分析过程，如机器学习模型、流程图或决策树，进而通过这些程序进行数据评估。IATA 收集的数据可能涉及不同的测试方法和不同参数，常需要对多种信息进行系统的组合。这不仅要求数据应尽可能充分详尽，还要求数据具有较高的质量。基于毒作用机制的评估是 IATA 的一项重点内容。IATA 可被描述为涵盖重要机制步骤的一组试验组合，优先使用体外和预测毒理学等非动物测试数据，并以假设为导向进行排列，这对于有效利用现有数据进行危害识别和风险评估，以及对结果进行理解至关重要。IATA 已经成为毒性测试与风险评估的一种重要方法。OECD 已发布多份相关指导文件或技术报告，包括严重眼损伤和眼刺激的 IATA 指导文件、皮肤刺激的 IATA 指导文件等（https://www.oecd.org/

chemicalsafety/risk-assessment/iata-integrated-approaches-to-testing-and-assessment.htm）。美国EPA也提出了皮肤刺激性、眼刺激性和内分泌干扰评价的IATA。

四、新技术方法与下一代风险评估

2016年4月，欧洲化学品管理署（European Chemicals Agency，ECHA）召开专题科学研讨会，主要讨论在欧洲如何加强“新技术方法”（new approach methodologies，NAM）数据和信息的使用，以更好地评估化学物及相关产品的监管决策。

NAM是一种更宽泛的方法学概念，是指任何可用于化学物危害识别、毒性测试和风险评估的新测试方法或方法组合。NAM涵盖了各种新的测试技术和新模型，如高通量筛选、高内涵成像分析、基因组学、蛋白质组学、代谢组学、3D生物打印、器官芯片、大数据分析、计算毒理学、PBPK模型和IATA等[16-17]。NAM的发展和应用已有多年历史，其初衷是为了应对动物伦理和福利问题并实施3R原则，有效减少脊椎动物的使用。随着NAM的不断建立和发展完善，其科学性也不断增强。发展NAM不仅是实施3R原则的需要，也是现代毒理学发展和毒性测试与风险评估的需要。NAM充分吸收利用现代生物学和交叉学科等先进技术方法，重点建立基于人体生物学和机制的毒性测试和评估方法，以更好满足毒性测试与风险评估及管理毒理学的需求。由于传统动物实验的毒性终点多为顶端终点，难以捕捉外源性物质引起的复杂病理生理变化。NAM可在器官、组织、细胞、细胞器和分子等不同层面揭示生物体对外源性物质的反应，以及基于特定靶标/位或毒作用模式（mode of action，MOA）或毒作用机制[18]开展测试或评估。建立NAMs需要阐明的核心内容主要有：①准确性，包括方法的可靠性和相关性；②明确性，对方法的原理、过程和结果解释等内容有明确说明；③缺陷，即方法的不足或缺点；④适应性，明确方法的适用情形、范围或领域。

已有多个国家和地区成立了相关合同研究组织、独立研究机构或公司专注于NAM的开发和应用推广，并设立多个重大科研项目或研究计划，越来越多的NAM被监管机构接受。美国和欧盟等多个国家和地区发布了相关法规、技术指南文件和发展蓝图，积极推动NAM的建立和法规应用。如欧盟REACH法规要求在合适的情况下使用NAM来评估工业化学品的毒性。美国《劳滕伯格21世纪化学物安全法》也明确规定必须努力减少使用脊椎动物，转而应用NAM。ICCVAM专门发布了《为评估美国化学物及医疗产品安全性建立NAM的战略发展蓝图》。2017年12月，美国FDA提出预测毒理学发展的路线图，其关键目标是加速NAM的发展和评价，并将NAMs的相关测试结果尽可能地整合应用到FDA管理和评审中。在该路线图中，FDA突出强调体外测试方法和计算毒理学等NAM的发展前景及其重要应用价值。2021年FDA在其发布的管理科学前沿中又进一步提出应用NAMs来提升非临床试验的预测能力。欧盟和美国等多个国家和地区还启动并开展了EU-ToxRisk、ToxCast和Tox21等多个重大项目及国际合作，旨在大力推动NAM的建立和发展及其应用。如在EU-ToxRisk项目中，有36个合作伙伴主要应用体外与预测毒理学方法开展系列研究，包括基于机制导向的风险评估、交叉参照和分子起始事件的识别等[19]。

NAM可贯穿于风险评估全过程评估，包括危害识别、危害表征、暴露评估和风险表征，推动传统风险评估模式发生巨大转变，形成下一代风险评估（next generation risk assessment，NGRA）新框架。NGRA是一种以暴露为导向、假设驱动的风险评估方法，它包含一个或多个 NAM，主要集成了体外与预测毒理学和化学等方法，确保化学物及相关产品的安全性 [20]。由于化学物及相关产品千差万别，因此采用统一规定的方法进行测试可能难以保证其安全性。化妆品是 NAM 和 NGRA 应用最广泛的领域之一。2018 年，国际化妆品监管合作组织（International Cooperation on Cosmetics Regulation，ICCR）召集了欧盟、巴西、加拿大、日本和美国等国家和地区相关监管机构和化妆品行业专家，就 NAM 纳入化妆品成分风险评估的原则达成一致，提出了 NGRA 的原则。这一原则包括 3 个方面 [21]：① NGRA 的总体目标与人类相关，以暴露为导向，以假设为驱动，旨在防止伤害；②应该如何实施 NGRA，包括使用分层和迭代方法，遵循适当的文献搜索和对已有数据的评估，并使用有力和相关的方法和策略；③应该如何记录评估，包括方法的逻辑性以及不确定性来源是否清晰明确。这些 NGRA 原则不仅局限于化妆品的风险评估，也适用于其他化学物及相关产品的风险评估。

NGRA 首先需要收集已有相关信息并进行全面深入的评估。这些信息包括但不限于识别化学物或相关产品的使用场景或消费者暴露情况、化学物纯度和结构等理化特征、预测毒理学数据、与危害有关的现有数据和应用历史等资料。其次是生成假设，即以暴露为导向，应用 WoE 分析所有数据，并对所有相关信息进行整合，同时考虑对化学物的危害和潜在风险进行初步评估，选择并确定毒性测试和风险评估方法，以及交叉参照的候选化学物。如果现有信息不足以完成风险评估，则需要应用 NAM 开展一些有针对性的测试或评估，以获得更多所需信息。当获得足够的信息时，可进入 NGRA 框架的最后评估阶段，主要包括确定 POD 值，表征不确定性，并与 WoE 中的消费者暴露进行比较。不确定性分析是 NGRA 的重要内容，应当基于化学物本身的理化和结构特征、暴露特征和应用场景、代谢特征以及毒作用机制等信息进行综合评估，并针对具体案例具体分析。NAM 是 NGRA 的首选方法，NGRA 将大力开发和支持体外与预测毒理学方法，以提高风险评估的准确性和效率，减少动物使用。目前 NGRA 还处于起步阶段，主要针对化妆品成分的风险评估做了较多的探索，还需要更多的应用实践使其不断发展完善。

第四节 展 望

体外与预测毒理学已成为现代毒理学发展的重要方向。随着 NAM 与 NGRA 的发展和应用推广，未来将逐渐形成基于人体生物学的、以体外与预测毒理学为主的毒性测试体系，实现从源到结局（source-to-outcome）并涵盖分子、细胞、器官、机体和群体等多生物学层面的全景式风险评估 [22-23]。体外与预测毒理学的发展和实践是一项持续更新的系统工程，一方面需要持续发展和完善体外与预测毒理学的理论和技术方法，不断增强其科学性和实用性，特别是一些学科交叉和新兴技术的融合发展，为体外与预测毒理学的发展不断汇入新的驱动力。另一方面，还需要综合考虑体外与预测毒理学技术方法的适用性、验证和法规接受，以及经济、知识产权、国际协调、伦理、运输和环保等一系列问题。

体外与预测毒理学仍然面临诸多挑战，存在很多局限性。体外试验系统或预测模型是对复杂体内系统的简化，这些技术方法和模型处于不断发展和完善中。目前，体外系统和预测模型还无法完全模拟或再现体内环境中组织器官的结构和功能，存在一些固有缺陷。

在体内环境中，机体不同组织脏器之间以及不同细胞之间存在密切联系和交互作用，全身性毒性是多组织器官损伤的综合反映。现有的体外测试系统主要是单一细胞或几种细胞共培养模型，细胞 - 细胞通讯以及基于全身系统的吸收、分布、代谢和排泄等研究非常有限，不同组织脏器之间相互作用的体外研究更少。尽管近年来人体器官芯片取得较大进展，但现有技术条件仅能部分实现体内环境中组织脏器的结构和功能，与机体真实环境和病理生理状态相比还存在较大差异，而只能用于某些特定研究，针对全身性的毒性评估和长期毒性等评估还存在较大困难。体外与预测毒理学显著提高了毒性测试和风险评估的通量和效率，特别是高通量筛选、组学技术、器官芯片、人工智能和机器学习等新技术和新模型的应用产生了大量的新数据[24-25]。一方面，针对这些技术方法需要加强规范管理，建立相关标准和评价与监管机制，确保方法的相关性和可靠性以及数据质量；另一方面，还需加强对已有的和（或）新获得的海量数据信息进行科学评估和有效利用。此外，数据外推的也是体外与预测毒理学发展的一个难题，包括种属外推、剂量外推、体外 - 体内外推和机制外推等。体外与预测毒理学方法和模型同样受到多种因素的影响，叠加这些方法和模型本身与体内环境的差异，其结果也存在较大的不确定性。因此，在体外与预测毒理学研究中，需要充分评估方法的不确定性，以提高结果的科学性和准确性。

随着 NAM 的快速发展和广泛应用，其验证评估和法规接受受到国际社会的广泛关注和讨论。但传统的验证程序是建立在 20 多年前替代方法技术体系基础之上的，存在耗时长、应用范围有限和国际协调障碍等局限。如目前践行的 OECD《危害评估中新测试方法或修订方法的验证及国际认可指南》对部分新方法的适用性差且无法涵盖有关内容。针对不断涌现的 NAM，其验证原则、验证方法和程序以及规范标准等内容还有待进一步发展完善和动态更新。此外，针对 NAM 的验证和法规接受，还需要大力加强国际协调和合作，促进数据互认以及法规监管协作。为了解决与 NAM 验证相关的一些问题，欧盟、美国、加拿大和日本等国家和地区于 2009 年成立了替代方法国际合作组织，并签署合作备忘录，同意在验证试验、试验方法验证的独立同行评审以及替代方法的发展和应用推广方面进行深度合作[21]。此外，加强不同国家和地区监管机构以及不同行业之间合作和协调也十分重要。如针对全球化学品、化妆品和农药等产品的毒性测试和风险评估，不同国家和地区对 NAM 法规接受可能存在较大差异，同一国家不同行业间也可能存在差异，从而导致在特定监管框架内开发和验证的 NAM 受到不同程度的制约或限制[10,26]。

过去 10 多年期间，我国体外与预测毒理学呈现出快速发展的良好势头。体外与预测毒理学方法作为主要的替代方法，受到国内越来越多的科学家、管理人员和企业代表的关注和重视。各方在体外与预测方法的建立、验证和应用推广，技术规范和行业标准的制定，法规接受，科研项目立项，学术交流以及专业人才培养等方面做出了重要努力，取得了丰硕的成果。同时，发布了多项相关法规政策、技术指南和标准，建立了中国毒理学会毒理学替代法与转化毒理学专业委员会、计算毒理学专业委员会和中国环境诱变剂学会毒性测试与替代方法专业委员会等多个专业学术组织，参与了欧盟 Horizon 2020 多个国际重大合作项目和多个体外方法的验证与国际协调。从业人员队伍不断壮大，越来越多的体外与预测毒理学方法在中国得到法规接受和应用推广。但整体而言，我国体外与预测毒理学在技术水平、验证与法规管理、应用推广、人才队伍、学术交流与国际合作方面，与欧美国家仍存在较大差距。我国至今尚未成立国家级替代方法的验证机构，体外与预测毒理学缺乏协调发展，技术力量分散，相关技术方法主要停留在实验室研究阶段，验证工作开展较少，国际协调合作参与度低，新技术方法的应用推广有限。在全球化的背景下，迫切需要成立专业机构或组织，做好我国体外与预测毒理学发展的顶层设计和协作发展；加强技术平台建设、提升创新能力，鼓励研究发展拥有自主知识产权的新技术和新模型；加快建立相关法规、技术规范和标准体系，积极开展试验方法的验证和法规接受，积极吸收和转化国际广泛接受或认可度高的技术指南和标准［如OECD标准和人用药品注册技术要求国际协调会（ICH）技术指南等］；加强专业技术教育培训和人才培养；加强国内外学术交流以及技术方法的国际协调和数据互认等。

（郭家彬[1,4] 瞿小婷[2] 彭 辉[1] 李宇杰[1] 杨杏芳[3]）

参考文献

[1] 郭家彬，彭双清．动物实验替代方法与21世纪毒性测试发展策略．中国比较医学杂志，2011，21（Z1）：157-161.

[2] 彭双清，Paul Carmichael．21世纪毒性测试：理论与实践[M]．北京：军事医学科学出版社，2016.

[3] Madden JC，Enoch SJ，Paini A，et al．A review of in silico tools as alternatives to animal testing：principles，resources and applications．Altern Lab Anim，2020，48（4）：146-172.

[4] Loiodice S，Nogueira da Costa A，Atienzar F．Current trends in in silico，in vitro toxicology，and safety biomarkers in early drug development．Drug Chem Toxicol，2019，42（2）：113-121.

[5] Zink D，Chuah JKC，Ying JY．Assessing toxicity with human cell-based in vitro methods．Trends Mol Med，2020，26（6）：570-582.

[6] Gijbels E，Vilas-Boas V，Deferm N，et al．Mechanisms and in vitro models of drug-induced cholestasis．Arch Toxicol，2019，93（5）：1169-1186.

[7] Ciallella HL，Zhu H．Advancing computational toxicology in the big data era by artificial intelligence：data-driven and mechanism-driven modeling for chemical toxicity．Chem Res Toxicol，2019，32（4）：536-547.

[8] Fitzpatrick SC．Predictive toxicology for regulatory decisions：Implementing new approaches at US Food and Drug Administration．Toxicol In Vitro，2020，63：104659.

[9] Califf RM．Biomarker definitions and their applications．Exp Biol Med（Maywood），2018，243（3）：213-221.

[10] Burgdorf T，Piersma AH，Landsiedel R，et al．Workshop on the validation and regulatory acceptance of innovative 3R approaches in regulatory toxicology：evolution versus revolution．Toxicol In Vitro，2019，59：1-11.

[11] Krewski D，Acosta KJ，Andersen M，et al．Toxicity testing in the 21st century：a vision and a strategy．J Toxicol Environ Health B Crit Rev，2010，13：51-138.

[1] 解放军疾病预测控制中心。
[2] 云策咨询。
[3] 南方医科大学。
[4] 通讯作者，E-mail：jiabinguo@126.com。

[12] Krewski D，Andersen ME，Tyshenko MG，et al. Toxicity testing in the 21st century：progress in the past decade and future perspectives. Arch Toxicol，2020，94（1）：1-58.

[13] Ankley GT，Bennett RS，Erickson RJ，et al. Adverse outcome pathways：a conceptual framework to support ecotoxicology research and risk assessment. Environ Toxicol Chem，2010，29（3）：730-741.

[14] Conolly RB，Ankley GT，Cheng W，et al. Quantitative adverse outcome pathways and their application to predictive toxicology. Environ Sci Technol，2017，51（8）：4661-4672.

[15] Worth AP，Patlewicz G. Integrated approaches to testing and assessment. Adv Exp Med Biol，2016，856：317-342.

[16] Pistollato F，Madia F，Corvi R，et al. Current EU regulatory requirements for the assessment of chemicals and cosmetic products：challenges and opportunities for introducing new approach methodologies. Arch Toxicol，2021，95（6）：1867-1897.

[17] Burden N，Clift MJD，Jenkins GJS，et al. Opportunities and challenges for integrating new in vitro methodologies in hazard testing and risk assessment. Small，2021，17（15）：e2006298.

[18] Kavlock RJ，Bahadori T，Barton-Maclaren TS，et al. Accelerating the pace of chemical risk assessment. Chem Res Toxicol，2018，31（5）：287-290.

[19] Krebs A，van Vugt-Lussenburg BMA，Waldmann T，et al. The EU-ToxRisk method documentation，data processing and chemical testing pipeline for the regulatory use of new approach methods. Arch Toxicol，2020，94（7）：2435-2461.

[20] Hatherell S，Baltazar MT，Reynolds J，et al. Identifying and characterizing stress pathways of concern for consumer safety in next-generation risk assessment. Toxicol Sci，2020，176（1）：11-33.

[21] Matthew D，Renata TA，Pedro Amores DS，et al. Principles underpinning the use of new methodologies in the risk assessment of cosmetic ingredients. Computational Toxicology，2018，7：20-26.

[22] Adeleye Y，Andersen M，Clewell R，et al. Implementing toxicity testing in the 21st century（TT21C）：making safety decisions using toxicity pathways，and progress in a prototype risk assessment. Toxicology，2015，332：102-111.

[23] Punt A，Bouwmeester H，Blaauboer BJ，et al. New approach methodologies（NAMs）for human-relevant biokinetics predictions. Meeting the paradigm shift in toxicology towards an animal-free chemical risk assessment. ALTEX，2020，37（4）：607-622.

[24] Patlewicz G，Fitzpatrick JM. Current and future perspectives on the development，evaluation，and application of in silico approaches for predicting toxicity. Chem Res Toxicol，2016，29（4）：438-51.

[25] Villeneuve DL，Coady K，Escher BI，et al. High-throughput screening and environmental risk assessment：State of the science and emerging applications. Environ Toxicol Chem. 2019 Jan；38（1）：12-26.

[26] Clippinger AJ，Allen D，Jarabek AM，et al. Alternative approaches for acute inhalation toxicity testing to address global regulatory and non-regulatory data requirements：an international workshop report. Toxicol In Vitro，2018，48：53-70.

第二章 “组学”测试技术

摘 要

近年来，“组学”技术的快速发展和完善，极大地促进了人们对复杂生物系统中毒性机制的理解。本章重点介绍了转录组学、蛋白质组学和代谢组学等几种“组学”测试技术及其在毒理学领域中的应用，探讨各种技术的优势、局限性和发展需求，并对“组学”技术在新兴毒性机制研究中的作用进行展望。采用生物信息学的方法，可以在不同的细胞组分之间模拟“组学”数据，尽可能地了解转录组学、蛋白质组学和代谢组学之间的相互关系及系统生物学改变。“组学”技术为毒性测试和风险评估提供了海量数据，但如何将“组学”技术和“组学”数据有机结合应用仍面临着重大的挑战。

第一节 转录组学

转录组学是指对转录水平上的基因表达进行全面、系统性的分析和研究。“转录组”这一术语的定义是“细胞群内产生的所有 mRNA 分子的集合”，由 Charles Auffray 于 1996 年首次提出，并用于描述酵母转录组。此后，随着新兴测序技术的出现，转录组学领域迅速发展。转录组是动态变化的，它在不同细胞类型、生长阶段或环境条件下有显著变化。因此，了解转录组或转录组谱的变化对于揭示基因组的功能、发展过程和疾病至关重要[1]。转录组学方法主要集中于转录物的分类、基因转录结构、5′和 3′端、剪接模式、其他转录后修饰和表达水平改变的量化，其中转录物包括 mRNA、小 RNA、微小 RNA 和非编码 RNA。因此，转录组学，即对转录组的研究，是全面研究基因表达模式的一种方法。这种大规模、高通量的基因表达分析对基因功能的诠释具有重要意义，可以揭示被特定转录因子激活的基因，识别药物靶点或诊断标志物，通过分析大量基因或全基因表达谱对疾病进行分类。在体外毒理学领域中，转录组学可用于检测毒物暴露后基因表达水平的改变，进而探索毒性作用机制；换句话说，它可以检测不同时间点上的基因转录谱。理想情况下，基因表达水平的变化能反映细胞免疫和器官结构的改变，因为无论是作为主要效应还是次要效应，毒性因子对细胞功能的影响是通过基因表达变化来介导的。细胞和分子功能改变可用于毒性测试，也可用于了解毒性机制和通路。

一、转录组学技术

不同于基因组序列（DNA），DNA 转录生成 RNA 是一个动态的基因表达过程，这些基因的表达过程传递着细胞学与生物学的重要信息。转录组学旨在分析全基因组表达的转录组，或某个组织/细胞在特定生长阶段、生长条件下所转录出来的RNA总和。目前，转录组学研究技术主要有三种，包括实时PCR（RT-PCR）、微阵列技术（如cDNA阵列或高密度寡核苷酸阵列）和转录组测序技术（RNA-seq）[2]。由于所需引物的特异性，RT-PCR技术通常用于靶向基因的表达分析。因此，转录组学通常指微阵列和大规模平行测序或RNA-seq（下一代/高通量测序）方法。相比于微阵列技术，RNA-seq技术作为一种定量分析方法，能从转录水平进行更精确的检测。RNA-seq技术具有强大的优势，它可以借助不同的分析样本和试验条件捕获转录组动力学数据，且数据集不需要进行复杂的标准化处理。但是，大量的起始物质（10 ~ 100 ng的mRNA）需要生成序列库。因此，获取足够量的RNA是RNA-seq技术的一个限制因素。此外，转录长度限制带来的多重读取和偏倚以及随机六聚体引物的杂交，也阻碍了庞大的哺乳动物转录组中低丰度转录本的准确量化。

（一）基于杂交的方法

DNA微阵列是一种高度平行的检测技术，它基于生物样品中的转录本与位于固相支持物表面的互补DNA寡核苷酸进行杂交。阵列上的寡核苷酸被称为“探针”，探针排列成空间可寻址的特征阵列。每一个特征位点都由大量相同的探针组成，这些探针序列与特定基因相关并具有特异性。在某些情况下，单个基因有多种特征。首个包含478个裂解菌群的微阵列被用于检测小鼠正常组织和结肠肿瘤中的基因表达。自此，不同类型的小型微阵列合成得到了快速发展。在典型的微阵列中，探针由表面工程合成，并通过共价键与化学基质连接在固相支持物上。固相支持物表面可以是玻璃或硅片，后者用于Affymetrix微阵列（www.affymetrix.com）。其他平台，如Illumina（www.illumina.com）使用微珠，而非大型固相支持物。抑或设计特殊微阵列，如具有跨外显子连接探针的微阵列可用于检测和量化不同的拼接亚型。目前，代表高密度基因组的基因组拼接微阵列已被成功构建，其转录区域介于几个到大约100个碱基对，且具备非常高的分辨率。此外，还可以通过直接合成固体表面上的寡核苷酸探针来构建微阵列。

微阵列芯片的核心原理是基于两条DNA链的杂交，主要通过提取生物样本（如组织活检或细胞培养）中的RNA来制备荧光标记cDNA探针的复杂混合物。mRNA经纯化后，以含荧光染料的核苷酸为原料进行逆转录。然后，将逆转录生成的荧光互补DNA（cDNA）分子与微阵列上的序列进行杂交。最后，清洗去除未结合的cDNA，通过激光激发与cDNA相关的荧光染料对微阵列进行扫描。该过程中最为关键的前提是每个特征点的荧光量与cDNA的结合量相关，而cDNA的结合量与原始样本中转录本的丰度相关。因此，我们可以通过读取杂交信号的强度来获得每个转录本的表达水平。DNA微阵列的强大之处在于其高通量特性，成千上万种不同的mRNA转录本可以同时进行杂交。此外，微阵列技术还是一种相对经济的检测技术。然而，该方法也有一定的局限性，它需要依赖现有的基因组序列信息，而且交叉杂交会导致背景水平较高，所得数据也需要复杂的标准化处理。

（二）基于序列的方法

转录组测序（RNA-seq）作为一种强大的下一代测序技术（next-generation sequencing，NGS），通过对基因表达的大范围分析以及深覆盖率和碱基读数，彻底改变了转录组学。与微阵列技术相比，该技术无需杂交，利用RNA直接确定cDNA序列。这项技术是在一组RNA转化为一个cDNA片段库的基础上，每条cDNA链的两端加上锚定接头（适用于不同NGS平台），然后反向转录cDNA，从而直接获得单碱基分辨率的短序列读长。通过多个RNA特异性短序列读长，可以拼接RNA转录本，然后组装到预先确定的参考基因组上的特定位置，或者采用从头拼接序列片段，以生成转录本图谱 [3]。这两种技术中，比对读长的频率定量与基因表达相关。

第一种测序方法使用了基于Sanger测序的cDNA或EST（表达序列标签）库，但该方法检测通量低，且不能定量分析。目前有多种基于序列的测序技术，包括基因表达系列分析（SAGE）、大规模平行签名测序（MPSS）[4] 以及基于杂交的方法，如DNA微阵列 [5]。SAGE的主要原理是利用mRNA转录本中剪切的短核苷酸序列标签，足以识别源基因，并且大量的标签可以有效地排序。基于序列的方法具有高通量和精确检测基因表达水平的优势。然而，由于其价格昂贵，只用于部分转录本的分析，而且大多数短核苷酸序列标签不能单独对应至参考基因组。此外，了解不同RNA-seq技术生成的数据集之间的相似性或差异性至关重要。最新研究证实，不同微阵列平台的数据具有一致性 [6]。此外，还有研究尝试比较了不同类型技术间数据的一致性，如微阵列技术和SAGE间比对以及微阵列技术和MPSS间的比对 [7]。这些研究的结果均证实，不同的检测技术之间数据具有一致性 [8]。

（三）转录组测序技术（RNA-seq）和微阵列分析技术的优缺点

总的来说，就输出分辨率和可观测到的动态范围变化而言，RNA-seq技术优于微阵列分析技术。此外，转录组分析也无需预先了解基因组靶点。因此，RNA-seq技术是识别剪接变异体、替代加工、RNA编辑和基因组注释等位基因变异的首选方法 [9]。目前，大多数RNA-seq实验方法已经应用于酵母菌等具有简单基因组的模型，而对于人类和小鼠等更复杂的基因组，RNA-seq需要更强大的分析工具来应对基因组大小、内含子数量和基因重复等问题。

RNA-seq是获得转录本动态检测范围的高灵敏度方法。与微阵列分析技术的动态检测范围（~ 100倍）相比，RNA-seq的动态检测范围（最大表达量和最小表达量之间的比值）是它的8000多倍。通过注释未知编码和非编码RNA种类，特别是微小RNAs、启动子相关RNAs、转录起始位点RNAs和小核RNAs等小RNA，以核苷酸水平的分辨率直接测序低丰度转录物增加了转录组的复杂性。由于精准的RNA-seq技术可以直接对转录本进行无偏测序，因此可以得到一个全面的基因转录谱。

RNA-seq的主要缺点是NGS平台成本较高。此外，cDNA文库的准备程序冗长且偏颇，而且校准和计算数百万至数十亿次比对读长的转录频率对现有计算机的运算能力来说是巨大的挑战 [9]。因此，微阵列分析技术更为经济，常用于大样本的转录组分析，通过选择最优探针还可进一步简化数据处理和分析过程。此外，按照转录组测序协议构建一个cDNA文库会使下游发生的转录谱类型产生偏倚。鉴于逆转录酶的效率和趋向性、DNA污染、RNA量少或短链RNA等原因，cDNA的合成会引入多重偏倚。当判定差异基因表达变化时，这些偏倚会导致下游数据的分析出现问题。因此，Helicos生物科技有限公司在2009年首次推出了RNA直接测序平台，免除了cDNA文库合成所需的各种条件 [10]。相比较而言，RNA直接测序结果的偏差主要是基因主体覆盖的偏倚，而cDNA文库测序的偏倚更容易出现在核苷酸链的 3′末端。因此，对关键技术的选择会影响 cDNA 文库构建和差异表达基因的分析。

从总样本中提取合适的基因转录本样本，可以增加核苷酸读长的数量，并能对基因表达作出更好的预测。因此，增加测序深度和覆盖度，可以使稀有转录本或变异转录本的检出增加。然而，考虑到噪声和假阳性问题，令人难以置信的覆盖度使得在研究策略和工具方面投入巨大，这些研究策略和工具可以绘制数百万乃至数十亿个 RNA 序列读长，并从大型数据库中分析获得有意义的差异基因。转录组学分析面临的另一个挑战是基因表达的背景和转录后翻译阶段的主、次要影响因素，这与基因大数据库的建立有关 [9]。为了应对这些挑战，我们需要对数据进行标准化处理，才能对 RNA 表达的全基因组进行精确分析。目前，已陆续设计了多种不同算法的工具来解读 RNA 序列读长，包括 Bowtie、BWA、RazorS、SOAP、MAQ、Mosaik、Novoalin 和 ZOOM，其主要目的是有效读取参考基因组，同时对不匹配的排列实现回溯算法。理想情况下，随着 RNA-seq 方法应用的增加，更加标准化和简单化的生物信息学方法也将得以应用，以有效地解释和分析转录组测序数据，并降低转录组测序分析的成本。与微阵列方法的相对测量值相比，RNA-seq 具有更明显的优势，它可以提供 RNA 转录本的绝对值 [9]。因此，RNA-seq 是探索转录本的强大工具，随着不同的大规模基因表达谱数据库的生成，越来越多有价值的基因被发现，这些基因还需要进一步的机制研究加以验证。

二、数据分析

转录组学研究不仅需要了解基础生物学和转录组学检测技术，还需要了解数据的表现形式、存储以及分析。为了在之后的分析步骤中获得可靠的结果，我们必须对基因表达量进行标准化处理。阵列内部和阵列组间的标准化方法都可以用于消除系统噪声和其他偏倚。常用的标准化方法有分位数标准化和方差稳定标准化。进一步的数据处理可以使用 t 检验、方差分析或 Mann-Whitney 检验等方法来识别基因表达变化的差异有统计学意义的位点。这些方法根据数据的变化和实验重复次数来评估统计效力。对于可视化的多维数据集，可使用如主成分分析、散点图、剖面图、自组织映射和热图等几种常见的可视化方法进行分析。此外，在转录组学分析中，还可广泛采用数据挖掘、层次聚类和 k 均值聚类方法对具有相似表达模式的基因进行分组。最终，我们还需应用基因本体（gene ontology，GO）和不同的信号通路分析软件，来解释细胞定位、分子功能、生物学功能以及调控通路的改变等生物学意义。其中，最常见的数据库有 DAVID 生物信息数据库（david.abcc.ncifcrf.gov）、Genespring 通路分析模块（www.agilent.com）和 Ingenuity 通路分析软件（www.ingenuity.com）。

三、应用与挑战

国际上已成立多家联合组织和研究项目来解决上文提及的诸多技术难题。其中，美国食品药品监督管理局（FDA）发起的微阵列质量控制（MAQC）项目，旨在评估微阵列研究中的变异性，并研究转录组数据的质量控制标准 [11]。此外，最近有研究报道，人类胚胎干细胞衍生的新型替代试验系统（ESNATS）可基于人类胚胎干细胞开展体外测试，并通过转录组学分析来研究生殖毒理问题 [12]。该研究能够清楚地认识批量效应等问题，也能对转录因子过度表达等问题给出分析策略。这将为转录组学进一步应用于生殖毒理领域提供依据。

已有相关文献证实，基因表达谱分析方法在毒物分类和预测靶器官毒性方面有一定的有效性。Waring 等通过转录组学分析，并根据毒物的作用机制对其进行分类。研究发现，用 15 种已知肝毒性化学物处理大鼠肝细胞后，尽管每种化学物都有其特定的特征，但由于它们具有相似的毒理学机制，仍然可以被划分为同一类别。而且这些化合物的聚类结果与之前的体内研究报道相一致。

近年来，在化学物毒性评估方面，特别是发育毒性测试领域，基于转录组学的人类多能干细胞（hPSC）体外测试系统已成为该领域关注的焦点。Jagtab 等利用转录组学分析研究了人类胚胎干细胞分化过程中的具体毒效应机制 [13]。他们的研究显示，抑制某些分化至第 14 天的中胚层标志物，以阿糖胞苷作为参考化合物，证实其对某些已知神经元基因有特异性诱导作用。Vojnits 等在上述研究的基础上做了更深入的探索，建立了人类多功能干细胞的体外测试系统，并成功地将转录组学应用于甲基氯化汞在人类胚胎发育过程中的毒理学作用机制研究，并发现了潜在的生物标志物 [14]。该研究验证完体外模型的灵敏性和可重复性之后，用甲基氯化汞在无细胞毒性的浓度下处理神经分化的人类多功能干细胞。然后，转录组学分析结果显示，甲基氯化汞对人类胚胎的毒性可能与体外的 *RELN* 基因上调和 *CDKN2B* 基因下调有关，这与神经迁移缺陷和细胞周期等体内效应有关。

RNA 干扰敲除成人胚胎肺成纤维细胞发育相关的转录因子 HOXA1 后，运用转录组学测序方法研究该细胞内发生的转录组变化，是 RNA-seq 应用于体外毒理学的较为复杂的案例 [15]。该研究采用的是 CuffDiff 2 算法模型。该算法模型考虑了片段计数的不确定性和分散后的片段计数，而这些因素常被现有 RNA 序列算法所忽略。因此，不同条件下片段计数的变异性可视为差异表达的 RNA 样本。采用微阵列杂交方法，原代成纤维细胞中 *HOXA1* 基因的缺失可导致 745 个差异表达基因的出现。因此，转录组测序和 CuffDiff 2 可以分析检测到 84% 的微阵列识别差异表达基因和其余 4138 个差异表达基因，错误发生率小于 1%。转录组测序分析还检测到 38% 的已注释人类基因组和 170 个具有丰富亚型的表达基因。通过基因富集分析，鉴定出 170 个具有多种亚型的表达基因，与参与细胞周期进程和调控的关键基因相关。因此，RNA-seq 技术为研究 *HOXA1* 基因在细胞周期进程中的作用机制提供了新的线索。随后，采用 RT-PCR 技术和流式细胞分析证实了 *HOXA1* 基因的作用机制。此外，RNA-seq 技术在临床研究和发现疾病机制方面也应用广泛。另一项研究还使用该技术鉴定了肺癌细胞株中可能导致耐药性的新单核苷酸变异（SNVS）或缺失 [16]。近年来，RNA-seq 技术在包括体外毒理学在内的几个领域中的应用越来越广泛。

转录组学（测序方法）的一个关键优势是能够产生大量的基因表达信息，乃至整个基因组的基因信息；然而，这也恰巧成为这项技术的弱点。大数据和高密度数据在数据管理、存储、分析和评估上具有挑战性，需要有适用的数据分析工具和专业的生物信息学家。得到大量微阵列或 RNA 测序数据只是了解毒理学反应机制的第一步。对毒物暴露后产生的转录本进行功能分类和分析是必要步骤，可将基因表达特征与毒理学终点联系起来。当前面对的首要难题是预测转录谱，因为只有少数已知的毒物具有特定的分子靶点和作用机制，可以提供明确的效应；然而很难区分毒性和适应性反应、非毒性相关反应中的主要和次要转录组学变化。此外，信号生成、基因和序列数量的变化、不同转录组学平台的使用以及微环境因素都可能干扰毒性识别 [17]。更多的挑战还包括将转录组学测序产生的 mRNA 数据与蛋白质组学、代谢组学等其他“组学”方法得到的结果进行数据整合。高通量测序和蛋白质鉴定技术的结合使基因和蛋白质的检测能够反映表型和功能的变化。研究表明，转录本的变化与蛋白质丰度有很高的相关性。

四、展望

综上所述，转录组学测序技术已成为毒理学研究中的重要技术工具。该技术灵敏度高，甚至在表型效应出现之前就可能检测到基因表达的变化，可以成为毒性发生的早期预警信号。转录组学最新的研究进展与基因组学、蛋白质组学和代谢组学相结合，有助于揭示毒理学机制，发现新的生物标志物和毒性通路，而不依赖于使用的物种或细胞模型。测序数据已被用于进一步分析人类基因组，发现超过 4000 个外显子和多聚腺苷酸化位点，这些外显子和多聚腺苷酸化位点可与其他“组学”数据整合，以将转录组与毒物或疾病的机制相关联[18]。这些网络可以为暴露、疾病或治疗相关生物标志物的分析和预测提供关键线索。直接测序 RNA 的能力使研究人员能够处理少量的 RNA，例如甲醛溶液固定的石蜡包埋组织，甚至是单个细胞。通过进一步分析基因组，研究人员可以更好地了解毒物暴露机制、疾病机制和病理学相关临床及实验室诊断中的生物学网络。

第二节　蛋白质组学

蛋白质组学是指在特定状态下研究生物系统内总蛋白质的技术方法。这项技术的主要目的是阐明结构，研究蛋白质表达，确定功能状态，并探索它们与其他细胞成分之间的相互作用。与基因组学和转录组学相比，蛋白质组学技术为我们提供了更详细的生物体信息。首先，从生物信息流的角度来看，蛋白质更加接近信息流的终点，因此与生物功能的关系比 DNA 和 RNA 更为密切。其次，基因组学和转录组学关注的是基因水平，只能给出一个估计的蛋白质转化水平。并且，在基因组学和转录组学研究中所观察到的变化也不一定能够反映出蛋白质的相应变化。因此，直接分析蛋白质转化水平的蛋白质组学能为我们提供蛋白质层面上的独特信息。鉴于这些事实，蛋白质组学已经成为广泛应用于不同领域的重要技术。当蛋白质组学应用于毒理学领域时，人们在受外源性化学物影响的生物系统中寻找并识别重要的蛋白质。由于这些被识别的蛋白质与毒性效应相关，因此从蛋白质组学中获得的信息可用于探索其毒性作用机制。此外，这些蛋白质可作为生物标志物和特征，用于化学物的毒性筛选和风险评估。

一、蛋白质组学技术

从分析的角度来看，广泛的多样性以及蛋白质在生物系统中高度的动态分布使蛋白质组学的研究成为一项颇具挑战性的任务。过去的几十年中，人们已经开发了数个应用于蛋白质组学研究的平台[19]。在这些技术中，二维凝胶电泳联合质谱（2D 凝胶质谱）技术已被广泛应用于各领域中蛋白质组学的研究。这种 2D 聚丙烯酰胺凝胶电泳技术基于电荷状态、等电聚焦和质量以分离蛋白质。2D 凝胶质谱应用于毒理学研究中的一个案例是对乙酰氨基酚（APAP）致小鼠肝毒性的蛋白质组学研究。在这项研究中，为了探讨 APAP 的毒性机制，研究人员对小鼠的肝组织进行了基因组学和蛋白质组学的研究，以证明基因与线粒体蛋白质在量效关系中产生的变化。而在这项蛋白质组学研究中，研究人员通过使用一种被称为荧光二维差异凝胶电泳（2D-DIGE）的新型 2D 凝胶技术，以寻找差异调节蛋白。与这些蛋白质相对应的斑点采用胰酶进行切割、消化，随后进行质谱鉴定。2D 凝胶质谱是一项公认的蛋白质组学技术。但是，该技术的主要缺点是 2D 凝胶电泳的分辨率相对较低，只能覆盖细胞、组织或其他生物系统中表达量相对较高的有限的蛋白质。

最近，在蛋白质组学领域出现了几种新的技术（MudPIT、ICAT、ITRAQ 和 SILAC），这些技术大大提高了单次分析中确定蛋白质的覆盖率。一些低丰度的蛋白质，如转录因子、膜蛋白和蛋白激酶，可以通过这些新开发的平台，被成功地检测和鉴定。多维蛋白质鉴定（MudPIT）系统由 Yates 实验室开发并建立，该平台利用强阳离子交换进行预分离，然后进行胰酶蛋白的反相分离，以达到分析生物系统中完整蛋白质组的目的。最新的基于 MudPIT 方法的应用就包含了在生态毒理学研究中绘制生物体液和组织的蛋白质组学图谱 [20]。该研究结果显示，超过 680 种扰动蛋白通过 MudPIT 方法得到了鉴定，表明该平台对研究天然和人为污染物的影响具有很大的潜力。随着新型质谱和高效液相色谱的发展，MudPIT 方法已经成为在蛋白质组学领域应用最广泛的液相色谱分离方法。

基于同位素编码亲和标记（ICAT）的蛋白质分析平台是为了对两个样本组（如治疗组与对照组）进行定量分析而专门开发的。该技术使用了一种创新的化学试剂，其中包括了半胱氨酸标记的化学结构、引入同位素标记的连接区域，以及用于纯化的生物素部分。样品用“重”碳 -13 或“轻”碳 -12 的 ICAT 试剂，标记在半胱氨酸的基团上，经胰酶消化后将产生 8 个质量单位差的肽对。而定量分析则基于收集这两个同位素标记半胱氨酸肽的峰面积。ICAT 技术仅关注含有半胱氨酸的肽，这大大简化了蛋白质混合物的分析过程。但是，由于分析过程中排除了含有非半胱氨酸的肽，因此关于蛋白质的其他信息（如翻译后修饰）就有可能会丢失。

此外，一种被称为“同位素标记相对和绝对定量”（iTRAQ）的新技术已经问世，并被广泛用于蛋白质组学研究中。与 ICAT 相类似，这种技术利用了新的多重等压化学标签，使得蛋白质的 N 端和侧链的氨基进行共价标记。与仅能标记两个样本的 ICAT 试剂不同，iTRAQ 可标记多达 8 个蛋白质样本。由于标记后会产生质量电荷比相同的离子，因此通过串联质谱（MS/MS），可以将不同组别被标记过的肽收集起来一同进行分析。在人类血清样本中进行苯致血液毒性机制的蛋白质组学研究，就是将 iTRAQ 技术应用于发病机制研究的一个非常好的案例 [21]。在该研究中，研究人员将 iTRAQ 与二维液相串联质谱（2D-LC-MS/MS）技术相结合，共发现了 159 种在慢性职业性苯暴露（HCOBE）患者与健康对照人群中差异表达的蛋白质。结果显示，HCOBE 患者血清中的血小板蛋白与载脂蛋白 B100 出现显著下调。总而言之，这些发现证明了 iTRAQ 技术在探索 HCOBE 分子机制与发现新的生物标志物方面的巨大潜力。iTRAQ 技术中被标记肽的识别与定量可以通过相同的串联质谱（MS/MS）实验来实现。因此，数以千计的蛋白质和多肽可以在一次分析中被同时识别与定量。更值得注意的是，与 ICAT 技术不同，iTRAQ 实验可以分析蛋白质的翻译后修饰。

另一个被广泛使用的以质谱定量为基础的蛋白质组学研究平台是应用于细胞实验中的稳定同位素标记氨基酸（SILAC）技术。这种代谢标记技术可用于对 3 种不同细胞样本的蛋白质表达进行定量比较。在典型的 SILAC 实验中，第一份细胞培养在含有天然氨基酸的培养基中，而第二份细胞培养于含有 $^{2}H_4$- 赖氨酸和 $^{13}C_6$- 精氨酸的培养基中，若有需要，可将第三份细胞培养在含有 $^{15}N_2{}^{13}C_6$- 赖氨酸和 $^{15}N_4{}^{13}C_6$ - 精氨酸的培养基中。待细胞生长后，这些被不同标记的细胞样品可混合在一起，并用液相串联质谱（LC-MS/MS）进行分析。

由于不同氨基酸的化学性质相同，标记过程并不会影响肽的化学性质，因此，被不同标记的肽可从高效液相色谱柱中共同洗脱。然而，不同的肽可通过同位素标记进行区分，因此，可采用质谱仪对不同标记肽的峰面积进行准确分辨和定量。在一项应用 SILAC 的研究实例中，研究人员对肾细胞中 495 种蛋白质进行了定量蛋白质组学分析，以探索钙调磷酸酶抑制剂引发肾毒性的分子机制 [22]。在另一项研究中，基于 SILAC 的蛋白质组学方法成功鉴定出了 63 种蛋白质在 HepG2 人肝癌细胞系与永生化肝细胞系 L02 之间的差异表达 [23]。在这些差异表达的蛋白质中，磷酸甘油酸变位酶被发现高度上调，提示其可能在肝癌的发生中发挥了重要作用。该研究表明了 SILAC 平台在发现生物标志物中起到了重要作用。

除了上述同位素标记技术外，人们还开发了一种无标记的定量技术，并被广泛应用于蛋白质组学领域。该技术的主要优点是无需对肽或蛋白质进行化学和代谢标记，因为定量分析是基于从胰酶消化的混合物中提取到的离子色谱（EICs）的相对强度。而该技术的缺点是，需要根据质量和保留时间，对不同样本中相同的肽所对应的离子色谱（EICs）进行适当的校准。因此，具有良好质量精度的质谱仪与具有可重复保留时间的高效液相色谱仪（HPLC）是实验所必需的。在实践中，这项技术通常与其他同位素标记技术一起广泛应用于蛋白质的分析中。该技术在探究暴露于丙烯酰胺（ACR）后神经毒性发生机制的大鼠纹状体突触体的蛋白质组学研究中得到了很好的应用 [24]。该研究首次采用基于 ICAT 的方法测定 ACR 对含半胱氨酸的蛋白质的累积效应。然后，采用了无标记技术，最终证实了 ACR 和亲核半胱氨酸巯基在突触前蛋白上形成加合物的假说。很显然，使用单一的蛋白质组学平台通常并不适合精确地识别和量化数千种目标蛋白质。因此，为了能更好地覆盖整个生物系统的蛋白质组，我们需要将不同的蛋白质组学技术结合起来运用。

二、挑战与展望

综上所述，迄今为止蛋白质组学技术已成功应用于许多毒理学研究。然而，在蛋白质组学被作为高通量技术使用之前，仍存在一些挑战亟待解决，如数据的可重复性、凝胶电泳和图像分析的标准制定以及能够处理大量数据的软件 [13]。因此，学术界、工业界和监管机构的毒理学家必须在方法学上达成共识，并需要根据已知化学品来开发综合蛋白质组学数据库。一旦这些数据库投入使用，评估具有未知机制的化学物毒性将比以往任何时候都更有希望。尽管存在这些挑战，对蛋白质组表征的深入研究仍将为我们提供关于毒性和疾病引起的蛋白质表达的独特见解。

蛋白质组学已被证明是毒理学研究领域中一种非常强大的工具，随着新型质谱仪器的开发和技术规范的改进，蛋白质组学将成为一门必须具备的技术。将蛋白质组学数据与其他“组学”数据相结合，在系统生物学水平上开展毒理学研究将提供给研究人员最全面、丰富的信息，以更好地了解化学物的毒性作用和疾病的发生机制。

第三节 代谢组学

代谢组学是指对某特定时刻生物体在环境变化的影响下产生低分子量代谢物特性及定量变化中总动态效应的系统性研究，代谢物如小蛋白质、氨基酸、寡肽、糖、脂肪酸和其他生化途径的中间体可以反映出一个有机体的瞬时代谢状态，以及机体在遗传、生理、病理状态下或对发育影响的应答。代谢状态是生物系统中生理过程与代谢过程最终产生的表型结果，这使得代谢组学成为毒理学研究的有效手段。

一、代谢组学方法

现阶段使用的 3 种主要代谢组学方法包括代谢指纹分析、代谢谱图分析和代谢靶向分析[25]。代谢指纹将某特定时间点下的完整代谢谱作为一个特征性模式或“指纹”，这种“指纹”描述了当前生物系统的代谢状态。代谢指纹分析不会对一个生物样本（通常为生物液体）中所有的代谢物进行识别或量化，其运用模式识别工具进行代谢物轮廓分析，以识别特定的图谱特征及代谢物模式，从而对毒性与健康状态进行分类。因此，指纹识别可避免通常操作下进行代谢物标注受限的程序，可以直接使用分析数据来区分样本与建立典型模型；这种方法的局限性在于无法直接获取机制研究相关的代谢途径对比结果。相较于指纹分析，代谢谱图分析（非靶向）更进一步地在质谱和核磁共振模式下分出单个代谢物的峰值并量化代谢物调控水平，这种方法可以对一系列已标注代谢物进行绝对及相对量化，可直接将代谢物改变与代谢途径相关联，常用于机制研究、毒性鉴定或与疾病相关的预测性生物标志物研究。代谢谱图分析方法的局限性在于只有部分代谢物是可标注的，存在无法识别代谢物的情况。代谢靶向分析是通过测定一部分被定义为“优先检验”的代谢物，以研究特定的机制或代谢途径。由于能够参照内标确定这部分代谢物的绝对浓度，代谢靶向分析常用于更精确的代谢物研究，或对非靶向谱图分析中识别的代谢途径进行验证，但能够被同时靶向的代谢物是有限的。

二、代谢组学技术

代谢组学研究涉及多项步骤，包括从样品中分离出目标代谢物的样品制备过程，分离不同大小代谢物的分析解离方法，代谢物检测和定量方法，以及数据处理和分析过程。质谱（MS）和核磁共振（NMR）波谱是用于代谢物检测和定量的两个主要分析技术。随着样品制备程序、分析技术和数据处理 / 生物信息学方法的不断更新，代谢组学研究技术也取得了飞速发展。

（一）样品制备过程

样品制备过程是代谢组学分析的关键步骤，其很大程度上决定了检测到的代谢物及结果重现性。该步骤的目的是将样品（例如细胞悬浮液、组织或生物液体）转化为可通过测试方法进行分析的形式，同时尽可能保持样品的原始代谢物组成。因此，理想的样品制备过程应具备简单、快速、非特异选择、可重复的特点。该过程中还需进行停止生物体代谢的淬灭步骤。由于单一程序无法符合所有的要求，最终的制备过程需要在兼顾这些相互制约的需求之间形成最优方案。

哺乳动物细胞代谢组学的样品制备过程取决于研究的细胞类型，以及着重于细胞外代谢物还是细胞内代谢物。细胞外代谢物的分析通常涉及稀释（如用水）和离心步骤，而细胞内代谢物的分析通常需要代谢的猝灭、洗涤、细胞裂解和代谢物提取步骤。常用的抑制细胞代谢方法包括添加冷甲醇、等渗 PBS 或液氮；洗涤步骤需要去除细胞培养基，细胞培养基中含有缓冲液、氨基酸和复杂的生物混合物（例如动物血清），可能导致电离抑制和细胞外代谢物污染；细胞裂解和代谢物提取通常是先加入提取溶剂混合物，再结合循环冻融、超声破碎或轨道搅拌等方法进行。萃取溶剂（如甲醇、水、乙腈、氯仿）的选择取决于提取代谢物的类型。样品制备过程最后一步通常借助离心设备去除细胞碎片，并收集上清液进行 MS 或 NMR 分析。

（二）基于质谱技术的代谢组学

基于质谱技术的代谢组学研究和相关代谢产物鉴定的成效在很大程度上取决于所用 MS 技术的性能标准，如分辨率、精确度、灵敏度和动态范围，其中 MS 的精确度有助于更好地区分相近的质量 - 电荷信号，并提高将代谢物转换为质量信号的能力。由于 MS 检测目标为离子（阴离子或阳离子），大分子的检测取决于其在复杂混合物中电离的能力，分子的化学性质与其他因素（如洗脱液成分、样品基质和电离源等）都能够对检测结果产生影响。离子抑制会对质谱法的有效性产生影响，尤其是对于半定量质谱分析，而电离增强剂、样品纯化和不同的电离源可用于改善电离能力。由于同位素分布、分解和加合物的形成，一个离子分子能产生大量的离子，这意味着一个液相色谱 - 质谱（LC-MS）数据集包含了代表几百种代谢物的数千个离子峰。因此，基于质谱法的代谢组学研究面临的挑战之一就是如何将大量检测到的离子与特定的分子进行有效联系。

在质谱分析前，通常采用液相色谱 - 质谱（LC-MS）或气相色谱 - 质谱（GC-MS）技术分离代谢物样本。与 GC-MS 相比，LC-MS 能够在样品制备过程中轻松分离较大极性范围内的化合物，这使得 LC-MS 成为最有效的分离方法，分离开的碎片增强了不同性质（电荷、质量）代谢物的有效检测性，同时可参考目标代谢物的稳定时间，根据测得的精确质量鉴定不同的代谢物。然而，异构体的存在降低了该方法的准确性，尤其是对于高分子量代谢物，误差识别的可能性将大大增加。为了正确鉴定代谢物，需要将代谢物的稳定时间、精确质量数据（质荷配对和强度）与已知典型代谢物的数据库相匹配以获取对应信息。现有多个商业化和公共数据库可供查询代谢物信息，例如人类代谢组数据库[26]和 METLIN 数据库中包含了数千种代谢产物的信息。代谢产物是否被正确标注仍需经过验证，主要方式是将化合物特定 MS-MS 质量碎片图谱与数据库或参照化合物进行对比。由此可见，基于质谱技术的代谢组学研究具有高敏感性和特异性的优势，但其在代谢物的标注认定和绝对定量方面仍存在局限性。

（三）基于核磁共振技术的代谢组学

核磁共振技术是代谢组学研究中应用最为广泛、最为常见的方法，这主要归功于其具备定量测定多种复杂混合物中大动态范围分子的能力。核磁共振测定生物样本的质子光谱是代谢物分析定量的有力依据，在实验室内及纵向研究中的重复性良好；并且核磁共振技术具有不破坏样品、样品处理方法简单的优点，样品（组织、细胞或生物液体）在检测后还可用于进一步的分析研究（例如质谱分析）。然而，相较于质谱法，核磁共振的灵敏度较低，这使得核磁共振技术不适用于低丰度代谢物的分析。识别核磁共振波峰通常是通过同时与数据库中核磁共振谱和检测标准品进行比对来完成的，核磁共振波峰积分与相应代谢物的浓度成正比，由此可进行代谢物相对浓度的排序，而代谢物的绝对浓度则是通过将波峰积分与已知浓度的外部或内部标准进行比较得到。核磁共振谱中对代谢物的标注也具有局限性，主要是由于不同波峰的重叠导致。近期研究中使用的峰谱拟合、峰谱的数值反卷积与二维核磁共振方法等旨在克服这一问题。

三、数据分析及通路识别

多维核磁共振或质谱数据集的处理和分析是代谢组学领域的一个重大挑战，原始数据的处理更是一个高要求且耗时的过程，其中涉及降噪、峰值检测、集成、化合物鉴定和定量的过程。对于原始数据，在处理过程中可使用无监督或有监督的统计方法，以及利用“组学”数据的机器学习方法对其进行分析。无监督统计方法是在没有任何参考数据的情况下利用原始数据集建立分析模型，并将数据转化为样品间的异同点；常用的无监督统计方法包括层级聚类和主成分分析（PCA）。而有监督统计方法通常更加有效与精准，通过使用数据集的附加信息（如生化、组织病理学或临床数据）来识别预测样本组之间的差异，使各类样本达到最大的分离；有监督统计方法包括方差分析（ANOVA）、偏最小二乘回归分析（PLS）和线性判别分析（LDA）。LDA 能够通过识别特征的线性合谱将样本区分为多种类别。统计结果（方差分析、PCA）或机器学习方法的结果通常被作为 LDA 的起始点。

代谢物不仅是生物化学过程中酶的底物，也是细胞信号转导通路的一部分，因此将代谢组学数据与基本的生物化学信息联系起来具有非常重要的意义。目前已存在多种生物信息学软件及算法，可将代谢组学识别的代谢扰动与数据库中生化通路的信息进行结合[27]。可以利用这些工具，根据相关的生化通路将代谢变化绘制出来，用图表展示通路间关联，以便于生物学解释。经鉴定的通路能够为毒理学潜在机制研究提供支持，也可用于化合物的优先排序及分类，例如对暴露于化学物质中的人类胚胎干细胞上清液进行代谢组学分析，利用分析结果绘制人类发育毒性的通路[28]。路线图显示了毒性对烟酸和烟酰胺代谢路径、泛酸和辅酶 A 生物合成路径、谷胱甘肽代谢路径以及精氨酸和脯氨酸代谢路径的影响。该研究表明，人类干细胞的分泌组为发育毒性作用机制研究提供了依据，可用于建立预测模型。

四、应用进展

尽管体外代谢组学研究相对于体内研究较少，但在体外毒理学领域，代谢组学正在快速发展并应用广泛。体外测试方法要使体外代谢组学研究产生与体内毒性反应相关的数据，与基于生物液体样本（血液、尿液）的体内研究相比，由于不受体内非特异性代谢变化的影响，应用单类细胞（例如细胞系）的体外测试能够降低代谢组学数据的复杂性，易于进行毒性评价。在体外模拟建立体内环境可用于动态代谢流的研究，此技术主要应用于单细胞水平上，监测不同条件下连续时间点的单一或多种代谢物的动态代谢情况，有助于深入研究其动态代谢反应。

体外代谢组学检测方法取决于研究对象，分为细胞内代谢物检测和分泌于细胞培养基中的细胞外代谢物检测，这两种研究途径皆可获取相关的生化信息，当进行全面细胞效应研究时，需要结合细胞内及细胞外的代谢物检测结果。采用体外代谢组学方法检测香烟烟雾对肺上皮细胞的毒性影响，研究表明，吸烟可减少糖酵解反应，而增加细胞的氧化应激反应并导致细胞损伤；利用体外代谢组学研究细胞穿膜肽对中国仓鼠卵巢细胞（CHO）的毒性效应，结果表明，其对细胞氧化还原电势、耗能以及嘌呤、嘧啶的聚集反应有影响。在另一项关于体外检测咖啡碱和甲基汞对大鼠原代神经元细胞的神经毒性作用的研究中[29]，发现γ-氨基丁酸、胆碱、谷氨酰胺、肌酸和精胺等代谢产物的产生发生改变。代谢组学也被应用于已知致畸剂和酒精对人类胚胎干细胞的发育毒性的研究中[30]，利用质谱中致畸剂产生的特异性图谱特征建立预测模型，在双盲法测试中正确判定了8种已知药物中7种药物的致畸性。由此可见，代谢组学方法与（人类）细胞模型相结合的研究策略具有替代动物试验及其他体外化学物质毒性预测模型的巨大潜力。

五、展望

现已证实代谢组学是毒理学研究中的有效手段，代谢组学提取出了细胞活动进程中的大量效应信息，为基于干扰（人类）细胞系统中细胞信号通路的机制的毒性测试提供了研究方法。代谢组学具有较高的敏感性，其中质谱法能够在低剂量暴露或早期暴露时进行扰动检测，通过对扰动效应的定量分析，能够建立剂量-反应模型，以建立风险等级的评估方法。代谢组学也可用于预测性生物标志物的研究，以进行化学物的分类。然而，代谢组学在得到广泛应用的同时，也存在着亟待解决的问题，其中一个主要难题是如何将代谢结果转化成为毒性预测的生物标志物并进行验证，人类相关信息的公开化（例如临床试验）对于验证试验也至关重要。代谢组学研究中的另一个挑战是“组学”方法的标准化，检测方法的标准化能够促进不同实验室或研究机构间的数据交流、比较和集成。在标准化进程中，应在商业与公共数据库中引入“组学”数据的质量标准，从而更加有利于代谢组学研究中代谢物的解析与数据集成。此外，随着代谢组学方法的不断发展，急需开发更加易于使用的生物信息分析软件，将代谢组学数据与基本生化信息或其他类型的“组学”数据相结合，形成系统生物学数据链，从而指导科研实践。

第四节　表观基因组学

真核生物DNA与组蛋白结合成为染色质，存在于细胞核中。染色质结构是动态调节的，激活或抑制潜在的DNA序列，这种动态调节主要是基于染色质中蛋白质的改变，所形成的细胞表观遗传学状态可影响遗传调控。表观遗传学修饰是连接细胞基因型和表型的关键机制，它能在不改变DNA基本序列的情况下影响细胞的表型。染色质的组成是基于147个碱基对的DNA缠绕于组蛋白八聚体周围，该八聚体包括核心组蛋白H3、H2B、H2A和H4各两个。DNA和组蛋白八聚体组成的复合物代表了染色质的基本单位，称为核小体。染色质结构调节了DNA的可及性，从而控制DNA依赖的过程，包括复制和转录。将染色质紧密包装至更封闭的异染色质过程会降低DNA的可及性，从而抑制DNA依赖过程，如基因表达。更为松散的染色质称为常染色质，它的结构比较开放，可以结合转录因子从而促进基因表达。染色质的结构在相对封闭的异染色质和开放的常染色质之间动态调节。一般来说，表观基因调控是通过获取更高阶染色质结构中的DNA而进行的。

科学家们发现了一些机制可以解释染色质的结构及转录因子进入其调节序列的途径。这种平衡是相互依赖的，对于细胞的正常发育和功能是必不可少的。目前主要有以下几种影响染色质结构的机制：DNA甲基化、组蛋白翻译后修饰、非编码RNA以及染色质重塑复合物。染色质重塑复合物是一种ATP依赖的蛋白复合物，它能够通过滑动核小体和组蛋白变异交换影响局部的染色质凝聚水平[31]。在本节中，我们主要聚焦DNA甲基化和组蛋白翻译后修饰，这两种表观遗传机制代表着未来最具挑战和令人兴奋的组学技术。

DNA甲基化发生在胞嘧啶第五位的碳原子上，DNA甲基转移酶对CpG位点的胞嘧啶进行甲基化。基因启动子中甲基化的CpG位点与抑制基因的表达有关。组蛋白可以通过几种机制进行修饰。组蛋白翻译后修饰主要包括赖氨酸乙酰化、赖氨酸和精氨酸甲基化，以及丝氨酸和苏氨酸残基磷酸化。过去十几年中，科学家们还发现了其他的修饰方式，比如ADP核糖基化、泛素化、类泛素化或β-N-乙酰氨基葡萄糖的转移。不同的翻译后修饰通过“writer”酶［例如组蛋白乙酰基转移酶］的催化及“erasers”酶［例如组蛋白去乙酰化酶（HDAC）］的去除进行[32]。然而，这些翻译后修饰的组蛋白功能究竟是怎样的？长期以来，人们认为这些组蛋白的翻译后修饰仅仅改变了组蛋白的电荷，从而改变了DNA与蛋白质之间的相互作用。事实上，这些机制有助于形成常染色质和异染色质，然而目前更简单地来说，组蛋白翻译后修饰主要是为染色质结构调节蛋白提供了结合的平台。这些染色质因子可以通过特定的区域（包括识别翻译后修饰、局部改变染色质结构以及募集染色质重塑复合物）进行结合。已知的组蛋白翻译后修饰与常染色质有关，例如H3K4me3、H3K9ac和H3K36me3；其他的修饰，如H3K27me3和H3K9me3，与异染色质相关。此外，还有许多组蛋白翻译后修饰方式目前尚未阐明其具体的功能[32]。

表观遗传学修饰方式可以被毒物通过不同的方式干扰，从而引起表观基因组的改变。化学物质可影响表观遗传调控因子的活性，导致基因表达水平的改变，某些毒物还可能存在轻微的基因毒性，诱发表观遗传调节酶基因的突变而引起错误的调节[33]。基因表达水平的变化可以采用标准的转录组学方法进行检测，并用于评价表观遗传修饰[34]。然而，为了获得染色质修饰酶活性变化的信息，有必要对组蛋白翻译后修饰或DNA甲基化水平的变化进行定量分析。尽管我们知道某些种类的药物［HDAC抑制剂、DNA甲基化酶（DNMT）抑制剂］可以改变表观遗传标记，但毒理学评价测试系统的建立是极为困难的[33]。此外，暴露于几种环境化学物也会导致表观遗传标记的改变。因此，在现有的表观遗传终点测试系统基础上建立新的检测系统，并用于评估表观遗传的变化是非常重要的。

一、表观遗传机制与疾病发生

多个毒理学假设与表观遗传学密切相关。根据Barker假说，早期的中毒事件可能是引起迟发性疾病发展的原因。由于表观遗传机制表现为对从前所受压力的潜在记忆，它们很可能促成了这种疾病的发病机制。因此，了解化学物质和药物可能通过何种机制干扰表观遗传机制是极为重要的。对于一些疾病，其涉及的表观遗传机制已经有所描述。目前研究最多的是癌症的发生，一方面涉及表观遗传调控因子的基因突变，另一方面也有新的证据表明非诱变性副作用发挥了重要作用。因此，Knudson 二次突变假说最初阐述的是至少需要两个基因突变来诱发癌症，但在 1999 年该假说已经得到了扩展，其中一种甚至两种基因突变可能是由表观遗传修饰形成的 [33]。除了癌症，表观遗传学还与其他疾病密切相关，如神经发育障碍（NDD）和阿尔茨海默病（AD），其中 NDD 影响大约 3% 的儿童。许多与这些疾病相关的基因表观遗传机制均产生影响 [35]。

此外，越来越多的证据表明环境毒物可以诱发不同形式的神经系统疾病。例如，MeHg 对小鼠后代学习和情绪的不良影响与 DNA 甲基化水平的增加、H3K27me3 水平的增加和 H3K9/H3K14 乙酰化水平的降低有关。在早期发育过程中，暴露于双酚 A 会改变胎鼠前脑中的 DNA 甲基化水平，并导致其后期行为的改变 [36]。最为人所知的案例是抗癫痫药物丙戊酸（VPA）可以诱发胎儿丙戊酸盐综合征（FVS），其临床上表现为严重的神经发育缺陷，如脊柱裂、自闭症症状或精神发育迟滞 [37]。对于人类而言，VPA 在神经管闭合过程中可引起脊柱裂和无脑畸形。从机制上讲，VPA 有几种作用方式，包括诱导活性氧，特别是对 Wnt、Erk 和 NFκB 信号通路的干扰；此外，VPA 也是一种众所周知的 HDAC 抑制剂，可以增加组蛋白的乙酰化水平。有趣的是，在人子宫内膜间质细胞（hESC）向神经外胚层细胞分化的过程中，VPA 不仅增加了组蛋白的乙酰化水平，还影响了赖氨酸的甲基化状态，即 K4 和 K27 的甲基化 [38]。这可能进一步证实了表观遗传机制参与了 Barker 提出的假说。在这种情况下，组蛋白乙酰化水平的上调所引起的早期不良反应可能是导致组蛋白甲基化紊乱的原因，进一步造成整个系统中长期使用 VPA 导致基因表达的广泛变化 [38]。此外，还有一些体内研究结果支持这一观点，如早期生命阶段经历创伤性事件导致的心理压力或暴露于环境污染物对生命后期的表观基因组状态存在影响。

事实上，人们还发现环境化学物质会导致迟发性疾病和表观遗传学状态改变。有证据表明，婴儿接触铅可能引发阿尔茨海默病（AD）。基于此，我们对老年猴子进行检测发现，DNA 甲基化酶活性降低，这可能是由于铅暴露改变了早期生命阶段的 DNA 甲基化水平，从而影响了生命后期与 AD 相关的基因表达。近年来，人们对砷化物进行了大量的研究，发现砷中毒可引起许多不同的症状，包括癌症、皮肤损伤和神经系统疾病 [39]。许多研究表明，砷能够改变 DNA 的整体甲基化状态，包括甲基化水平降低和升高 [40]。此外，还有研究表明组蛋白翻译后修饰也受到了影响。虽然研究结果报道了组蛋白乙酰化水平出现降低或升高 [41]，但目前尚未发现明确的作用模式。

总之，有证据表明环境化学物质和药物可以影响表观基因组，但目前为止，还没有找到普遍存在的作用模式，我们认为可能存在多种原因。首先，表观基因组是动态调节的，生物体染色质的状态与细胞类型和发育阶段密切相关；其次，上述多数研究仅仅关注翻译后修饰的整体水平 [42]，抑或对基因组的局部区域进行染色质免疫沉淀分析 [38]，尚缺乏整体性研究。

二、表观遗传学技术

近年来，多种识别表观遗传生物标志物的技术陆续被建立，过去十年里高通量测序技术的快速发展也为我们深入全面地了解表观基因组奠定了基础。然而，虽然采用高通量测序技术可以轻松地对 miRNA 进行分析，但是对于分析 DNA 甲基化和组蛋白翻译后修饰来说，还是具有挑战性的。这也就解释了目前的研究更倾向于分析化学物质对 miRNA 表达量的改变，而非对DNA甲基化和组蛋白修饰的改变。

（一）DNA甲基化技术

真核生物DNA的胞嘧啶第五位的碳原子上可以发生甲基化（5mC）或者羟甲基化（5hmC）。既往有多种成熟的方法可用于检测和分析甲基化，然而这些方法均难以较好地区分甲基化和羟甲基化。近期，随着分子生物学技术的快速发展，分析和鉴别两种甲基化模式的方法学也取得了长足的进步。DNA甲基化的分析可以通过以下几类不同的方法实现：①最常用的方法是亚硫酸氢盐转化法；②甲基化敏感限制内切酶法（MRE）；③5mC和5hmC特异性抗体对甲基化序列的富集作用（McDIP）。上述几种方法均可以基于一些组学技术开展，例如微阵列和高通量测序技术。

1．亚硫酸氢盐转化法 亚硫酸氢盐转化法主要是采用亚硫酸氢钠对基因组DNA进行纯化处理，这种方法将非甲基化的胞嘧啶转化为尿嘧啶，转化后的DNA进行鸟枪法测序。然而该方法存在一些缺点。首先，对整个人类基因组进行测序是非常昂贵和耗时的。其次，序列的复杂度降低之后会引发一个重要的计算问题：如何将序列与参考基因组进行比对？大多数序列是不含任何信息的，因为它们不含CpG位点。因此，有必要通过甲基化序列的富集以及序列捕获技术（甲基化敏感限制内切酶法）减少原本需要用于处理的序列量。此外，该方法难以识别甲基化和羟甲基化。亚硫酸氢钠对羟甲基化的处理会产生5-胞嘧啶甲基磺酸酯（CMS），这使得后续无法开展PCR实验，因为TAQ聚合酶会在CMS位点停滞，尤其是在羟甲基化密集区[43]，但采用一种针对CMS位点的特异性抗体结合于转化后的羟甲基化序列可能是一种解决办法[44]。

2．甲基化敏感限制内切酶法（MRE） 甲基化敏感限制内切酶法是基于甲基敏感酶例如Hpa Ⅱ的限制性消化及其不敏感的同切点酶Msp Ⅰ。用这两种酶进行两次消化分离后，在DNA的消化端连接一个合适的寡聚物，这就产生了较短的DNA序列，然后可以通过使用特定寡聚物的引物进行PCR扩增，最后进行高通量测序。这种方法快速、准确，且相对容易操作。然而，它对人类基因组的覆盖率非常低，因为它需要对两种酶切割的序列进行预筛选，约2%的人类基因组拥有CpG位点。因此可以通过结合不同的MRE来改进方法。另一方面，与上述的鸟枪法测序方法相比，这是一种更为快捷、廉价的方法。相同的是，MRE也无法辨别甲基化和羟甲基化，因为大多数甲基化敏感酶对甲基化和羟甲基化位点起相同的作用。

3．甲基化序列的富集 第三种常用的方法依赖于甲基化序列的富集，主要通过特异性甲基化抗体或亲和纯化特异结合甲基化的蛋白域（如MBP或MECP2）来实现。基因组DNA纯化后，选取特异性抗体进行剪切，或选用免疫亲和柱进行纯化，随后用微阵列或高通量测序进行分析。同样也可以通过使用市售的特异性羟甲基化抗体来获得所需的片段。然而这些抗体是密度依赖性的，由于羟甲基化水平没有甲基化水平丰富，因此无法进行蛋白质体外结合（pull-down）实验[44]。但也有另一种抗体在亚硫酸氢盐处理后能够沉淀CMS位点。该抗体比羟甲基化抗体更敏感，密度依赖性更低。然而TAQ聚合酶无法有效扩增CMS位点，因此PCR的各个步骤均可能存在问题。甲基化序列富集方法的主要优点是它们仅局限于CpG位点，理论上基因组中的每个甲基化胞嘧啶都可以被覆盖。此外，序列片段的减少能够克服鸟枪法测序所带来的问题。然而，该方法依赖于DNA片段的数量以及抗体的特异性和灵敏性，对结果的分析依旧是极为困难的，这就给计算分析带来了挑战，尤其是比较两种甚至更多的样本时。

4．糖基化 5hmC 5hmC 的羟基可被噬菌体 T4-β- 葡萄糖基转移酶葡萄糖基化。葡萄糖基可以被生物素进一步修饰，而生物素可以通过链霉亲和素磁珠去除。该方法可以得到富集的羟甲基化序列，进而通过高通量测序进行分析 [44]。葡萄糖基化也可用于不同类型酶的消化。在这种情况下，使用甲基化敏感限制内切酶 MspI 切割甲基化和羟甲基化位点，但不切割糖基化的胞嘧啶 [45]。

（二）组蛋白修饰分析技术

染色质免疫沉淀法（ChIP）可用于检测组蛋白修饰模式和研究毒物的相关毒效应机制。一般来说，目前有两种基本的 ChIP 方法：① nChIP，主要是选用自然消化的染色质；② xChIP，涉及可逆的化学交联步骤，以稳定较弱的 DNA- 蛋白质结合。xChIP 可能由于抗体的表位被交叉连接所阻断或破坏而存在一定问题，但是该方法更为简便，样品可以同时采集、冷冻，然后沉淀；而对于 nChIP 来说，样品需要直接沉淀，在分析翻译后修饰事件的时间进程方面可能存在缺陷。

nChIP 方法是将分离的细胞核采用微球菌核酸酶进行消化，切断核小体之间连接的 DNA，进而产生单核、双核及三核小体的 DNA 碎片，片段大小 150 ～ 500 bp。xChIP 方法是将活细胞通过甲醛固定，从而使 DNA 与其结合的蛋白质交联；交联后的细胞核被分离出来，再经 MNase 酶超声消化得到更小的 DNA 片段，长度 500 ～ 1000 bp。对于这两种方法，可以选用特定组蛋白修饰的抗体来提取包裹在核小体周围的 DNA 片段，所得的 DNA 片段可以直接纯化（nChIP）或者交联后逆转（xChIP）。最经典的分析方法是对所选的基因组区域 [多在转录起始点（TSS）周围的基因启动子区] 进行 PCR；同时，还可进行下一代测序（ChIP-seq）或微阵列（ChIP-chip）来研究特定组蛋白修饰在全基因组或启动子阵列上的富集水平。这两种方法的关键是抗体的特异性，必须满足以下要求：①无法识别未经修饰的组蛋白；②只与特定的修饰残基结合；③可以免疫沉淀，这一点也许不是很重要，但并不是每一种特异性抗体在蛋白质印迹或免疫染色中都适合于 ChIP。考虑到了这一问题，目前很多商业化的抗体产品在研发时采用芯片进行验证；然而，由于这些验证一般在常见细胞系 Hela 或 HEK293 中进行，使用不同的细胞系或组织可能显著改变抗体的作用效果。

三、展望

研究表观遗传机制是十分具有挑战性的，因为这些方法非常复杂，并且极易受到实验中细微变化和错误的影响。此外，表观遗传学修饰是基于不同细胞类型和发育阶段的，因此化学物质对不同组织或细胞产生的影响是不同的。鉴于环境化学物造成的不良反应可能涉及表观遗传机制，所以我们建议将表观遗传修饰分析纳入风险评估的基本原则。表观遗传修饰的改变可能用来预测对健康的危害，因此，建立并使用简便、可靠、快速的表观遗传终点测试系统是十分重要的。

第五节 展 望

目前，“组学”技术被广泛应用于分析基因组、转录物、蛋白质及代谢物。系统生物学方法旨在整合 RNA、蛋白质水平与代谢物之间的定量关系，为器官、组织和细胞的功能及表现提供新的见解 [9]。这为系统生物学的发展提供了新的机遇，但同时也提出了新的挑战，就是如何从多个综合性“组学”数据集中获取有意义的生物学信息。“组学”数据集渐渐地被看作是使用生物信息学方法的网络 [46]，其中转录物、蛋白质或代谢产物通过相互关系、相互作用或相互反应而联系起来。特定的网络可以代表生物结构或描述不同强度的生物相互作用。进行网络分析首先要了解网络结构的统计特性。一旦了解了网络的结构，第二步就需要建模，这有助于理解网络特性及其动态相互作用。最后根据分析的结构和功能特性，预测网络在一定条件下的行为。生物网络建模仍面临着许多挑战，例如“组学”技术通常只提供动态生物系统中一个瞬间的信息，但实际需要动态 / 动力学建模才能充分了解网络；另一方面，也不可能总是对同一时间点的相同样本获取“组学”数据。此外，由于生物系统的空间（如区域化、不同细胞类型）或时间（如事件的进展和时序）特征，它们往往不能被全面分析。最终大量的参数和条件会导致多重检测、过拟合、信噪比等问题。然而，“组学”和生物信息学技术的发展也正迅速推动系统生物学的发展。最近一项研究探讨了整合体外转录组学、蛋白质组学和代谢组学数据的优势，实验数据来自于经环孢素 A 多次诱导的人肾上皮细胞 [47]。该研究表明，“组学”数据经整合后能够解释由细胞应激引起的信号级联反应。此外，该研究还发现引入药代动力学检测药物安全性的可能性是存在的。

（帅 怡 [1,2] 陶功华 [1] 霍 倩 [1] 李 晨 [1] 王彦琴 [1] 孙静秋 [1] 沙毅杰 [1]）

参考文献

[1] Nagalakshmi U，Waern K，Snyder M．RNA-seq：a method for comprehensive transcriptome analysis．Curr Protoc Mol Biol，2010，4：4.11.1-13．

[2] McGettigan PA．Transcriptomics in the RNA-seq era. Curr Opin Chem Biol，2013，17（1）：4-11．

[3] Haas BJ，ZodyMC．Advancing RNA-seq analysis．Nat Biotechnol，2010，28（5）：421-423，159．

[4] Brenner S，Johnson M，Bridgham J，et al．Gene expression analysis by massively parallel signature sequencing（MPSS）on microbead arrays．Nat Biotechnol，2000，18（6）：630-634．

[5] Lipshutz RJ，Fodor SP，Gingeras TR，et al．High density synthetic oligonucleotide arrays．Nat Genet，1999，21（1 Suppl）：20-24．

[6] Kuo WP，Liu F，Trimarchi J，et al．A sequence-oriented comparison of gene expression measurements across different hybridization-based technologies．Nat Biotechnol，2006，24（7）：832-840．

[7] Ibrahim AF，Hedley PE，Cardle L，et al．A comparative analysis of transcript abundance using SAGE and

[1] 上海市疾病预防控制中心。

[2] 通讯作者，E-mail：nicoleshuai@hotmail.com。

Affymetrix arrays. Funct Integr Genomics, 2005, 5 (3): 163-174.
[8] Liu F, Jenssen TK, Trimarchi J, et al. Comparison of hybridization- based and sequencing-based gene expression technologies on biological replicates. BMC Genomics, 2007, 8: 153.
[9] Baginsky S, Hennig L, Zimmermann P, et al. Gene expression analysis, proteomics, and network discovery. Plant Physiol, 2010, 152 (2): 402-410.
[10] Ozsolak F, Platt AR, Jones DR, et al. Direct RNA sequencing. Nature, 2009, 461 (7265): 814-818.
[11] Baker SC, Bauer SR, Beyer RP, et al. The External RNA Controls Consortium: a progress report. Nat Methods, 2005, 2 (10): 731-734.
[12] Krug AK, Kolde R, Gaspar JA, et al. Human embryonic stem cell-derived test systems for developmental neurotoxicity: a transcriptomics approach. Arch Toxicol, 2013, 87 (1): 123-143.
[13] Jagtap S, Meganathan K, Gaspar J, et al. Cytosine arabinoside induces ectoderm and inhibits mesoderm expression in human embryonic stem cells during multilineage differentiation. Br J Pharmacol, 2011, 162(8): 1743-1756.
[14] Vojnits K, Ensenat-Waser R, Gaspar JA, et al. A tanscriptomics study to elucidate the toxicological mechanism of methylmercury chloride in a human stem cell based in vitro test. Curr Med Chem, 2012, 19 (36): 6224-6232.
[15] Trapnell C, Hendrickson DG, Sauvageau M, et al. Differential analysis of gene regulation at transcript resolution with RNA-seq. Nat Biotechnol, 2013, 31 (1): 46-53.
[16] Jia P, Jin H, Meador CB, et al. Next-generation sequencing of paired tyrosine kinase inhibitor-sensitive and -resistant EGFR mutant lung cancer cell lines identifies spectrum of DNA changes associated with drug resistance. Genome Res, 2013, 23: 1434-1445.
[17] Wilson VS, Keshava N, Hester S, et al. Utilizing toxicogenomic data to understand chemical mechanism of action in risk assessment. Toxicol Appl Pharmacol, 2013, 271 (3): 299-308.
[18] Muers M. Seq-ing regulatory variants. Nat Rev Genet, 2010, 11 (5): 317.
[19] Mann M. Functional and quantitative proteomics using SILAC. Nat Rev Mol Cell Biol, 2006, 7 (12): 952-958.
[20] Uleberg KE, Larssen E, Oysaed KB, et al. Ecotoxicology goes MudPIT? Mar Environ Res, 2010, 69: S34-S36.
[21] Huang ZL, Wang HL, Huang HL, et al. iTRAQ-based proteomic profiling of human serum reveals down-regulation of platelet basic protein and apolipoprotein B100 in patients with hematotoxicity induced by chronic occupational benzene exposure. Toxicology, 2012, 291 (1-3): 56-64.
[22] Lamoureux F, Mestre E, Essig M, et al. Quantitative proteomic analysis of cyclosporine- induced toxicity in a human kidney cell line and comparison with tacrolimus. J Proteomics, 2011, 75 (2): 677-694.
[23] Ren FL, Wu H, Lei YL, et al. Quantitative proteomics identification of phosphoglycerate mutase 1 as anovel therapeutic target in hepatocellular carcinoma. Mol Cancer, 2010, 9: 81.
[24] Barber DS, Stevens S, LoPachin RM. Proteomic analysis of rat striatal synaptosomes during acrylamide intoxication at a low dose rate. Toxicol Sci, 2007, 100 (1): 156-167.
[25] Shulaev V. Metabolomics technology and bioinformatics. Brief Bioinform, 2006, 7 (2): 128-139.
[26] Wishart DS. Human Metabolome Database: completing the ‘human parts list’. Pharmacogenomics,

2007，8（7）：683-686.

[27] Barupal DK，Haldiya PK，Wohlgemuth G，et al. MetaMapp：mapping and visualizing metabolomic data by integrating informationfrom biochemical pathways and chemical and mass spectral similarity. BMC Bioinforma，2012，13：99.

[28] Kleinstreuer NC，Smith AM，West PR，et al. Identifying developmental toxicity pathways for a subset of ToxCast chemicals using human embryonic stem cells and metabolomics. Toxicol Appl Pharmacol，2011，257（1）：111-121.

[29] van Vliet E，Morath S，Eskes C，et al. A novel in vitro metabolomics approach for neurotoxicity testing，proof of principle for methylmercury chloride and caffeine. Neurotoxicology，2008，29（1）：1-12.

[30] Palmer JA，Poenitzsch AM，Smith SM，et al. Metabolic biomarkers of prenatal alcohol exposure in human embryonic stem cell-derived neural lineages. Alcohol Clin Exp Res，2012，36（8）：1314-1324.

[31] Dulac C. Brain function and chromatin plasticity. Nature，2010，465（7299）：728-735.

[32] Bannister AJ，Kouzarides T. Regulation of chromatin by histone modifications. Cell Res，2011，21（3）：381-395.

[33] Waldmann T，Schneider R. Targeting histone modifications-epigenetics in cancer. Curr Opin Cell Biol，2013，25（2）：184-189.

[34] Weng MK，Zimmer B，Poltl D，et al. Extensive transcriptional regulation of chromatin modifiers during human neurodevelopment. PLoS ONE，2012，7（5）：e36708.

[35] Ramocki MB，Zoghbi HY. Failure of neuronal homeostasis results in common neuropsychiatric phenotypes. Nature，2008，455（7215）：912-918.

[36] Skinner MK，Manikkam M，Guerrero-Bosagna C. Epigenetic transgenerational actions of environmental factors in disease etiology. Trends Endocrinol Metab，2010，21（4）：214-222.

[37] Jentink J，Loane MA，Dolk H，et al.Valproic acid monotherapy in pregnancy and major congenital malformations. N Engl J Med，2010，362（23）：2185-2193.

[38] Balmer NV，Weng MK，Zimmer B，et al. Epigenetic changes and disturbed neural development in a human embryonic stem cell-based model relating to the fetal valproate syndrome. Hum Mol Genet，2012，21（18）：4104-4114.

[39] Smeester L，Rager JE，Bailey KA，et al. Epigenetic changes in individuals with arsenicosis. Chem Res Toxicol，2011，24（2）：165-167.

[40] Majumdar S，Chanda S，Ganguli B，et al. Arsenic exposure induces genomic hypermethylation. Environ Toxicol，2010，25（3）：315-318.

[41] Jo WJ，Ren X，Chu F，et al. Acetylated H4K16 by MYST1 protects UROtsa cells from arsenic toxicity and is decreased following chronic arsenic exposure. Toxicol Appl Pharmacol，2009，241（3）：294-302.

[42] Chu F，Ren X，Chasse A，et al. Quantitative mass spectrometry reveals the epigenome as a target of arsenic. Chem Biol Interact，2011，192（1-2）：113-117.

[43] Huang Y，Pastor WA，Shen Y，et al.The behaviour of 5-hydroxymethylcytosine in bisulfite sequencing. PLoS ONE，2010，5（1）：e8888.

[44] Pastor WA，Pape UJ，Huang Y，et al. Genome-wide mapping of 5-hydroxymethylcytosine in embryonic stem cells. Nature，2011，473（7347）：394-397.

[45] Kinney SM, Chin HG, Vaisvila R, et al. Tissue-specific distribution and dynamic changes of 5-hydroxymethylcytosine in mammalian genomes. J Biol Chem, 2011, 286 (28): 24685-24693.

[46] Gonzalez I, Cao KA, Davis MJ, et al. Visualising associations between paired 'omics' data sets. Bio Data Min, 2012, 5 (1): 19.

[47] Wilmes A, Limonciel A, Aschauer L, et al. Application of integrated transcriptomic, proteomic and metabolomic profiling for the delineation of mechanisms of drug induced cell stress. J Proteomics, 2013, 79: 180-194.

第三章　干细胞模型

摘 要

近年来对人类干细胞及其来源的多种细胞的研究发展十分迅速，在毒理学评价中具有巨大的应用前景和价值。人源干细胞诱导分化的细胞和组织不但可以应用于临床前期的药物评价，未来也可能作为临床试验替代人类受试对象的新模型。在实现这些目标之前，首先需要对干细胞的特性有全面的认识和了解，并且需要建立标准、高效、可重复的实验方案。本章主要介绍多能干细胞、诱导多能干细胞来源的分化细胞（如心肌细胞、肝细胞、神经元等）、成体干细胞，以及这些干细胞模型在毒理学研究与安全性评价中的应用、存在的问题和前景。

第一节　多能干细胞

由 James Thomson 报道的体外培养人胚胎干细胞（embryonic stem cells，ESCs）和 Shinya Yamanaka 报道的人诱导多能干细胞（induced pluripotent stem cells，iPSCs）是过去20年两项重要的科学突破。许多重要技术应运而生，尤其是应用患病和健康人群来源的干细胞，将其分化为不同的功能细胞，如心肌细胞、神经元、肝细胞等。这些技术的产生推动了体外测试方法的模型革新。起源于健康人 iPSCs 分化的多种功能细胞与新型检测技术相结合，已被越来越广泛地应用于药物临床前安全性评价等毒理学检测之中。此外，干细胞还可用于建立“培养皿中的疾病”（disease-in-a-dish）模型，建立基于细胞的基因突变疾病模型，应用于疾病进展的分子机制研究和药物研发。

一、胚胎干细胞

（一）概念

ESCs 是一种多能干细胞（pluripotent cells）[1]，具有形成完整个体的分化潜能，来源于囊胚期胚胎的内细胞群，具有体外培养、无限增殖、自我更新和多向分化的特性。无论在体外还是体内环境，ESCs 都能被诱导分化为机体几乎所有的细胞类型。ESCs 既与一般细胞相似，可以扩增、遗传操作，在扩增和遗传操作时不失去其多能性；同时，ESCs 与胚胎细胞也具有一些相似之处，含有正常的二倍体核型及发育的多能性。

在适当条件下 ESCs 可被诱导分化为多种细胞、组织，也可与受体胚胎形成嵌合体，因此 ESCs 成为开展哺乳动物早期胚胎发生、细胞组织分化、基因表达调控等发育生物学基础研究的理想工具，也是进行动物胚胎工程研究和发育毒性研究的理想模型。

（二）生物学特性

ESCs 细胞核大，有 1 个或多个核仁，细胞质少，与早期胚胎细胞具有相似的形态结构。ESCs 在体外培养时，细胞呈集落状生长，排列紧密，碱性磷酸酶染色呈棕红色。ESCs 较一般细胞除具特定的细胞形态、生长特性、细胞表面抗原和酶活性、正常的二倍体核型外，还具有以下几个特性。

1．发育的多能性　ESCs 可被诱导分化出包括外胚层、中胚层及内胚层 3 种胚层在内的所有分化细胞，这是 ESCs 优于成年组织干细胞的主要原因。在无外界分化诱导条件下，体外培养的 ESCs 经过多次细胞分裂后，仍然保有多能性，但也有实验数据表明在体外培养过程中 ESCs 会发生变化。

2．扩增无限性　体外无限扩增的特性是 ESCs 研究和应用的前提与关键。在体外适宜条件下，ESCs 能在未分化状态下无限增殖。

3．可修饰性　ESCs 可在体外进行遗传修饰，如诱导某个基因的突变，导入异源基因等。ESCs 经遗传修饰选择后，理论上仍能保持其扩增和发育的多能性。

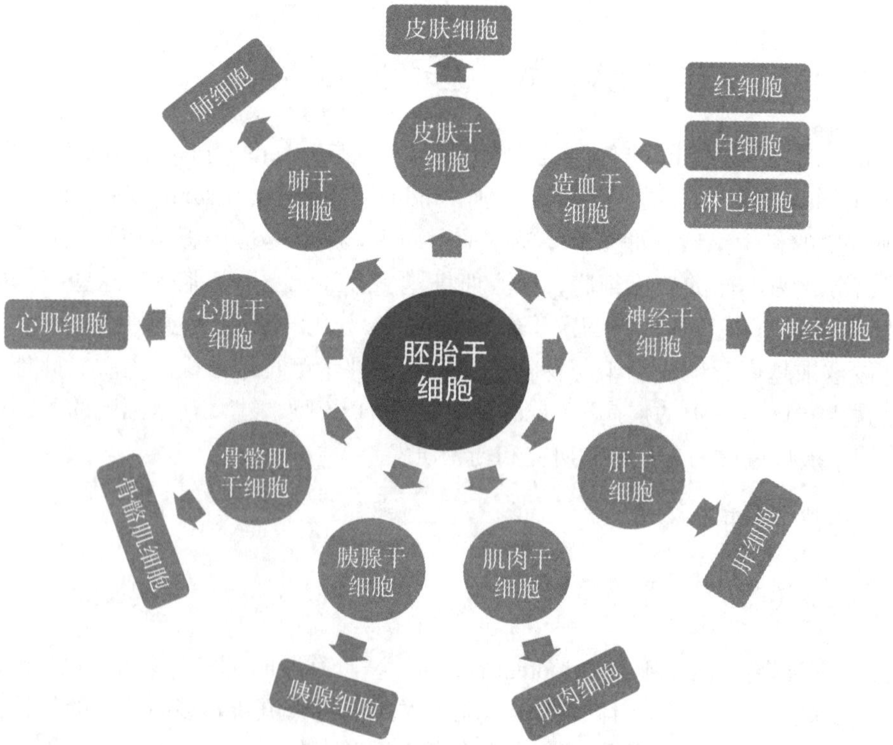

图 3-1　胚胎干细胞分化示意图

（三）在毒理学研究中的应用

在毒理学中，小鼠胚胎干细胞测试（mouse embryonic stem cell test，mEST）是多能干细胞最早期的应用之一，也是最具毒理学应用价值的模型之一。之后有研究者为避免从动物外推至人类的问题，采用了一种改良的人类胚胎干细胞测试（human embryonic stem cell test，hEST）[2]。此细胞模型应用主要体现在如下几个方面。

1．毒性初筛　体外胚胎毒性的筛检作为哺乳动物发育毒性的体外代替方法，目前已经建立了稳定的细胞系，不需受孕动物。为达到良好的鉴定、评价、管理和防护目的，可使用EST对可能的胚胎毒性受试物进行初筛。

2．判断受试物的胚胎毒性　ESCs涵盖了早期的胚胎阶段到最终分化成特定细胞的全过程，通过监测受试物对ESCs的发育全过程的影响，可对受试物是否具有胚胎毒性做出较为准确的判断，提高监测的准确度。EST对受试物的检测重点包括细胞毒性和胚胎毒性。

3．受试物胚胎毒性靶器官的判定　一般的组织细胞不能充分和准确地反映胚胎毒性，利用ESCs多能性的特点，可以对受试物可能的靶器官细胞及其作用方式和阶段进行初步的判别。

二、诱导多能干细胞

（一）概念

2006年日本科学家Shinya Yamanaka率先报道了通过将含有Oct3/4、Sox2、c-Myc和Klf4等4种转录因子的组合转入分化的成体细胞（如皮肤细胞或血细胞）中，使其重编程而得到的多功能干细胞，具有和胚胎干细胞相似的发育多潜能性，可在体外无限增殖，其诱导转化生成的细胞被称为诱导多能干细胞（induced pluripotent stem cells，iPSCs），这种细胞又被称为“万能细胞”。其中Oct4参与多种基因机构调节，并可维持细胞自我更新和多能性且不被其他家族成员代替；另外3种基因Sox2、c-Myc、Klf4则可以分别被Soxl或Sox、n-Myc或l-Myc、Klf2或Klf5替代。目前hiPSCs已可由皮肤成纤维细胞、角质形成细胞、尿液来源肾上皮细胞和血细胞等多种体细胞诱导形成。

（二）生物学特性

iPSCs在产生过程中通过在成体细胞中导入诱导因子，实现细胞核的重新编程，使成体细胞经过培养获得在形态、基因和蛋白表达、表观遗传修饰状态、细胞倍增能力、类胚胎和畸形瘤形成能力、分化能力等方面与胚胎干细胞相似的特性。iPSCs的主要特征表现是可形成胚胎干细胞样集落，胞核较大，核质比高，碱性磷酸酶染色阳性，端粒酶活性高，同时具有完整的基因组，即含有来源细胞的全部遗传信息。iPSCs有自我更新的能力，即“永生性”，也具有多能性或多向分化潜能，即在特定的诱导条件下可分化为不同表型的成熟细胞。

基于其生物学特性，iPSCs的鉴定主要通过克隆形态及生长特征、胚胎干细胞标志分子表达、基因表达模式和表观遗传学特征、体外分化潜能、畸胎瘤形成、嵌合体形成及iPSCs来源的动物来实现。

（三）毒理学应用前景与展望

iPSCs 与 ESCs 具有相似的功能，ESCs 必须取自早期胚胎，而人类 iPSCs 可以从几乎所有种类的成体细胞制备。iPSCs 体外模型的建立可通过细胞核移植、细胞融合实现重编程、细胞体外培养自发性重编程为多能性细胞和通过特定转录因子诱导实现重编程来实现。这一发现从根本上满足了人类个体对自身干细胞制备的需求，也避免了利用 ESCs 制备干细胞引起的道德和伦理问题，是毒理学研究中的重要细胞模型。

在毒理学研究中，研究者基于 iPSCs 模型来评估器官特异毒性和药物毒性，研究重点集中在肝、心脏和脑神经，结合 iPSCs 分化细胞特异的功能来阐明毒性物质的作用通路，对于药物筛选和进一步的疾病治疗具有重要意义。同时，为保证人体用药安全，在进入临床研究前，合适的体外毒理学研究对于评估安全性具有重要意义，可利用 iPSCs 分化而成的细胞试验支持大规模人类细胞的毒性筛选试验和体外疾病模型。Spitzhorn 等构建了一个 iPSCs 诱导分化的体系，将 iPSCs 移植到部分肝切除术后的 Gunn 大鼠中，移植的 iPSCs 能分化为功能性肝细胞起到促进体内肝再生的作用，并且在该体系中 iPSCs 和 ESCs 的分化能力一致，提示移植这种 iPSCs 可更好地治疗遗传性肝病 [3]。这种体系不仅应用于肝的疾病模型，当有机械变形或创伤引起的体外神经损伤时，人源 iPSCs 可产生人类运动神经元及其他神经系统细胞类型，有效替代了啮齿动物神经元和永生化细胞系，突破体外研究在生理准确性上的局限性。此外，研究者在 β- 地中海贫血、镰刀形细胞病、肌萎缩侧索硬化症、脊髓性肌萎缩、帕金森病、亨廷顿病、唐氏综合征 / 21 三体综合征（Down syndrome/trisomy 21）、色素性视网膜炎、糖尿病、系统性硬化病等多种遗传病患者中已成功建立了 iPSCs 体外毒理学试验模型。2014 年 9 月日本的研究团队获批人体实验，首次证明这一技术在临床方面的价值。因此 iPSCs 技术除在毒理学筛检中取得重大突破，也在临床疾病治疗中展现出极大的应用前景，有效弥补体内或体外研究原有的局限性。近年来，多个研究组均证明 iPSCs 能够有效分化成多种组织细胞（详见表 3-1），其由来与毒理学应用将在第二节中进行介绍。

表3-1 近年诱导多能干细胞分化体系报道

时间	诱导分化的体系	发现人员或单位
2009	肝细胞	Song Z，et al. [4]
2009	心肌细胞	Limor Z，et al. [5]
2013	软骨细胞	Wu L，et al. [6]
2015	成骨细胞	Kang H，et al. [7]
2015	视网膜细胞	Wiley LA et al. [8]
2016	血管内皮细胞	Liu X，et al. [9]
2016	神经元细胞	Trilck M，et al. [10]
2018	骨组织细胞	Fliefel R，et al [11]

（四）局限性

研究表明，iPSCs 在毒理学研究和药物毒性检测筛选中的局限性主要有以下几方面：

①周期长：其一，iPSCs 重编程方法的效率低于 0.1%，因此成功获得目的 iPSCs 需要一定时间，限制了其个体化应用；其二，iPSCs 分化率和差异性也使得纯化细胞的获得需要很长的培养时间。②遗传改变：在 iPSCs 诱导和分离的过程中容易发生遗传和表观遗传改变。③致瘤性：iPSCs 的诱导因子除 Lin28 未发现与肿瘤发生有关，其余的诱导均为癌基因，其中 C-Myc 是一种原癌基因并且可以在多种肿瘤中检测到。近年来，也有科学家运用降低外源基因随机整合的实验法提高其安全性。

在上述局限性中，致瘤性是 iPSCs 细胞转化应用的最大障碍，研究者们在原有干细胞基础上不断针对此问题进行技术研发。2008 年，Melton 小组提出一种组蛋白去乙酰化酶抑制剂丙戊酸（valproic acid）可以提高重编程效率，显著增加 iPSCs 的成功率。2009 年，Jeong Beom Kim 等仅用 Oct4 基因，以反转录病毒为载体成功诱导出可在体外培养的成神经干细胞、心肌细胞和生殖细胞。同年 7 月，中国科学家利用 iPSCs 囊胚注射得到存活并有繁殖能力的小鼠，首次证明了 iPSCs 的多能性，标志着 iPSCs 的研究进入新纪元。2010 年，美国和日本的 3 个研究小组分别实现了将人体血细胞转化为 iPSCs 的重要研究突破。同年 8 月，Yamanaka 小组利用 L-Myc 基因代替 C-Myc 基因，不仅提高了诱导效率，并明显降低肿瘤发生概率。随着研究的深入，对诱导因子的致癌性也进行了优化。2018 年，Ooi L 带领的研究组对人皮肤成纤维细胞诱导的多能干细胞系进行了鉴定 [12]。

这些研究成果充分说明 iPSCs 的建立方法正在逐渐简化和优化，有效降低了 iPSCs 成瘤的风险。所以 iPSCs 的安全性在不断提高，在药物毒性筛选应用、再生医学、组织工程学、细胞替代治疗及药物研发方面有重要作用，特别是在临床前研究中的药物毒性筛选应用成为有前景的工具。

第二节　诱导多能干细胞来源的分化细胞

iPSCs 是实验室开发的多能干细胞，通过分化细胞的重编程生成获得。iPSCs 可以从转导系统和重编程因子组合等多种供体组织类型中产生。就人体而言，iPSCs 的组织来源涵盖各个发育阶段，包括胎儿、新生儿、少年和成人。iPSCs 是未分化的干细胞，其特征在于能够分化为体内任何细胞类型。iPSCs 具有强大的自我更新能力和多能性，是生物学领域中相对较新且发展迅速的技术，在毒理学领域得到越来越广泛的应用。本节主要介绍 iPSCs 来源的分化细胞，如心肌细胞、肝细胞、神经元、肾细胞和脂肪细胞等的构建及其在毒理学中的应用。

一、心肌细胞

（一）来源与分化

过去 20 多年来，许多药物（非心脏治疗类药物）如西沙必利、特非那定、红霉素和司帕沙星等，均可延长 QT 间期导致心律失常，因广泛的心脏毒性而限制使用或禁用。目前的检测技术手段可以记录成人心肌细胞的动作电位，但有限的志愿者以及心脏组织来源的有限性和不可预期性，导致应用人心脏组织作为研究心血管相关疾病的实验模型十分困难。通过体细胞获得 iPSCs，再分化成心肌细胞，可建立多种心肌细胞的疾病模型，应用于疾病的机制研究、药物筛选和基因治疗等。因此，人类 iPSCs 来源的分化心肌细胞（human induced pluripotent stem cell-derived cardiomyocytes，hiPSC-CMs）为临床前期心脏毒性安全性评估奠定了基础。

心肌细胞分化方法主要利用细胞因子调控相应细胞信号通路定向诱导分化。2009 年，Zwi 等研究者将 hiPSCs 分化为可跳动的、具有正常形态和电生理特性的心肌细胞，随后 Tohyama 等又通过去除培养基内的谷氨酸和葡萄糖成功制备出纯度超过 99% 的心肌细胞[13]。但是，hiPSC-CMs 成熟缓慢，需要培养持续数月，这会影响分析的重现性，并使各种实验室之间的比较复杂化。应用患者体细胞来源的 hiPSC-CMs，可建立患者特异性的疾病模型，与动物细胞模型相比，无种属差异，因此能更好地用于人类疾病的研究。

（二）毒理学应用

hiPSC-CMs 在毒理药理学中具有多种应用，例如建立特异性的心律不齐模型，作为体外测试模型评估药物对心肌细胞致病作用的影响或对疾病（如充血性心力衰竭）的预防措施，作为临床前药理学安全评估模型来预测临床试验结果。

患者体细胞诱导的 hiPSCs 再分化为心肌细胞，可建立患者特异性的疾病模型，获得的 hiPSCs 具有人整套遗传背景，与动物细胞模型相比，能更好地用于人类疾病研究。且 hiPSCs 具有某一个体特异的基因组，与胚胎干细胞相比，能更好地进行个体化疾病机制研究及药物筛选。

当用已知引起编码钾离子通道（the human Ether-à-go-go-Related Gene，hERG）抑制、QT 延长的药物和室性心动过速（Torsades de pointes，TdP）的药物（包括阿司咪唑、西沙必利、多非利特、红霉素、氟卡尼、奎尼丁、索他洛尔、特非那定和硫利达嗪等）攻击 hiPSC-CMs 时，可以造成剂量和时间依赖性心律失常，评估研究显示 hiPSC-CMs 是预测药物诱导的致心律失常的有效模型。

Gibson 团队的研究展示了 hiPSC-CMs 中各种离子通道对心脏复极化的相互作用[14]。此外，他们测试了 hiPSC-CMs 生理学相关指标，并最大限度减少了待测化合物到达作用部位的药代动力学 / 代谢因素方面上的阻碍。动作电位（action potential，AP）记录显示了 hiPSC-CM 对多种药物的敏感性，包括心脏钾、钠和（或）钙离子通道的抑制剂。另外，长时间用氨基胍（一种已知的蛋白质转运抑制剂）处理可以引起 AP 持续时间的显著延长，与氨基胍诱发心律失常的患者症状相似。这些实验显示了 hiPSC-CMs 在测量各种离子通道相互作用中的价值，并减少了在非心脏组织中使用几种单离子通道测定的局限性。

目前已成功建立多种 hiPSC-CMs 疾病模型，通过模型进行疾病机制研究、药物筛选和基因治疗等也取得了显著进展。例如，遗传性长 QT 综合征（long QT syndrome，LQT）因患者心电图 QT 间期延长得名，由复极相关离子通道基因突变所致，有发生室性恶性心律失常的风险。目前已发现 13 种遗传性 LQT 亚型，利用 hiPSC-CMs 已成功建立 LQT1、2、3 和 8 这 4 种亚型，均通过诱导患者体细胞获得，拥有人的整套遗传背景及患者特异的基因突变。另外，通过对 1 型儿茶酚胺敏感性多形性室性心动过速（catecholaminergic polymorphic ventricular tachycardia，CPVT）心肌细胞模型进行电生理检查，发现苯二酚草类衍生物 S107 可以抑制钙离子渗漏，纠正 CPVT 表型[15]，为治疗提供依据。针对心肌病病因机制研究也建立了多种模型，包括扩张型心肌病（dilated cardiomyopathy，DCM）细胞模型、肥厚型心肌病（hypertrophic cardiomyopathy，HCM）细胞模型以及致心律失常性右室心肌病（arrhythmogenic right ventricular cardiomyopathy，ARVC）细胞模型[16-17]等，为准确发现疾病致病机制，实现细胞学水平的基因治疗提供了重要的依据。

综上所述，干细胞技术的发展为临床前期心脏毒性安全性评估创造了更多可能性，但是相关研究仍面临多种问题：①心血管疾病通常累及多种细胞病变，单一的心肌细胞难以模拟真实的体内环境；②对于环境因素及遗传因素共同作用的疾病，环境因素难以在心肌细胞水平全部实现；③目前可得到的 hiPSC-CMs 含有多种心肌细胞亚型（包含心室肌样细胞及少量心房肌和窦房结样细胞）和一些非心肌细胞，难以获得较高纯度的心肌细胞；④获得的心肌细胞缺乏典型成熟心肌细胞的表型，表达谱类似胎儿心肌细胞；⑤从 hiPSC-CMs 获得心肌细胞有多种分化方法，但对心肌细胞的质量评估缺乏统一标准；⑥ hiPSC-CMs 成熟缓慢，需要培养持续数月，这会影响分析的重现性并使各实验室间的比较复杂化。

目前，心肌体外毒理学模型尚有问题亟待解决，研究人员正在不断攻克基因编辑及组织工程等关键技术，成功构建表型成熟且特异性高的心肌细胞模型指日可待。

二、肝细胞

（一）来源与分化

传统的肝毒性测试和评价实验主要依赖于实验动物，不仅时间漫长，而且昂贵，并存在人与动物之间种属异质性问题。基于此，近些年研究者致力于体外肝细胞替代系统的开发。人原代肝细胞培养模型是其中一个应用较广的方案，具有较高的敏感性，但来源有限且不能稳定传代。几种替代来源包括人胎儿组织或外源材料，都因为伦理、来源和安全问题被搁置[18]。来源于人诱导多能干细胞的肝细胞（induced pluripotent stem cell-derived human hepatocytes，iPSC-HHs）可以提供几乎无限的细胞供应，并适用于筛选早期药物发现阶段的大型化合物文库。相对于原代肝细胞供体遗传多样性的限制，选择多个 iPSC-HHs 供体同时研究，遗传对药物毒性的作用也可以得到评估。然而，与人原代肝细胞一样，纯单层细胞中的 iPSC-HHs 在肝功能和形态学上衰减迅速，无法用于慢性药物毒性评估。目前，构建 iPSC-HHs 的方法已经成熟并且高效地应用于研究。

（二）毒理学应用

1．体外建模工具　研究肝病和药物测评的传统方法是采用动物模型、肝永生化细胞系或短暂的原代肝细胞培养。而每一种方法都有局限性，比如动物模型的缺点是人鼠有种属间差异，细胞系经过数代传代会偏离原始细胞种系且大部分是作为癌细胞的模型，而原代肝细胞缺乏异质性和培养潜力。于是，自体细胞替代方法逐渐兴起。通过添加可溶性培养因子和重建细胞基质，诱导 hiPSCs 分化为功能肝细胞，从而模拟肝细胞生成。如今已有成功案例，可以从特定疾病的患者身上直接培养出疾病特异性的 hiPSCs，细胞提取自患者自身系统而不需要遗传操作。这些细胞可以作为研究发病机制和探索治疗方案的模型。因为 iPSC-HHs 可以比动物模型更精准地预测人类病理反应，所以 iPSC-HHs 在临床前药物研发方向上也能成为一个可信度更高、可再生的疾病模型。

2．毒理学评价 iPSC-HHs 应用在肝毒性评价与研究领域有广阔的空间与发展潜力。它克服了人原代肝细胞批次间的变异性和有限性的缺陷，既可用于评估物质毒性和标准化程序研究，也可用于评价供体特异性药物反应。在过去 30 年里，关于中国草药的安全问题备受关注。2018 年研究者利用 iPSC-HHs 对植物化学物的毒性反应进行了分析，并与人肝癌细胞（HepG2）和长期培养人肝细胞的结果相比较，证明了 iPSC-HHs 检测植物化学物毒性作用的可行性。肝毒性是新药临床试验中最常见的副作用，经常成为药品召回的主要原因，例如溴芬酸（Bromfenac，非甾体抗炎药）和曲格列酮（Troglitazone，治疗 2 型糖尿病的酮类药物）。肝毒性筛选可依托 iPSC-HHs 模型，使药物代谢和毒性的研究深入到单核苷酸多态性。iPSC-HHs 无需血清，易保存和运输，并可准确预测人类肝损伤，在人类疾病模型和开发可再生细胞疗法中发挥重要作用。iPSC-HHs 在药物评价中的应用，也是为不同遗传背景的人进行药物精准定制和提高药物开发效率的重要一步。目前的 iPSC-HHs 效果与原代肝细胞相当，但需要提高其对药物毒性的敏感性和预测率。因此，要对 iPSC-HHs 细胞模型和终点测量方法进行优化改进，以更好地预测人类肝损伤，并希望在未来提供可再生细胞治疗方案。

3．肝移植中的应用 除作为体外试验的替代模型，人们还尝试利用干细胞解决肝移植的问题。iPSC-HHs 可以作为一种替代细胞源，成为新的希望。在一些可引起肝毒性的化合物处理后，iPSC-HHs 显示出与成人肝细胞相当水平的毒性反应。已经证明，iPSCs 可保留母细胞的基因表达水平，这意味着不同来源的 iPSCs 保留着不同程度的分化能力。在一项小鼠 iPSCs 实验中已经证实，细胞移植治疗模型中原位的 iPSCs 在肿瘤形成过程中有着深远的影响。因此，在人类的 iPSCs 系中建立多来源并且具有安全性和分化能力的模型是极其重要的。最近已有报道，在肝衰竭的动物模型中利用 iPSCs 可成功恢复肝功能[19]，这为人类实现自体肝细胞移植治疗奠定了基础，也为基因缺陷疾病提供了新的治疗策略。

三、神经元

传统基础研究中，常利用动物模型来研究神经元损伤所致的神经系统疾病。近年来，iPSCs 的发现及应用突破了神经系统病理机制研究的瓶颈。iPSCs 可为神经系统病理机制研究提供大量与人体损伤类似的神经元细胞，可操作性和可重复性好，有益于重现神经系统疾病的整个演变过程，为病理机制研究、临床药物应用研究、自体细胞移植等再生医学研究提供了较为理想的人体细胞模型。

（一）细胞构建

日本科学家 Shinya Yamanaka 团队将人 iPSCs 接种在 PA6 细胞饲养层上共培养，在分化条件下连续培养 2 周后，细胞急剧扩增并观察到了神经元结构[20]。随后利用免疫细胞化学方法检测到培养物中神经元标志物 β- Ⅲ Tubulin[21] 和 MAP2[22] 阳性的细胞。

（二）毒理学应用

iPSCs 来源神经元可应用于神经退行性疾病和神经发育异常疾病模型的研究。目前已有多种模型构建成功并阐明神经退行性疾病和神经发育异常疾病发生机制的案例。阿尔茨海默病（Alzheimer's disease，AD）是一种神经系统退行性疾病，患者脑内 β 淀粉样蛋白大量聚集导致了神经元的变性。研究人员将家族性 AD 基因 PS1 和 PS2 突变患者的成纤维细胞重编程为 iPSCs，随后定向分化为神经元，检测到这种神经元有更多的 β 淀粉样蛋白聚集，从而揭示了基因突变致 AD 发病的机制。帕金森病（Parkinson disease，PD）是一种多巴胺能神经元缺陷的疾病，是第二大神经退行性疾病。左旋多巴可以暂时改善症状，但不能逆转神经元的退变。将 iPSCs 分化的多巴胺能神经元移植入患有 PD 的大鼠脑内，移植后 12 周震颤症状明显减轻，提示 iPSCs 分化的多巴胺能神经元起到了治疗作用[23]；将 PINK1 基因突变患者的皮肤成纤维细胞重编程为 iPSCs，发现分化形成的多巴胺能神经元出现线粒体氧化应激、膜电位异常、parkin 蛋白转运异常等损伤，通过 iPSCs 技术证实了基因突变后线粒体功能损伤引起多巴胺能神经元凋亡的机制[24]。

综上所述，iPSCs 来源神经元不仅应用于 AD、PD、神经发育性疾病的分子机制、干预方法和临床治疗研究，未来也有望用于神经毒性评价与机制的毒理学研究。

四、其他细胞

随着研究的深入，iPSCs 在一定诱导条件下能够定向分化的细胞种类不断被报道。除上述 3 种细胞外，iPSCs 还可在适当条件下分化成肾细胞、脂肪细胞、成骨细胞、成软骨细胞等，本部分将就肾细胞和脂肪细胞进行简要介绍。

（一）肾细胞

肾是毒物和药物代谢的重要器官，在毒理学评价中具有重要的意义。遗憾的是 iPSCs 分化为肾细胞的技术较为滞后。成熟肾发育是肾上皮细胞、中肾管和肾间质相互作用的结果，这一过程在人类出生后终止。然而，肾祖细胞被认为可分化成所有肾细胞类型，且证据表明成年人具有肾祖细胞，其位于肾球囊，表达 CD133、PAX2 和 CD24 等抗原[25]。尽管此类细胞被证实可分化为近曲小管上皮细胞和肾足细胞，但其分化和自我更新能力非常有限。有关肾祖细胞特性与分化的研究尚待深入开展，这对于制定和开发 iPSCs 的分化策略具有重要的指导意义。

目前，人类 iPSCs 在添加胎牛血清、非必需氨基酸、β- 巯基乙醇、激活素 A、BMP7 和维生素 C 的 DMEM-F12 培养基中，可以分化成足细胞。尽管 iPSCs 诱导分化的近曲小管上皮细胞尚未见报道，但 hESCs 分化为肾近端小管样细胞的证据提示了这一可能性。从 iPSCs 分化肾细胞的研究中还有许多空白，基于足细胞和近曲小管细胞的毒理学安全评价工作刚刚起步，此领域具有较大的发展空间。

（二）脂肪细胞

通过过氧化物酶体增殖物激活受体 γ2（proliferator-activated receptor-γ2，PPARγ2）单独或与 CCAAT/ 增强子结合蛋白 β（CCAAT/enhancer binding protein β，C/EBPβ）结合的方式可诱导 iPSCs 分化为成熟白色脂肪细胞，其效率可达到 85% ～ 90%。这些脂肪细胞在培养液中可以维持独立表达脂肪特异性基因的能力，表达成熟标志物并具有成熟的功能特性，例如脂质分解代谢和胰岛素反应性，该能力可维持数周。白色脂肪在代谢性疾病的发生、发展中具有重要作用。当移植到小鼠中时，iPSCs 产生具有白色脂肪组织形态和功能特征的异位脂肪垫，这些结果表明 iPSCs 可较好地为模拟人类疾病的发生、发展提供生物学模型[26]。iPSCs 来源的脂肪细胞具有与其他 iPSCs 来源的分化细胞一样的优势，并可成为一种阐明代谢性疾病机制的体外研究模型，用于筛选潜在的疾病预防药物。此外，脂肪细胞还是良好的脂溶性物质的存储器官，可为脂溶性或亲脂性化学物的毒理学研究提供载体。

第三节 成体干细胞

一、造血干细胞

（一）概念

造血干细胞（haematopoietic stem cells，HSCs）是骨髓中非常原始的多能细胞，具有自我更新和分化的能力，来源于中胚层，能产生体内所有类型的血细胞（例如 T 细胞、B 细胞、自然杀伤细胞、粒细胞、单核细胞、红细胞和血小板），从而在人体中发挥不同的功能。成熟血细胞的寿命一般为几天到几年，HSCs 每天产生大量的血细胞来代替垂死的血细胞，维持人体造血系统的稳定[27]。在正常生理状态下，一个健康的成年人身体每秒产生（1 ～ 3）$\times 10^6$ 个新血细胞，其寿命大约为 120 天。白细胞的寿命为 59 天，其中中性粒细胞的寿命为 1 ～ 4 天，但是都会不断地得到补充。所有成熟的血细胞及其祖细胞均来源于 HSCs，HSCs 在造血谱系中占据十分重要的位置。

（二）分类

在造血过程中，HSCs 主要分为两大类：髓样（medullary，M）和淋巴样（lymphoid，L）。髓样细胞包括红细胞、巨核细胞、粒细胞、巨噬细胞，淋巴样细胞包括 T 细胞和 B 细胞。这些谱系限制了细胞的性质、数量和类型。对于正常的造血发生，M 与 L 的比值至关重要。M 分数＞ L 分数的 HSCs 具有正常的造血功能。骨髓中的 HSCs 首先分化成多能祖细胞，随后再分化为髓样和淋巴样细胞。另外，骨髓不是造血细胞的唯一来源，脾也起着至关重要的作用[28]。

（三）毒理学应用

HSCs 主要用于血液毒性的预测与评估。血液毒性是指化学物（即药物、化学品、杀虫剂和毒物等）暴露对造血系统（包括血液、血液成分和造血器官）的影响[29]。例如，化疗药物在血液的毒性作用可表现为贫血、中性粒细胞减少、血小板减少、粒细胞缺乏等。尽管卡铂、顺铂、沙利度胺和长春新碱等抗癌药物都经国家批准使用，但它们仍会引起显著的血液毒性，造血细胞的增殖能力也会受到严重影响。血液毒性将成为癌症治疗期间的限制因素。在临床试验的第一阶段，血液毒性难以评估，与动物相比，人类对血液毒性的敏感性较高。面临血液毒性种属差异大、早期血液毒性检测困难等问题，HSCs 替代法成为血液毒性预测和检测极具前景的方向之一。目前，用于血液毒性检测的主要替代方法主要有以下几种。

1．集落形成试验 集落形成试验是用于预测毒物和候选药物所致血细胞减少的较为准确的替代方法。在药物筛选早期，检测的预测值将有助于减少时间和经济成本，最重要的是能为患者提供更高的安全性。使用集落形成试验体外预测血液毒性，可估计出可耐受剂量限值，并有助于开发高活性和低毒性的药物。该试验是目前预测体外淋巴 - 造血细胞群毒性的主要试验。集落形成试验根据集落形成单位（colony-forming unit，CFU）来源分类，主要包括：巨核细胞集落形成试验（CFU-megakaryocytes，CFU-Mk）、粒细胞 - 巨噬细胞集落形成试验（CFU-granulocyte-macrophage，CFU-GM）、红细胞集落形成试验（CFU-erythrocytes，BFU-E/CFU-E）、粒细胞 - 红细胞 - 单核细胞 - 巨噬细胞集落形成试验（CFU-granulocyte，erythrocyte，monocyte and macrophages，CFU-GEMM）和混合集落形成试验（CFU-Mix）。CFU-GM 是最简单、常用的集落形成试验，已经被证实可以预测药物诱导的中性粒细胞减少症和体外血液毒性。CFU-Mk 检测已用于毒理学研究，以评估外源性化学物质对巨核细胞祖细胞增殖和分化的毒性，并且证实了霉菌毒素对巨核细胞功能的毒性作用。目前，CFU-GM 和 CFU-Mk 方法已经由欧洲替代方法验证中心（European Centre for the Validation Alternative Methods，ECVAM）独立验证，具有很高的预测性，用于预测药物诱导的中性粒细胞减少症和血小板毒性的可能性。

2．生理学相关体外模型　Dal Negro 等利用流式细胞仪建立一个新的体外试验方案，首次改进 CFU-GM 测定方法，他们添加肝微粒体和辅因子作为代谢系统，以更好地模拟体内药物的作用。改进后的方法能够加速体外血液毒性潜力评估的程序，并能减少实验变异性，用于预测新药在骨髓中的毒性潜力 [30]。

3．基于发光输出的血液毒性测定（hemotoxicity assays via luminescence output，HALOs）　HALOs 是基于 ATP 含量（使用发光检测法）的变化来评价造血细胞的增生能力或化合物对造血细胞的毒性副作用的一种方法。细胞的增殖状态与细胞内 ATP 浓度（iATP）成正比，当各种生长因子和（或）细胞因子刺激不同细胞以检测淋巴 - 造血细胞群（如 CFU-GM）时，iATP 可在孵育后裂解并释放，作为高灵敏荧光素 / 荧光素酶反应的限制底物，以光的形式产生生物发光 [31]，以此来测定血液毒性。相对于上述集落形成试验的手动计数，本方法检测于 96 孔板中进行，具有高通量、高效、快速的特点。近年来，HALOs 已广泛应用于筛选和研究多种化合物。

HSCs 在维持机体正常功能方面起着至关重要的作用，快速、准确且经济有效的 HSCs 毒性测试有助于识别危险化学品。对新食品、化学品、环境物质和辐射源进行快速廉价的 HSCs 毒性测试可能是毒性预测，尤其是血液毒性预测的重要手段。

二、间充质干细胞

（一）概念与特征

间充质干细胞（mesenchymal stem cells，MSCs）是中胚层来源的、具有高度自我更新能力和多向分化潜能的多能干细胞，广泛存在于全身多种组织中，可在体外培养扩增，具有“横向分化”或“跨系分化”的能力，可以在适当的诱导条件下，分化为多种组织细胞。因此，MSCs 具有广阔的毒理学研究前景，是环境污染物、化妆品和药物毒性测试，以及细胞毒性、遗传和发育毒性评估的理想细胞模型。

MSCs 具有成纤维细胞样形态，细胞表面表达多种细胞表面抗原。到目前为止，尚未发现一种MSCs特异性表面抗原可用来对它进行鉴定。2006年，国际细胞治疗协会（International Society for Cellular Therapy，ISCT）确定MSCs的鉴定标准为：①在塑料培养皿内贴壁生长，在含血清的培养基内高度增殖；②表达CD105（SH2）、CD73（SH3 / SH4）和CD90不表达造血特异性标志物（CD45、CD34、CD11b、CD14、CD79a）、内皮抗原（CD31）和MHC Ⅱ类分子（HLA-DR）；③在体外可以分化为成骨细胞、脂肪细胞、软骨细胞[32]。

（二）分类

MSCs的来源广泛，存在于机体几乎所有的间质组织。骨髓（bone marrow，BM）是分离MSCs的主要来源之一。BM-MSCs具有许多可用于体外毒理学的特性：易于采集，体外快速增殖，MHC抗原低表面表达和轻微的免疫排斥反应，宿主体内长期存在，经过反复传代后保持多向分化潜能。但是，BM-MSCs从骨髓中获取，这是一种高侵入性的获取过程，并且BM-MSCs的数量随着供体年龄的增加而显著下降。脂肪组织（adipose tissue，AT）是MSCs的另一个主要来源，AT-MSCs可以通过侵入性较小的方法获得，并且数量大于BM-MSCs。从脐带组织（umbilical cord，UC）获取MSCs是一种安全且非侵入性的过程。在标准培养条件下，UC-MSCs相比其他组织来源的MSCs具有快速扩增和较短倍增时间的特点[33]。

近些年来随着研究的深入，在骨髓、脂肪、皮肤、牙髓、脐带以及胎盘等组织中均可分离出MSCs。研究还发现，MSCs并不是均一的细胞群体，并且不同来源的MSCs的表面标志物及生物学特性（多向分化潜能、造血支持、组织修复及免疫调节等）也不尽相同[34-35]。

（三）毒理学应用

MSC模型作为一种新的体外评价工具，应用于毒性测试结果更加准确、灵敏、可靠，且与人类健康相关性更强。

1．与永生化细胞系相比的优势 在体外毒性测试中，人源永生化细胞系并不能代表正常的细胞，有些永生化细胞系来源于癌细胞系或细胞内p53基因异常表达，造成细胞的应激反应出现功能性障碍，导致永生化细胞系实验结果假阳性升高。MSCs是正常的细胞，不但可以在体外多代长期培养和大规模扩增，还具有完整的p53基因调控通路，能准确地反映出受到遗传损伤后细胞的生理应激效应。

2．与ESCs相比的优势 ESCs在毒理学中具有巨大的应用前景，但伦理学问题限制了其研究与发展。与ESCs相似，MSCs也具有体外大规模扩增、自我更新和诱导分化的潜能，但是人源MSCs不具有发育成完整个体的潜能，可以定向诱导分化成不同的靶细胞或靶器官，所以伦理问题的解决不似ESCs般复杂，在毒理学研究中是非常有希望替代ESCs的细胞模型。

MSCs可作为一种体外干细胞模型应用于评价细胞毒性、遗传和发育毒性。有研究应用阳性遗传毒性物质丝裂霉素C（mitomycin-C）和过氧化氢分别处理MSCs和人类肺癌细胞（A1549），发现MSCs产生的微核率显著低于A549产生的微核率[36]。癌细胞系在体外遗传毒性检测中容易产生假阳性，而MSCs体外遗传毒性检测假阳性率低，结果更加准确。也有研究者用MSCs检测有机磷农药、纳米材料和抗癌药物的细胞毒性以及遗传和发育毒性。Hoogduijn 检测有机磷和菊酯类杀虫剂对 MSCs 的效应，发现两类杀虫剂对 MSCs 存活和增殖没有影响，但是 MSCs 的成骨细胞分化能力受到抑制；笔者的研究组发现，无明显细胞毒性剂量的无机砷处理 MSCs 后，能明显抑制成脂细胞分化能力。Hackenberg 等在体外建立 MSCs 模型检测银颗粒的细胞毒性和遗传毒性，结果表明在银纳米颗粒高于有效杀菌浓度下对 MSCs 产生了细胞毒性和遗传毒性，这提示银纳米颗粒在有效杀菌浓度下对人体细胞会造成损伤。Prendergast 等利用抗癌药物顺铂分别处理患者的淋巴细胞、K562 细胞和正常 MSCs，发现正常 MSCs 对顺铂的抵抗力均强于白血病患者提供的两种细胞，这揭示 MSCs 的 DNA 损伤应答通路对 DNA 损伤具有调控能力，间接说明 MSCs 应用于毒性测试结果更加准确、灵敏、可靠，且与人类健康相关性更强。

人源 MSCs 在毒性评价中具有良好的特性和应用前景，其优势在于：来源比其他干细胞更为广泛，无种属差异；与多数细胞系相比，遗传背景更接近人类正常生理条件，且实验结果更加准确。因此，MSCs 用于体外毒理研究对动物实验替代法具有显著的推动作用。

第四节　挑战与前景

一、问题与发展趋势

干细胞的获得与应用是近年来生命科学领域的研究热点。《自然》杂志曾连续两年将干细胞的研究列为世界十大科学突破之首，诺贝尔生理学或医学奖也曾多次颁发给干细胞研究领域的科学家 [37]。目前，各国政府及研究机构均鼓励科研工作者致力于干细胞领域的研究。继干细胞研究国家重大科学研究计划“十三五”战略实施以来，干细胞领域的研究取得了举世瞩目的进展。国内外关于干细胞研究的报道以及学术著作已超过百万篇。

干细胞最重要的潜在用途是生产细胞和组织，并应用于细胞治疗。目前各国批准设立的脐带血血库以及脐血移植数量正逐年增加，骨髓造血干细胞已成熟地应用于白血病的治疗 [38]。利用干细胞治愈疾病的成功案例逐年增多，也为干细胞的应用提供了潜在的商业价值。干细胞可以被诱导分化为各种功能细胞，在疾病模型、药物研发和细胞治疗等方面具有十分广阔的应用前景。科研机构基金的大量投入、干细胞基础研究的不断深入、临床需求的大量增加都推动了干细胞领域研究的长足发展。但是，在干细胞治疗中也要看到其风险因素，即存在致瘤性和促瘤性 [39]。同时，也要意识到在伦理学和种属差异等诸多方面仍存在着较多问题，干细胞的研究同时面临着机遇与挑战。

传统干细胞从胚胎中提取，其研究与应用备受伦理学困扰和不同宗教文化的冲击，《自然》杂志也为人类胚胎和干细胞研究制定了伦理标准 [40]。日本科学家 Shinya Yamanaka 将人体分化程度较高的表皮细胞成功逆转为干细胞，得到了 iPSCs，并于 2012 年获得了诺贝尔生理学或医学奖 [41]。这项发现在一定程度上解决了伦理之争。干细胞的分离和纯化过程相当复杂，而且缺乏国际统一的操作标准，体外操作可影响干细胞的生物学特性。在干细胞的分离操作中，极易混杂其他细胞组分；在细胞系的建立，以及细胞的传代、冻存和复苏等体外操作中，也易受到各种病原微生物的污染。此外，干细胞的供体也存在携带人源性致病微生物的可能。从干细胞产品的制备到临床应用的整个过程都受到病原微生物的威胁。

综上，我国关于干细胞治疗相关风险因素的分析和控制能力非常有限，干细胞毒理学研究和临床应用的相关法律、法规、管理和审核政策尚不完善。在细胞治疗中，大部分干细胞产品正处于临床治疗早期阶段，存在很多质控问题。为确保干细胞治疗的安全性和有效性，需要建立严格的标准化方法。在确保干细胞应用安全稳定、有效可控“质”的前提下，还需获得足够“量”的干细胞来满足临床的需求。只有妥善解决以上问题，干细胞治疗才有望在临床中得到更为广泛的接受和应用。

二、模型的标准化

我国干细胞的基础研究处于较领先水平，但干细胞标准化体系的不健全严重制约了我国干细胞研究领域整体的发展。干细胞基础研究及临床应用的标准化、自动化和产业化是目前亟待解决的问题。美国血库协会（American Association of Blood Banks，AABB）和细胞治疗认证委员会（Foundation for the Accreditation of Cellular Therapy，FACT）是较早且受到国际公认的干细胞行业标准认证机构。因此，为确保我国干细胞基础研究及临床应用研究的发展，我国正在逐步完善干细胞质量标准体系的建设，并出台了一系列的原则和规范，为干细胞基础研究和临床应用研究提供了保障，有助于我国与国际干细胞基础研究和临床应用研究的接轨。

2012 年，为促进干细胞治疗技术科学有序地发展，规范和整顿干细胞基础研究及临床应用研究，国家卫生部发布《关于开展干细胞临床研究和应用自查自纠工作的通知》。2015 年，国家卫生计生委和国家食品药品监管总局联合发布《干细胞制剂质量控制及临床前研究指导原则（试行)》，涉及干细胞的采集、分离及干细胞（系）的建立，干细胞制剂的制备、检验，安全性评价和有效性评价等方面。2016 年，为规范我国干细胞制剂制备、加强质量管理、促进行业的自律，中国医药生物技术协会正式发布了《干细胞制剂制备质量管理自律规范》。2017 年，由中国细胞生物学干细胞生物学分会主持，中科院干细胞与再生创新研究院组织制定的《干细胞通用要求》正式发布，是首个针对干细胞通用要求的规范性文件，促进了整个干细胞行业的健康发展。

体外干细胞毒理学模型研究中获得的干细胞来源各异，其供体、组织、代次差异较大。干细胞供体的健康状况评估包括既往病史、家族史、性别、年龄、血型、组织相容性抗原等遗传背景等。获得的干细胞主要从形态和性质两个方面进行鉴定，详见表 3-2。

（一）形态

形态上干细胞为圆形或椭圆形，有较短的触角或者没有触角，核质较大，核染色较深，具有端粒酶活性。其形态与已分化的细胞无显著差异[42]。

表3-2　干细胞的特征与质量控制

项目	可接受的标准
细胞形态	圆形，核质较大，具有端粒酶活性，与分化细胞无显著差异
特异性标志物	hiPSC：SSEA-4、OCT-4、Sox 2、Tra-1-60、Nanog 人胚胎干细胞：SSEA-、OCT-4、Nanog、SSEA3、SSEA4 人造血干细胞：$CD34^+$、$CD38^-$、Lin^-、$CD45R^-$、ABCG2 间充质干细胞：CD73、CD90、CD105、SH2、SH3、CD29、CD44、CD124 阳性，CD45、CD34、CD41、CD19 阴性 神经干细胞：巢蛋白、PSA-NCAM 表皮干细胞：K5、K14
干细胞来源	供者健康状况评估筛查：既往病史、家族史、性别、年龄、血型、组织相容性抗原等遗传背景
体外分离、纯化、扩增、制备	基因型分析，细胞存活率检测，生物学效力检测，细胞增殖能力检测，分化潜能检测，端粒酶活性检测，细胞核型检测，外源因子检测，添加物残留量分析
保存、运输、复苏	低温保存，选择合适冷冻保鲜剂，避免将悬浮细胞保存在含有抗生素的培养物质中，细胞培养前去除冷冻保鲜剂

（二）性质

性质上包括自我更新能力、多向分化潜能和特异性标志物的检测。

1．干细胞自我更新能力的检测　包括单克隆细胞的分析、细胞增殖情况。

2．干细胞多向分化潜能的检测　根据分化细胞的特点进行形态、染色和特定基因表达的检测。如间充质干细胞分化形成的脂肪细胞，形态变圆、易漂浮，油红染色呈阳性，*Adiponectin* 和 *PPARγ-2* 等成脂分化特异性基因表达显著升高。

3．干细胞的特异性标志物　标志物的表达取决于细胞类型。人多能干细胞标志物包括 SSEA-4、OCT-4、Sox 2、Tra-1-60、Nanog 等[43]，人胚胎干细胞标志物包括 SEA-1、OCT-4、Nanog、SSEA3、SSEA4 等[44-45]，人造血干细胞标志物包括 $CD34^+$、CD97、$CD38^-$、Lin^-、$CD45R^-$、ABCG2 等，间充质干细胞阴性标志物包括 CD45、CD34、CD41 等，间充质干细胞阳性标志物包括 CD73、CD90、CD105、SH2、SH3、CD29、CD44、CD124 等[32]；神经干细胞标志物包括巢蛋白、PSA-NCAM 等[21,46]，表皮干细胞标志物包括角蛋白 K5、K14 等[47]。

此外，体外操作对细胞功能的稳定性也产生了较大影响。其动态差异直接影响干细胞毒理学模型的可重复性、安全性和有效性。组织的采集，干细胞的分离、培养、冻存，基因型分析，细胞存活率的检测，生物学活性的检测，细胞增殖能力的检测，分化潜能、端粒酶活性、细胞核型、外源因子、添加物残留量的分析至关重要。干细胞制剂向临床应用的运输和复苏过程也应全程监控，包括低温条件保存、选择合适的冷冻保鲜剂、避免将悬浮细胞保存在含有抗生素的培养物质中、细胞培养前应离心去掉冷冻保鲜剂、病原微生物的监测。从科研工作者的资质到科研配套条件，标准化体系的建立是实现质量可控的重要前提，贯穿于整个干细胞毒理学模型的研究。

在干细胞毒理学模型的实践中，也有较多因素阻碍了其推广和发展，如体外试验局限性，干细胞标志物差异性、异质性等问题，使得干细胞毒理学模型的研究面临着诸多挑战。对于未来的干细胞毒理学模型，不但要在标准化体系中取得进展，还要在生物信息学、干细胞组学、干细胞培养自动化等领域进行广泛深入研究。

（刘盛男[1]　皮静波[1]　徐苑苑[1,2]）

参考文献

[1] Semb H. Human embryonic stem cells：origin，properties and applications. APMIS，2005，113（11-12）：743-750.

[2] Tichy ED. Mechanisms maintaining genomic integrity in embryonic stem cells and induced pluripotent stem cells. Experimental Biology and Medicine，2011，236（9）：987-996.

[3] Spitzhorn LS，Kordes C，Megges M，et al. Transplanted human pluripotent stem cell-derived mesenchymal stem cells support liver regeneration in gunn rats. Stem Cells and Development，2018，27（24）：1702-1704.

[4] Song Z，Cai J，Liu Y，et al. Efficient generation of hepatocyte-like cells from human induced pluripotent stem cells. Cell Research，2009，19（1）：1233-1242.

[5] Limor Z，Oren C，Gil A，et al. Cardiomyocyte differentiation of human induced pluripotent stem cells. Circulation，2009，120（15）：1513.

[6] Wu L，Bluguermann C，Kyupelyan L，et al. Human developmental chondrogenesis as a basis for engineering chondrocytes from pluripotent stem cells. Stem Cell Reports，2013，1（6）：575-589.

[7] Kang H，Shih YV，Hwang Y，et al. Mineralized gelatin methacrylate-based matrices induce osteogenic differentiation of human induced pluripotent stem cells. Acta Biomaterialia，2014，10（12）：4961-4970.

[8] Wiley LA，Burnight ER，Songstad AE，et al. Patient-specific induced pluripotent stem cells（iPSCs）for the study and treatment of retinal degenerative diseases. Progress in Retinal and Eye Research，2015，44：15-35.

[9] Liu X，Qi J，Xu X，et al. Differentiation of functional endothelial cells from human induced pluripotent stem cells：a novel，highly efficient and cost effective method. Differentiation，2016，92（4）：225-236.

[10] Trilck M，Hubner R，Frech MJ. Generation and neuronal differentiation of patient-specific induced pluripotent stem cells derived from niemann-pick type C1 fibroblasts. Methods in Molecular Biology，2016，1353：233-259.

[11] Fliefel R，Ehrenfeld M，Otto S. Induced pluripotent stem cells（iPSCs）as a new source of bone in reconstructive surgery：a systematic review and meta-analysis of preclinical studies. Journal of Tissue

[1] 中国医科大学公共卫生学院。
[2] 通讯作者，E-mail：yyxu@cmu.edu.cn。

Engineering and Regenerative Medicine，2018，12（7）：1780-1797.

[12] Engel M，Balez R，Munoz SS，et al. Viral-free generation and characterization of a human induced pluripotent stem cell line from dermal fibroblasts. Stem Cell Research，2018，32：135-138.

[13] Tohyama S，Fujita J，Hishiki T，et al. Glutamine oxidation is indispensable for survival of human pluripotent stem cells. Cell Metabolism，2016，23（4）：663-674.

[14] Gibson JK，Yue Y，Bronson J，et al. Human stem cell-derived cardiomyocytes detect drug-mediated changes in action potentials and ion currents. Journal of Pharmacological and Toxicological Methods，2014，70（3）：255-267.

[15] Sasaki K，Makiyama T，Yoshida Y，et al. Patient-specific human induced pluripotent stem cell model assessed with electrical pacing validates s107 as a potential therapeutic agent for catecholaminergic polymorphic ventricular tachycardia. PloS ONE，2016，11（10）：eo164795.

[16] Changsung K，Johnson W，Jianyan W，et al. Studying arrhythmogenic right ventricular dysplasia with patient-specific iPSCs. Nature，2013，494（7435）：105-110.

[17] Oren C，Irit H，Amira G，et al. Modeling of arrhythmogenic right ventricular cardiomyopathy with human induced pluripotent stem cells. Circ Cardiovasc Genet，2013，6（6）：557-568.

[18] Yu Y，Fisher JE，Lillegard JB，et al. Cell therapies for liver diseases. Liver Transplantation，2012，18（1）：9-21.

[19] Espejel S，Roll GR，McLaughlin KJ，et al. Induced pluripotent stem cell-derived hepatocytes have the functional and proliferative capabilities needed for liver regeneration in mice. The Journal of Clinical Investigation，2010，120（9）：3120-3126.

[20] Takahashi K，Tanabe K，Ohnuki M，et al. Induction of pluripotent stem cells from adult human fibroblasts by defined factors. Cell，2007，131（5）：861-872.

[21] Morgado AL，Rodrigues CM，Solá S. MicroRNA-145 regulates neural stem cell differentiation through the Sox2-Lin28/let-7 signaling pathway. Stem Cells，2016，34（5）：1386-1395.

[22] Matus A，Bernhardt R，Hugh-Jones T. High molecular weight microtubule-associated proteins are preferentially associated with dendritic microtubules in brain. Proc Natl Acad Sci USA，1981，78（5）：3010-3014.

[23] Takuya Y，Daisuke I，Yohei O，et al. Modeling familial Alzheimer's disease with induced pluripotent stem cells. Clinical neurology，2011，52：1134-1136.

[24] Swistowski A，Peng J，Liu Q，et al. Efficient generation of functional dopaminergic neurons from human induced pluripotent stem cells under defined conditions. Stem Cells，2010，28（10）：1893-1904.

[25] Oliver JA，Maarouf O，Cheema FH，et al. The renal papilla is a niche for adult kidney stem cells. The Journal of Clinical Investigation，2004，114（6）：795-804.

[26] Tim A，Schinzel RT，Youn-Kyoung L，et al. Programming human pluripotent stem cells into white and brown adipocytes. Nature Cell Biology，2012，14（2）：209.

[27] Gordon MY. Human haemopoietic stem cell assays. Blood Reviews，1993，7（3）：190-197.

[28] Ford CE，Hamerton JL，Barnes DWH，et al. Cytological identification of radiation-chimæras. Nature，1956，177：452-454.

[29] Klaassen CD. Casarett and Doull's Toxicology：the Basic Science of Poisons. New York（NY）：McGraw-

Hill，2013.
[30] Parent-Massin D，Hymery N，Sibiril Y. Stem cells in myelotoxicity. Toxicology，2010，267（1）：112-117.
[31] Rich IN，Hall KM. Validation and development of a predictive paradigm for hemotoxicology using a multifunctional bioluminescence colony-forming proliferation assay. Toxicological Sciences，2005，87（2）：427.
[32] Dominici M，Le Blanc K，Mueller I，et al. Minimal criteria for defining multipotent mesenchymal stromal cells：the International Society for Cellular Therapy position statement. Cytotherapy，2006，8（4）：315.
[33] Lu LL，Liu YJ，Yang SG，et al. Isolation and characterization of human umbilical cord mesenchymal stem cells with hematopoiesis-supportive function and other potentials. Haematologica，2006，91（8）：1017-1026.
[34] Jin HJ，Bae YK，Kim M，et al. Comparative analysis of human mesenchymal stem cells from bone marrow，adipose tissue，and umbilical cord blood as sources of cell therapy. International Journal of Molecular Sciences，2013，14（9）：17986-18001.
[35] Pires AO，Mendes-Pinheiro B，Teixeira FG，et al. Unveiling the differences of secretome of human bone marrow mesenchymal stem cells，adipose tissue-derived stem cells，and human umbilical cord perivascular cells：a proteomic analysis. Stem Cells & Development，2016，25（14）：1073-1083.
[36] Sharma S，Venkatesan V，Prakhya BM，et al. Human mesenchymal stem cells as a novel platform for simultaneous evaluation of cytotoxicity and genotoxicity of pharmaceuticals. Mutagenesis，2014，30（3）：391-399.
[37] Takagi Y. History of neural stem cell research and its clinical application. Neurologia Medico-chirurgica，2016，56（3）：110-124.
[38] Diaz de la Guardia R，Sr.，Lopez-Millan B，Roca-Ho H，et al. Bone marrow mesenchymal stem/stromal cells from risk-stratified acute myeloid leukemia patients are anti-inflammatory in in vivo preclinical models of hematopoietic reconstitution and severe colitis. Haematologica，2018，104（2）：e54-e58.
[39] Yasuda S，Kusakawa S，Kuroda T，et al. Tumorigenicity-associated characteristics of human iPS cell lines. Plos One，2018，13（10）：e0205022.
[40] Nature journals formalize ethical standards for human embryo and stem-cell research. Nature，2018，557（7703）：6.
[41] Yamanaka S. Induced pluripotent stem cells：past，present，and future. Cell Stem Cell，2012，10（6）：678-684.
[42] Davila JC，Cezar GG，Thiede M，et al. Use and application of stem cells in toxicology. Toxicological Sciences，2004，79（2）：214.
[43] Chambers I，Colby D，Robertson M，et al. Functional expression cloning of nanog，a pluripotency sustaining factor in embryonic stem cells. Cell，2003，113（5）：643-655.
[44] Osawa M，Hanada K，Hamada H，et al. Long-term lymphohematopoietic reconstitution by a single CD34-low/negative hematopoietic stem cell. Science，1996，273（5272）：242-245.
[45] Godinot H，Sebban C，Salles G. Transplantation with selected autologous peripheral blood CD34+Thy1+ hematopoietic stem cells（HSCs）in multiple myeloma：impact of HSC dose on engraftment，safety，and immune reconstitution. Experimental Hematology，2000，28（7）：858-870.

[46] Ferguson EL，Naseer S，Powell LC，et al. Controlled release of dextrin-conjugated growth factors to support growth and differentiation of neural stem cells. Stem Cell Research，2018，33：69-78.

[47] Bose A，Teh MT，Mackenzie IC，et al. Keratin k15 as a biomarker of epidermal stem cells. International Journal of Molecular Sciences，2013，14（10）：19385-19398.

第四章　3D 生物打印模型

摘 要

生物 3D 打印技术以细胞和生物材料为基本单元，按仿生形态学、细胞特定微环境等要求在计算机辅助下通过层叠堆积形成异质 3D 组织结构体。在制造过程中，活细胞、生物材料和生长因子等通过可控组装，实现复杂结构的构建和对体内微环境的模拟。3D 打印构建的体外 3D 模型有望取代传统的 2D 细胞培养模型和动物模型，取得更为贴近体内实际情况的毒性测试结果。目前已开展研究的相关模型包括体外微肝、肺、心肌、肾组织和肿瘤模型等。从宏观角度，上述模型已初步具有类血管网络结构；从微观尺度，已经有部分研究可以对 DNA 等小分子物质进行打印。在未来，随着组织器官研究领域的发展和零重力打印条件的逐渐成熟，生物 3D 打印技术必将为体外与预测毒理学的发展提供有力的技术支持。

第一节　3D 生物打印常用技术

3D 打印（three-dimensional printing）技术，又称快速成型、增材制造技术，是一种以数字模型文件为基础，运用粉末状金属或高分子等可黏合材料，通过离散 - 堆叠的原理来构造三维物体的技术。该制造技术出现于 20 世纪 90 年代中期，早期主要被用于快速制造产品原型，经过 20 余年的发展，现已被应用到功能性零件直接快速制造。

3D 打印技术具有个性化程度高、结构设计复杂等优点，在医疗卫生领域具有重要应用价值。3D 打印技术在早期阶段多被用于体外展示模型、个性化人工外骨骼的制造。随着打印技术的发展和生物材料的开发，3D 打印技术实现了体内植入物的制造，并进一步实现了以硬骨、关节等为代表的可降解植入物的制造，推动了组织工程和个体修复领域的发展。目前，3D 打印与计算机技术、生物材料技术、细胞技术等多种学科交叉，正在形成一门新兴的学科——生物 3D 打印。生物 3D 打印利用 3D 打印技术，按照仿生形态学、生物体功能、细胞特定微环境等要求，实现生物材料、生物单元（细胞 / 活性蛋白质等）、细胞因子等多种生物要素的可控排列，最终制造出具有复杂结构和生理功能的个性化三维结构体。常用的生物 3D 打印技术包括喷墨型生物 3D 打印、挤出型生物 3D 打印和激光辅助型生物 3D 打印。

一、喷墨型生物 3D 打印

喷墨型生物 3D 打印（简称喷墨打印）的成型单元为预设体积的液滴。根据预先输入的数字模型，液滴被沉积到指定位置，并通过平台和喷头的相对运动完成首个单层结构的构建。随后平台下移，重复该逐层打印过程直至整个结构体的构建完成。

喷墨打印技术始于 20 世纪 50 年代，西门子公司的 Elmqvist 在 1951 年获得了第一台实用喷墨设备的专利。斯坦福大学的 Sweet 在 20 世纪 60 年代率先开发了连续喷墨打印（continuous ink-jet，CIJ）系统。Zoltan、Kyser 和 Sears 在 20 世纪 70 年代完成了按需喷墨打印（drop on demand，DOD）系统的开发，在此系统的基础上，于 1977 年诞生了第一台获得许可的商用 DOD 打印机 Siemens PT-80。Klebe 于 1987 年首次提出了使用喷墨技术进行生物打印的想法，并使用 Hewlett-Packard（HP）喷墨打印机成功打印了包含胶原蛋白和纤连蛋白的生物墨水。第一台基于喷墨打印原理的 3D 打印机由 Objet Geometries 在 2000 年完成开发。2003 年，Boland 成功使用改良型热喷墨打印机沉积活细胞，提出了喷墨型生物打印的新方法。时至今日，喷墨打印已经被广泛地使用在细胞打印、组织工程支架制造、药物递送和体外肿瘤模型构建等领域。

常见的喷墨打印方式包括热喷墨法、压电喷墨法和高压静电喷墨法 3 种，如图 4-1 所示。

热喷墨法：当施加电压脉冲时，热喷墨生物打印系统中的热致动器局部加热生物墨水，形成蒸气泡，随后气泡迅速膨胀并爆炸，在流体室内产生压力脉冲，在脉冲压力的作用下，内部溶液克服喷嘴孔口处的表面张力并喷射出液滴。

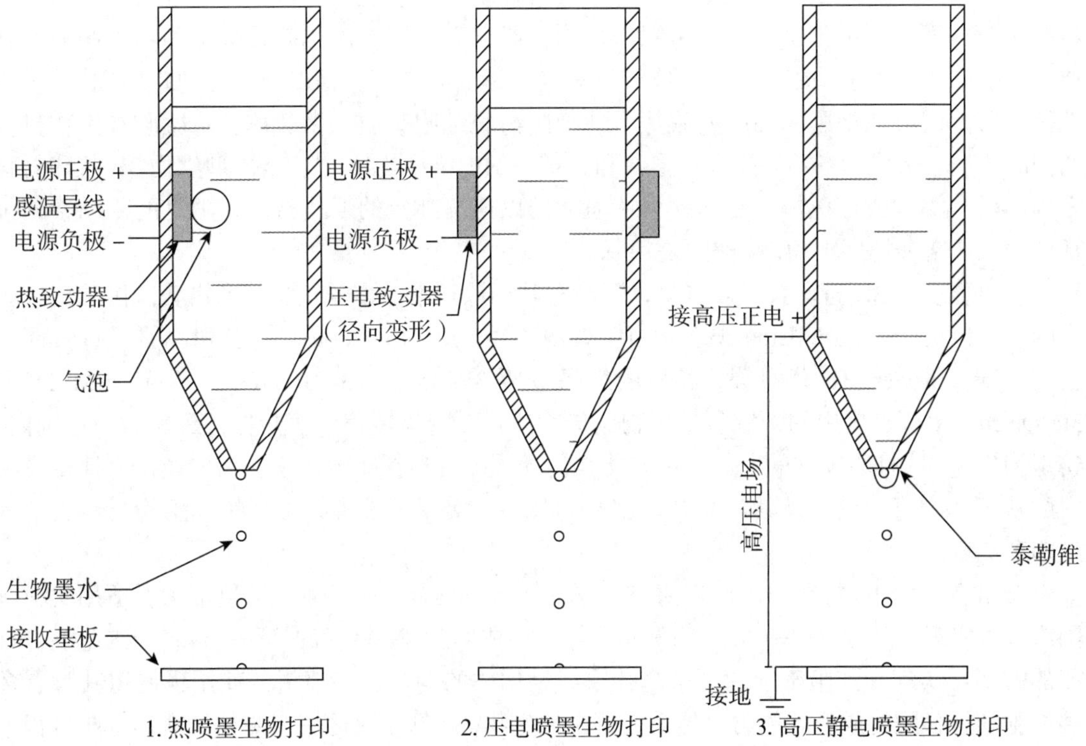

图 4-1　三种喷墨生物 3D 打印的原理示意图

压电喷墨法：当施加电压脉冲时，压电喷墨生物打印系统中的压电致动器产生径向变形，进而使流体室变形，流体室容积的突然变化产生压力脉冲，得溶液克服喷嘴孔口处的表面张力形成喷射液滴。

高压静电喷墨法：生物墨水在初始压力和表面张力的作用下在喷嘴孔口处形成球形弯月面。施加在接收基板和喷嘴之间的高压电场使弯月面表面的离子发生移动并产生静电排斥，弯月面由此变为“泰勒锥”形状，当静电应力足够克服液体表面张力时即可形成液滴。通过施加脉冲电压或较低的电压，可产生液滴逐滴滴落的现象；当施加持续且较高的电压时，可观察到连续的射流现象。

喷墨型生物 3D 打印成型方式多样，可满足培养皿、凝胶或三维支架等不同基体打印的要求。液滴体积可调，灵活性高，可调节至接近单个细胞的体积，实现单细胞的打印；打印速度快，可达 2.5×10^5 滴 / 秒以上，适用于大规模生产；原理和设备结构简单，多喷头的使用实现了多种细胞、生长因子和生物材料的同时打印，成本低廉 [1]。相比于其他打印方式，喷墨型生物 3D 打印可利用模块化喷嘴进行高通量打印，在药物筛选方面的应用具有独到的优势 [2]。但喷墨打印方式也存在着一定的局限性，瞬间高温和高电压的使用可能造成细胞损伤。此外，狭小的喷墨口易造成堵塞，限制了溶液中细胞的密度及打印结构的分辨率。受生物材料黏度影响，喷墨型生物 3D 打印难以打印纤维状生物聚合物。最后，在打印成品方面，也存在着整体结构强度较低的问题。

二、挤出型生物 3D 打印

挤出型生物 3D 打印（extrusion-based bioprinting，EBB）技术在近十年取得了大量实质性进展，已被广泛用于支架制造和多种人工替代组织的制造中。该技术原理简单，适用材料范围广，可实现细胞、组织、组织修复物、器官模块和微流体装置等多种生物制品的制造，并被广泛应用于基础研究、药物开发和临床诊断等领域。挤出型生物 3D 打印技术灵活性高，可实现分散细胞、细胞团簇等活性细胞与脱细胞基质、微载体、水凝胶等生物材料的同时成型，形成具有不同尺寸、形状和分辨率的三维结构体 [3]。挤出型生物 3D 打印材料多为溶液、糊剂或分散体，受驱动力从喷嘴处以连续细丝的形式挤出，常见的驱动方式包括气压、活塞和螺杆驱动，如图 4-2 所示。

挤出型生物 3D 打印技术发展早，现已有基于该技术的多款成型打印设备。国际比较领先的公司包括美国 SunP Biotech 公司（上普博源）、德国 Envision TEC 公司、美国 Organovo 公司、瑞士 Regen HU 公司等，相应的产品包括 BioMaker、3D Plotter、NovoGen MMX 和 3D Discovery 等，应用的领域包括生物制造、牙科、畸齿矫正和医疗器械等领域。在国内，挤出型生物 3D 打印领域的发展方兴未艾，涌现了一批包括迈普医学、蓝光英诺、捷诺飞在内的从事生物打印设备及其产品开发制造的公司，实现了多种人工组织和生物材料支架的打印和成型。

挤出型生物 3D 打印技术原理简单，成本低廉，具有良好的垂直印刷能力，适用材料范围广，可实现黏度在（6 ～ 30）$\times 10^7$ mPa・s 范围内的生物材料的打印。材料与细胞混合打印的方式可实现高细胞密度的复杂多孔组织结构体的构建。多喷头的使用也使得其具有多种细胞和材料同时成型的能力。然而，挤出型生物 3D 打印仅适用于黏性材料，打印过程中材料的剪切应力和压力会造成细胞损伤，细胞存活率仅能达到 90% 左右。另外，受成型材

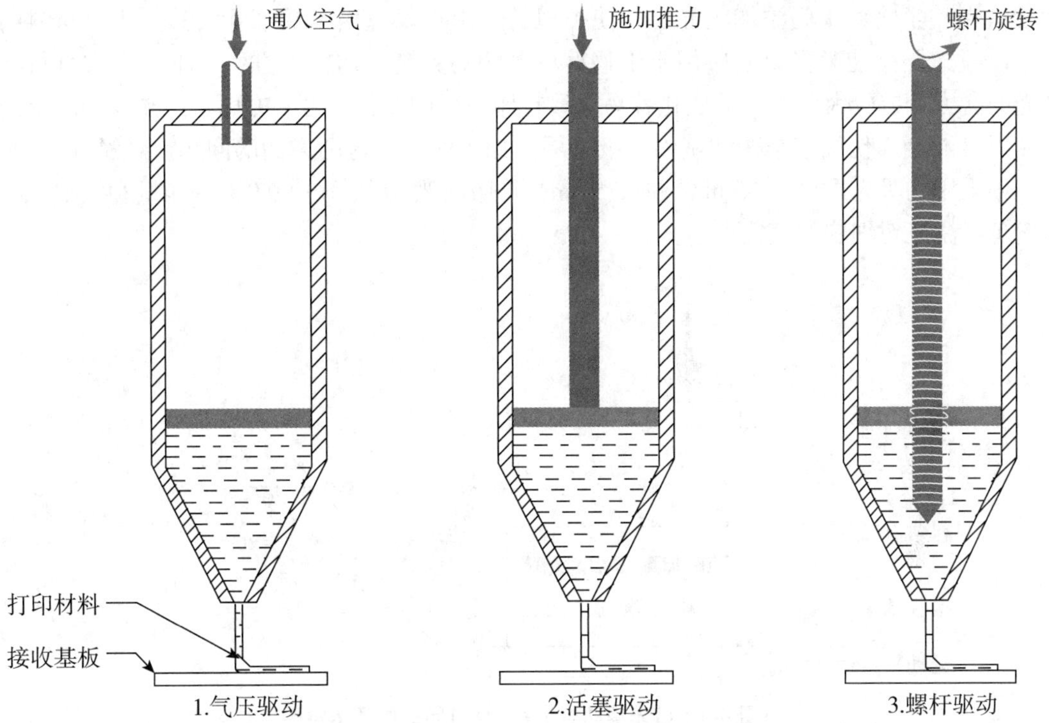

图 4-2　3 种挤出型生物 3D 打印的原理示意图

料黏度和形变的影响，该技术分辨率在 200 μm 左右。通过提高材料黏度可降低形变并提高分辨率，但相应会导致细胞受力增加和死亡率升高，还易造成喷嘴堵塞。

三、激光辅助型生物 3D 打印

激光辅助型生物 3D 打印技术的相关文献最早发表于 2004 年 [4]。研究人员基于激光诱导正向传递（Laser-Induced Forward Transfer，LIFT）原理，在基质材料辅助脉冲激光蒸发直写技术（Matrix Assisted Pulsed Laser Evaporation Direct Write，MAPLE DW）的基础上，对原有打印技术进行了改进，使其更加适用于生物材料的打印，最终形成了现有的打印方式，如图 4-3 所示。与传统的生物 3D 打印方式不同的是，激光辅助型生物 3D 打印设备不与生物材料接触且不通过喷头打印，避免了传统 3D 打印中存在的材料污染和喷头堵塞等问题，使这种打印技术适用于多种生物材料的打印。此外，该技术避免了机械剪切力对高密度细胞的破坏，在细胞 / 材料的打印中有广阔的应用前景。同时，激光辅助型生物 3D 打印的模型构建也建立在计算机辅助设计的基础上，通过电脑构建模型对打印路径进行精确的控制，结合小直径光斑，具有更高的结构精度和分辨率。目前，激光辅助型生物 3D 打印主要应用于体外生物组织的构建中。有研究表明通过打印多层角质形成细胞和成纤维细胞，这一技术可能应用于皮肤组织的再生。但是，目前该技术在实际生产中的应用尚不成熟。

激光辅助型生物 3D 打印是 MAPLE DW 技术在生物材料打印中的拓展。MAPLE DW 技术是一种具有微米级精度的局部沉积技术，通过激光在透光层与转印层间界面上的直接照射产生沉积的效果，以用于电子系统的快速成型。激光辅助型生物 3D 打印通过在入射的脉冲激光和生物墨水间添加吸光层，使类似的技术得以应用于活细胞及其他生物材料的打印中。吸光层是使激光得以应用于生物材料打印的关键结构。一方面，不同生物材料吸收激光的能力相差较大，材料的变化容易导致打印情况的变化；另一方面，激光在细胞上的直接照射可能会损伤细胞结构和基因。吸光层的加入解决了这两方面的问题。经过计算分析，打印中采用的吸光层（金 35 nm 或钛 75 nm）可吸收激光中超过 99.9% 的能量和辐射，有效地避免了激光对细胞的直接损伤。

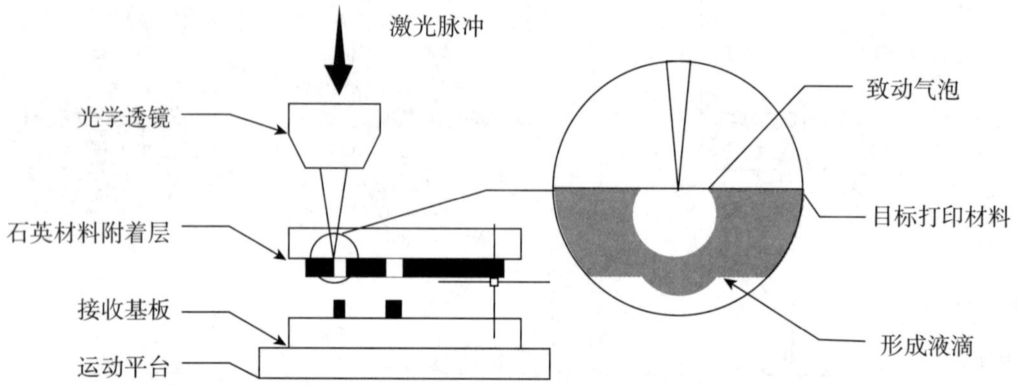

图 4-3　激光辅助型生物 3D 打印的原理示意图

在激光辅助型生物 3D 打印中，可响应脉冲激光照射的供体层是其关键组成部分。供体层由上部的吸光层，及覆盖于其下部的生物墨水组成。在打印的过程中，经过汇聚的脉冲激光照射在吸光层的极小区域上，导致吸光层上产生短时高温（1400 K），使打印材料中的一部分气化并在生物墨水的内部产生高压气泡，使生物墨水以极小的液滴（10^{-15} ~ 10^{-9} L）滴落至接收平台上，以实现高精确度的打印。由于生物墨水层的厚度远超吸光层，且热量在生物墨水层中的传导较慢，因此短时间（50 ~ 500 ns）的激光照射对生物墨水的影响极小。

激光辅助型生物 3D 打印通过避免直接机械接触减少了对生物材料的机械作用力，还降低了生物材料污染的可能性。这使得其细胞存活率较传统的生物 3D 打印技术明显提升，可达到 95% 以上。另外，这种打印技术解决了打印喷头堵塞的问题，使其可以适用于较黏稠的生物墨水，增加了生物墨水类型。最后，激光辅助型生物 3D 打印的打印动力来源于激光而非机械力，因此，在保证打印精度的同时，通过高频的激光照射可实现打印频率达到 MHz 级，使生物打印产品的市场化生产成为可能。然而，细胞在激光照射下可能产生的不良效应目前尚未完全查明；同时，具有高强度和高分辨率的激光二极管价格高昂，且相比于传统打印方法，激光辅助型生物 3D 打印的控制方式繁琐，这些因素都限制了这种技术的应用。

四、比较与总结

以上 3 种常用技术的比较及特点如表 4-1 所示。

表4-1　不同生物3D打印技术的对比

	喷墨型生物3D打印	挤出型生物3D打印	激光辅助型生物3D打印
驱动原理	热、压电、高压电场	气压、活塞、螺旋杆驱动	MAPLE DW
成本	低	低	高
打印速度	中等	偏慢	高
结构分辨率	高	中等	高
结构单元	微滴	微丝	微滴
细胞密度（个 / 毫升）	10^6	$10^6 \sim 10^7$	10^8
存活率	＞90%	＞90%	＞95%
适用材料	海藻酸盐 胶原	海藻酸盐 胶原，明胶	胶原 基质胶
材料黏度（mPa · s）	3.5 ~ 12	（30 ~ 6）$\times 10^7$	1 ~ 300
代表性应用	血管、骨、软骨、神经、皮肤、微针涂层、肿瘤、器官芯片	血管、骨、软骨、神经、肌肉、肿瘤、微流控芯片	血管、骨、皮肤、脂肪

除了上述 3 种方法外，新兴 3D 打印技术还包括光固化成型打印、静电纺丝工艺等。新方法的不断出现拓宽了材料的适用范围，为满足不同生物材料、微环境和组织模型构建提供了可能，为细胞模型、人工组织替代物和组织工程提供了丰富的技术选择和坚实的技术基础。

第二节　3D 打印材料

细胞、支架材料和生长因子是组织工程三要素。3D 打印作为组织工程领域的一种制造手段，合适的打印材料的选择是生物 3D 打印设计和实施过程中的重要环节，对功能性器官或组织结构的发育至关重要 [5]。3D 打印材料应具有良好的成型性、一定的机械稳定性及强度，以及良好的生物相容性。根据成型过程的生物相容性，目前生物 3D 打印的材料主要分为两种：一种是非细胞 3D 打印医用材料，另一种则是细胞打印医用材料。

一、3D 打印医用材料的基本要求

医用材料在 3D 打印中起着至关重要的作用。它们不仅为黏附的细胞提供力学支撑，其本身的物理和化学性质还将进一步影响细胞功能 [6]。理想情况下，用于生物 3D 打印的医用材料应具有下述特性。

（一）可打印性

可打印性是指可使用该生物材料精确打印一定的三维结构。在生物 3D 打印中，可打印

性与材料表面张力密切相关。研究表明，支撑结构的表面张力对细胞的附着和生长具有重要而深远的意义。为了形成3D支架，打印所用的生物材料应与基底具有一定的接触角，即该材料应该具有较大的表面张力。此外，可打印性也受材料交联难易程度的影响。目前用于生物3D打印的材料多为液态或凝胶态，经过交联过程后，材料凝胶形成稳定的支架结构以支持后续细胞增殖。因此，光诱发性、物理性或者化学性等快速交联机制也是打印材料的必备性质[7]。

（二）一定的机械性能

细胞的黏附与基质的力学性能密切相关。此外，多种软组织（如软骨、皮肤等）的功能实现也紧密依赖于材料的机械性能。因此，成型后的医用材料应保持一定的机械性能，以提供给细胞稳定的附着、增殖和分化环境。常见的机械性能包括应变、剪切应力、压缩模量和质量膨胀比等。

（三）生物相容性

生物相容性是指材料在机体的特定部位引起恰当的反应。对于体外应用，生物相容性要求材料本身对细胞增殖无害，并能够提供给细胞适当的黏附。对于体内应用，生物相容性要求材料可被细胞降解或与细胞外基质整合，不产生有害的副产物或与细胞发生负面的相互作用，并最终与体内其他组织融合。打印材料需要具备一定的生物相容性，为细胞提供相匹配的生长环境。

二、非细胞3D打印医用材料

非细胞3D打印直接打印生物材料或生物材料与生长因子的混合物形成3D支架，经过系列后续处理后，细胞通过种植的方式培养在支架上。由于打印过程不含细胞，对实施条件（如温度、紫外光照等）限制少，可灵活地选择打印技术。该类材料应具有良好的生物相容性以及较高的孔隙率。

（一）金属材料

医用金属材料具有稳定的理化性质，高强度、耐疲劳的力学特性，以及良好的加工性能，凭借其天然的优越性被广泛应用于硬组织修复研究领域[8]。然而，由于金属熔点比较高，难以用于传统挤出式的3D打印工艺。迄今为止，通常使用的金属3D打印技术是光固化立体印刷技术（SLA）、选择性激光烧结技术（SLS）以及电子束熔炼（EBM）技术。这些工艺基于粉末床，利用紫外光或者高能激光产生的高温实现金属粉末的熔合，可以打印出具有复杂几何形状的支架。目前用于生物3D打印的医用金属材料主要是钴铬合金、钛合金、不锈钢和铝合金等。与传统工艺相比，3D打印制备出的医用植入物具有个性化程度高、功能好、产品质量高以及制备周期短等优势，但仍面临成本较高的缺陷，给患者造成一定的经济负担。

（二）生物医用陶瓷材料

生物医用陶瓷材料是指可被用于制备医用植入物的无机非金属医用材料，主要包括陶瓷、生物活性玻璃，以及医用碳素材料等。生物医用陶瓷材料具有优良的力学性能、耐腐蚀性和生物相容性，被广泛应用于医用植入物或其表面耐磨涂层的构建 [9]。目前常用的无机非金属材料 3D 打印技术主要有喷墨沉积成型、挤出沉积成型和选择性激光烧结技术，常见产品包括骨科植入物、矫形假肢、人工心脏瓣膜等。受材料力学性能的制约，目前该类材料的研究多局限于硬组织的打印。

（三）医用高分子材料

近年来，医用高分子材料异军突起，成为发展最快的生物医学材料。高分子材料具有良好的成型性，即在较低温度下具有良好的热塑性和流动性，但冷却时或者在一定条件（如光照等）下可以快速固化成型 [10]。用于 3D 打印的生物医用高分子材料主要有聚乳酸（polylactic acid）、聚氨酯（polyurethane）、聚氯乙烯（polyvinyl chloride）、聚乙交酯（polyglycolide）以及聚己内酯（polycaprolactone）等。常用打印工艺主要包括熔融沉积成型技术、立体平版印刷技术和喷墨打印技术等。目前该类材料已广泛应用于血管组织工程、骨组织工程等领域。用于 3D 打印的医用高分子材料具有流动性好、凝固速度快、成型过程不易堵塞等优势，并具有良好的生物降解性，在生物医疗行业中具有良好的应用前景。受限于生物相容性的要求和严格的法规审核，可用于生物 3D 打印的医用高分子材料种类相对有限。

三、细胞打印医用材料

细胞打印（cell printing）是指将生物材料与活细胞混合后共同打印，从而形成体外组织模型或人造器官的技术。这一打印技术的显著优点是能够同时快速沉积活细胞、生长因子以及生物材料支架，并以精确控制的方式形成具有生物活性的仿生组织结构，从而能够灵活地应用于再生医学 [11]。为了优化细胞打印过程，细胞、生物材料和生物分子等生理成分的高阶组装应满足组织形态形成和血管形成所需的关键要求。其中，生物材料通常需要具有几个重要的特征，包括生物相容性、可打印性、机械和结构完整性、可降解性等 [12]。特别是细胞打印医用材料应满足以下基本要求：

（1）细胞打印医用材料需要具有细胞相容性、弱免疫原性，降解后副产物需要没有毒性、能够被代谢和排出而不引起有害的局部或全身效应。

（2）细胞打印医用材料需要具有在原位快速固化的性质。固化过程需要足够温和，从而可维持细胞的活力。

（3）细胞打印医用材料需要具有适当的力学性能，使其适合于目标打印组织或器官，且在打印过程中及打印后足够稳定，避免内部塌陷。

（4）细胞打印医用材料需要易于后期培养从而维持细胞活性。

目前常用于细胞打印的医用材料主要包括以下几种。

（一）明胶

明胶（gelatin）由动物骨骼和皮肤内的胶原制成，是胶原蛋白的一种不可逆的水解形式。明胶在低温下通过形成螺旋结构而处于凝胶状态，而在高温下形成溶胶状态，这一特性使得它不适合在体内应用。由于其热响应特性，明胶更容易在打印后从体系中去除，因此更常被用作构建复杂结构的牺牲材料。此外，明胶常经过化学改性或与其他交联聚合物混合后加以应用，其中最常用的策略是将甲基丙烯酰胺基团引入明胶中制成明胶甲基丙烯酰胺（GelMA），然后进行紫外照射交联。明胶生物相容性差，化学稳定性不佳，比纤维蛋白、胶原蛋白更易引起炎症反应。此外，缺乏合适的机械强度是明胶的另一个主要缺点。

因此，明胶在生物打印中的应用有 3 种方式：制成明胶甲基丙烯酰胺后直接打印；作为水凝胶的组成部分，可以调节水凝胶的黏度和胶凝时间；作为复杂结构的牺牲材料。

（二）透明质酸

透明质酸（hyaluronic acid）是一种具有线性结构的糖胺聚糖，广泛分布于几乎所有的结缔组织和神经组织中，是软骨的细胞外基质的重要成分。透明质酸具有良好的生物相容性，在生物医学领域得到了广泛的应用。透明质酸本身不能凝胶化，需要化学修饰或与其他功能材料混合进行 3D 生物打印。且透明质酸本身具有较差的机械性能和降解速度，而交联后的改性透明质酸水凝胶具有较好的机械强度和抗酶降解的化学稳定性。

常见的透明质酸的化学修饰方法包括硫醇改性、酪氨改性、乙醛改性等。改性后的透明质酸可以通过光聚合或酶催化的方式进行交联，形成水凝胶。经过不同化学修饰的透明质酸水凝胶所具有的性质以及适合应用的范围也不同。

（三）海藻酸钠

海藻酸（alginate acid）是一种提取自海藻的天然多糖，其生物相容性好、来源丰富、价格低廉，在食品工业中被广泛应用。海藻酸钠溶液易与二价阳离子（如钙离子、钡离子等）交联形成水凝胶，且交联后的水凝胶可以被柠檬酸钠等溶液溶解，因此是一种理想的打印材料。由于海藻酸钠水凝胶的羧酸含量高，吸水量大，因此适用于细胞的包封。但其过强的亲水性导致细胞和蛋白质难以黏附，为了解决这个问题，通常采用生物活性分子对海藻酸钠进行修饰，或利用胶原蛋白等细胞黏附性好的材料对海藻酸盐水凝胶进行包被。

海藻酸钠的浓度在很大程度上影响了形成支架的凝胶时间、孔隙度和力学强度。因此，可以通过调节海藻酸钠溶液的浓度以及二价阳离子溶液的浓度，对海藻酸钠水凝胶的性质进行初步调节。

（四）纤维蛋白

纤维蛋白（fibrin）是凝血过程中的关键蛋白质，由纤维蛋白原和凝血酶反应形成。

纤维蛋白水凝胶具有高度的生物相容性，能促进细胞黏附和增殖。纤维蛋白的凝胶化过程可以通过调节凝血酶的浓度来控制，但形成的纤维蛋白支架缺乏机械强度，限制了凝胶后的操作。此外，纤维蛋白水凝胶的快速降解也严重阻碍了其在长期细胞培养中的应用。因此，常见将纤维蛋白与其他细胞打印医用材料混合使用，从而起到增强混合材料的生物相容性、细胞与蛋白质黏附性的作用。

以上细胞打印医用材料的应用与性质总结见表 4-2。

表4-2　常见细胞打印医用材料的应用与性质

材料种类	应用	性质
明胶	甲基丙烯酰胺改性，与其他材料混合，作为牺牲材料	低温为凝胶态，高温溶解；生物相容性差；机械强度差
透明质酸	化学改性后交联为水凝胶	需改性才可交联为凝胶，生物相容性好，改性后机械强度好
海藻酸钠	打印后与二价阳离子溶液混合交联	生物相容性好，细胞、蛋白质黏附性差；机械强度与交联时间较可控
纤维蛋白	与其他材料混合	生物相容性好，细胞、蛋白质黏附性好；机械强度差；降解时间短

第三节　3D 打印细胞或组织模型及其应用

一、微肝组织模型

肝作为人体最大的代谢器官，承担着几乎所有外来物的解毒和代谢功能，也是最易受到药物毒性影响的器官，药物导致的肝损伤是药物在临床前和临床期试验失败、药物上市后被黑框警示（black-box warnings）和药物召回的主要原因[13]。具体数据显示，5% ～ 10%的药物不良反应是因为肝毒性，1/3 的市场药物召回也是肝毒性的结果[14]。肝易受药物损伤的原因主要有以下几点：

（1）肝能容纳 30% 的循环血量，通常总血量的 10% ～ 15% 存在于肝中，因此血药浓度与肝中药物浓度密切相关。

（2）经口服或动物腹腔给药后，肝处于具有潜在毒性作用药物的最高浓度中。

（3）肝具有对药物代谢的首关效应（首关效应指口服药物在胃肠道吸收后，首先进入肝门静脉系统，某些药物在通过肠黏膜及肝时，部分可被代谢灭活而使进入人体循环的药量减少，药效降低）。

（4）药物对胆汁形成有干预时，可导致胆汁淤积或其他相关肝毒性。

不同的药物引起的肝损伤类型也不尽相同，常见的肝损伤类型及其对应的典型药物或毒物见表 4-3。

表4-3　常见肝损伤与药物或毒物对照表

肝损伤类型	典型药物或毒物
肝细胞损伤	对乙酰氨基酚、异烟肼、氟烷
脂肪肝	四环素、丙戊酸、水杨酸盐、乙醇、CCl_4
胆汁淤积	氯丙嗪、红霉素、雌激素、环孢素 A、鬼笔环肽、乙醇、第一代头孢菌素
肝纤维化	甲氨蝶呤、维生素 A、乙醇、砷
肝血管损伤	口服避孕药、同化激素、吡咯双烷类生物碱
过敏性肝炎	氯丙嗪、氟烷、肼屈嗪、阿托伐他汀
肝肿瘤	苯巴比妥、亚硝酸盐、黄曲霉毒素

肝细胞作为肝中主要的实质细胞，约占肝总细胞数的80%。药物、毒物引起的肝细胞损伤会显著影响肝功能，严重时会导致急性肝功能衰竭，危及生命。不同药物和毒物作用于肝细胞的靶点有所区别，引起的损伤特征也不尽相同，肝细胞损伤的常见情形见表4-4。

表4-4　肝细胞损伤的常见情形

	功能	损伤特征	典型药物或毒物
线粒体	参与能量代谢和ATP合成，钙的储存和释放	水盐调节功能障碍，镜下可见水肿；线粒体膜扭曲破裂，线粒体片密度改变	四氯化碳、可卡因
质膜	包绕肝细胞，维持细胞质和外环境间离子平衡	水进入细胞，造成细胞肿胀；质膜起泡	对乙酰氨基酚，乙醇，汞制剂，鬼笔环肽
内质网	合成蛋白质和磷脂，药物生物转化的部位，释放钙离子	内质网形态膨胀	对乙酰氨基酚、四氯化碳、可卡因
细胞核	细胞遗传调控活动中心	与细胞核结合并产生诱变，活化核酸内切酶，核内染色质错排	黄曲霉毒素B、半乳糖胺、亚硝胺
溶酶体	含消化酶系如蛋白水解酶	溶酶体数量和体积增加	

尽管药物发展过程中需要在动物身上而不是在人身上进行药物有效性及毒性的检测，但是动物并不能完全模拟人对异源物质及其他损伤的反应，伦理及道德问题也要求减少并最终取代动物实验，但是在过去的10年里，体外模拟试验并没有有效取代动物实验。

一个理想的体外肝细胞模型应该具有较强的生物合成能力（如白蛋白分泌）和较高的生物转化酶表达水平。肝关键的生物转化酶包括Ⅰ相（氧化、还原、水解反应）和Ⅱ相（功能团的共轭）药物代谢过程的酶。一个理想的体外肝模型也应该具有体内完整器官的显微组织结构。肝作为有500多项功能的人体最大实质器官，具有极其复杂的微观结构，对肝组织的工程化构建提出了极高的挑战。

现阶段已经有一些关于肝的器官芯片、多器官芯片、高通量药物检测芯片及整合生化检测传感器芯片的报道。加利福尼亚大学的Philip J. Lee等在微流控芯片中实现了仿生肝血窦微结构的肝芯片构建，采用类似内皮屏障的微结构给肝细胞条索扩散营养液，并在没有细胞外基质的条件下维持平面培养人体肝细胞存活7天，证实了液体流动效应对肝细胞存活的重要作用[15]。意大利临床生理研究所的Maria Angela Guzzardi等构建了肝细胞和内皮细胞共培养生物反应器，肝细胞和内皮细胞共培养后，葡萄糖消耗减少、白蛋白/尿素合成增加[16]。

然而，这些已知的大部分微肝芯片系统仅包含一种细胞类型或者模拟一种类型的组织、器官，主要制作方法是软光刻技术，不能实现细胞或材料在Z轴方向上的可控分布。另外，虽然体外微组织、器官在生物医药领域中用于生理、病理、药理研究的应用发展迅速，也出现了一些用于细胞分析检测、生物传感、药物供给等领域的微流控芯片，但是这类芯片一般不能实现芯片内液体自循环，也不具备动物体内可植入性。而3D打印技术弥补了这一缺点，可以分别以不同的喷头和打印方法控制每层的芯片框架、材料及细胞，层层固化交联，最终完成整个微组织结构的一次性打印成型。基于该技术可以在体外结构的微流道内构建具有复杂内部管状通道和高度仿生的细胞三维排列的生物微环境，有望从根本上解决人体器官对多种细胞空间可控共培养、细胞外基质材料和三维微环境的高度依赖与现有微流控加工方式之间的矛盾，并结合梯度流道设计和特异性蛋白质标定等技术，完成高通量药物筛选及毒性检测。

二、肺模型

肺是人体进行气体交换的呼吸器官，同时也是人体重要的造血器官。当暴露在恶劣的环境中时，肺部会受到各种各样的威胁。以较普通人更容易受到损伤的士兵为例，化学武器、爆炸伤和驻地或行军过程中的空气污染物是对士兵肺部造成损伤的主要原因。毒气经呼吸道进入人体是最主要的途径。人体的呼吸道具有较强的吸收毒气的能力，主要吸收部位是支气管和肺泡，考虑到肺泡壁具有极其丰富的毛细血管，肺泡对毒气的吸收能力非常强。气体、蒸气可直接被肺泡吸收；烟、尘、雾的微粒粒径大都小于 5 μm，其中粒径小于 3 μm 的烟、尘、雾的微粒可直接被肺泡吸收，大于 10 μm 的烟、尘、雾的微粒绝大部分被鼻腔纤毛及上呼吸道所阻。因此，建立有效的肺泡模型，对于研究毒气的吸收和扩散过程有着重要意义。

传统的动物实验是常用的研究途径，为了减轻对动物使用的需求，人类肺细胞培养模型提供了一种快速可靠的替代毒性试验，用于初步筛选大量材料，以研究相关毒物与细胞的相互作用和随后的细胞反应。目前虽然尚无用于临床的商品化体外肺模型，但在研究领域已有多种构建目的与方法的体外肺模型。

首先在细胞源的选择上，常用的人支气管气道的细胞系包括 Calu-3、BEAS-2B 和 16HBE14o-。16HBE14o- 细胞系经常用于研究空气污染的毒性及药物转运。另外，A549 细胞系代表肺泡区的鳞状Ⅱ型上皮细胞，也常用于构建肺泡模型，A549 即来源于人类第二型肺泡上皮细胞（AEC Ⅱ）的细胞系，作为构建体外肺组织的功能细胞。虽然 A549 保留了 AEC Ⅱ的一定功能，但缺乏紧密连接等重要的细胞功能，从而无法真实地还原人体内的肺泡 - 毛细血管屏障。然而，目前仍然没有一种有效分离和体外培养原代 AEC Ⅱ细胞的方法 [17]。目前基于细胞系的大部分研究多采用单一细胞培养进行。然而，呼吸道由许多细胞类型组成，在模拟细胞间相互作用方面，常常考虑引入内皮细胞、成纤维细胞或免疫细胞。3D 打印构建人肺泡上皮组织屏障通常包括以下细胞类型：THP1 巨噬细胞、A549 第二型肺泡上皮细胞和 MRC5 成纤维细胞

Drasler 等通过将 A549、MDM、MDDC 3 种细胞在气 - 液界面（air-liquid interface，ALI）条件下三维培养，并检测了雾化氧化石墨烯与氧化石墨烯纳米颗粒是否有细胞毒性、是否引起肺模型的免疫反应。最终通过细胞存活率、形态观察、内毒素、ELISA 检测等，发现石墨烯材料没有强烈细胞毒性，也不会引起炎症反应 [18]。

Huh 设计并制造了体外肺器官芯片，其中包括人肺泡上皮细胞和肺泡毛细血管内皮细胞两种细胞，且细胞处于 ALI 环境内。通过进行纳米颗粒毒性检测试验并将结果与动物模型相比较，验证了这一器官芯片在环境物质检测等方面的应用潜能 [19]。

Fizeşan 等通过将 A549、Ea.hy 926、THP-1、HMC-1 4 种细胞在 ALI 条件下三维培养，构建体外三维肺泡模型，并检测了柴油机废气中的 PM 对体外肺泡模型的影响。最终通过细胞存活率、细胞因子、PCR 等检测，发现该肺泡模型对于柴油机废气 PM 的反应初步与体

内模型相符合[20]。

Kumar 等通过体外二维培养 WI26、A549 两种细胞，检测了 ATK 对于 cPLA2 的抑制作用[21]。

肺部给药研究主要集中在肺部的气溶胶产生和颗粒沉积方面。当颗粒（或液滴）与排列在肺表面的肺泡上皮细胞碰撞时发生沉积，其沉积机制主要取决于粒子空气动力学直径：颗粒的空气动力学直径越小，就越能渗透到肺组织内部。但气溶胶不是唯一需要考虑的因素，肺组织本身是一种极其复杂的结构，通过独特的气 - 血屏障结构，保护呼吸系统免受污染物颗粒和微生物的侵害。与呼吸功能直接相关的许多过程对颗粒沉积提出了重大挑战，例如空气湿化、胸腔和气管支气管区域的温度控制，以及肺泡 - 间质区域的气体交换等。在呼吸阶段，颗粒必须克服肺部几何形状以及具有高湿度（约 90%）的肺部生理学环境、黏膜纤毛的清除作用，而针对颗粒物不同的沉降区域，肺泡上皮细胞的紧密连接、免疫细胞和肺部液体环境都对其具有阻挡作用。这些独特的细胞 - 细胞、细胞 - 外基质结构，都是体外肺组织模型构建中需要考虑的参数。

Wilkinson 等通过将人成纤维细胞、诱导分化后的 iPSC 细胞等种植在直径约 200 μm 的海藻酸钠微球表面，构建了体外肺组织模型，并通过形态学观察、免疫染色等方法，验证了这一体外肺组织模型在构建个性化肺纤维化疾病模型方面的应用潜能[22]。

体外肺模型按照细胞来源与模型结构分为肺泡模型、支气管模型以及肺泡 - 毛细血管屏障模型[23]。目前的体外肺模型大多采用多种细胞三维共培养加上 ALI 环境的组成结构。但是人体内部的肺器官，尤其是肺泡结构，除了具有气液生长环境这一特点之外，还会随着人的呼吸运动经历机械应力的改变，但是这一结构上的变化很难在体外肺模型中实现。同时肺器官的主要功能是气体交换，但在目前的体外肺模型结构中，并没有行之有效的血管化结构，也就无法完整地重现气体交换功能。

综上，若想真正构建出与体内生理环境足够类似、从而可以代替动物模型甚至临床试验的体外肺模型，还需要克服很多障碍。

三、心肌模型

近年来，冠状动脉疾病（CAD）和心肌梗死的发生率有明显增加的趋势，心血管疾病已成为威胁人类生命健康的头号杀手。心肌细胞是维持心脏生理功能的主要细胞，由于其具有与神经细胞相似的高度分化性，当心肌组织发生病变受到损害后，便难以自行修复再生，目前主要的治疗途径仍依赖于心脏移植。然而，心脏供体来源十分有限，远不能满足患者的需要。因此，研究开发一种新的心脏再生医疗途径具有关键意义。另外，在药物研发领域，不少药物存在着严重的心脏毒性问题，传统的动物实验和细胞模型与实际人体心脏存在很大差异，无法获得较为准确的药物评价结果，所以也急需开发新型有效的体外药物检测模型。

药物心脏毒性是指药物在相对小的剂量和相对短的时间内对心脏生理功能产生影响或损害心肌的药效反应。概括起来，药物引起的心脏毒性反应主要包括直接损伤心肌或导致心包炎；影响凝血系统，损伤外周循环系统，形成血栓，导致缺血性心脑血管病；影响内皮细胞的排列，改变血管结构，引起出血性疾病；一些抗血管生成剂可引起高血压，导致急性和慢性心肌肥大与功能障碍；老年合并心房颤动的患者病情加重。药物心脏毒性的发生机制与药物种类密切相关，药物不同，其对应的发生机制也不同，主要包括 DNA 损伤、ATP 阻滞、凋亡蛋白释放、活性氧（ROS）生成、内皮细胞损伤、细胞信号途径阻滞、促炎反应。因此，药物心脏毒性反应除了与心肌细胞自身的功能、活性、排列结构有关外，还与心脏内微环境发生病理性重塑密切相关，例如内皮细胞、免疫细胞、多种细胞因子发生紊乱。建立能够模拟心肌组织功能与活性和心脏微环境的体外药物毒性模型，已成为当前药物心脏毒性安全性评价亟待解决的重大问题。

细胞材料方面，用于心肌组织打印的人源细胞主要采用体外干细胞诱导分化的心肌细胞，如人心肌祖细胞（hCMPCs）和 hiPSC 来源的心肌细胞（hiPSC-CMs）。上述二者能够表达对于分化为功能性心肌的关键蛋白质，并且应用于 3D 生物打印时成功表现出天然心肌的特征 [24-25]。此外，为了完善心肌组织的生物结构和功能，一些辅助细胞也常被应用于心肌组织中，如血管内皮细胞（ECs）、成纤维细胞（FBs）、间充质细胞（mesenchymal cells）、平滑肌细胞（smooth muscle cells）以及白细胞（leucocytes）等。

生物打印材料方面，目前较多的是基于生物支架的材料打印，所用材料主要包括海藻酸盐（alginate）、胶原（collagen）、透明质酸（hyaluronic acid）、明胶（gelatin）和脱细胞外基质（decelluarized extracellular matrix）等。Izadifar 等 [26] 利用紫外辅助 3D 生物打印制造出一种纳米增强混合心脏补片。使用改性的甲基丙烯酸化胶原（MeCol）和海藻酸钠 / 碳纳米管（CNT）混合材料，打印出的复合心脏组织补片同时具有良好的生物相容性、力学性能和生物电学性能。补片内的人冠状动脉内皮细胞（HCAEC）经 10 天培养呈现显著的细胞增殖、迁移和分化。该研究为开发稳定和具有良好导电性的心脏支架奠定了技术基础。Gaetani 等 [25] 报道了一种采用透明质酸 / 明胶打印的 hCMPC 心肌组织。透明质酸存在于天然细胞外基质中，且具有较好的抗拉强度，能够为心肌组织提供良好的支持和保护。透明质酸 / 明胶复合材料打印的心肌组织在植入时显示出对天然组织的安全性。利用小鼠心肌梗死模型，生物打印心肌植入后小鼠心脏功能出现了明显改善，并使不良的心肌重塑显著减少，证明了心肌组织体内植入的应用价值。另外，脱细胞外基质（hdECM）支架具有完整的原生细胞外基质成分，利用其进行心肌细胞的植入可使得心肌组织具有与实际体内心肌组织十分相似的生物功能。Jang 等 [27] 利用一种新技术，制备出经紫外线处理过的维生素 B_2（VB_2）复合的 hdECM，以此作为生物墨水，用于人类心肌组织的打印。打印的组织具有与天然心肌相似的硬度特征。研究认为，VB_2 在紫外线照射下可形成稳定的交联，从而改善了组织的硬度。此外，心脏祖细胞增殖活跃，并表现出有效分化的迹象。

体外心肌组织模型在药物体外检测和筛选中具有重要的应用价值。目前用于药物毒性研究的心肌模型构建仍然主要是利用 hiPSC 技术，如 hiPSC-CMs 等。Himmel 等 [28] 使用基于小鼠胚胎干细胞以及 hiPSC-CMs 的模型进行药物毒性检测试验，通过检测心肌细胞自律性收缩舒张过程中的阻抗变化，来评估药物对心肌组织收缩活动的影响。实验结果表明，小鼠源的与人源的心肌细胞对于同种药物可能会产生不同的细胞毒性反应。Takeda 等 [29] 通过在细胞表面上涂覆细胞外基质（ECM）组分，从而在短时间内构建出三维 hiPSC-CM 来源的心脏组织（3D-hiPSC-CT）。他们利用纤连蛋白和明胶纳米膜包被单个 hiPSC-CM 构建 3D-hiPSC-CT，并用于体外药物诱导的心脏毒性测定。结果表明，3D-hiPSC-CT 在体外表现出对多柔比星（阿霉素）敏感的细胞毒性，以及对 hERG 通道阻滞剂 / 异丙肾上腺素敏感的生物电活动，表明了其对于快速构建用于药物诱导心脏毒性测定模型的应用性。Nozaki

等[30]利用 hiPSC-CMs 构建出一套体外药物筛选标准化测定系统，该系统可以较准确地预测出药物是否会引发心肌细胞 QT 间隔延长以及后续的心律失常现象。Kurokawa 等[31]建立了一个基于 hiPSC-CMs 的高通量药物检测筛选平台，并验证了一种单克隆抗体对心肌细胞表面 ERBB2 蛋白质受体的抑制作用，证明了其对于高通量药物筛选的应用价值。

尽管 3D 生物打印在构建体外心肌组织模型及药物毒性检测方面具有广阔的应用前景，但不可否认，我们离构建出与天然心肌组织相媲美的体外心肌组织模型仍有很长的距离。诸多存在的困难和挑战包括心肌组织材料生物学、力学、电学性能的优化，心肌细胞来源的研究，其他非心肌细胞的引入，组织血管化，以及体内移植产生的各种不良反应等，都亟待更进一步的研究。

四、肾组织模型

肾的作用是负责过滤血液中的杂质，维持体液和电解质的平衡，最后产生尿液经尿道排出体外，同时也具备内分泌的功能。肾的主要结构和功能单元称为肾单位，每个人有 200 多万个肾单位。肾单位由肾小球和与之相连接的肾小管组成，肾小管包括近端小管、髓袢细段和远端小管。肾单位发生的 3 个主要过程是过滤、重吸收和分泌。

由于科技的高速发展，人们在生活中可能接触到的化学物质品种日益增多，而肾也是诸多毒物作用的靶器官之一。毒物对肾的毒性作用可以分为对肾小球的损害、对肾小管的损害、集合管损伤以及肾乳头病变。药物的开发也需要慎重考虑对肾的毒性作用，大约 7% 的新药会产生肾毒性[31]，其中部分甚至会导致肾衰竭。因此，能够在临床前进行肾毒性测试的肾模型是必不可少的。

用于肾毒理学研究的常规模型包括 2D 细胞培养模型和动物模型。但有 30% ～ 50% 的严重肾衰竭患者是由药物的肾毒性导致的[33]，这表明常规模型并不能很好地预测药物对人类的肾毒性作用。而 3D 细胞培养模型由于更好地模拟人肾的生理条件和特征，能够作为更好的肾模型进行毒理学研究，为患者规避不必要的风险。近端小管在去除异生素如环境化学物质、药物或源自新陈代谢的内源性废物中起重要作用。由于其高代谢率和暴露于毒物，近端小管细胞比其他部分更容易受到损伤。因此，大多数肾功能的体外模型都集中在实现近端小管细胞功能上[33]。

肾 3D 生物打印是一项新技术，目标是开发出与人肾相同尺寸的全功能性人造肾。目前，研究人员没有能力建造复杂的大型 3D 肾，因此发表的最相关的研究集中在小规模的肾 3D 生物打印上，即制造“微型组织”构建块。主要包括两种方法：第一种是自组装细胞球，使用生物学启发的设计和组织将细胞球组装成宏观组织。第二种方法是获得组织单元的复制，然后将其自组装成功能性宏观组织。该方法的技术被用于生成功能性微流控芯片。器官芯片是一种较好的体外模型，它可以再现 3D 微环境。肾器官芯片可以模拟人肾的结构，以及运输、吸收等生理特性。

目前采用的人肾细胞系包括新鲜分离的近端小管上皮细胞（RPTEC）、用 HPV-E6 / E7 永生化的肾上皮细胞系（HK2）、用 hTERT 永生化的近端小管上皮细胞（RPTEC/TERT1）、用 SV40T + hTERT 永生化的近端小管上皮细胞（ciPTEC）以及 hiPSC[34]。与其他体外毒性测试相同，许多肾毒性测试的重点是相对剧烈的毒性，依赖于细胞活性测定，具体方法包括评估细胞膜完整性、新陈代谢、细胞活性试验、凋亡检测。这些方法虽然能较好地反映细胞毒性，但是缺乏特异性，也难以测定低毒性和慢毒性。而一些生物分子指标则具有极高的灵敏度，可以用来评估毒物毒性。生物分子指标包括特定 miRNA 和蛋白质等。miRNA 是细胞特异性的，非常稳定。因为它们在物种间高度保守，所以相同的 miRNA 可能充当生物分子指标。Saikumar 等初步表明了 miR-21 和 miR-155 可能是跨物种的肾毒性生物标志物 [35]。体外肾毒性的生物分子指标仍处于开发阶段，这一研究可以和建立适当的细胞系统以及组织工程研究同步进行。

Jang 等比较了人肾原始近端小管细胞在微流体装置中顺铂作用 24 小时与静态培养下顺铂作用的结果。结果显示，与静态培养细胞相比，流体中流动的细胞更健康，并且还表现出更具代表性的毒性反应 [36]。Chocha-Snoub 等开发了一种微流体肾模型来研究异环磷酰胺的肾毒性作用。异环磷酰胺是一种药物，由肝代谢后能够产生肾毒性物质。研究者使用与肾微流控芯片直接相关的肝微流控芯片，展示了两个器官系统之间的相互作用，即仅当肝代谢异环磷酰胺并且代谢物随后通过肾装置灌注时，肾细胞毒性才是明显的，但是当暴露顺序逆转时则不然 [37]。

五、肿瘤模型

肿瘤是危害人类健康的重大疾病之一，但目前对于肿瘤的发生、发展机制仍然没有充分的认识，严重影响了患者的治疗和预后。正常组织中的细胞位于固定的位置，进行正常增殖和程序性凋亡，细胞数目处于动态性稳定状态。但正常细胞会基因突变为肿瘤细胞，肿瘤细胞会打破体内平衡，持续增殖，逃避生长抑制，抵抗细胞凋亡，诱导血管生成，激活入侵和迁移机制，形成肿瘤组织。肿瘤的生物学特性和治疗效果评价研究都需要合适的体外模型，但肿瘤的发生、发展和迁移涉及时间和空间变化、细胞与环境之间的相互作用、细胞与细胞间的相互作用、细胞内的信号传递等一系列复杂进程 [38]，使得体外构建肿瘤模型面临严峻的挑战。传统的体外肿瘤模型主要是 2D 模型及动物模型。2D 模型中，细胞贴附在平面或者坚硬基底上，比如玻璃或者聚苯乙烯培养皿中，以层状汇合的方式进行快速增殖，虽然在一定程度上解释了肿瘤的一些生物学问题，但是肿瘤的一些关键性特征如 3D 生长环境、细胞与基质之间的相互作用、瘤内低氧环境等在 2D 培养过程中基本不能实现。相关研究也已经证明，在 2D 和 3D 培养模式下，细胞的表型、基因与蛋白质的表达、细胞增殖和迁移及药物敏感性等方面均存在差异 [39-40]。

基于生物 3D 打印技术制造的 3D 肿瘤模型能更好地模拟体内真实肿瘤组织的病理结构及微环境，细胞的形态、生物学功能表达更接近实际体内肿瘤细胞，而且细胞与细胞以及细胞与外基质环境之间相互作用紧密，可更好地模拟实际肿瘤微环境，可以实现在一个特定环境下的生理学、病理学和药物测试研究，架起临床前模型和临床测试的桥梁，正成为体外生物学模型研究领域的热点方向。

中国科学院大连化学物理研究所的 Xiao-jun Ma 等使用海藻酸钠微球培养肝癌细胞，与贴附细胞相比，其展示出了较高的迁移能力。该方法操作简单，可大规模重复性操作，适用于高通量药物筛选 [41]。清华大学的 Wei Sun 和 Yuan Pang 等使用挤出型细胞 3D 打印机，利用明胶、海藻酸钠、纤维蛋白原等生物兼容性材料构建了 3D 体外肿瘤模型（图 4-4）。该模型很好地展示了细胞与细胞、细胞与基质之间的相互反应；与 2D 模型相比，细胞增殖较快，细胞存活率达到了 90%，与侵袭和迁移相关的蛋白质 MMP 表达较高，对抗癌药物紫杉醇的敏感性低；3D 打印的体外肿瘤模型经 TGF-b 处理后，显示出上皮—间质转化特性与体内真实情况相符 [42-43]。2015 年，伊利诺伊大学的 Kristopher A. Kilian 等自行设计了三通道水凝胶挤出型打印装备，成功打印了中心分别是“直线”“发夹”“螺旋”状的水凝胶一次性成型结构。结构的中心通道用于种植巨噬细胞，外部通道则是肿瘤细胞和海藻酸钠混合凝胶。在两种细胞共培养的第一天，巨噬细胞主要位于中心通道，共培养 4 天后，巨噬细胞在肿瘤细胞的募集下渗透到海藻酸钠凝胶中，良好地再现了体内真实的肿瘤细胞与巨噬细胞募集现象。在用药物处理后，可发现巨噬细胞向肿瘤细胞聚集的能力减弱 [44]。

2016 年，乔治·华盛顿大学 Lijie Grace Zhang 等使用羟基磷灰石纳米颗粒混合 PEGDA，利用激光辅助生物打印技术制造了特殊几何形状的支架，创造仿生骨的微环境，模拟了乳腺癌细胞向骨迁移的过程，显示了结构形状及基质与肿瘤细胞间的相互作用，并与骨髓间充质干细胞共培养，显示了细胞与细胞间的相互作用。此外，药物敏感性测试结果表明，乳腺癌细胞在支架中形成了微球结构，表现出迁移特征，而共培养模式增强了肿瘤微球的形成能力，3D 条件下生长的肿瘤相比与 2D 条件下生长的肿瘤具有较低的药物敏感性 [45]。清华大学的 Tao Xu 等在明胶、海藻酸钠、纤维蛋白原材料的基础上添加了谷氨酰胺转移酶，用于构建体外胶质瘤模型，增加了结构的稳定性，细胞存活率可达 86.96%。2D 培养的胶质瘤干细胞在起初增殖较快，但在 9 天后开始发生凋亡，而 3D 打印模型中细胞的增殖虽然相对缓慢，但呈现出增殖率逐渐增加的趋势。此外，该模型中的胶质瘤干细胞在培养 3 周后会自发生成血管内皮生长因子，促进肿瘤血管化的形成。最后，该模型表现出对替莫唑胺的广谱抗药性，在 400 ～ 1600 μg/ml 的药物浓度范围下均表现出有效耐药 [46]。加州大学欧文分校的 Christopher C. W. Hughes 等制造了一种体外血管化微肿瘤组织芯片，整合了人肿瘤细胞和间质细胞，营养液的灌输主要依靠微血管通道。在该芯片中，结肠癌和乳腺癌生长旺盛，对标准化治疗有响应，在药物处理后表现出生长减慢或衰退的迹象。此外，该芯片中的肿瘤显示出了很强的代谢异质性，与周围组织相比，显示了很高的需氧糖酵解能力，为血管化实体瘤的体外研究提供了强有力的平台或模型 [47]。

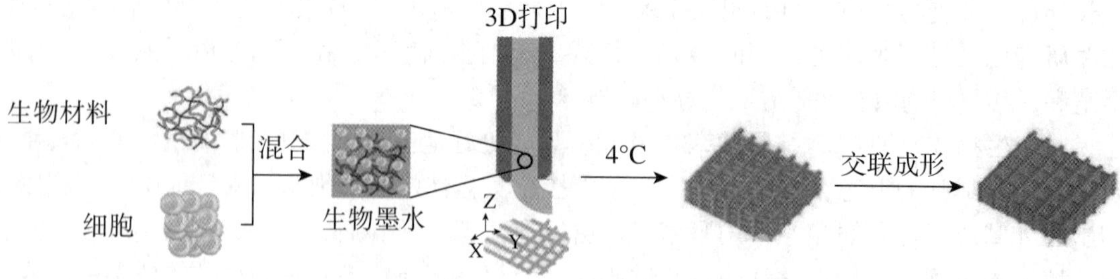

图 4-4　基于挤出型 3D 打印技术的体外肿瘤模型示意图

以上的研究结果均显示了 3D 打印技术在体外肿瘤模型构建上的巨大应用价值。但目前用于模型构建的肿瘤细胞类型主要是永生化的细胞系，在体外传代培养多次后，与原代细胞相比已经发生了表型和功能的变化，不能满足精准医疗和个性化药物筛选的需求。因此，在未来的发展中，使用患者肿瘤组织来源的原代细胞结合 3D 打印技术，重建个性化类肿瘤模型将成为热门研究领域。

第四节 展 望

生物 3D 打印技术的最新进展让我们看到了新的研究与应用方向。宏观尺度上，用于药物研发和筛选评估的器官模型正在发展。与组织模型不同的是，器官模型所需要克服的问题是在体外保持生长，关键在于类血管网络结构的制造。这种人体内极为复杂而又精密的器官一直是体外制造的难题。而目前，血管网络的 3D 打印已实现且运用在乳腺癌肿瘤和肠道模型上，日后将会运用到更多人体器官上[48]。不仅如此，对于直径在微米级别的毛细血管结构的构建，目前也已取得了突破性进展。具备类血管网络结构的组织器官模型有望提供更仿生的药效、毒性评价研究。

在研究的器官方面，研究者或许也会着眼于极为热门与奇妙的脑与神经科学上。在 3D 生物打印技术普及至脑组织体外模型的构建后，阿尔茨海默病、帕金森病等疾病的药理毒理学研究将会有突飞猛进的发展。而转向微观尺度，生物大分子如蛋白质、DNA 等的 3D 模型打印已全然不是问题，有望在将来建立起类似于 NCBI 的数据库，这些可以拿在手上的生物分子模型，无疑给药物的研发和药物作用机制的研究提供了极大的帮助。更为夸张和让人惊叹的是，区别于我们常规所见的 3D 打印，“DNA 3D 打印”[49]已然问世，相较于传统的 DNA 合成技术，它的准确性更高，所能合成的 DNA 链的长度更是上升了一个数量级，且合成中不再使用到常规所用的一些有害物质。这无疑是合成生物学的一个极大进步，预期在不远的将来会出现“蛋白质 3D 打印”技术。

此外，打印环境的改变也是一个值得考虑的发展方向。例如，俄罗斯科学家研究发现，在国际空间站的零重力环境下，生物 3D 打印成型的速度更快，成型更加有效。研究的不断深入或许会为体外与预测毒理学领域带来新的发展。总之，随着 3D 生物打印技术的发展，生物学、临床医学、药理学、毒理学将产生更多的研究成果和创新发现。

（庞 媛[1,2] 孙 伟[1] 季静远[1] 何剑宇[1]）

参考文献

[1] Li J，Chen M，Fan X，et al．Recent advances in bioprinting techniques：approaches，applications and future prospects．Journal of Translational Medicine，2016，14（1）：271.

[2] Scoutaris N，Ross S，Douroumis D．Cur rent trends on medical and pharmaceutical applications of inkjet printing technology．Pharmaceutical Research，2016，33（8）：1799-1816.

[3] Ozbolat IT，Hospodiuk M．Current advances and future perspectives in extrusion-based bioprinting．Biomaterials，2016，76：321-343.

[4] Ferris CJ，Gilmore KG，Wallace GG．Biofabrication：an overview of the approaches used for printing of

[1] 清华大学机械工程系。
[2] 通讯作者，E-mail：pangyuan31@tsinghua. edu.cn。

living cells. Applied Microbiology and Biotechnology, 2013, 97 (10): 4243-4258.

[5] Chimene D, Lennox KK, Kaunas RR, et al. Advanced bioinks for 3D printing: a materials science perspective. Annals of Biomedical Engineering, 2016, 44 (6): 2090-2102.

[6] Guvendiren M, Molde J, Soares RMD, et al. Designing biomaterials for 3D printing. ACS Biomaterials Science & Engineering, 2016, 2 (10): 1679-1693.

[7] Murphy SV, Atala A. 3D bioprinting of tissues and organs. Nature Biotechnology, 2014, 32 (8): 773.

[8] 罗文峰，杨雪香，敖宁建. 生物医用材料的 3D 打印技术与发展. 材料导报，2016，30（13）：81-86.

[9] 罗希，张响，朱银宇，等. 人体植入医用材料的 3D 打印技术研究进展. 材料导报：纳米与新材料专辑，2016，30（2）：146-150.

[10] 胡堃，危岩，李路海，等. 3D 打印技术在生物医用材料领域的应用 . 新材料产业，2014（08）：33-39.

[11] Jang J, Park JY, Gao G, et al. Biomaterials-based 3D cell printing for next-generation therapeutics and diagnostics. Biomaterials, 2017, 156: 88.

[12] Billiet T, Gevaert E, De Schryver T, et al. The 3D printing of gelatin methacrylamide cell-laden tissue-engineered constructs with high cell viability. Biomaterials, 2014, 35 (1): 49-62.

[13] An F, Qu Y, Liu X, et al. Organ-on-a-chip: new platform for biological analysis. Analytical Chemistry Insights, 2015, 10: 39-45.

[14] Ikeda T. Idiosyncratic drug hepatotoxicity: strategy for prevention and proposed mechanism. Current Medicinal Chemistry, 2015, 22 (4): 528-537.

[15] Lee PJ, Hung PJ, Lee LP. An artificial liver sinusoid with a microfluidic endothelial-like barrier for primary hepatocyte culture. Biotechnology and Bioengineering, 2007, 97 (5): 1340-1346.

[16] Guzzardi MA, Vozzi F, Ahluwalia AD. Study of the crosstalk between hepatocytes and endothelial cells using a novel multicompartmental bioreactor: a comparison between connected cultures and cocultures. Tissue Engineering Part A, 2009, 15 (11): 3635-3644.

[17] Wu J, Wang Y, Liu G, et al. Characterization of air-liquid interface culture of A549 alveolar epithelial cells. Brazilian Journal of Medical and Biological Research, 2018, 51 (2): e6950.

[18] Drasler B, Kucki M, Delhaes F, et al. Single exposure to aerosolized graphene oxide and graphene nanoplatelets did not initiate an acute biological response in a 3D human lung model. Carbon, 2018, 137: 125-135.

[19] Huh D. A human breathing lung-on-a-chip. Annals of the American Thoracic Society, 2015, 12(Supplement 1): S42-S44.

[20] Fizeşan I, Chary A, Cambier S, et al. Responsiveness assessment of a 3D tetra-culture alveolar model exposed to diesel exhaust particulate matter. Toxicology in Vitro, 2018, 53: 67-79.

[21] Kumar S, Sharma S K, Kaushik G, et al. Therapeutic potential of arachidonyl trifluromethyl ketone, a cytosolic phospholipaseA2 IVA specific inhibitor, in cigarette smoke condensate-induced pathological conditions in alveolar type I & II epithelial cells. Toxicology in Vitro, 2019, 54: 215-223.

[22] Wilkinson DC, Alva-Ornelas JA, Sucre JMS, et al. Development of a three-dimensional bioengineering technology to generate lung tissue for personalized disease modeling. Stem Cells Translational Medicine, 2017, 6 (2): 622-633.

[23] Luyts K，Napierska D，Dinsdale D，et al．A coculture model of the lung-blood barrier：the role of activated phagocytic cells．Toxicology in Vitro，2015，29（1）：234-241.

[24] Smith AST，Macadangdang J，Leung W，et al．Human iPSC-derived cardiomyocytes and tissue engineering strategies for disease modeling and drug screening．Biotechnology Advances，2017，35（1）：77-94.

[25] Gaetani R，Feyen DAM，Verhage V．Epicardial application of cardiac progenitor cells in a 3D-printed gelatin/hyaluronic acid patch preserves cardiac function after myocardial infarction．Biomaterials，2015，61：339-348.

[26] Izadifar M，Chapman D，Babyn P，et al．UV-assisted 3D bioprinting of nano-reinforced hybrid cardiac patch for myocardial tissue engineering．Tissue Engineering．Part C，Methods，2018，24（2）：74-88.

[27] Jang J，Kim T G，Kim B S，et al．Tailoring mechanical properties of decellularized extracellular matrix bioink by vitamin B2-induced photo-crosslinking．Acta Biomaterialia，2016：S1742706116300137.

[28] Himmel H M．Drug-induced functional cardiotoxicity screening in stem cell-derived human and mouse cardiomyocytes：Effects of reference compounds．Journal of Pharmacological and Toxicological Methods，2013，68（1）：97-111.

[29] Takeda M，Miyagawa S，Fukushima S，et al．Development of in vitro drug-induced cardiotoxicity assay by using three-dimensional cardiac tissues．Tissue Engineering．Part C，Methods，2017，24（1）：56-67.

[30] Nozaki Y，Honda Y，Watanabe H，et al．CSAHi study：Validation of multi-electrode array systems（MEA60/2100）for prediction of drug-induced proarrhythmia using human iPS cell-derived cardiomyocytes -assessment of inter-facility and cells lot-to-lot-variability．Regulatory Toxicology and Pharmacology，2016，77：75-86.

[31] Kurokawa YK，Shang MR，Yin RT，et al．Modeling trastuzumab-related cardiotoxicity，in vitro，using human stem cell-derived cardiomyocytes．Toxicology Letters，2018，285：74-80.

[32] Fuchs TC，Hewitt P．Biomarkers for drug-induced renal damage and nephrotoxicity：an overview for applied toxicology．Aaps Journal，2011，13（4）：615-631.

[33] Natalias，Schophuizen CMS，Giménez I，et al．In vitro systems to study nephropharmacology：2D versus 3D models．European Journal of Pharmacology，2016，790：36-45.

[34] Wilmer MJ，Ng CP，Lanz HL，et al．Kidney-on-a-chip technology for drug-induced nephrotoxicity Screening．Trends in Biotechnology，2016，34（2）：156-170.

[35] Saikumar J，Hoffmann D，Kim TM，et al．Expression，circulation，and excretion profile of microRNA-21，-155，and -18a following acute kidney injury．Toxicological Sciences，2012，129（2）：256-267.

[36] Jang KJ，Mehr AP，Hamilton GA，et al．Human kidney proximal tubule-on-a-chip for drug transport and nephrotoxicity assessment．Integrative Biology，2013，5（9）：1119.

[37] Choucha-Snouber L，Aninat C，Grsicom L，et al．Investigation of ifosfamide nephrotoxicity induced in a liver-kidney co-culture biochip．Biotechnology and Bioengineering，2013，110（2）：597-608.

[38] Jiang WG，Sanders AJ，Katoh M，et al．Tissue invasion and metastasis：molecular，biological and clinical perspectives．Seminars in Cancer Biology，2015，35：S244-S275.

[39] Imamura Y，Mukohara T，Shimono Y，et al．Comparison of 2D- and 3D-culture models as drug-testing

platforms in breast cancer. Oncol Rep，2015，33（4）：1837-1843.

[40] Riedl A，Schlederer M，Pudelko K，et al. Comparison of cancer cells in 2D vs 3D culture reveals differences in AKT-mTOR-S6K signaling and drug responses. Journal of Cell Science，2017，130（1）：203-218.

[41] Xu X，Liu C，Liu Y，et al. Encapsulated human hepatocellular carcinoma cells by alginate gel beads as an in vitro metastasis model. Experimental cell research，2013，319（14）：2135-2144.

[42] Zhao Y，Yao R，Ouyang L，et al. Three-dimensional printing of Hela cells for cervical tumor model in vitro. Biofabrication，2014，6（3）：035001.

[43] Pang Y，Mao SS，Yao R，et al. TGF-β induced epithelial-mesenchymal transition in an advanced cervical tumor model by 3D printing. Biofabrication，2018，10（4）：044102.

[44] Grolman JM，Zhang D，Smith AM，et al. Rapid 3D extrusion of synthetic tumor microenvironments. Advanced Materials，2015，27（37）：5512-5517.

[45] Zhu W，Holmes B，Glazer RI，et al. 3D printed nanocomposite matrix for the study of breast cancer bone metastasis. Nanomedicine：Nanotechnology，Biology and Medicine，2016，12（1）：69-79.

[46] Dai X，Ma C，Lan Q，et al. 3D bioprinted glioma stem cells for brain tumor model and applications of drug susceptibility. Biofabrication，2016，8（4）：045005.

[47] Sobrino A，Phan D TT，Datta R，et al. 3D microtumors in vitro supported by perfused vascular networks. Scientific reports，2016，6：31589.

[48] Mehrotra S，Moses JC，Bandyopadhyay A，et al. 3D printing/bioprinting based tailoring of in vitro tissue models：Recent advances and challenges. ACS Applied Bio Materials，2019，2（4）：1385-1405.

[49] Patrick W G，Nielsen AAK，Keating SJ，et al. DNA assembly in 3D printed fluidics. PloS ONE，2015，10（12）：e0143636.

[50] Joshi S C，Sheikh AA. 3D printing in aerospace and its long-term sustainability. Virtual and Physical Prototyping，2015，10（4）：175-185.

第五章　器官芯片

摘 要

动物实验和细胞培养等模型在药物研发、毒性测试和健康风险评估等领域取得了巨大成就，但是这些模型均难以体现人体器官复杂的生理结构和功能。器官芯片是一门多学科交叉的前沿技术领域，综合考虑了发育生物学、细胞学、生物微环境、材料科学和制造学等诸多因素，是一类更加贴近人体真实组织器官的体外生理、病理、药理新模型，在药物研发、毒性测试和环境健康风险评估等领域具有重大的科学价值和广阔的应用前景，成为发展极为迅速的体外与预测毒理学方法之一。近年来，器官芯片领域的发展已经形成了由政府、学术界和产业界三方联动的合作发展模式，呈现出快速发展的态势，进入加速转化应用的阶段，在毒性测试和风险评估领域也同样得到高度重视和越来越广泛的应用。

第一节　概　述

一、基本概念

器官芯片（organ-on-a-chip）是一个多学科交叉的前沿技术领域，通过结合细胞生物学、发育生物学、生物材料，以及微流控技术、微加工技术、3D 打印技术等工程学技术手段，在体外构建包含多种细胞并高度模拟人体组织、器官生理特征和微环境的体外仿生微生理系统 [1]，以实现在某个或多个特定的器官微环境下进行生理学、病理学和药物测试的研究。

作为一种体外 3D 类器官的制造和培养技术，器官芯片上的类组织、器官是通过组装多种细胞构建的微型 3D 细胞聚集体 [2]，而芯片基体具有微型化和集成化等特点，能够精确控制组织或器官微结构、细胞 / 组织 - 组织界面、生物因子、动态力学及生化环境、器官 - 器官相互作用等多个系统参数，从而模拟人体器官的复杂结构、微环境，以及生理、病理、药理学功能，有潜力构建更为复杂的 3D 体外生物学模型，正成为国内外研究和转化应用的热点。

二、发展历史

器官芯片领域的研究最早报道于 2004 年，Sin 等 [3] 设计和制造了一个集成溶解氧传感器的微型细胞培养装置，然而真正引起学术界、政府和产业界广泛重视的事件始于 2010 年，其标志性工作是 Ingber 等 [4] 发表在 *Science* 杂志上的“Reconstituting organ-level lung functions on a chip”。该研究在一块几平方厘米大小的芯片上模拟人体肺泡的气 - 液界面和张力作用，制作了一个类似“可呼吸的肺”的模型。在之后的报道中，该技术还被应用于构建药物毒性致肺水肿的人类疾病模型。经过多年的发展，器官芯片领域已经取得了巨大成功。在生理、病理、药理研究，以及药物开发、毒性测试等领域具有重要的应用前景。

三、现状与趋势

由于器官芯片巨大的技术优势，该领域现已经形成了由政府、学术界和产业界三方联动的合作发展模式。2010 年，美国国家科学基金会（NSF）和美国食品药品监督管理局（FDA）共同建立的国家科研工程中心，投入 330 万美元用于制造出生物装置和集成的生命系统（“human/ body on a chip”）；2011 年，美国国防高级研究项目局（DARPA）立项支持工程制造 3D 人体组织结构的体外平台研究的项目，用于构建包括循环、内分泌、胃肠道、免疫、外皮、肌肉骨骼、神经、生殖、呼吸、泌尿系统等人体十大生理系统；2012 年，美国国家健康科学研究院（NIH）、FDA 和 DARPA 投入 7500 万美元联合发起“Organs-on-Chips”的研发工作，研发阵容由康奈尔大学、哈佛大学等十余所知名高校组成（图 5-1a）[5-6]；2015 年，强生公司基于美国哈佛大学 Wyss 生物工程研究所下属公司 Emulate 开发的人体血栓仿生芯片系统进行药物实验，并利用肝芯片对药物的肝毒性进行了测试；2017 年 4 月，FDA 正式宣布对一种经过工程改造的、具有生物活性的微型肝脏芯片开展系列药物测试，以检测其是否能够可靠地模拟人类食源性疾病，以期获得新药审批需要的相关实验数据，进而来代替动物模型开展毒理实验。

2017 年，科技部、发展改革委、工业和信息化部、国家卫生计生委、国家体育总局、国家食品药品监管总局六部门联合发布《“十三五”健康产业科技创新专项规划》，其中提到的重点发展任务就包括面向医药产业需求的高端药品检测设备，适合基层医疗机构的高精度诊断产品，精准化、个性化的新型诊疗服务。2018 年，中国国家重点研发计划变革性技术关键科学问题重点专项“人体器官芯片的精准介观测量”项目启动。国内也有多个团队对器官芯片领域开展了相关研究，如清华大学孙伟教授早在 2007 年即发表和申请了 3D 打印肝模型器官芯片用于药物研究的相关文章及专利。该团队基于细胞 3D 打印技术，在微流控芯片上构建体外类肝组织代谢模型，这种小型化类肝组织体外模型有可能实现高通量药物代谢动力学分析是继 2D 细胞模型后一种更接近人体生理系统的仿生模式。中国科学院（简称中科院，大连化学物理研究所团队[7] 利用器官芯片技术的多维网络结构与功能集成特点，构建了包含有多种组织脑组织细胞、细胞外基质材料和机械流体环境等核心要素的动态 3D 血 - 脑屏障模型，验证了其近生理环境的结构功能特性，并实现了对临床抗肿瘤药物穿透屏障能力的筛选与评价。图 5-1 展示了器官芯片技术自 2010 年以来的发展趋势。从学术研究方面来看，近 10 年在器官芯片领域发表的文章呈现快速增长趋势（图 5-1b）。

器官芯片是一种模拟人类组织、器官的体外微型化模型，未来可能替代 2D 培养、动物实验等传统的毒理学实验模型。器官芯片预测毒物作用的有效性取决于其中培养的类组织、器官模型能否尽可能接近地反映对应组织、器官的生理功能和微环境。提高这些芯片上所培养的类组织、器官的成熟度和一致性，并模拟多种组织、器官之间的相互作用，是其成为新型毒理学研究和测试平台的必经之路。

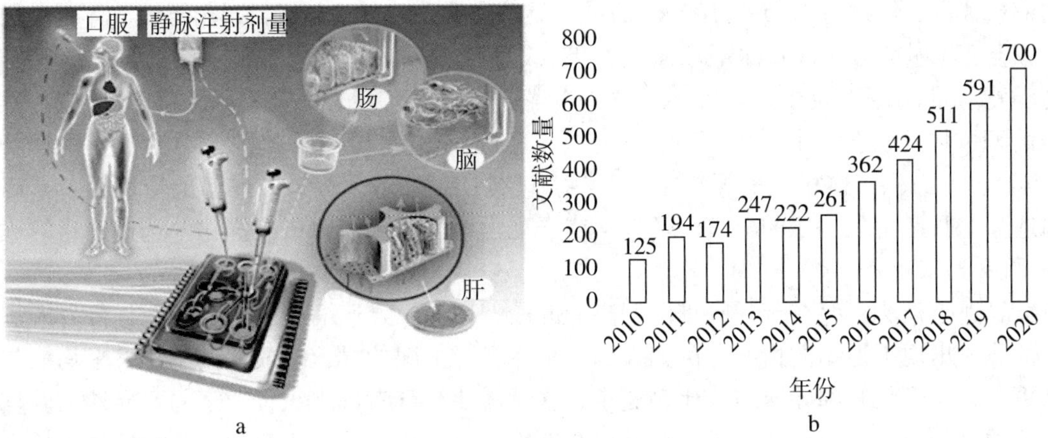

图 5-1　器官芯片发展趋势

a. 构建的包含 10 个类器官模型的高度仿生人体系统的器官芯片示意图[2]；b. 器官芯片主题每年发表文献的数量（检索主题“organ chip”）。

第二节　设计依据与制造技术

器官芯片一般由两部分构成，分别是芯片基体和类器官模型。芯片基体是指制作器官芯片时的框架结构材料，不包含细胞、细胞外基质等组分。类器官模型是在体外构建的 3D 仿生类组织、器官模型，用以反映人体内组织、器官的主要结构和功能特征。器官芯片不是简单地将多种细胞、蛋白质、生长因子、生物材料等混合在一起，其设计应该遵循原则是该领域面临的重要科学问题。作为一个微型类组织、器官模型，为了在体外重建及模拟人类器官的生理、病理、药理功能（特别是多种器官的耦合功能），用于毒物作用的预测研究，器官芯片必须具有合适的设计依据（物理、化学、生理功能等不同层面），这就要考虑器官的异速生长关系、组织学关系以及功能耦合关系。

一、设计依据

（一）生物物理学的异速生长

生物物理学的异速生长是关于身体大小与形状、生理学、解剖学乃至行为间关系的研究。异速生长在生物学领域结构统计分析及不同组织生长率研究方面具有重要的意义。

体重不同的动物，在器官结构尺寸方面存在着巨大的差异。器官的尺寸并不是随着体重的变化而成比例地变化，而是遵循不同的异速变化规律。许多生理生化指标（如心率、呼吸率、血液流速、最大奔跑速度、代谢速率、最大繁殖率等）也都表现出规律性的尺度变化，且大多数与动物表面积及体重（体积）比例有关。研究表明，当体重 M 缩放 S 时，代谢速率呈现 $S^{3/4}$ 的缩放比例，肺和血管网络呈现 $S^{3/4}$ 的缩放比例，血液循环时间呈现 $S^{1/4}$

的缩放比例。经过对 10 g 至 100 kg 的灵长类动物器官重量的分析，得出了缩放体重时用于估算器官重量的公式（简称异速缩放比例公式）：$M_O = aM^b$，其中 M_O 为估算器官的重量，M 为动物重量，a、b 为相关系数。当多个器官连接时，它们的比例关系可以归一化为重量、表面积、体积流量或其他几何尺度的关系。但是该方法所面临的挑战是仅仅在物理尺度（重量、表面积、体积流量等）层面对器官进行比例缩放。当涉及具体的应用场景，比如构造一个具有生理功能的器官、药效学或毒理学模型时，需要研究优化并选择适当的比例关系。

异速生长法也存在着一些难以解决的问题。比如，异速缩放比例公式在百万分人的器官估算时出现不适用的情况，例如大脑、垂体和肾上腺的异速缩放比例比器官平均缩放比例更大，而甲状腺的异速缩放比例更小。这就需要综合考虑组织、器官的差异性，调整相关系数进行设计。同样的问题也会出现在使用异速缩放来设定心率和血液循环相关的生理学参数上。一般生物机体尺度越小心率越快，如老鼠的心率是成年人的 100 倍。当在微尺度下构建器官芯片时，器官及血管网络系统的血流速度不能简单按照缩放比例进行设计，否则可能不满足体外细胞培养状态下的培养参数要求。又如，脑脊液中的免疫细胞发挥功能的最低密度为 3000 /ml，在一个百万分人尺度的芯片上，按照缩放比例设计，大约 1 μl 的脑脊液中只有 3 个白细胞，此时白细胞就不能发挥免疫的作用 [8]。

（二）组织学的微观结构仿生

由于体外的细胞可能无法像体内细胞一样高效的系统性运转，因此器官芯片一般只反映体内器官的主要功能或者一部分功能（可称为器官功能的子集）。组织学方法构建器官芯片时，研究器官的一部分构造及功能（一般选择具有代表性的最小功能单位，如肝中的肝小叶，肺中的肺泡，肠中的小肠绒毛，肾中的肾单位，骨髓中的造血组织和血窦，脾中的白髓和红髓，胰腺中的胰岛，乳腺中的乳腺小叶，脑中的大脑皮层单元等），在芯片上构建一个结构和功能接近真实器官的类组织。

当仅仅需要重建器官的一个子集时（如具有上皮、内皮、免疫和机械相互作用但不需要气体交换的肺泡；可进行药物对心脏电生理或机械活动的影响研究，但不泵送血液的心脏；不考虑胆汁活性、营养和水分摄取以及蠕动运输的肠），组织学方法构建器官芯片是非常适合的。在这种情况下，器官芯片系统可以按照真实器官线性地进行比例缩放，该过程实际上是在创建一个带有输入、输出和特定生理活动的局部微生理系统。

当两个或者多个这样的微组织、器官串联或者并联时，情况就变得复杂了。器官与器官之间的相互作用转化为每个培养腔室的细胞构成尺寸大小、灌流液体体积等参数，这种简化难以真正模拟人体复杂的组织和器官之间的相互作用。

研究器官系统对外接刺激做出生理及生物学功能上的响应时，必须考虑组织、器官之间的生理学和生物学相互联系，因此需要对器官芯片进行跨尺度的仿生设计及功能扩展。

（三）细胞外基质材料的选择

天然细胞外基质（ECM）主要由胶原纤维、弹性蛋白纤维、糖蛋白和多糖等成分组成，在细胞形态、细胞极性、细胞迁移和信号转导等方面发挥着重要的作用。通过体外构建仿生细胞外基质（使细胞黏附或者包裹细胞的生物载体材料），模拟体内细胞微环境，是类组织、器官构建的核心问题。人工细胞外基质可重建体内细胞微环境，为细胞提供支撑，支持细胞生长、迁移、分化等。器官芯片中的人工细胞外基质材料一般是由具有优良生物相容性的水凝胶构成的。水凝胶通过吸水膨胀来保持水分，模拟细胞外基质的高含水量特性。水凝胶分为天然水凝胶和合成水凝胶两大类。一般选择水凝胶材料时，主要考虑其化学成分、刚度、纤维结构、孔隙度、动态特性等，以满足不同组织、器官的生长需求。

（四）微生理环境的仿生

组织的生长需要各种复杂的内、外环境协同作用。为了建立体外生物学模型，有必要考虑外部环境参数的可靠性。微纳加工技术、细胞生物学、细胞 3D 打印等结合产生的器官芯片技术，与其他技术相比，在外部环境参数的控制方面有显著的优势。通过产生流体剪切力、机械应力、生物化学浓度梯度等理化刺激，器官芯片技术可模拟更真实的微生理环境，因此在构建体外生理、病理、毒理学模型中有特殊的优势[2]。

（五）多器官的功能耦合

人体内多个器官之间的相互作用是通过血液和淋巴循环交流实现的，从而维持体内的生理平衡。而外源性的物质（如药物、毒物等）进入人体后，会经过吸收、分布、代谢、排泄等过程，该过程有多个器官参与并协同作用。研究多器官之间的药物、毒物等代谢过程，以及同一种药物对不同靶器官的影响，体外重建模拟人体内复杂的生理系统及器官的相互作用等，需要兼顾器官的特异性及多器官的功能耦合。目前，该领域的研究尚刚刚起步。

二、基体材料及其制造技术

（一）常用芯片基体材料

器官芯片的制造过程中，首先要考虑芯片基体材料的选择。芯片基体材料的选择大致有以下几点要求[9]：

（1）芯片基体材料具有良好的化学稳定性和生物相容性。

（2）芯片基体材料应该具有良好的电绝缘性和导热性。

（3）芯片基体材料应该具有很好的透光性能。在光学检测时，对检测信号干扰较小或者无干扰。

（4）芯片基体材料的表面应具有优异的可修饰性，如可以固定生物大分子、可以做亲水处理等。

（5）芯片基体材料应该具有一定的透气性。

（6）芯片基体材料应易加工，制作成本低。

常用于制作器官芯片的基体材料有玻璃、高分子聚合物和水凝胶等。

（二）高分子聚合物芯片的加工

高分子聚合物芯片最为常用，其加工方法主要有模塑法、注塑法、热压法、激光刻蚀等。该芯片被广泛用在细胞共培养、细胞和细胞之间的相互作用研究等。最主要的材料包括聚甲基丙烯酸甲酯（PMMA）、聚二甲基硅氧烷（PDMS）等。下面简述 PMMA 和 PDMS 芯片的加工方法。

PMMA 属于热塑性聚合物材料，一般加工使用注塑法。将 PMMA 原料放入注塑机中，加热使之变为流体，然后压入模型，降温冷却后脱模即可得到芯片。在该过程中，模具的制作较复杂，技术要求高，是整个工艺过程的关键环节。一个好的模具可以生产数十万个芯片，具有重复性好、生产周期短、成本低等特点。

PDMS 属于热固化性聚合物材料，一般加工使用模塑法。主要是通过光刻工艺得到模具，然后将与固化剂充分混合后的液态高分子聚合物浇筑在模具上，经过一段时间的固化变硬，可以得到具有微结构的芯片。PDMS 芯片的加工制造工艺过程如图 5-2 所示，首先在硅基底上旋涂一层光刻胶，然后通过光刻的方法在光刻胶上刻画出所需图案进而形成模具，接着将 PDMS 浇筑在模具上，并通过在 70℃下加热 1 小时使其固化成型。再将成型好的 PDMS 封装即可。

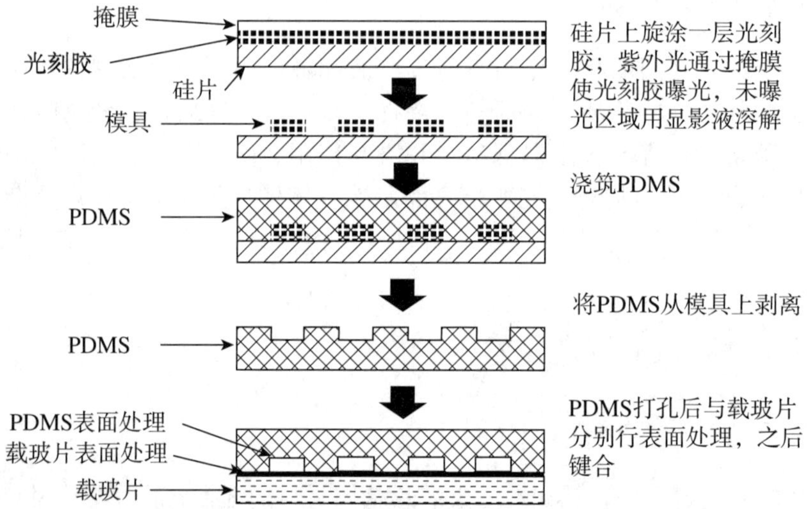

图 5-2　PDMS 芯片制作工艺示意图

（三）3D 打印芯片

随着 3D 打印技术的快速发展，一些研究者使用 3D 打印技术制造器官芯片。3D 打印的芯片具有设计加工速度快、材料适用范围广、成本低廉等特点。主要涉及微立体光刻、熔融沉积、喷墨打印等技术。目前，主要有 3 种不同的策略来将 3D 打印技术应用于微流控装置及器官芯片的制造中：一是用 3D 打印方法制作浇注 PDMS 芯片的模具，二是利用 3D 打印技术的优势打印复杂的微流体控制器件，三是直接 3D 打印用于细胞培养的微流控装置。

3D 打印芯片的研究面临的一个主要问题是：普通打印机的打印精度较低，台阶效应增大了芯片流道、腔室的表面粗糙度；高精度的打印机价格上百万元，普通实验室无法配备。此外，还存在打印芯片的效率较低，可用于打印芯片的材料有限等问题。

三、3D 类器官模型的制造方法

3D 类器官模型的制造方法有生物装配、细胞 3D 打印等。在一个复杂器官芯片的制造过程中，往往集成了多种技术。

（一）细胞组装及生物装配

生物装配（bioassembly）过程是指通过装配含细胞的单元构建 2D 或 3D 生物结构体，或在微流控芯片上灌注含细胞水凝胶材料构建图案化的组织结构等。单元一般由细胞、蛋白质、DNA、生长因子、生物材料等的混合物组装而成。生物装配构建仿生的多细胞组织模型，涉及多种单元的集成制造。含细胞水凝胶是常用的制造单元，根据结构分为点状、线状和面状 3 种。

1．点状结构单元 点状结构细胞水凝胶单元（point- shaped cell-laden structures）可以通过将含细胞的海藻酸盐、聚乙二醇、胶原等水凝胶制作成微球或微粒而得到，或者在不含细胞的水凝胶微球表面种植细胞而得到。水凝胶微球一般在含有“T”或“Y”字形结构和微喷头的微流控芯片上制备。点状结构单元中可以包含多种细胞类型，通过将水凝胶微球装载在具有特定形状的模具中，再通过细胞黏附或水凝胶自黏附等作用构建毫米到厘米大小的微组织模型。含有不同类型细胞的点状结构单元可以组装在一起，实现不同细胞在宏观组织中精确排列，其中基于含有干细胞的类器官微球应用前景广泛。点状结构单元构建的微肝组织、结缔组织和神经组织等模型，已经应用于 3D 培养条件下的细胞学分析和细胞间的相互作用研究。

2．线状结构单元 线状结构细胞水凝胶单元（line-shaped cell-laden structures）包含细胞纤维丝或中心微管结构等，一般也是通过微流控技术制备的。常用的水凝胶材料是海藻酸盐和胶原。采用旋转缠绕组装的方法将多种含细胞纤维等在 3D 结构中精确排列，可以制作厘米大小的 3D 中心细胞组织结构。例如，通过缠绕或编织含肝细胞纤维丝和含成纤维细胞纤维丝制作的肝组织具有一定的类肝脏功能。将血管内皮细胞嵌入纤维和微管结构中制备预血管结构，用以研究营养扩散和氧气传输等功能。线状结构单元可以被用于构建定向结构的 3D 类组织结构。

3．面状结构单元 面状结构细胞水凝胶单元包括两种类型：一种是将细胞种植在水凝胶薄膜的单侧或者双侧构建屏障组织，另一种是水凝胶包围细胞的面状结构单元（plane-shaped cell-laden structures）。面状结构单元也可以由点状或者线状结构单元而成。这些面状结构单元通过堆叠等方式进一步组装成复杂 3D 类组织结构。比如，装载肝细胞的单元与装载内皮细胞的单元叠加构建较大尺度的类肝组织，内皮细胞、平滑肌细胞和成纤维细胞有序排列的面状细胞生物单元卷起来构建具有多层结构的管状组织等。

（二）细胞 3D 打印

细胞 3D 打印（three-dimensional cell printing，或 3D cell printing）将细胞、生物材料、生长因子等按仿生形态学、生物结构或生物体功能、细胞特定微环境等要求，用“3D 打印”的技术手段制造出具有个性化的体外 3D 结构模型或体外 3D 生物功能结构体。其在制造多细胞、复杂组织结构方面有显著的优势。细胞 3D 打印应与微流控技术相结合，直接在芯片上打印 3D 类组织结构模型。常用的细胞 3D 打印技术有激光诱导细胞打印（图 5-3a）、喷墨型细胞打印（图 5-3b）、挤出型细胞打印（图 5-3c），其交联方法也包括预交联、原位交联、后交联等不同方式（图 5-3d、e、f）。

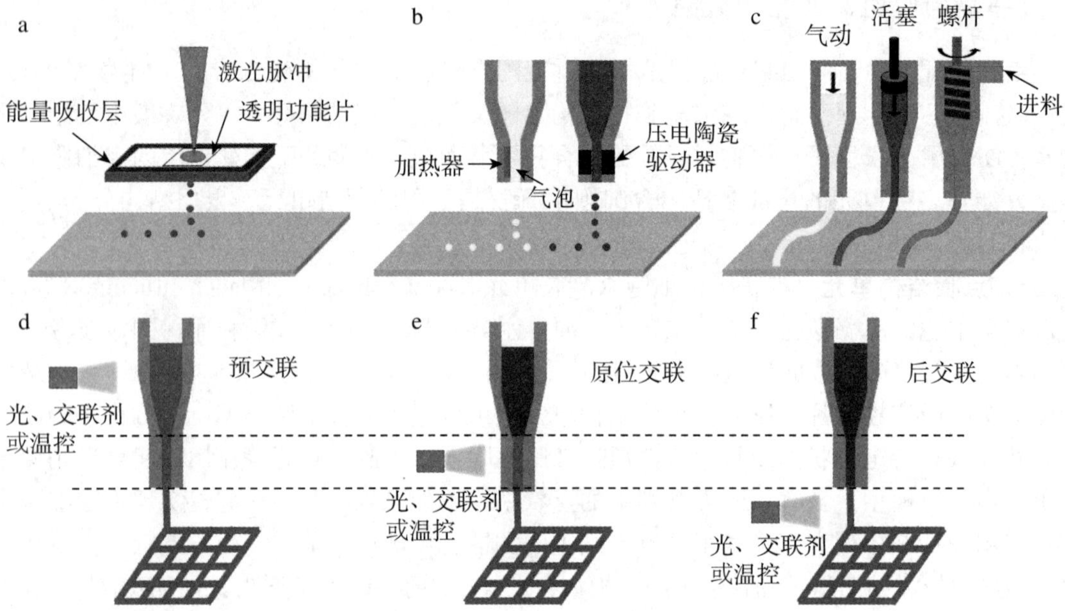

图 5-3　含细胞水凝胶支架打印

a. 激光诱导细胞打印；b. 喷墨型细胞打印；c. 挤出型细胞打印；d 至 f. 诱导交联打印。

利用 3D 打印技术已经建立了诸多具有初步细胞特性及组织功能的 3D 组织模型，如皮肤 [10]、肺 [11]、心脏 [12]、肾 [13]、肝 [14-15]、肿瘤 [16] 等。

Min 等 [10] 使用 3D 打印技术首先打印一层含成纤维细胞的胶原水凝胶，然后将黑色素细胞和角质形成细胞打印在上面，模仿天然皮肤结构，这种体外皮肤模型可用于研究腐蚀性、刺激性、渗透性和化合物的安全性等。

King 等 [13] 通过 3D 打印肾成纤维细胞、内皮细胞和原发性人肾近端小管上皮细胞，建立了人近端小管间质界面的体外模型。该模型可用于研究肾毒性机制，探讨肾发病机制及上皮 - 间质相互作用。

Chang 等 [14] 构建体外类肝组织代谢模型，这种小型化类肝组织体外模型有可能实现高通量药代动力学分析，是继细胞模型后一种更接近人体生理系统的仿生模式。

Faulkner-Jones 等 [15] 利用双喷头生物打印机，将含 hiPSC 的生物墨水打印成 3D 微型肝脏，hiPSC 随后分化并表达肝细胞特异性标志物并分泌白蛋白。通过分析蛋白质合成、胆汁酸合成以及碳水化合物转化为脂肪酸等过程，评估该 3D 肝脏模型的功能。

赵雨等 [16] 通过对含 Hela 细胞水凝胶的挤出型打印，制作出 3D 宫颈肿瘤模型。打印后的结构体具有 90% 以上的细胞存活率。相比于 2D 细胞培养模型，打印的 3D 类肿瘤模型具有更高的增殖速度，更高的 MMP 蛋白分泌。Hela 细胞在 3D 细胞打印的微环境中形成球形，并且表现出比 2D 培养更高的耐药性，证明了 3D 细胞打印技术在构建个性化的 3D 体外类肿瘤模型中的可能性。

第三节　器官芯片及其应用示例

近年来，在生物医药领域已经培养了包括人工肝、肺、心脏、肾等在内的多种器官芯片。目前开发的器官芯片仅能反映一种细胞类型或者仅能模拟组织、器官的部分功能。虽然它们还不是真正意义上的类人组织、器官，但是在类人组织、器官发育研究、疾病机制研究、体外毒理学研究和药物筛选等方面有着重要的潜在价值。

一、肺芯片

肺泡是肺的功能单元，是进行气体交换的主要场所。目前，肺芯片的研究主要集中在气 - 血屏障的构建、机械拉伸、流体剪切力作用研究以及肺部疾病机制研究上。

肺上皮细胞的损伤模型中有剪切力模型、机械拉伸模型，以及同时具备两种作用力的模型。Wyss 研究所[5]将人体肺细胞和血管细胞植入到芯片上，首次构建了具有呼吸功能的肺泡芯片，可以模拟人体肺泡在呼吸过程中的气血交换及收缩过程。该芯片的上层是气体通道，下层是液体通道，中间由多孔 PDMS 膜分离，膜的两侧分别培养人的肺泡上皮细胞和肺血管内皮细胞，模拟人的肺泡 - 毛细血管屏障。通过膜的规律变形，模拟了人类呼吸时肺泡壁的扩张和收缩。该团队还成功构建了肺水肿的病理模型。Huh 等[17]设计肺芯片以研究流体剪切力对肺上皮细胞的损伤。

Huang 等[18]提出了一种模拟人类肺泡结构和功能的 3D 肺芯片。该模型由具有反蛋白石结构的明胶甲基丙烯酰（GelMA）制成的 3D 多孔水凝胶和聚二甲基硅氧烷芯片组成，可以模拟气 - 液界面和实现循环呼吸运动。芯片上的反蛋白石水凝胶微结构具有相互连通的微孔，与人类肺泡囊具有高度相似性。通过用原代人肺泡上皮细胞填充微囊腔，很容易构建连接紧密的肺上皮细胞单层。在该芯片系统中引入循环应变，可以模拟肺囊泡的呼吸过程。此外，该 3D 肺芯片模型使得研究吸烟、病毒感染等引起的毒理效应成为可能。该研究提供了一种体外重建功能性 3D 肺泡芯片的独特方法，为研究人类肺泡的病理、生理、毒理学机制铺平道路。

Benam 等[19]创建的肺芯片用来测试对香烟烟雾的毒性响应。该模型可用于研究在吸烟和不吸烟两种情况下，来自相同人类供体的组织基因表达谱的差别。流感病毒和冠状病毒等病毒在人与人之间的传播可以促进病毒进化和新毒株的出现，从而增加造成大流行的可能性。临床研究很难分析特定类型的病毒如何逐渐进化出新特征。Si 等[20]通过在多个人肺气道芯片模型之间顺序传代受感染的黏液液滴，体外重建了甲型流感病毒通过突变和基因重组的自发进化过程。这种人类临床前肺芯片模型可能有助于研究体外病毒进化并在流感病毒出现在人群中之前识别它们，从而能够抢先设计出新的、更有效的疫苗和疗法。

二、肝芯片

肝是人体最重要、最复杂的代谢器官。肝的基本功能单元是肝小叶，由复杂的多细胞成分和管道结构组成。目前，肝芯片主要集中在建立多细胞肝组织生理模型，如构建类似肝血窦[21]、肝小叶[22]、胆小管[23]等结构。

体内肝窦的毛细血管将氧气和营养传输到肝实质细胞中，内皮细胞和实质细胞之间有间隙（其内包含星形细胞），血管内壁附有库普弗细胞，肝实质细胞分泌的胆汁经过胆管传输到肠道中。据此，Kang 等[24]构建了结构和功能类似的微型肝组织芯片。该芯片具备高度仿生性，适用于多种肝生物学分析、肝有关的疾病分析（如药物的肝细胞毒性损伤等）、癌症研究以及多种感染原导致的疾病病理研究。Prodanov 等[25]在芯片上构建了肝血窦模型，包含肝实质细胞、肝内皮细胞（构成血液和肝实质细胞间的选择透过性膜）、肝星形细胞（涉及生长因子等物质的分泌）、库普弗细胞（一种巨噬细胞，涉及物质分泌等）。该类肝血窦模型可以实现长达 28 天的体外培养，可用于慢性毒性的检测。Tilles 等[26]研究了介质流动和氧气浓度对小鼠肝原代细胞活性和功能的影响。

Ortega-Prieto 等[27]研发了一个 3D 微流体肝芯片系统，进行长达 40 天的乙肝病毒（HBV）感染研究。这个系统可以模拟体内 HBV 感染生命周期的基本过程，包括复制患者来源的 HBV 和维持 HBV cccDNA。在芯片上观察到了 HBV 感染后患者的先天免疫和细胞因子的反应过程，这样就可以对免疫逃避和生物标志物验证的重要途径进行解剖分析。此外，证实了人原代肝细胞与其他非实质细胞共培养，能够识别免疫效应因子的细胞来源，为乙型肝炎病毒研究提供了一个有价值的临床前实验平台。

Ma 等[28]通过细胞 3D 打印技术，构建了人脐静脉内皮细胞和脂肪来源的 iPSC 细胞共培养的六角形肝小叶模型。通过与 2D 培养对比，发现该模型能够增强 iPSC 的表型和功能，比如组织形态学方面有所改善，肝特异性基因表达水平提高，代谢产物分泌增加，细胞色素 P450 诱导增强。有研究显示，肝星形细胞、成纤维细胞以及 iPSC 来源的血管内皮细胞等参与构建肝芯片时，对肝细胞发育、药物代谢、蛋白质分泌等肝功能具有促进作用。

Emulate 公司[29]开发了具有物种特异性的 3 种肝芯片，分别模拟药物在大鼠、狗和人的肝脏中的毒性反应。该芯片包含有特异性原代肝细胞与肝血窦内皮细胞组织界面、库普弗细胞和肝星状细胞，在生理液的流动作用下模拟肝小叶的功能。该芯片可以检测到肝毒性的不同表型，包括肝细胞损伤、脂肪变性、胆汁淤积和纤维化，以及使用工具化合物处理时的物种特异性毒性。研究结果表明多物种的肝芯片可以应用于药物的临床前测试中，为预测肝毒性提供了一种有效的研究平台，进而更好地评估药物的安全性和人类使用风险。

三、肾芯片

肾是人体重要的内分泌和排泄器官，并且在维持人体内渗透压与稳定性方面起着重要的作用。肾单位由 3 个结构和功能不同的部分组成，分别是肾小球过滤、近端小管再吸收和分泌以及尿浓缩。肾单位通过生成尿液以排出体内代谢废物，并通过重吸收过程保持体内水分及营养物质的动态平衡。肾的功能性模拟开始于肾小球，然而一个成人肾小球的滤过率大约为 125 ml/min，目前还没有人造肾组织能达到这个效率。肾单位特殊的运输、代谢、内分泌和免疫活动的复杂性，给体外重建肾功能带来了巨大的挑战。器官芯片的出现有望解决这些问题。

由于高通量的液体过滤，使得肾细胞长期暴露在流体剪切力的作用下，进而影响肾单位的功能。

Homan 等[30]构建了一种 3D 人肾近端小管芯片，该肾近端小管完全嵌入在细胞外基质中，并且可以灌注培养超过 2 个月。与 2D 对照组 (含或不含灌注) 相比，芯片上的 3D 近端小管模型显示出了明显改善的上皮形态和功能特性。在引入肾毒素环孢素 A 后，上皮屏障以剂量依赖的方式被破坏。

常染色体显性多囊肾病（ADPKD）是一种常见的肾疾病，由 PKD1 或 PKD2 基因缺失引起，导致局部肾小管扩张，随后形成大量囊肿，最终导致成年期肾功能衰竭。体内肾小管紧密堆积，因此扩张的肾小管和扩张的囊肿可能对相邻的肾小管产生机械力压迫。为了破译相邻小管之间这种耦合的作用，Myram 等 [31] 开发了一种由圆柱形空心管紧密排列组成的并行网络的肾芯片，空心管间距为 100 ～ 200 μm，嵌入 I 型胶原蛋白。研究发现，这种管扩张与细胞增殖增加以及沿管轴的 F- 肌动蛋白应力纤维密度降低有关。对于较大的管间距，管变形与相邻管没有空间相关性；而对于较小的管间距，相邻管之间的管变形增加。该研究揭示了较小间距的肾小管之间的相互作用，提供了一种适合研究肾病理生理学机制的模型。

Petrosyan 等 [32] 使用植入微流控芯片的人类足细胞和肾小球内皮细胞来模拟肾小球滤过屏障，建立体外肾模型。在长期的培养中，细胞保持了正常的形态，形成了毛细血管样结构，并表达了狭缝隔膜蛋白。这些结果表明这个肾芯片涵盖了肾小球的功能、结构和选择渗透性，几乎具有与活体肾相同的功能。当接触到具有抗足细胞抗体患者的血清时，芯片产生的蛋白尿与患者蛋白尿成比例，然而健康对照组和原发性足细胞缺陷个体的血清中未观察到这种现象。接下来，研究者进行了该芯片在肾疾病建模和药物测试适用性方面的探索。通过分析 2000 个独立的肾芯片，结果支持了该芯片的高重复性和高通量筛选药物的有效性。该模型为研究肾病的损伤机制、识别治疗靶点提供了有效途径。

编者所在的研究组 [33] 仿照肾小体基本功能单元构建了具有“上皮细胞层 - 基膜层 - 内皮细胞层”3 层结构的肾芯片模型（图 5-4），该模型具有仿生滤过性能。实验中利用顺铂作为肾毒性的阳性对照，验证了模型在杀伤作用和加药前后对滤过作用影响的表征上的有效性。

四、肠芯片

人体肠道的主要器官功能是消化、吸收、分泌和运动。肠道通过代谢来管控身体，通过门静脉血流与肝和胰腺连接。肠道也是肠道菌群、肠道淋巴组织和宿主免疫系统等共同生活和相互作用的主要场所。然而，肠道微生物与人类肠道细胞相互作用的分析一直局限于遗传或宏基因组学分析，因为使用传统的培养模型无法将这些微生物与活的上皮细胞共培养超过 1 天。而且由于在 ECM 凝胶内培养时，每个类肠结构会形成一个封闭的腔体，因此在实验中很难对腔体成分（如微生物细胞、营养物质、药物或毒素）进行取样或操作。近年来，人类肠道器官芯片模型的出现为解决上述难题带来了可能。

大多数的肠芯片都包含两个被多孔薄膜隔离的中空通道，然后将肠细胞培养在薄膜表面。细胞在芯片上形成上皮单层，可以从芯片的上面或者下面对肠细胞进行检测，进而使得量化评估屏障功能的紧密度、营养和药物的吸收成为可能。营养物质的吸收主要发生在小肠壁上的绒毛上，所以小肠绒毛形态学的建立对构建肠芯片的意义重大。

Kim 等 [34] 开发了一种微流体“肠芯片”技术，将培养的细胞暴露于模拟生理蠕动的流动液体中，可用于诱导人类 Caco-2 细胞自发地形成类似肠绒毛的 3D 结构。这些绒毛结构

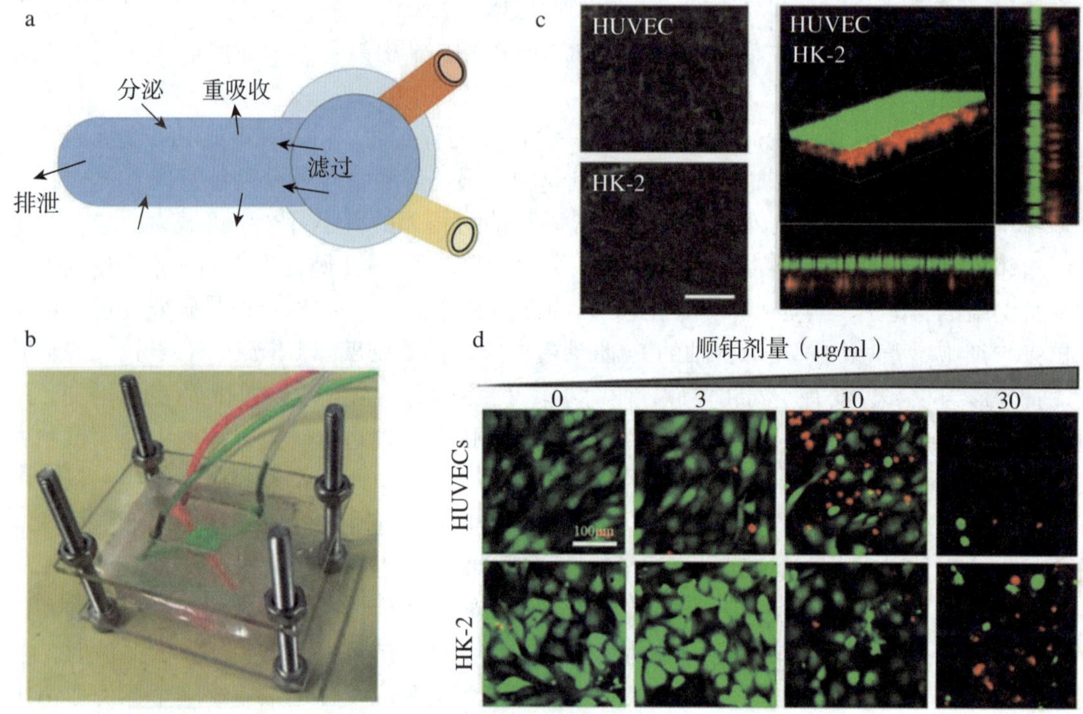

图 5-4 肾芯片模型[33]

a. 肾单位的结构与功能示意图；b. 肾芯片实物图；c. 芯片内双层细胞的形成（红色为 HK-2 上皮细胞层，绿色为 HUVEC 内皮细胞层，标尺为 100 μm）；d. 不同剂量顺铂（一种抗癌药物）作用 24 小时后肾芯片内双层细胞的存活状态（绿色为活细胞，红色为死细胞）。

紧密地连接在一起，并被刷状边缘和黏液覆盖。该团队还重建了沿着隐窝 - 绒毛轴填充的绒毛的基底增殖隐窝，并分化形成了 4 种不同类型的上皮细胞（吸收性、黏液分泌性、肠内分泌性和潘氏型），它们的特征位置类似于在活体人类细胞中观察到的位置。在随后的研究中，该团队开发了模拟肠道蠕动的肠芯片[35]，可以用来研究肠蠕动对营养物质消化和吸收的影响。该芯片可以实现循环机械力、流体剪切力及微生物共培养等操作，高度模拟了人肠道复杂的生理情况。

Shim 等[36]通过微制造方法加工具有绒毛形状的结构，然后在这些结构表面培养 Caco-2 肠上皮细胞，发现能够促进类似皱状结构的上皮形成、增加药物吸收以及改善细胞代谢酶细胞色素 P450 对流体剪切力的响应。也有研究人员制作了一个由多孔膜分隔的双层结构的肠芯片，用于药物吸收能力的研究。

虽然肠芯片较真实地模拟了人类肠道的许多不同表型和反应，但是现有的芯片只包含 4 层肠壁的部分结构，这些缺失的组织可能在一些疾病中起着重要的作用。比如，平滑肌细胞表达的一些抗体可以调节神经胶质源性营养因子的产生来调控神经的完整性。这一点不容忽视，因为肠道的神经系统调节肠道分泌、血液流动和肠道运动。因此，在未来的相关研究中，必须考虑增加更多的成分，如肌肉细胞和神经细胞等。

五、心脏芯片

无论构建的心脏芯片能否在机械负载下工作（如给肺、肝等供血），或者作为一个机电传感器反映药物及其代谢产物对心脏性能的影响，都需要考虑到心脏复杂的组织结构和组分、电传导、生化因子、新陈代谢和流体流动等。目前还没有心脏芯片被用作流体泵为其他组织或器官提供血液循环的相关报道。现有的心脏芯片大多只是通过改变外界环境参数（如流速、钙离子浓度、电刺激、基底物质等）调节心肌细胞的收缩性，而且功能较单一，离更加真实的心脏模型相差甚远 [2]。

编者所在的研究组 [37] 提出了多传感器集成的模块化微心肌芯片的设计方案，结合数字图像处理及电化学传感器技术，构建具有在线检测功能的空间微心肌芯片（图 5-5）。通过实时的图像采集、处理，以及电化学信号检测，实现心肌微组织收缩性能（收缩强度、收缩频率、收缩一致性等）的在线检测，为进一步的药物研究奠定了基础。

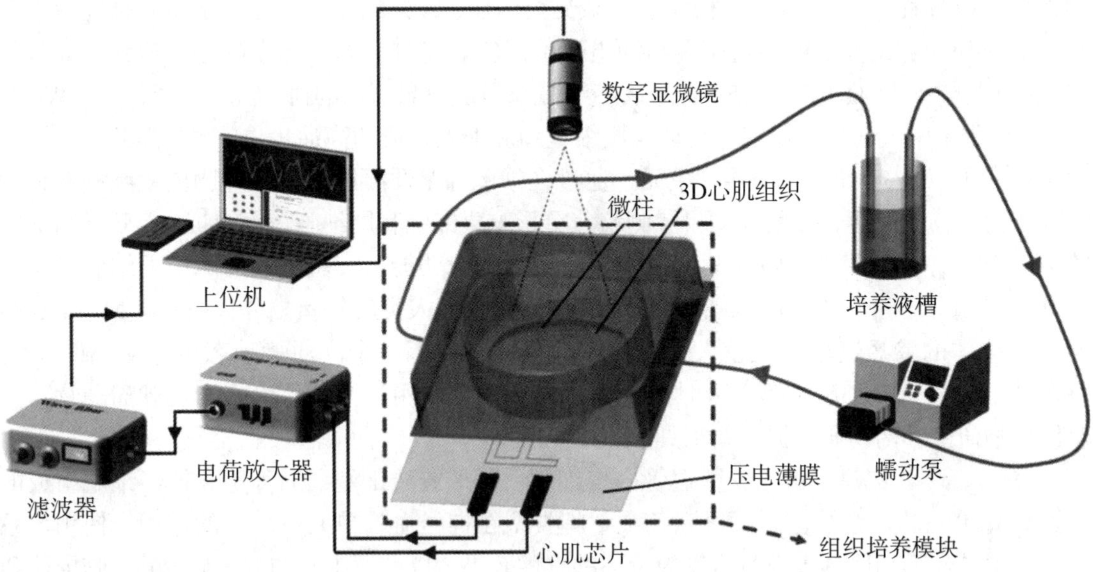

图 5-5　一种多传感器集成并可进行心肌收缩性能在线检测的心脏芯片设计示意图 [37]

心脏缺氧导致心肌细胞损伤，引起心率异常、局部缺血、心力衰竭等。为了研究缺氧细胞内 Ca^{2+} 浓度的变化，Martewicz 等 [38] 设计了一个心肌芯片，通过快速改变芯片内氧浓度梯度，模拟心肌细胞的急性缺氧状况，并且在线检测大鼠心肌细胞内 Ca^{2+} 浓度的动态变化。实验结果表明，缺氧条件可以引起新生大鼠心肌细胞中 Ca^{2+} 浓度的可逆变化。Zhang 等 [39] 利用细胞 3D 打印技术打印血管内皮细胞水凝胶纤维支架，并诱导血管内皮细胞迁移到纤维边缘形成融合的内皮细胞层，然后在这个细胞层上培养心肌细胞，生成排列整齐并且可以自动同步收缩的心肌层。该芯片可应用于心血管毒性评价。Lind 等 [40] 3D 打印了一个带有集成传感器的心肌组织芯片，通过该芯片装置能够收集心肌发育和成熟过程中的变化数据，进而研究体外心肌组织暴露在药物或毒素下的动态响应。该技术为体外组织工程模型的构建、毒理学和药理学的研究开辟了新的方法和途径。

六、脑芯片

目前脑芯片的研究主要集中在建立神经血管单元（neurovascular unit，NVU）、血 - 脑屏障（blood-brain barrier，BBB）和神经培养方面。血 - 脑屏障是人脑中介于脑组织和血液之间的生理屏障，可以有选择性地阻止某些物质经由血液进入大脑，对于维持神经系统的正常活动和脑内微环境稳态起着决定性作用。神经血管单元是血 - 脑屏障最重要的功能单位，可以实现吸收、分布、代谢和排泄毒素等过程。神经血管单元由毛细血管以及周围的血管内皮细胞、周细胞、星形胶质细胞、小胶质细胞和神经元组成。正确构建血 - 脑屏障需要综合考虑这些细胞的分工。

血 - 脑屏障芯片可以用于潜在中枢神经系统药物的早期筛选。Shao 等[41]在微流控芯片上培养血管内皮细胞，并借助流体刺激构建动态血 - 脑屏障模型，用于模拟药物诱导的脑细胞毒性反应过程。Booth 等[42]构建基于微流控的血 - 脑屏障模型，可用于研究神经活性药物在静态和动态条件下的渗透率和跨膜电阻值。实验发现动态培养比静态培养具有较低的渗透率及较高的跨膜电阻，结果表明该芯片可以用于预测药物的血 - 脑屏障清除率。Wever 等[43]构建了由人脑内皮细胞、星形胶质细胞和周细胞组成的高通量血 - 脑屏障芯片，该芯片上最多可以有 96 个血 - 脑屏障单元。通过在细胞外基质凝胶一侧培养脑内皮细胞并借由表面张力使其图案化，在凝胶的另一侧培养星形胶质细胞和周细胞，以模拟血 - 脑屏障的结构和功能，并采用荧光屏障完整性法检测模型的屏障功能。实验发现屏障中的细胞紧密连接并且限制分子量大于 20 kDa 的葡萄糖染料通过，且人类转铁蛋白受体抗体（MEM-189）和对照抗体的渗透速率存在较大差异。Xu 等[44]开发了一个高通量动态血 - 脑屏障芯片，该芯片上培养有多种脑细胞，并具备流体刺激条件，可用于筛选评价临床抗肿瘤药物，为脑肿瘤的研究和药物研发提供新工具。

Maoz 等[45]构建了由人脑微血管内皮细胞、星形胶质细胞、周细胞和神经细胞组成的神经血管单元芯片系统，用以研究各个细胞类型在神经血管单元系统中的作用。使用该系统来模拟神经药物甲基苯丙胺血管内给药的毒性效果，以前所未有的方式研究血 - 脑屏障和神经细胞之间的代谢耦合。该芯片为探索神经活性药物的转运、疗效、作用机制和毒性提供了一种体外新方法。

七、血管芯片

血管遍布全身，连接各器官进行物质交换。毛细血管网络是血液与组织进行物质交换的场所，对维持体内的新陈代谢和组织微环境的稳定起着重要的作用。构建血管生理学与形态学芯片，对于研究血管网路复杂的生理、病理、药理机制有重大意义。根据制造方法可以把血管芯片分为微流体血管芯片、模板微血管芯片、3D 打印血管芯片以及自组装血管芯片。剪切应力在调节内皮细胞形态、排列、细胞骨架重组和蛋白质及基因表达中起着重要的作用。

迄今为止，体外血管模型还无法准确再现内皮细胞的动力学反应，以生长形成可灌注的、功能性的 3D 血管网络结构。Kim 等[46]开发了一个具有 5 个平行通道的可灌注的血管芯片，可以实现内皮细胞与成纤维细胞、周细胞、癌细胞等空间排布，能够对正常发育和血管生成过程中的自然细胞程序进行建模，体外再现了血管新生和血管再生，进而形成了完整的 3D 微血管网络模型。

在镰状细胞病 (SCD) 和疟疾等炎症及血液疾病中发生的红细胞机械特性改变通常会导致血管内皮通透性增加、溶血和微血管阻塞。然而，这些病理现象之间的关联仍然未知。Qiu 等 [47] 开发了一种可灌注、内皮化的微血管芯片系统。互穿聚合物网络水凝胶的使用，使得该模型可以在长达 1 个月的时间内重现血管内膜的硬度、基底膜自沉积和自愈合过程。在该血管芯片模型的内皮屏障功能研究中，实现了高分辨率实时可视化生理流动条件下的微血管阻塞和内皮通透性变化过程。研究发现，芯片上的微血管系统能够从机制上研究与镰状细胞病、疟疾和其他炎症及血液病相关的内皮屏障功能障碍。

体外组织、器官模型的长期培养，需要持续供给营养物质和带走排泄物，缺乏血管网络的大尺寸组织、器官模型只能存活较短的时间。将人类组织的细胞、细胞外基质、脉管系统和可控微环境等有机地结合起来，有可能构建可以维持较长存活时间的组织、器官模型。近年来，相关报道介绍了一些基于细胞 3D 打印、具有复杂血管网络的大尺寸结构的组织、器官芯片。

Yu 等 [48] 应用细胞 3D 打印技术在 ECM 中直接打印微血管网络。打印血管的喷头打印的材料一般为血管内皮细胞和牺牲材料，多喷头采用常规 3D 打印方法构建复杂组织结构，打印完成后，包含血管内皮细胞的牺牲材料会被溶解，血管内皮细胞的扩散和黏附促进血管腔的形成。受限于细胞打印机的精度，血管腔的水力直径一般大于 500 μm。为了提高打印的组织与体内生理结构的相关性，Kolesky 等 [49] 打印了厚度超过 1 cm 的血管化组织芯片，该芯片可以进行体外灌注培养实验。通过在这个芯片中灌注生长因子，可以在原位研究人类间充质干细胞向成骨谱系的分化过程。该芯片能够进行长期（> 6 周）的灌注培养。这种 3D 组织制造平台为制造和研究体内或体外应用的人体组织器官芯片开辟了新的途径。

研究表明 3D 打印技术具有生成多种细胞类型的复杂血管网络的能力，但直接打印小微血管和毛细血管仍然是一个挑战。目前比较常用的解决方案是，首先打印较大直径的血管，然后通过引入血管内皮生长因子、转化生长因子 -β 以及胆固醇等刺激两个大血管之间的血管内皮细胞，以促进血管发芽和微血管形成 [2]。

八、多器官芯片

人体是由多种组织和器官组成的。为了更加真实地预测和评估人体的生理反应及对各种药物的响应，必须构建一个多器官集成的芯片，即人体器官芯片（body-on-chip 或 human-on-chip），关键步骤就是将多个独立工作的器官模型集成在一个芯片系统中。

Michael 等 [50] 制作出了一个封闭的人体器官芯片系统，该系统培养了 14 种器官，可以用来模拟药物的分布和代谢 。基于生理学的药动学和药效学，通过流体通道将这些器官连接在一起，以模拟体内多种器官的相互作用。该系统中的器官分屏障类和非屏障类。屏障类的器官，如皮肤、消化道和肺，可以直接接触或者暴露在化学或生物试剂中。在试剂暴露或接触非屏障类器官（肾、肝、心脏、脑、脂肪、肾上腺、脾、胰腺、骨髓、肌肉组织）或者进入系统微流体网络之前，必须通过屏障类器官。屏障类器官是在多孔薄膜上培养细胞形成的细胞层，非屏障类器官是含细胞的水凝胶支架。根据男性器官中血液的平均流速，设定系统中血液的流速以及每个器官分配到的体积流量和停留时间。整个系统运行 1 周，细胞存活率大于 85%。该系统证明了构建、操作和维护一个简单、重力驱动、多器官的人体器官芯片系统具有可行性。

Linda Griffith 等 [5] 成功建立了一个包含 10 个类器官模型的高度仿生人体血液循环系统的器官芯片（图 5-1a），营养物质在系统中循环流动，可以经由一个器官进入另一个器官，模拟人体内器官间的血液流动。大脑等器官是由 iPSC 分化而成的，肝等器官是由细胞系或者其他分化的器官结合细胞外基质构建的。该系统存活时间长达 4 周，并且具有一定的生理功能。实验发现，经由肠道组织进入系统的药物可以被运输到肝，经肝代谢后随着血液进入其他器官。

肝的代谢物会随着血液进入其他组织或器官，代谢的毒素会引起其他器官毒性。为了研究这种作用机制，肝模型经常和其他器官模型连接使用，构建肝 -X 芯片。

Wagner 等 [51] 制造了一种包含人工肝微组织和皮肤组织的共培养芯片系统，经过 14 天的动态共培养，观察到两种组织之间的互相作用。肝微组织在 6 天的药物影响下，对有毒物质曲格列酮表现出不同分子水平的敏感性。

Maschmeyer 等 [52] 按照 1/10 万的比例缩小人体器官，建立了一个肠 - 肝 - 肾 - 皮肤的多器官芯片系统。该系统有两个流体循环通路，在薄膜上形成单层的人近端小管上皮细胞，其紧密连接的结构具有肾屏障功能，肾排出的液体与流经其他器官的液体在肾屏障处发生物质交换。深入的代谢研究和基因分析显示，在 2 ～ 4 天内，多器官共培养系统进入稳态。经过 28 天的培养后，细胞仍然保持较高活性，并且形成了功能化的组织结构，进一步观察到近端小管上皮细胞层对两种微流体形成空间隔离。

第四节　总结和展望

器官芯片是人类生命健康领域的新兴前沿技术，在疾病研究、新药研发、毒性评价和个性化医疗等领域的作用将日益凸显。利用器官芯片技术建立更加仿生的体外类人生命系统，为生命科学和医学研究提供了新的解决方案。类人器官芯片的研究取得了显著的进展，但是现有的器官芯片在复杂结构和功能类组织的构建方面还存在诸多技术瓶颈，距离产业化和临床应用仍有相当的距离。未来的发展趋势包括从简单结构到复杂结构功能类组织、器官芯片的设计制造，从单一组织、器官到多器官协同的微生理系统，多种传感及生物检测手段集成及相关生物化学性能的在线检测，从基础研究到病理、药理、毒理检测等多个领域的广泛应用等。

作为毒性预测的新方法和新模型，器官芯片技术由于更加接近人体真实组织器官的特性，能够更加准确地反映外源性物质在细胞和组织层面对人体的作用，并对其毒性作用进行定性和定量的评价，有望广泛应用于生化试剂、病毒、细菌等的毒理学研究和检测领域。

（张　婷 [1,2]　孙　伟 [1]　徐圆圆 [1]）

[1] 清华大学机械工程系。
[2] 通讯作者，E-mail：t-zhang@tsinghua.edu.cn。

参考文献

[1] 秦建华，张敏，于浩，等. 人体器官芯片. 中国科学院院刊，2017，32（2）：1281-1289.

[2] 孙威，陈雨晴，罗国安，等. 器官芯片及其应用. 分析化学，2016，44（04）：533-541.

[3] Sin A，Chin KC，Jamil MF，et al. The design and fabrication of three-chamber microscale cell culture analog devices with integrated dissolved oxygen sensors Biotechnol Prog，2004，20：338-345.

[4] Huh D，Matthews BD，Mammoto A，et al. Reconstituting organ-level lung functions on a chip. Science，2010，328（5986）：1662-1668.

[5] Edington CD，Chen WLK，Geishecker E，et al. Interconnected microphysiological systems for quantitative biology and pharmacology studies. Scientific Reports，2018，8（1）：4530.

[6] 麻省. 芯片上打造的“人体器官”正孵化出药物研发的新实验场. 中国航空报，2020-03-31（A12）.

[7] 李中玉. 基于微流控技术的体外毒理学评价新体系构建及初步应用. 大连：大连理工大学，2017.

[8] Wikswo JP，Curtis EL，Eagleton ZE，et al. Scaling and systems biology for integrating multiple organs-on-a-chip. Lab on A Chip，2013，13（18）：3496-3511.

[9] 林炳承. 微纳流控芯片实验室. 北京：科学出版社，2013：1-2.

[10] Min D，Lee W，Bae IH，et al. Bioprinting of biomimetic skin containing melanocytes. Exp Dermatol，2018，27（5）：453-459.

[11] Konar D，Devarasetty M，Yildiz DV，et al. Lung-on-a-chip technologies for disease modeling and drug development. Biomed Eng Comput Biol，2016，7：17-27.

[12] Wang Z，Lee SJ，Cheng HJ，et al. 3D bioprinted functional and contractile cardiac tissue constructs. Acta Biomater，2018，1（70）：48-56.

[13] King SM，Higgins J，William NCR，et al. 3D proximal tubule tissues recapitulate key aspects of renal physiology to enable nephrotoxicity testing. Front，Physiol，2017，8：123.

[14] Chang R，Nam J，Sun W. Computer-aided design，modeling，and freeform fabrication of 3d tissue constructs for drug metabolism studies. Computer-Aided Design and Applications，2008，5（1-4）：363-370.

[15] Faulkner-Jones A，Fyfe C，Cornelissen DJ，et al. Bioprinting of human pluripotent stem cells and their directed differentiation into hepatocyte- like cells for the generation of mini- livers in 3D. Biofabrication，2015，7（4）：044102.

[16] Zhao Y，Yao R，Ouyang L，et al. Three-dimensional printing of Hela cells for cervical tumor model in vitro. Biofabrication，2014，6（3）：35001.

[17] Huh D，Fujioka H，Tung YC，et al. Acoustically detectable cellular-level lung injury induced by fluid mechanical stresses in microfluidic. Proc Natl Acad Sci USA，2007，104（48）：18886-18891.

[18] Huang D，Liu T，Liao J，et al. Reversed-engineered human alveolar lung-on-a-chip model. Proc Natl Acad Sci，2011，118（19）：e2016146118.

[19] Benam KH，Novak R，Nawroth J，et al. Matched-comparative modeling of normal and diseased human airway responses using a microengineered B. Cell System，2016，3：456-466.

[20] Si L，Bai H，Crystal YO，et al. Clinically Relevant Influenza Virus Evolution Reconstituted in a Human Lung Airway-on-a-Chip. Microbiology Spectrum，2021，9（2）：e0025721.

[21] Lee PJ，Hung PJ. Lee LP，et al. An artificial liver sinusoid with a microfluidic endothelial-like barrier for primary hepatocyte culture. Biotechnol Bioeng，2007，97（5）：1340-1346.

[22] Tobias G，Alicia R，Alexander T，et al. Bioprinting perfusion-enabled liver equivalents for advanced organ-on-a-chip applications. Genes，2018，9：176.

[23] Hegde M，Jindal R，Bhushan A，et al. Dynamic interplay of flow and collagen stabilizes primary hepatocytes culture in a microfluidic platform. Lab Chip，2014，14（12）：2033-2039.

[24] Kang YB，Sodunke TR，Lamontagne J，et al. Liver sinusoid on a chip：long-term layered co-culture of primary rat hepatocytes and endothelial cells in microfluidic platforms. Biotechnol Bioeng，2015，112（12）：2571-2582.

[25] Prodanov L，Jindal R，Bale SS，et al. Long-term maintenance of a microfluidic 3D human liver sinusoid. Biotechnol Bioeng，2016，113（1）：214-246.

[26] Tilles AW，Baskaran H，Roy P，et al. Effects of oxygenation and flow on the viability and function of rat hepatocytes co-cultured in a microchannel flat-plate bioreactor. Biotechnol Bioeng，2001，73（5）：370-389.

[27] Ortega-Prieto AM，Skelton JK，Wai SN，et al. 3D microfluidic liver cultures as a physiological preclinical tool for hepatitis B virus infection. Nature Communications，2018，9：682.

[28] Ma X，Qu X，Zhu W，et al. Deterministically patterned biomimetic human iPSC derived hepatic model via rapid 3D bioprinting. PNAS，2016，113（8）：2206-2211.

[29] Jang KJ，Otieno MA，Ronxhi J，et al. Reproducing human and cross-species drug toxicities using a liver-chip. Science Translational Medicine，2019，11（517）：eaax5516.

[30] Homan KA，Kolesky DB，Skylar-Scott MA，et al. Bioprinting of 3D convoluted renal proximal tubules on perfusable chips. scientific Reports，2016，6：34845.

[31] Myram S，Venzac B，Lapin B，et al. A multitubular kidney-on-chip to decipher pathophysiological mechanisms in renal cystic diseases. Frontiers in Bioengineering and Biotechnology，2021，9：624553.

[32] Petrosyan A，Cravedi P，Villani V，et al. A glomerulus-on-a-chip to recapitulate the human glomerular filtration barrier. Nature Communications，2019，10：3656.

[33] 李扬. 基于三维打印的人诱导多能干细胞扩增、分化和应用研究. 北京：清华大学，2019.

[34] Kim HJ，Ingber DE. Gut-on-a-chip microenvironment induces human intestinal cells to undergo villus differentiation. Integr Biol，2013，5：1130.

[35] Kim HJ，Huh D，Hamilton G，et al. Human gut-on-a-chip inhabited by microbial flora that experiences intestinal peristalsis-like motions and flow. Lab Chip，2012，12（12）：2165-2174.

[36] Shim KY，Lee D，Han J，et al. Microfluidic gut-on-a-chip with three-dimensional villi structure. Biomed Microdevices，2017，19：37.

[37] Mutsuhito S，Fang Y，Mo X，et al. A heart-on-a-chip platform for online monitoring of contractile behavior via digital image processing and piezoelectric sensing technique. Medical Engineering & Physics，2020，75：36-44.

[38] Martewicz S，Michielin F，Serena E，et al. Reversible alteration of calcium dynamics in cardiomyocytes during acute hypoxia transient in a microfluidic platform. Integr Biol，2012，4（2）：153-164.

[39] Zhang YS，Arneri A，Bersini S，et al. Bioprinting 3D microfibrous scaffolds for engineering

endothelialized myocardium and heart-on-a-chip. Biomaterials. 2016, 110: 45-59.

[40] Lind JU, Busbee TA, Valentine AD, et al. Instrumented cardiac microphysiological devices via multimaterial three-dimensional printing. Nature Materials, 2017, 16: 303-309.

[41] Shao XJ, Gao D, Chen YL, et al. Development of a blood-brain barrier model in a membrane-based microchip for characterization of drug permeability and cytotoxicity for drug screening. Analytica Chimica Acta, 2016, 934: 186-193.

[42] Booth R, Kim H P, et al. Permeability analysis of neuroactive drugs through a dynamic microfluidic in vitro blood-brain barrier model. Ann Biomed Eng, 2014 (42): 2379-2391.

[43] Wevers NR, Kasi DG, Taylor G, et al. A perfused human blood-brain barrier on-a-chip for high-throughput assessment of barrier function and antibody transport. Fluids Barriers CNS, 2018, 15: 23

[44] Xu H, Li Z, Yu Y, et al. A dynamic in vivo-like organotypic blood-brain barrier model to probe metastatic brain tumor. Scientific Reports, 2016, 6: 36670.

[45] Maoz BM, Anna H, Fitzgerald EA, et al. A linked organ-on-chip model of the human neurovascular unit reveals the metabolic coupling of endothelial and neuronal cells. Nat Biotechnol, 2018, 36: 865-874.

[46] Kim S, Chung M, Ahn J, et al. Interstitial flow regulates the angiogenic response and phenotype of endothelial cells in a 3D culture model. Lab Chip, 2016, 16: 4189-4199.

[47] Qiu Y, Ahn B, Sakurai Y, et al. Microvasculature-on-a-chip for the long-term study of endothelial barrier dysfunction and microvascular obstruction in disease. Nature Biomedical Engineering, 2018, 2: 453-463.

[48] Zhang YS, Davoudi F, Walch PDK, et al. Bioprinted thrombosis-on-a-chip. Lab Chip, 2016, 16: 4097-4105.

[49] Kolesky DB, Homan KA, Skylar-Scott MA, et al. Three-dimensional bioprinting of thick vascularized tissues. Proc Natl Acad Sci, 2016, 113 (12): 3179-3184.

[50] Miller PG, Shuler ML. Design and demonstration of a pumpless 14 compartment microphysiological system. Biotechnol Bioeng, 2016, 113 (10): 2213-2227.

[51] Wagner I, Materne E, Brincker S, et al. A dynamic multi-organ-chip for long-term cultivation and substance testing proven by 3D human liver and skin tissue co-culture. Lab Chip, 2013, 13: 3538.

[52] Maschmeyer I, Lorenz AK, Schimek K, et al. A four-organ-chip for interconnected long-term co-culture of human intestine, liver, skin and kidney equivalents. Lab on a Chip, 2015 (15): 2688-2699.

第六章　体外代谢处置模型

摘 要

外源性物质对机体的毒性作用除了与其浓度及体内停留时间等体内直接暴露有关外，还与其代谢转化和跨膜转运等过程密切相关。应用体外模型以及计算模型逐渐成为研究外源性物质代谢和处置的重要发展方向。本章在讲解药物代谢转化和转运与毒性关联性的基础上，系统介绍了经典的体外代谢处置模型，包括基因工程重组酶模型、亚细胞成分模型、肠道菌群模型、肝细胞模型、器官灌流模型、组织切片模型等，还涵盖了近年新发展的模型，包括3D培养细胞模型、多能干细胞诱导分化技术、微流控芯片等，介绍各种模型的适用范围、优势和局限性。

第一节　概　述

一、代谢转化和跨膜转运

外源性物质进入体内后，机体立即启动自身保护机制对其进行处置。机体对进入的外源性物质的处置主要包括代谢转化和跨膜转运两种作用。代谢转化作用主要是将外源性物质原型进行代谢转化，转变成代谢产物；而转运作用是指外源性物质原型或代谢产物透过生物膜转移到机体各组织细胞并最终随尿、粪等途径排出体外的过程[1]。代谢转化一般分为两种类型：一类是氧化、还原和水解等反应，通常称为Ⅰ相代谢转化，其结果主要是增加化合物的极性，使其有利于排泄；另一类是结合反应，通常称为Ⅱ相代谢，化合物可以直接和葡糖醛酸、硫酸、谷胱甘肽等基团结合，也可以经氧化代谢后再与葡糖醛酸、硫酸、谷胱甘肽等基团结合。代谢是一把“双刃剑”，即对外源性物质的代谢不仅可进行解毒，也可能致毒，这主要取决于外源性物质本身的性质和代谢途径。由代谢产生毒物的过程称为代谢活化，生成的代谢产物称为反应性代谢产物（亲电性物质，如缺电子的分子或分子片段）。反应性代谢产物可与靶分子（谷胱甘肽以及蛋白质、脂质、核酸等生物大分子）发生共价或非共价结合，引发一系列的生物化学反应，最后导致一系列不同器官和水平上的功能紊乱和损伤。

跨膜转运过程按照不同机制分为单纯扩散、协助扩散、主动转运和胞吞胞饮等过程。其中单纯扩散主要是依靠浓度梯度完成，不需要消耗细胞能量；而协助扩散和主动转运是在转运蛋白协助下进行跨膜转运，有特异性、饱和性等特点，按照转运方向分为摄取转运和外排转运，是影响外源性物质体内组织分布的重要机制。由于代谢转化和跨膜转运从本质上来说都是机体排出外源性物质的过程，也有学者将跨膜转运过程按照摄取和外排两种作用分别归为 0 相和Ⅲ相处置。

二、代谢处置与毒性的关联

外源性物质对机体的毒作用除了与其浓度及维持时间等体内直接暴露因素有关外，还与代谢转化和跨膜转运等过程密切相关。外源性物质经代谢转化后大部分转化成无毒性或活性降低的物质，但大量的研究发现，很多物质经过代谢转化后常常被激活成毒性明显增加的产物，进而对机体产生毒性。例如，药物代谢酶 CYP1A2 作为 CYP 酶家族中含量居于第三位（约占 13%）的亚型，是著名的“增毒”P450 同工酶，其最大的特点是能激活前致癌物和前毒物，生成亲电性很强的中间产物或终产物，如黄曲霉毒素 B_1 终末氧化物和 7,8- 二氧二醇苯并芘等，因而与肿瘤发生以及肝毒性等密切相关。目前发现有 20 余种前致癌物可被 CYP1A2 激活。肝癌、乳腺癌、结肠癌、子宫癌、食管癌和肺癌等肿瘤的发生与 CYP1A2 活性均具有相关性[2-3]。

有些外源性物质的毒性具有器官特异性，例如很多有毒中药具有特异的肝毒性、肾毒性、心脏毒性、神经毒性等。外源性物质吸收进入机体后，随血液循环可以在全身各器官和组织细胞内分布，但是如果在特定组织器官内的暴露和蓄积涉及特殊的跨膜转运机制，就与体内的处置特征密切相关。有些外源性物质毒性是由于引起内源性物质的跨膜转运异常而发生的，例如多药耐药相关蛋白 2（multidrug resistance protein 2，MRP2）和胆酸盐外排转运体（bile salt export pump，BSEP）等转运体功能障碍就可能造成胆汁淤积，进而发展成为肝损伤。总之，外源性物质对机体的毒性作用是与整体的处置功能密切相关的，在应用体外模型评价外源性物质的毒性作用及其机制时，如果脱离了机体的代谢处置功能是没有意义的。因此，在建立应用以及选择体外毒性评价模型时要包含相关的代谢处置功能，并用阳性对照进行验证。

三、药物代谢酶和转运体

化合物在体内代谢处置的结局主要是有利于排泄，一般是变成无活性或无毒性的产物，就是减毒过程；但是大量研究证明包括Ⅰ相和Ⅱ相代谢酶在内，都可能将一些外源性物质代谢激活成为毒性更强的物质，即代谢激活或代谢增毒。谷胱甘肽（glutathione，GSH）作为一种重要的亲核性物质，可以与外源性的亲电性代谢产物共价结合，生成极性的 GSH 结合物从而排出体外，是机体针对毒性物质最重要的保护屏障。

对乙酰氨基酚代谢激活产生的药物性肝毒性最早在 1966 年被报道[4]，也是最经典的代谢增毒案例。对乙酰氨基酚主要经肝代谢，其中大部分对乙酰氨基酚经尿苷二磷酸葡萄糖醛酸转移酶（UDP-glucuronosyltransferase，UGT）和磺酸基转移酶（sulfotransferase，SULT）代谢转化成无毒性的结合型产物而经尿排泄，但是有一小部分对乙酰氨基酚经 CYP 酶（包括 CYP2E1、CYP1A2、CYP3A4）代谢转化成 *N*- 乙酰 - 对苯醌亚胺（NAPQI）。NAPQI 是亲电性代谢产物，很容易与肝细胞中大分子形成不可逆共价结合产物[5-6]。在治疗剂量范围内产生的反应性代谢产物 NAPQI 大部分与 GSH 反应生成 GSH 结合物，GSH 结合物随尿液排出体外[7]，还有少量 NAPQI 与蛋白质反应生成蛋白质加合物。但是在服用过量对乙酰氨基酚后，由于体内的 GSH 被耗竭，未与 GSH 反应的代谢产物 NAPQI 会修饰大量的蛋白质，导致关键蛋白质功能的丧失，从而产生严重的肝损伤甚至导致死亡 [8]。研究证实，CYP2E1 是激活对乙酰氨基酚最主要的代谢酶 [9]。因此，对乙酰氨基酚导致的肝毒性充分证明了药物代谢酶对外源性物质的增毒作用。

转运体是将内源及外源性异物转运透过生物膜以维持细胞和生理溶质浓度及液体平衡的功能蛋白，可排出细胞中有害异物，是机体重要的排毒机制。其中临床上常见的胆汁淤积性肝损伤主要就是由于参与胆汁酸排泄的转运蛋白受到药物抑制后导致的。胆汁形成的限速步骤是胆盐输出泵 BESP 介导的胆盐跨越肝小管膜的转运。在服用避孕药和 17α- 烷基雄激素时常有单一的、不伴有肝炎的胆汁淤积，主要原因就是负责胆盐、有机阴离子和磷脂类化合物排泄的肝小管外排系统紊乱 [10]。阿德福韦和西多福韦是广泛应用的抗病毒药物，但在一些患者中可产生肾毒性。研究发现，阿德福韦和西多福韦对 OAT1 转染的 CHO 细胞的细胞毒性比对照组的 CHO 细胞分别增加了 500 倍和 400 倍，表明药物相关的肾毒性可能是 OAT1 介导的阿德福韦和西多福韦在近端小管的累积所致 [11]。

四、体外代谢处置模型的发展

近年来，应用体外模型甚至计算模型逐渐成为外源性物质代谢和处置研究的重要发展方向 [12-13]。目前，人们已经建立了基因重组酶模型、亚细胞成分模型、肠道菌群模型、肝细胞模型、器官灌流模型、组织切片模型、3D 培养细胞模型、多能干细胞诱导分化技术、微流控芯片模型以及肝外代谢处置模型等多种体外代谢处置模型，通过这些体外模型模拟外源性物质在体内的代谢过程，进而预测外源性物质的代谢过程和毒理学特征。与体内代谢研究相比，体外代谢研究有很多优点。其一，体外代谢的研究方法可以排除体内因素的干扰，提供更可靠、更清晰的实验数据；其二，对于体内代谢转化率低且缺乏灵敏检测手段的外源性物质来说，体外代谢研究不失为一种很好的研究手段；其三，不需要消耗大量的样品和实验动物，因而研究费用相对较低。此外，体外模型还具有来源于人体组织细胞、更符合伦理要求、评价通量高等优势。但体外代谢模型也存在一些不足之处，目前采用单纯的体外代谢模型还无法完全替代体内代谢研究。

第二节　常用体外代谢处置模型

传统的代谢处置研究主要采用动物实验和临床试验观察。在非临床研究中，虽然动物体内模型与人体更贴近，但由于动物与人类的代谢处置行为是有本质区别的，不能充分反映人体情况。研究发现抗人类免疫缺陷病毒（HIV）药物依非韦伦在大鼠体内会发生肾近端小管上皮坏死，但是在人体内并未发现相似毒性。大鼠肾毒性是由于谷胱甘肽加合物生成后进一步转化为半胱氨酸 - 甘氨酸加合物与半胱氨酸加合物的混合物 [14]，而在人体内并未发现这种半胱氨酸加合物，也没有肾毒性。因此，动物整体模型获得的结果不能够代表人体结果，体外模型由于可以应用人类来源的细胞组织，可避免动物种属差异造成的误导。近年来，体外与计算模型已成为外源性物质代谢与处置研究的重要发展方向。体外模型具有来源于人体组织细胞、更符合伦理要求、评价通量高等优势，但是也存在细胞单一、功能与体内有差别的问题。在进行化合物（药物）毒性评价时，必须考虑化合物的体内代谢处置对毒性的影响。以下重点介绍近年来研究开发的常用体外代谢处置模型。

一、基因重组酶模型

利用基因工程及细胞工程，将调控细胞色素 P450（cytochrome P450，CYP）酶或其他酶的表达基因、质粒体整合到哺乳细胞、大肠杆菌或昆虫动物细胞中，经过细胞培养表达高水平的酶，经纯化获得单一的 CYP 同工酶。在新药研发中，此法能快速及时提供候选物代谢酶亚型的信息，快速鉴别对药物代谢贡献较大的 CYP 酶亚型，为进一步的药物相互作用研究提供方向，同时为底物与酶结合位点方面的研究提供了丰富的信息，有助于高通量筛选分析及选择性代谢产物的鉴定。通过高效液相色谱 - 质谱联用法检测外源性物质代谢产物，利用整体归一化法对参与代谢的 CYP 酶各个亚型的作用进行评估，并且可以对其主要代谢产物的动力学性质进行初步的探讨。基因重组 CYP 酶系在酶抑制特异性和选择性研究上优于其他体外方法，适合研究代谢领域微观和细节上的问题，与肝微粒体抑制试验的关联性较好。它的缺点包括：①成本较高；②由于各个同工酶在肝微粒体和肝中丰度的差别很大，应用重组酶在同一蛋白质水平上进行试验获得的各个同工酶代谢程度不能代表各个同工酶在体内肝脏的代谢程度。

蹇阳[15]等应用重组人源 CYP 同工酶（CYP1A2、CYP2B6、CYP2C8、CYP2C9、CYP2C19、CYP2D6 和 CYP3A4）及其特异性抑制剂，确定欧前胡素的 CYP 酶代谢表型。经整体归一化法评价得到 CYP1A2、CYP2B6、CYP2C19 和 CYP3A4 的代谢贡献率分别为 20.4%、7.3%、10.5% 和 61.8%。由体外重组人源 CYP 酶实验可获得欧前胡素的代谢表型信息，即欧前胡素在肝微粒体的 I 相代谢是由多个 CYP 同工酶介导的。除此之外，此模型可研究酶的结构与功能，以及得到单个酶的底物和抑制剂的信息，明确某些外源性化合物经过特定的酶代谢后，即以此酶进行单一代谢，更加准确地观察代谢结果，避免受其他酶共同参与此代谢的干扰[16]。

表6-1　药物体外代谢模型的应用比较

	基因重组酶模型	亚细胞成分模型		原代肝细胞模型	
		微粒体模型	细胞质液模型	悬浮培养模型	贴壁培养模型
代谢稳定性研究	—	×××	×	××	—
清除率预测	×	×××	—	×××	×
种属差异比较	×	×××	××	×××	×
代谢产物鉴定	××	×××	×	××	—
酶抑制研究	×××	×××	—	×	—
酶诱导研究	—	—	—	—	×××
反应表型研究	×××	×××	××	××	—

×××，经常使用的模型；××，偶尔使用的模型；×，极少使用的模型；—，不适用的模型。

二、亚细胞成分

应用最广的体外药物代谢研究方法是利用组织匀浆，特别是肝组织匀浆进行体外代谢研究。为使酶失活减小到最低程度，制备组织匀浆所用到的仪器和试剂都必须事先冷却并放在冰浴中（或 4℃下），在整个操作过程中，组织温度都不应高于 4℃。常采用颈椎脱位或断头法处死动物，除非需要，不能使用化学物质或是药物处死动物，因为这些物质可能会影响酶的活性和含量。微粒体、S9、细胞质液均属于肝细胞亚组分，可通过差速离心法制备。根据器官的类型不同，选取整个或部分器官进行匀浆，例如使用整个肝制备肝亚细胞成分，然而制备肠或肾微粒体时只采用部分组织或特定的细胞类型。药物代谢相关的酶大部分位于微粒体和细胞质，也有少量代谢酶位于溶酶体、过氧化物酶体和线粒体中（表 6-2）。

表6-2 药物代谢酶在细胞内的分布

反应类型	酶或反应	酶或反应所在的部位
氧化反应	细胞色素 P450 酶（CYP 酶）	微粒体
	黄素单加氧酶（FMO）	微粒体
	醛氧化酶（AO）	细胞质
	黄嘌呤氧化酶（XO）	细胞质
	醇脱氢酶	细胞质
	醛脱氢酶	线粒体，细胞质
	单胺氧化酶	线粒体
	二氢二醇脱氢酶	细胞质
	β- 氧化反应	线粒体，过氧化物酶体
水解反应	羧酸酯酶（酯酶 / 酰胺酶）	微粒体，细胞质，溶酶体，血浆，血液
	环氧化物水化酶	微粒体，细胞质
	肽酶	血液，溶酶体
还原反应	亚砜 / 二硫化物还原酶	细胞质
	醌还原酶	微粒体，细胞质
	还原脱卤	微粒体
	偶氮和硝基还原酶	微粒体，细胞质，菌群
	羰基还原酶	微粒体，细胞质，血液
结合反应	葡萄糖醛酸结合反应	微粒体
	硫酸结合反应	细胞质
	甲基转移酶	微粒体，细胞质，血液
	N- 乙酰转移酶	细胞质，线粒体
	谷胱甘肽结合反应	微粒体，细胞质
	氨基酸结合反应	微粒体，线粒体

（一）微粒体模型

肝是药物代谢的主要场所。肝微粒体是肝细胞被匀浆破碎时，内质网的膜结构破裂后自己重新封闭起来的小囊泡。这些小囊泡的直径大约 100 nm，是异质性的集合体。肝微粒体中含有的主要代谢酶为细胞色素 P450 酶（CYP 酶）、黄素单加氧酶（FMOs）和尿苷二磷酸葡萄糖醛酸转移酶（UGT）。采用从肝或肺提取的微粒体，加入还原性辅酶Ⅱ（NADPH）或还原性辅酶Ⅱ再生系统和氯化镁，在体外模拟生理环境下进行代谢反应，其中最常使用的是肝微粒模型。肝微粒体模型进行代谢研究的优点是制备方法简便、易保存、孵育条件易优化、有公认的酶底物、有专属的酶抑制剂等。肝微粒体用于代谢研究的缺点是外侧细胞膜的去除导致转运蛋白的丢失，在肠道代谢研究中影响很大。此模型主要用于药物清除、高通量药物筛选、药物相互作用的预测等方面。预测药物在体内的清除率时，其步骤是首先通过测定药物代谢的酶动力学参数获得 K_m 及 V_{max}，再运用合理的动力学模型来推测药物代谢清除率。新药开发的早期阶段，常利用肝微粒体模型对候选化合物的药动学特点和代谢稳定性进行考察，以便在研究开发的早期确定候选化合物是否有继续开发的价值。此外，此模型广泛用于药物相互作用的研究。抑制 P450 酶的药物可以影响合并用药的其他药物的代谢过程，从而影响血浆中药物的暴露量，导致药物 - 药物相互作用（drug-drug interaction，DDI）。

（二）S9 模型和细胞质液模型

肝微粒体虽然含有主要的代谢酶，但是磺基转移酶（sulfotransferase，SULT）、单胺氧化酶（monoamine oxidase，MAO）、醛氧化酶（aldehyde oxidase，AO）、谷胱甘肽转移酶（glutathione S-transferase，GST）等大量药物代谢酶存在于肝细胞质液中。S9 模型是组织匀浆液去除线粒体和溶酶体后的上清液，包含了大量的 CYP 酶等药物代谢酶，含有肝微粒体和肝细胞质液中的所有代谢酶。S9 模型也是研究药物代谢和药物相互作用的常用工具之一。细胞质液是制备肝微粒体过程中获得的上清液，包括肝微粒体、肝 S9 和细胞质液在内，由于都是非细胞模型，都具有操作简单、容易保存的优点。GST 是体内主要的减毒酶，因此药物能与 GST 结合就提示其可能是代谢减毒的主要途径。

三、肝细胞模型

药物引起的肝损伤（DILI）是导致药物撤市或研发失败的重要原因之一。因此，能够预测和评价药物引起的肝损伤对于提高新药研发的成功率是非常必要的。肝细胞模型是非常重要的评价肝毒性的体外模型。

（一）原代肝细胞模型

肝不仅是外源性物质吸收、代谢的主要场所，也是体内一些必需物质的吸收、贮存和代谢器官。由于外源性化合物在体内代谢过程中可致肝损伤，因此肝细胞模型是毒理学研究的主要细胞模型之一。原代肝细胞模型是在模拟生理条件下进行体外代谢研究的方法，与肝微粒体法相比，该法不需要添加辅酶。此模型可以在细胞水平上提供吸收、代谢、转运等综合信息，为药物安全性评价、临床合理用药等提供理想的体外模型和有效的体外分析手段，目前成为体外代谢研究的“金标准”。此法维持了药物代谢Ⅰ相酶和Ⅱ相酶的代谢活性及有关生理辅助因子的浓度，在短时间内基本保持体内代谢酶水平，在药物代谢途径和消除速率方面与体内试验具有可比性。同时随着冷冻复苏技术的发展，肝细胞来源的问题在一定程度上得到解决，最大限度地克服了个体差异。肝细胞模型用于研究药物对 CYP 酶的诱导和抑制作用、CYP 酶的表达，判断药物的代谢途径和清除率等诸多方面。原代肝细胞模型是目前被实验室最为接受的、FDA 认定的预测药物对 CYP 酶潜在诱导效应的有效工具。

原代肝细胞模型在预测药动学参数方面是极有价值的模型。肝细胞培养技术与整体动物模型相比，有以下几个优点：①可以在人体样本上研究药理学参数；②能严格控制实验条件，同时样品分析简化；③可以避免因其他组织带来的干扰；④可以从单一来源的组织开始大量的实验。但是，因为原代肝细胞很难繁殖，代谢酶的水平随着培养时间的延长会迅速降低，而且原代肝细胞模型是一个封闭的系统，会造成与整体动物实验获得的参数有很大的不同。

根据不同实验的需求可以采用原代细胞悬浮培养模型（通常 2 ~ 3 小时）或原代细胞贴壁培养模型（一般培养几天）进行实验。原代细胞悬浮培养模型代表肝代谢药物的一个完全的功能单元，含有与体内肝细胞相当量的药物代谢酶和辅因子的浓度，可以进行复杂、多步骤的药物代谢反应实验。因此，原代细胞悬浮培养模型常常应用于测定代谢稳定性，预测人体代谢清除率，确定代谢途径，鉴别代谢产物等。除此之外，原代细胞悬浮培养模型也应于药物抑制评价，确定反应表型，确定代谢物形成的生物反应器，评价细胞毒性等。但是，原代细胞悬浮培养模型中细胞不再与胞外基质和其他细胞接触，是一种不利于细胞生存的环境。因此，该模型只能维持 2 ~ 3 小时，限制了细胞培养的时间和在代谢方面的应用。原代细胞贴壁培养模型中细胞可以存活几天直至几周，因此常常用于酶的诱导研究（转录激活）、药物 - 药物相互作用和细胞毒性研究。但是，原代细胞贴壁培养模型中细胞在培养的 24 ~ 48 小时内开始出现去分化和表型特性的改变。最重要的改变就是 CYP 酶，大部分 CYP 酶随着培养时间的延长表达逐渐降低，有一些 CYP 酶随着体外培养时间延长表达逐渐升高，也有一些 CYP 酶的表达会出现先降低后升高的趋势。由于主要代谢酶的表达变化，很多药物代谢相关的其他研究并不适合采用此模型。然而，现代细胞培养技术，如微流控系统、微模式肝细胞共培养系统以及 3D 培养模式，在提高药物代谢酶的稳定性和寿命方面取得了显著进展。尽管原代肝细胞在运用中受限颇多，但它仍然是体外研究外源性物质代谢和毒性的细胞模型的金标准。

（二）“三明治”夹心培养肝细胞模型

胆汁淤积性肝损伤是药物引起的肝损伤之一，严重时可导致肝坏死，危及生命。其主要原因就是胆汁酸的合成、分泌、转运、排泄等功能紊乱，引起肝细胞内胆汁酸淤积。CYP7A1 是胆酸合成的限速酶。肝细胞基底膜上的 NTCP（sodium taurocholate cotransporting polypeptide）负责将血液中胆酸摄取进入肝细胞；肝窦状细胞膜上的 BSEP 转运体是主要的外排蛋白，将胆酸外排至胆汁。除此以外，MRP2 和 MRP4 都参与转运胆汁酸进入血液。因此，保持肝细胞结构和功能的完整性是研究胆汁淤积性肝损伤的重要前提。由于原代肝细胞体外培养时不能增殖，并且会很快丢失复杂的生理结构和功能，所以很难进行基于复杂机制的肝毒性包括胆汁淤积性肝损伤的评价。除了胆汁淤积以外，一些药物本身或其代谢产物具有基因毒性，也可以造成肝损伤。

“三明治”夹心培养肝细胞（SCH）模型已经成为评估转运体介导吸收和排泄过程的一个有利工具。它是将原代肝细胞种植在两层胶之间。Dunn 等[17]首先证明在这种条件下，肝细胞可以保持体内的结构特征。Liu 等发现 SCH 模型可以形成胆管网络结构，并且发现 Ca^{2+} 可以影响细胞的紧密连接。SCH 模型中加入无 Ca^{2+} 缓冲液后 3 分钟内，细胞的紧密连接就会被破坏，因此，通过测定含 Ca^{2+} 和无 Ca^{2+} 缓冲液中的药物浓度，可以获得药物经胆汁的排泄能力。已经证明 SCH 模型可以表达肝细胞中药物代谢酶和转运体，用于研究曲格列酮、波生坦等药物引起的胆汁淤积性肝损伤[18-19]。SCH 模型中加入苯巴比妥、地塞米松和 β- 萘黄酮等 P450 酶的诱导剂后可评价香豆素的肝基因毒性[20]。尽管 SCH 模型可以描述药物经胆汁清除的能力，但是实验耗材昂贵且不适合高通量筛选。而且关于 SCH 模型成功的报道很少，主要原因是缺乏持续的胆汁流动，导致 MRP3 上调和胆盐淤积，最终出现胆汁淤积。

（三）永生化肝细胞模型

永生化肝细胞因其无限可培养性和表型稳定性的优点，已被建议作为原代肝细胞模型的理想替代模型。但是，永生化肝细胞与原代肝细胞的最大区别是表达的代谢酶水平较低。目前有多种细胞系可用于药物代谢的评估，如 $HepG_2$、HCC-T、Hep3B 和 HepRG 细胞等。每一个细胞系在药物代谢研究中都有一定的用途，因为每一个细胞系在药物代谢酶（氧化酶如 CYP 酶，或结合酶）、转录因子（如孕烷 X 受体或组成性雄甾烷受体）或药物转运体的表达上都是唯一的。因此，在选择使用哪一种细胞系进行药物代谢实验时，必须首先考虑研究目的。例如，设计的实验是否是用于评估代谢物形成 / 鉴定或酶诱导的实验。虽然永生化细胞系很容易获得并可用于许多研究，但没有一种细胞系能囊括原代人肝细胞的基因型和表型，因此不能用作原代肝细胞的替代品。

（四）GSH 捕获

反应性代谢产物通常是亲电的，可以通过与具有亲核基团的生物大分子（如蛋白质、DNA、RNA）发生共价结合产生毒性。亲电的代谢产物也可以自发或经过谷胱甘肽转移酶（GST）的作用与谷胱甘肽（GSH）结合形成无毒的加合物经尿排泄。机体内 GSH 的稳态对调节信号通路非常重要，过度耗竭 GSH 可以增加活性氧的水平进而导致肝细胞线粒体的损伤。GSH 捕获是简单而可靠的体外方法，可以快速鉴定外源性化合物是否会产生亲电的反应性产物而具有毒性。该方法一般在肝微粒体孵育体系中加入 GSH 与待测化合物同时孵育，应用 LC-MS/MS 法的中性丢失扫描方法（谷胱甘肽加合物会产生 129Da 的中性丢失），可快速鉴定 GSH 加合物的产生[21]。但是，有时有些化合物的 GSH 加合物本身仍可以继续与蛋白质、DNA 和 RNA 等生物大分子共价结合而产生毒性。

四、肝外代谢处置模型

（一）肠道菌群模型

近年来，随着人类对肠道菌群的不断认识，肠道作为外源性物质代谢的重要部位越来越引起研究者的重视。外源性物质在肠道各种酶的作用下可发生代谢反应。肠道菌群以分解或还原反应为主，其种类比肝还多。肠道的不同部位具有不同的菌群特点，因而也就有不同的代谢特征。与肝相比，肠道菌群在代谢的类型及功能上均有其独特之处，几乎全为分解反应，使相对分子质量减小、极性减弱、脂溶性增强，并往往伴有疗效及毒性作用的增强。肠道是外源性物质的必经通道，参与肝肠循环的外源性物质（包括静脉注射、肌内注射或皮下注射），当其代谢物随胆汁分泌到肠道中时，也可能被肠道细菌代谢。因此，肠道细菌对外源性物质代谢具有重要影响。

从人和动物的肠道或粪便中可以分离出大约 60 种细菌，其中 99% 是厌氧性的。这些细菌主要是畸形菌体和厌氧乳酸菌，其他菌所占比例不大。人和家兔的肠道细菌主要分布在回肠到结肠部分，而鼠类则在胃到结肠部分。肠道细菌可以产生各种代谢酶，主要有水解酶、氧化还原酶、裂解酶和转移酶。β- 糖苷酶（β-glycosides）是研究较多的一种水解酶，可以将外源性的 β- 糖苷类转化为相应的苷元和醇。

肠道菌群体外温孵法是目前应用最广泛的体外肠道代谢研究方法。由于肠道内需氧菌只占肠道菌群的极少部分，占绝大多数的厌氧菌是外源性物质代谢的主要角色，因此该法主要是采用适合厌氧菌生长的厌氧环境和营养条件，待厌氧菌达到代谢要求时，加入待测物共孵育，一定时间后检测原型物质和代谢产物。目前应用该法并结合整体实验已对苷类成分进行了大量研究。

（二）大鼠肠囊模型

大鼠肠囊模型包括外翻肠囊模型和非外翻肠囊模型。前者应用较多，后者由于肠囊内部空间狭小、通气条件不易控制、渗透到外侧的药物浓度低导致检测困难等原因而应用较少。外翻肠囊模型被用于胃肠段的药物吸收、代谢、外排转运、多药耐药性以及药物相互作用等研究。该模型的优点是吸收表面积较大和存在黏液层；其缺陷在于翻转小肠时易造成形态破坏，因缺乏血液供应易导致全肠段失活，只能观察药物透过肠壁的浓度，无法计算较详尽的吸收动力学参数等。外翻肠囊模型适用于药物的分段吸收研究，例如在十二指肠、空肠、回肠和结肠的吸收。

（三）冷冻肠道上皮细胞模型

肠道是除肝以外最重要的代谢器官，特别是口服药物在进入门静脉之前都会在肠道停留。肠道上皮细胞中含有一定量的 CYP 酶、非 CYP 酶及转运体，对外源性物质可代谢降解或外排转运，从而减少进入门静脉的化合物的量。因此，开发具有代谢处置功能的肠道上皮体外模型对评价化合物的肠道吸收、药物相互作用以及毒性是非常必要的。但是，肠道上皮细胞的分离培养一直存在技术难点。直到 2017 年，Ho [22] 成功应用胶原酶分离获得了人小肠肠道上皮细胞。Li 等 [23] 于继而 2018 年建立了冷冻人肠黏膜（CHIM），并在该模型中鉴定了 CYP 酶及非 CYP 酶活性，以及 CYP3A4 酶能被维生素 D_3 诱导等功能。因此，该模型可以作为肠道代谢、药物相互作用以及毒性评价的模型。

（四）Caco-2 细胞模型

Caco-2（human colon carcinoma cell lines）细胞模型最初是由 Borchardt 和 Workers 在

1989 年提出的。该细胞系来源于人体结肠腺癌细胞，其结构和生化作用都类似于人小肠上皮细胞，很容易在体外培养并保持稳定，是 FDA 新药申报和学术界公认的可用于评价药物肠道吸收透膜的体外模型。由于 Caco-2 细胞中能够表达 P-gp 外排转运蛋白，可以在一定程度上与体内的药物转运相关联，但是其他转运蛋白包括 BCRP、MRP2 以及 PEPT 等的表达量都明显低于小肠上皮细胞。另外，Caco-2 细胞的药物代谢酶含量明显低于正常肠道上皮细胞。从 20 世纪 80 年代起，国外科研机构开始应用 Caco-2 细胞作为体外培养模型进行药物、毒物吸收动力学的研究。Caco-2 细胞可在多孔的可渗透聚碳酸酯膜上生长融合，并自发进行上皮样分化和形成紧密连接，分化出绒毛面（肠腔侧）和基底面（肠壁侧），其形态学、标志酶的功能表达与小肠上皮细胞相似。在体外建立肠黏膜上皮模型，进行肠上皮通透性的研究，可在细胞水平上提供外源性物质分子透过小肠的吸收、分布、代谢、转运以及毒性等综合信息，因此该细胞模型成为预测外源性物质在人体小肠吸收以及转运机制的标准筛选工具。

（五）其他

除了肠道以外，机体的很多其他器官组织也具有代谢转运能力，例如肾、肺、心脏、皮肤等，但是目前相关的体外模型都不是非常成熟。其中肾是参与药物清除的重要器官，也是产生毒性的重要组织，但是肾小球、肾小管的体外细胞模型与体内的相关性明显不如肝脏。随着器官芯片技术的发展，这些器官的体外模型也将逐步发展起来。

五、组织切片模型

多种脏器均可用于制作组织切片模型，例如肝、肠、肾、脑、肺等。一些实质性硬质脏器，例如肝和心脏，可直接用切片机进行切片；一些软质性脏器，例如肠和肺，需用琼脂糖进行包埋之后再切片。组织切片模型与上述体外模型相反，具有较好的结构完整性，包含器官所有的细胞类型，并且保留了细胞间的联系及一定的细胞间质。

最常用的组织切片模型为肝组织切片模型。1920—1930 年有文献第一次报道了肝组织切片模型，建立培育系统检测药物代谢。受到技术条件的限制，早期制作的肝组织切片很厚，并且重复性差，但是也能一定程度上反映外源性物质的代谢活性。随着专业切片机的出现，组织切片的厚度变得更加可重复，并且对组织的损伤可降到最低。典型肝组织切片的厚度是 200 ~ 300 μm，并且在合适的培养条件下可使肝的代谢功能维持 24 ~ 96 小时。当前，组织切片机的技术仍在不断进步，组织切片的培养技术也在不断发展。与早期的滚筒式培养器或多孔板相比，组织切片模型朝着流体灌注技术的方向发展，这种技术将组织切片浸泡在含有氧气和二氧化碳的培养介质中。肝组织切片模型的特点包括：①较为完整地保留了肝药物代谢酶及细胞器的活性，保留了细胞间的联系及一定的细胞间质；②可在较长的孵育时间内保持代谢；③新的精密肝切片技术能获得关于组织功能直观的信息，能快速分析，不需要储存样品，并允许对多个代谢产物同时分析。

组织切片模型与细胞模型和其他基于细胞的模型相比，具有许多相同的应用。然而，切片内不同细胞类型之间相互连接的优势可以提供更高水平的细胞间通讯，特别是在需要多种细胞类型共同参与的复杂代谢的情况下。与细胞模型一样，切片内的酶活性（例如 CYP 酶）在置于培养液中后不久就开始下降。组织切片模型的早期应用是毒理学和药理学的评估。然而，组织切片模型用于药物代谢研究，如代谢产物鉴定、种属差异比较、酶诱导等，也被很多文献报道过。肝组织切片模型一个有争议的应用是预测代谢清除率。产生争议的原因是，有些人认为切片厚度会导致扩散屏障，阻止药物和氧气进入切片内部。对于某些药物来说，代谢清除率可能不完全依赖于代谢反应，而是依赖于整个切片中药物扩散的速率，因此代谢清除率可能会受到扩散或运输的影响。由于这种不确定性，组织切片模型不是常规用于评估代谢清除率的模型。组织切片不适合冷冻保存，因此必须对新鲜分离的器官切片进行实验，这使得组织切片不能用于常规研究，特别是当需要对来自除大鼠之外的物种进行切片时。在肝组织切片模型中进行的许多代谢研究也可以使用肝细胞模型进行代替，并且肝细胞可以冷冻保存，使肝细胞模型成为应用更多的常规代谢模型。

六、器官灌流模型

器官灌流实验可以离体或原位进行。可以在许多器官开展灌流实验，例如肝、心脏、肺、肾、脑、肠、胰腺等。大多数器官灌注通常限于较小的动物，例如大鼠和兔。常用的器官灌流模型有肝灌流模型、肠灌流模型及肠 - 肝灌流模型等。肝或肠道器官灌流模型与其他技术相比的几个优点在于：①药物的递送和取样可以在生理条件（例如门静脉、胆管或肠）下完成；②药物浓度、缓冲液和药物输送速度在实验过程中都可以轻松控制，并根据研究者的需要量身定制。肝（或肠）灌流模型具有器官水平的优势，兼具体外试验和体内试验的优点，可以用于药物代谢各个方面的研究。

1855 年首次利用离体肝灌流观察糖原转变成糖的过程。经过多年的发展，实验的各个要点逐渐完善并趋于标准化，离体肝模型作为一种成熟的代谢模型得到广泛运用。1985 年，van Midwoud 等 [24] 建立了大鼠原位肠 - 肝灌流模型，此模型近年也得到很好的优化，它无疑扩展了肝灌流法。肠灌流模型可用于 P-gp 转运和肠道吸收代谢的研究。肠 - 肝灌流技术是一种与在体肝最具可比性的体外系统，提供了很好的模型评估首过代谢效应，包括药物代谢酶的代谢和转运蛋白介导的外排（两者都是药物从肝清除的机制）。器官灌流模型复制了许多其他体外模型无法复制的酶和转运蛋白之间的传递和连接，使其成为研究药物代谢效应，以及药物代谢和转运蛋白共同介导的药物处置过程的有力工具。例如，钟运鸣等 [25] 基于大鼠原位肠 - 肝血管灌流模型研究甘草酸的代谢，通过 LC-MS/MS 方法测定灌流液中的甘草酸和甘草次酸，得到甘草酸在单向肠 - 肝血管灌流模型中稳态肠提取率和稳态肝提取率分别为（4.2 ± 0.6）% 和（28.0 ± 3.0）%，并且灌流液中未发现代谢物甘草次酸。甘草酸在大鼠十二指肠给药后，灌流液中主要活性代谢产物为甘草次酸，同时肠腔液中也存在大量甘草次酸。结论是甘草酸的首过效应明显，口服后其主要被肠道菌群或肝细胞代谢，在肠黏膜细胞仅少量代谢。

肝灌流技术亦存在一定的缺陷：①灌流实验只能在有限的时间内进行，肝功能受多种因素和实验条件影响，如手术操作、灌流液组成、流速等；②手术及插管操作技术极为复杂；③每只动物只能进行一次器官灌流（即单次实验），这与所有前述方法形成鲜明对比。

总之，体外代谢模型应用于药物代谢研究的各个方面。微粒体模型代谢快，易大量操作，广泛用于酶活性、体外代谢清除、代谢稳定性研究。基因重组酶模型侧重于外源性物质代谢的酶亚型的确定，以及代谢酶抑制的特异性和选择性研究，结果明确，干扰因素少。细胞模型常常用于代谢与药理和毒理的相关性研究，进一步研究代谢增效（致毒）还是减效（减毒），原代肝细胞模型是这方面研究的“金标准”。肠道菌群在一些外源性物质的代谢过程中起到了重要作用，有时也会用肠道菌群体外温孵法考察肠道菌群对外源性物质的代谢作用。组织切片模型与器官灌流模型对微结构代谢模型与体内代谢一致性所存在的不足进行补充和完善。然而，各个模型都有其优势，也存在不足，没有一种方法是具有普适性的。在不同的研究背景下根据实验目的和各个模型的特点选择恰当的模型，都能对外源性物质的代谢做出合理的预测。

第三节　体外代谢处置新技术模型

一、3D 培养细胞模型

3D 培养细胞（three-dimensional cell culture）模型的引入是细胞培养技术的一个里程碑。随着新型支架、基质的发明与应用，及细胞成像和分析系统的日新月异，3D 细胞培养模型可模拟体内微环境而获得传统 2D 细胞培养模型所没有的优势，已在基础研究、干细胞及组织工程等领域崭露头角。越来越多的研究证实，与 2D 细胞培养模型相比，3D 细胞培养模型更适合将研究结果转化为体内应用。尽管细胞系模型给我们提供了稳定的研究材料，但对它们进行 3D 培养和诱导能使其更接近体内细胞的状态。研究表明，3D 培养的 HepRG 细胞比 2D 培养的 HepRG 细胞具有更高的代谢酶表达，因此更加适用于药物、毒物的体外代谢研究。迄今为止，已经利用 3D 培养方法建立了 380 多个细胞系的 3D 培养模型。众所周知，最佳的 3D 条件随细胞类型而改变，并且 3D 培养中细胞的特征根据其类型不同而不同。

虽然各种细胞系都建立了 3D 培养模型，但是用于外源性物质代谢的 3D 细胞培养模型主要是肝细胞 3D 培养模型。原代人肝细胞是研究代谢和毒性的“金标准”，但是原代人肝细胞在体外培养过程中会很快地（4 ~ 6 小时）损失细胞活性和功能，尤其是 CYP 酶的活性随着原代细胞培养时间的延长而迅速下降。而一些药物的毒性常常需要在肝细胞中暴露一定时间才能表现。3D 培养是提高原代肝细胞体外培养活力的重要方法。在 3D 细胞培养体系中发现，肝细胞自身分泌的外基质蛋白（ECM）可以逐渐累积，因此在不添加外源性基质蛋白的条件下能够维持肝细胞的正常形态和功能。比较 3D 和 2D 培养的原代人肝细胞发现，CYP 酶以及转运药物的转运体的表达量和功能在 3D 培养的球形肝细胞中明显高于 2D 培养的肝细胞 [26]，更加接近体内肝细胞的表达量。但是，目前 3D 培养肝细胞模型还存在通量较低，需要大量肝细胞的限制。

二、多能干细胞诱导分化技术

人类多能干细胞（hPSC）诱导分化技术为人源性体外功能细胞模型的建立提供了可能。目前已报告了应用 hPSC 分化的肝细胞模型 [27]、肠道上皮细胞模型 [28] 及肾模型 [29] 均构建成功，可用于化合物代谢处置及其毒性的筛选评价。在这些多能干细胞诱导分化的肝细胞模型中，都验证了不同细胞的功能和形态特征，均能表达正常细胞表达的代谢酶和转运体，并且可在体外长期培养，克服了原代肝细胞的个体差异及培养时间受限的问题，为一些药物慢性毒性的体外评价提供了可靠的模型。

（一）多能干细胞诱导的肝细胞模型

代谢和毒性研究中对肝细胞的需求量较大，而原代肝细胞的来源有限，这限制了原代肝细胞在代谢与毒性研究领域的应用。多能干细胞（PSC）是一类具有多功能性和自我更新能力的细胞，其具有无限增殖能力，以及分化为机体三胚层所有类型细胞的潜能，通过体外诱导方式将 PSC 定向诱导为肝细胞是获得原代肝细胞替代产品的有效途径 [30-32]。体外获得的肝细胞不仅应具有肝细胞的形态和表型，还应具有肝细胞功能。PSC 诱导的肝细胞在用于代谢研究之前要进行 CYP 酶的基因表达和酶活性检测，主要检测 CYP3A4、CYP2D6、CYP2C9、CYP1A2 等主要 CYP 酶的基因表达和酶活性。肝是机体生物转化发生的主要器官，是外源性物质毒性代谢研究中最重要的靶器官，体外培养的肝细胞是体外药物筛选、代谢研究、毒性研究的较好选择。目前体外应用的肝细胞主要有原代肝细胞和永生化的肝细胞。永生化的肝细胞一般在表型和功能方面与正常肝细胞不一致。原代肝细胞是用于代谢研究的理想材料，但是其取材来源有限，而且在培养过程中容易丧失其形态结构和功能，一定程度上限制了其在代谢研究中的应用，因此 PSC 诱导的肝细胞在代谢研究领域有广阔的应用前景。

（二）多能干细胞诱导的肾类器官模型

肾是机体重要的排泄器官，加之具有特殊的生理解剖特点，使肾代谢排泄成为新药研究与开发中重要的环节。近年来，将 hPSC 分化为肾类器官的研究已经取得了重要进展，诱导分化产生功能性肾单位的方法越来越成熟。2015 年发表于 *Nature* 的两篇文章分别介绍了 PSC 诱导分化为肾类器官的体外培育方法与结果 [33-34]。

目前，利用 PSC 诱导分化得到的类器官通常是不成熟的。在目前的培养体系中，肾类器官通常长到直径 2 ~ 3 mm，没有血管，并且缺乏尿液的排出途径，因此该模型不可应用于临床移植。然而，可将肾类器官用于代谢处置的排泄模型。PSC 诱导的肾类器官的多细胞性和不同细胞群体之间的特定相互作用更能在体外模型中反映化合物的肾毒性和排泄的相关信息。药物进入临床前需要肾毒性检测，目前通常采用分离原代近曲小管上皮细胞预测体内的反应，但是这种模型并不稳定。研究者正在尝试利用 PSC 分化的肾类器官进行肾毒性检测。此外，PSC 诱导的肾类器官模型可用来考察化合物的排泄过程变化，确定相关转运体在化合物排泄过程中发挥的作用。

三、微流控芯片

微流控（microfluidics）是一种精确操控的微尺度流体，尤其特指亚微米结构的技术，又称为芯片实验室（Lab-on-a-Chip）或微流控芯片技术。该技术是把生物、化学、医学分析过程的样品制备、反应、分离、检测等基本操作单元集成到一块微米尺度的芯片上，自动完成分析全过程。由于它在生物、化学、医学等领域的巨大应用潜力，已经发展成为一个生物、化学、医学、流体、电子、材料、机械等学科交叉的崭新研究领域。由于是微米级的结构，流体在微流控芯片中显示和产生了与宏观尺度不同的特殊性能，因此发展出独特的分析。同时，微流控芯片还具有体积轻巧、使用样品及试剂量少、能耗低，以及反应速度快、可进行大量平行处理及可即用即弃等优点。可利用微流控芯片的集成功能来制作器官芯片，用于模拟人体器官中的最小功能单元，实现在非活体环境（*in vitro*）中研究药物或化学物质在活体环境（*in vivo*）的交互反应，是一种用于了解、评估疾病、药物、化学物质与食物等对人类影响的3D芯片设备[35]。而“器官芯片”这一技术在2016年的达沃斯论坛上入选了年度十大新兴技术。

微流控芯片技术能够构建肝组织、肠组织或细胞的先进体外模型，以进行药物和其他外源性物质的代谢和毒性研究。微流体的使用利用了介质的流动，从而创建了一个受控良好的微环境。药物研究中大多数体外系统的目标是更好地模拟体内环境，并最大程度地减少临床前研究所需的动物数量。而且，微流控芯片模型可在药物开发的后期降低药物的损耗，尤其是在使用人体组织或细胞的情况下。要在微流控芯片模型中获得良好的体内可预测性有许多因素都很重要，其中生物系统本身（组织或细胞）和孵育条件是最重要的。在过去的几年中，许多不同的细胞或组织，例如亚细胞成分、细胞系、原代细胞、组织等，被整合到微流控芯片系统中用于代谢和毒性的研究。不同组织、细胞构建的微流控芯片模型的优缺点主要取决于生物材料本身，总结归纳如表6-3所示。

表6-3　不同组织、细胞构建的微流控芯片模型的优缺点

构建微流控芯片的组织、细胞类型	优势	缺点
自由细胞	• 不需要使用动物 • 快速筛查	• 只有Ⅰ相代谢酶 • 不适用于毒性测试 • 不能预测体内药物代谢情况
亚细胞成分	• 低成本 • 简单 • 良好表征	• 缺乏药物代谢酶的辅因子 • 不包含所有药物代谢酶 • 不适用于毒性测试
细胞系	• 细胞易培养 • 酶表达量稳定 • 易于进行分子毒性机制研究	• Ⅰ相代谢酶、Ⅱ相代谢酶和转运体的水平较体内水平低得多
原代细胞	• 生存期长达4周 • 酶和转运蛋白与体内水平接近 • 很好地预测体内药物代谢情况	• 缺乏非实质细胞 • 不同来源的细胞个体差异大 • 培养后代谢酶和转运蛋白表达降低
组织	• 组织中包含所有细胞、代谢酶和辅因子 • 很好地预测体内药物代谢情况	• 生存期只有5天 • 培养后代谢酶和转运蛋白表达降低 • 不同来源的组织个体差异大

第四节　展　望

随着组织生物工程技术的发展，未来生物打印技术能够成功构建结构和功能与机体生理状态更加相关的体外模型，真正建立微灌流驱动的体外器官芯片，才可能获得动态的体内数据。近年来，基于生理的药动学（PBPK）技术等体外 - 体内数据外推技术，以及基于药理、毒理机制预测外源性物质在体内的代谢处置过程等体外与预测技术方法的快速发展，为揭示外源性物质的体内代谢处置特征及其与毒性的关联，阐明相关作用机制提供了有力技术支撑（本书第八章中也有专门阐述）。所有从体外模型获得的相关参数，都以能够准确推测体内行为特征为最终目的，越好的体外模型获得的药物参数越接近体内实际结果。从体外模型外推体内结果主要分3个层次：首先，通过体外模型确定化合物的处置特征和机制；其次，判断由于该机制的存在，是否存在影响其药效及毒性的关键环节；最后，通过体外模型获得定量的动力学参数。基于以上3个步骤，才有可能进行体外到体内的合理外推。但是，目前还没有完美的模型可以取代所有体外模型。各种体外模型都有其优势和局限性，在应用体外模型进行体内行为特征外推时，必须充分考虑到模型的前提和假设，不能以偏概全而得出错误的结论。

（李维维[1] 沈国林[2] 庄笑梅[3,4]）

参考文献

[1] Pelkonen O，Ahokas JT，Hakkola J，et al. Consideration of metabolism in vitro cellular systems//：Bal-Price A，Jennings P. In Vitro Toxicology Systems. New York：Humana Press，2014：501-519 [2021-08-27]. https：//doi.org/10.1007/978-1-4939-0521-8_22

[2] B' chir F，Pavanello S，Knani J，et al. CYP1A2 genetic polymorphisms and adenocarcinoma lung cancer risk in the Tunisian population. Life Sci，2009，84（21-22）：779-884.

[3] 王黎青，王勇，邓勋，等. 药物代谢酶细胞色素P4501A2的研究. 今日药学，2010，20：9-11.

[4] Davidson DG，Eastham WN. Acute liver necrosis following overdose of paracetamol. Br Med J，1966，2：497-499.

[5] Xie Y，McGill MR，Dorko K，et al. Mechanisms of acetaminophen-induced cell death in primary human hepatocytes. Toxicol Appl Pharmacol，2014，279：266-274.

[6] Jóźwiak-Bebenista M，Nowak JZ. Paracetamol：mechanism of action，applications and safety concern. Acta Pol Pharm，2014，71：11-23.

[7] Coles B，Wilson I，Wardman P，et al. The spontaneous and enzymatic reaction of *N*-acetyl-p-benzoquinonimine with glutathione：a stopped-flow kinetic study. Arch Biochem Biophys，1988，264：253-260.

[8] Davern TJ，James LP，Hinson JA，et al. Measurement of serum acetaminophen-protein adducts in patients with acute liver failure. Gastroenterology，2006，130：687-694.

[9] Manyike PT，Kharasch ED，Kalhorn TF，et al. Contribution of CYP2E1 and CYP3A to acetaminophen reactive metabolite formation. Clin Pharmacol Ther，2000，67：275-282.

[10] Kullak-Ublick GA. Drug-induced Cholestatic Liver Disease. Georgetown：Landes Bioscience，2004：256-266.

[1] 贵州医科大学。
[2] 中国检验检疫科学研究院。
[3] 军事科学院军事医学研究院。
[4] 通讯作者，E-mail：xiaomeizhuang@163.com。

[11] Ho ES，Lin DC，Mendel DB，et al．Cytotoxicity of antiviral nucleotides adefovir and cidofovir is induced by the expression of human renal organic anion transporter 1．J Am Soc Nephrol，2000，11：383-333.

[12] Hartung T．Toxicology for the twenty-first century．Nature，2009，460（7252）：208-212.

[13] Hartung T，Hoffmann S．Food for thought ... on in silico methods in toxicology．ALTEX，2009，26：155-166.

[14] Mutlib AE，Gerson RJ，Meunier PC，et al．The species-dependent metabolism of efavirenz produces a nephrotoxic glutathione conjugate in rats．Toxicol Appl Pharmacol，2000，169：102-113.

[15] 蹇阳，陈琳，原梅，等．欧前胡素肝微粒体代谢动力学和细胞色素 P450 代谢表型分析．中国药理学与毒理学杂志，2016，30：848-854．

[16] 杨本坤，王素军，莫李立，等．药物代谢体外模型的研究进展．广东药学院学报，2011，27：649-652.

[17] Dunn JC，Tompkins RG，Yarmush ML．Long-term in vitro function of adult hepatocytes in a collagen sandwich configuration．Biotechnol Prog，1991，7：237-245.

[18] Byrne JA，Strautnieks SS，Mieli-Vergani G，et al．The human bile salt export pump：characterization of substrate specificity and identification of inhibitors．Gastroenterology，2002，123：1649-1658.

[19] Fattinger K，Funk C，Pantze M，et al．The endothelin antagonist bosentan inhibits the canalicular bile salt export pump：a potential mechanism for hepatic adverse reactions．Clin Pharmacol Ther，2001，69：223-231.

[20] Kienhuis AS，Wortelboer HM，Hoflack JC，et al．Comparison of coumarin-induced toxicity between sandwich-cultured primary rat hepatocytes and rats in vivo：a toxicogenomics approach．Drug Metab Dispos，2006，34：2083-2090.

[21] Tang W，Lu AY．Metabolic bioactivation and drug-related adverse effects：current status and future directions from a pharmaceutical research perspective．Drug Metab Rev，2010，42：225-249.

[22] Ho MD，Ring N，Amaral K，et al．Human Enterocytes as an in vitro model for the evaluation of intestinal drug metabolism：characterization of drug-metabolizing enzyme activities of cryopreserved human enterocytes from twenty-four donors．Drug Metab Dispos，2017，45：686-691.

[23] Li AP，Alam N，Amaral K，et al．Cryopreserved human intestinal mucosal epithelium：a novel in vitro experimental system for the evaluation of enteric drug metabolism，cytochrome p450 induction，and enterotoxicity．Drug Metab Dispos，2018，46：1562-1571.

[24] Pang KS，Cherry WF，Ulm EH．Disposition of enalapril in the perfused rat intestine-liver preparation：absorption，metabolism and first-pass effect．J Pharmacol Exp Ther，1985，23：788-795.

[25] 钟运鸣，王素军，曾洁，等．基于大鼠原位肠 - 肝血管灌流模型研究甘草酸的代谢．中国药理学通报，2014，30：501-505.

[26] Bell CC，Dankers ACA，Lauschke VM，et al．Comparison of hepatic 2D sandwich cultures and 3D spheroids for long-term toxicity applications：a multicenter study．Toxicol Sci，2018，162：655-666.

[27] Holmgren G，Sjögren AK，Barragan I，et al．Long-term chronic toxicity testing using human pluripotent stem cell-derived hepatocytes．Drug Metab Dispos，2014，42：1401-1406.

[28] Takenaka T，Harada N，Kuze J，et al．Human small intestinal epithelial cells differentiated from adult intestinal stem cells as a novel system for predicting oral drug absorption in humans．Drug Metab Dispos，

2014，42：1947-1954.

[29] Bajaj P，Rodrigues AD，Steppan CM，et al．Human pluripotent stem cell-derived kidney model for nephrotoxicity studies．Drug Metab Dispos，2018，46：1703-1711.

[30] Jozefczuk J，Prigione A，Chavez L，et al．Comparative analysis of human embryonic stem cell and induced pluripotent stem cell-derived hepatocyte-like cells reveals current drawbacks and possible strategies for improved differentiation．Stem Cells Dev，2011，20：1259-1275.

[31] Ilic D，Devito L，Miere C，et al．Human embryonic and induced pluripotent stem cells in clinical trials．Br Med Bull，2015，116：19-27.

[32] 王洋，彭莹莹，段星祥，等．多能干细胞来源的肝细胞诱导分化及其应用研究进展．西北农林科技大学学报（自然科学版），2017，45：15-22.

[33] Takasato M，Er PX，Chiu HS，et al．Kidney organoids from human iPS cells contain multiple lineages and model human nephrogenesis．Nature，2015，526：564-568.

[34] Morizane R，Lam AQ，Freedman BS，et al．Nephron organoids derived from human pluripotent stem cells model kidney development and injury．Nat Biotechnol，2015，33：1193-1200.

[35] Ye NN，Qin JH，Shi WW，et al．Cell-based high content screening using an integrated microfluidic device．Lab Chip，2007，7：1696-1704.

第七章　基于毒作用机制的毒性测试

摘 要

毒作用机制主要是从分子层面详尽描述外源性化学物导致疾病或其他有害效应的过程。对化学物毒作用机制的足够了解和充分挖掘，有助于从本质上解析并预测其毒性效应。基于毒作用机制的毒性测试已经成为21世纪毒性测试的核心内容。近年来，随着人们对各类化学物毒性相关机制研究的不断深入，多种基于毒作用机制的体外测试方法已经建立并得以推广，用于快速、准确地评价各类化学物的安全性。本章主要包括基于毒作用机制的毒性测试方法的概述、常见的毒性通路、毒性通路的应用示例与展望。

第一节　概　述

一、基本概念

作用机制（mechanism of action）主要是从分子层面详尽描述外源性化学物导致疾病或其他有害效应的过程。通过对毒作用机制的深入研究，可从分子层面检测毒性作用的具体表现，达到预测潜在毒性效应的目的 [1]。同时，了解毒性作用机制的相关信息，可为预测化学物引起的有害结局提供重要线索。但许多疾病或有害结局的发生和发展过程往往涉及基因表达改变、蛋白质分子改变、信号通路异常等多种机制，完整、确切的作用机制信息通常很难获取。

作用模式（mode of actions，MOAs）用于描述化学物诱导疾病或者其他不良效应的关键事件或过程，是作用机制研究中的核心部分 [2]。MOAs 更加关注不良效应中的部分关键异常改变，对事件的描述不需要像作用机制那么详尽。早在 1996 年，美国环境保护部（EPA）就倡导将癌症 MOAs 信息作为癌症危险度评价的关键考虑因素 [3]。随后的 1999 年，EPA 与世界卫生组织的国际化学品安全规划署（IPCS）合作制定了 MOAs 工作框架，以期通过深入了解和开发 MOAs 来降低毒性评价过程中的不确定性 [4]。

MOAs 从化学物与机体生物分子交互作用开始，应用证据权重分析等方法描述了化学物可能导致相关毒性改变的一组事件。因此，依据 MOAs 信息，可以根据化学物作用于组织或器官后发生的某一关键事件，推测机体层面将出现的毒性终点改变或有害结局 [5]。基于 MOAs 理论开发的毒性测试方法已经被 OECD 的环境、健康和安全部门所采纳，成为测试评估系列第 35 号指南和农药系列第 14 号指南，用于指导慢性毒性和致癌性研究的分析评估。

随着对 MOAs 及相关级联事件的深入了解，科学家将研究的范围拓展到从化学物暴露到有害结局发生的全过程。通过测量多组事件的连续体或级联，实现了从分子水平对这些事件更精确地解释和描述，即对毒作用机制的全覆盖研究。近年来，基于毒作用机制的毒性测试方法得到快速发展，基于毒性通路（toxicity pathway）扰动的风险评估就是其中一个研究较多、准确性较高、认可度较好、应用较广的测试策略 [7]。

毒性通路是指对细胞生物学功能具有重要调节作用的信号通路，当其被外源性物质充分干扰时可以导致细胞出现不良结局。2007 年美国国家研究委员会（NRC）发布的《21 世纪毒性测试：愿景与策略》（TT21C）报告中指出，毒理学试验和风险评价策略重点应放在“毒性通路”的基础上，即基因、蛋白质和小分子物质如何相互作用以维持细胞功能的分子通路 [8]。TT21C 中提到的毒性通路是指在细胞启动或发生毒性反应过程中，发挥重要甚至关键作用的细胞反应通路；当毒性通路被干扰至一定程度时，可导致细胞、组织或机体发生有害效应。从研究内容上看，毒性通路强调的是化学物对细胞内亚结构或大分子的干扰。生物体内的大量生物学通路，可在分子、亚细胞、细胞、细胞与细胞之间、组织器官等不同层面对生物体的生命活动进行调控。细胞为维持自身功能的稳态，对外界刺激的起始反应表现为适应性变化 [9]。

毒性通路是细胞内的反应通路，当处于外界刺激时，细胞功能紊乱到一定程度导致机体产生有害效应。这些有害效应包括从细胞膜受体结合到基因表达的一系列分子事件，甚至包括细胞和组织层面的各类反应。毒性通路本质上与细胞其他信号通路并没有差异。在生理条件下，毒性通路同样有可能在细胞的正常生物学活动中发挥重要作用；但当细胞被足够刺激且超出细胞自身适应或修复能力时，则有可能迅速导致细胞毒性损伤或组织病变。

二、技术策略

基于毒性通路的毒性测试方法具有以下 3 个显著的技术优势：①提高毒性测试的通量，增加受试物的数量；②降低毒性测试的费用并缩短测试周期；③提高环境化学物暴露的危害评估能力 [1,10]。利用毒性通路建立的毒性测试方法，结合毒理基因组学、生物信息学、系统生物学和计算毒理学等先进技术，可将毒性评价策略研究重心从基于整体动物的传统评价方法转向利用人源细胞、细胞系或细胞成分来评估生物过程变化的体外测试方法，着力实现高通量、高灵敏度、低成本、预测能力强而且准确性较高的毒性测试目标 [11]。

从技术方法层面看，基于毒性通路的毒性检测技术综合利用基因和蛋白质组学、高内涵和高通量筛选等一系列先进技术，主要应用基于（人源）细胞、细胞系和（或）细胞组分的体外测试模型，形成了以人体生物学（人源细胞模型系统）为基础、涵盖广泛剂量范围、高通量、低成本的体外测试方法 [10]。基于毒作用机制的毒性测试方法关注的一个重点是外源性物质诱导疾病发生、发展过程中的关键事件。对于引起同一疾病的不同外界刺激物或化合物来说，测试方法具有普遍性和广泛适用性。通过引进有助于识别危害物及其代谢产物的“生物标志物”概念，能更灵敏地检测有害物质从一般暴露水平到引起临床病理变化暴露水平这一过程所引起的变化，从而有效地弥补传统毒性测试方法的不足。这些毒性测试方法不仅从策略层面为化学物的毒性测试与风险评估提供了指导，同时也在技术和方法学层面为化学物的风险评估提供了有力支撑。

第二节　常见毒性通路

一、Nrf2 信号通路

Keap1-Nrf2-ARE 信号通路，简称 Nrf2 信号通路，是由 Kelch 样环氧氯丙烷相关蛋白 -1（Kelch-like ECH-associated protein 1，Keap1）、核因子 E2 相关因子 2（nuclear factor erythorid-2-related factor 2，Nrf2）和抗氧化反应元件（antioxidant response element，ARE）组成的网络信号转导通路，它与机体氧化应激、炎症、肺部疾病、神经系统疾病、慢性肾功能衰竭等多种疾病的病理生理过程密切相关[9,12]。

经典的 Nrf2 激活机制为：细胞在静息状态下，Nrf2 与 Keap1 蛋白结合而锚定于胞质中。细胞内氧化还原平衡时，Nrf2 被泛素化蛋白酶体迅速降解，或通过负反馈调节促进 Nrf2 的消耗，使 Nrf2 维持在正常水平。当细胞处于外界刺激（如 ROS、亲电子剂等）时，Nrf2 与 Keap1 解偶联，Nrf2 迅速转位入核，与其他转录因子（Mafs、JunD、ATF4 等）结合形成异源二聚体，再迅速结合到抗氧化反应元件 ARE 上，从而调控下游基因的转录表达[9]。Nrf2 调控的靶基因主要是抗氧化酶系和Ⅱ相解毒酶基因，抗氧化酶系包括 HO-1、GSH 合成酶、谷氨酰半胱氨酸连接酶（GCLC）、锰超氧化物歧化酶（Mn-SOD）等，Ⅱ相解毒酶基因包括 NQO1、GST、尿苷二磷酸葡醛酸基转移酶（UGTs）、多药耐药联合蛋白（MRPs）等基因。这些抗氧化酶系和解毒酶基因的激活表达，在细胞调控氧化应激、炎症反应、抗凋亡等反应中起到关键作用。

Nrf2 信号通路是 TT21C 中提及的一个重要毒性通路，其调控的下游分子具有抗氧化应激、调节炎症损伤、抵抗细胞凋亡等多重功能。Nrf2 作为一个重要的核转录因子，其介导的 Keap1-Nrf2-ARE 信号通路调控了抗氧化基因和Ⅱ相解毒酶的转录，是细胞抗氧化机制中最重要的通路，也是细胞处于较低剂量水平暴露时产生适应性应激反应的重要调控因素[9]。当机体暴露于外源毒性物质时，细胞所产生的抗应激损伤、抗炎症反应、抗肿瘤等多方面的保护功能，大多与 Nrf2 信号通路的激活存在密切关系。Nrf2 能够抵抗众多外源毒性物质对细胞的损伤，而且这种细胞保护作用无细胞和组织特异性，可在肺、脑、肝、肾、皮肤、消化系统等多个器官和系统中发挥保护作用。

Nrf2 毒性通路的“扰动”：当外界刺激物低剂量暴露时，引起的氧化应激压力仅仅造成机体功能上的“扰动”而已；暴露增加时，Nrf2 调控的抗氧化基因和Ⅱ相解毒酶类迅速高表达，以抵抗细胞氧化失衡，这多是可逆的适应性应激反应；更高的暴露剂量时，细胞适应性反应已无法抵抗外界刺激压力，造成严重的细胞损伤、炎症反应、基因突变等，最终导致机体疾病发生、发展甚至死亡。

二、热休克蛋白通路

热休克蛋白（heat shock protein，HSP）是生物受到环境中物理、化学、生物等应激原刺激时合成的一类高度保守的蛋白质，可在高温、缺氧、紫外线、重金属、氧化应激、炎症反应、感染、营养缺乏等几乎所有产生细胞应激的条件下诱导表达[13,14]。HSP普遍存在于原核和真核生物中，根据相对分子量大小及等电点，HSP可分成7个家族：HSP110/105、HSP90、HSP70、HSP60/65、HSP40、小热休克蛋白（sHSP）和泛素。HSP的基本结构为N端有一个约450个氨基酸的有ATP酶活性的高度保守序列，C端有一个约200个氨基酸的相对可变的基质识别序列[14]。基质识别序列可与众多蛋白质中的疏水结构区结合，依赖于N端的ATP酶活性，利用水解ATP促进肽链的正确折叠、修复或者降解。

在生理条件下，HSP与热休克转录因子（HSF）相结合，分布在细胞质、细胞核、内质网以及线粒体中[15]。机体的正常蛋白质暴露于外界刺激如高热、缺氧、氧自由基、感染、炎症等应激原时产生损伤，暴露出与HSP结合的部位，HSP与受损蛋白质结合，释放出HSF。游离的HSF形成三聚体，与热休克基因上游的热休克元件（HSE）结合，启动HSP的转录合成，进而发挥生物活性。在生理条件下，HSP占细胞总蛋白质含量的5%～10%，而在应激时可增加至15%左右。HSP具有抗应激、调节细胞凋亡、抗氧化、耐受细胞免疫、调控蛋白质折叠修饰和分子伴侣等功能，在参与的生理和病理过程中发挥重要的作用。

HSP70是HSP家族蛋白中含量最高的热应激蛋白之一，当细胞处于各种应激状态时，优先诱导合成该蛋白质，它与抗氧化、抗凋亡、抗应激、耐受细胞免疫等细胞功能有关[16]。在细胞凋亡信号转导中，高表达的HSP70直接或间接地调节线粒体依赖的内源凋亡途径和死亡受体依赖的外源凋亡途径，而敲除HSP70的细胞对凋亡更为敏感[17]。HSP70可以调控与凋亡蛋白Bcl2家族相关的转录因子的表达，HSP70与HSP40偶联可抑制Bax易位，阻止细胞色素C和凋亡诱导因子（AIF）的释放，进而阻断细胞色素C下游和caspase-3上游的细胞凋亡[17]。与Bcl2和Bax存在密切关系的肿瘤抑制蛋白p53，可与HSP70形成稳定的复合物，进而增强HSP70的功能；同时，HSP70反过来阻断IKK活性和NF-κB通路，阻断TNF-α受体介导的细胞凋亡[15]。

相关数据显示[14,18-19]，HSP在许多肿瘤组织中过度表达，表明HSP在肿瘤细胞形成、增殖、发展及肿瘤免疫中具有非常重要的作用。采用层析法分离肿瘤细胞各种蛋白质组分，结果发现具有免疫原性的蛋白质大部分属于HSP70和HSP90家族[14]。HSP90表达水平与癌症的发生和转移机制相关。随着肿瘤恶性程度增加，细胞HSP90的分泌量升高，提示可将HSP90作为肿瘤早期检测及疗效评估的一种新型肿瘤标志物[18,20]。在对肺癌患者的调查研究中发现，肺癌患者血浆中HSP90的平均表达水平显著高于健康对照组，并且晚期肺癌患者血浆HSP90α表达水平高于早期肺癌患者[19]。手术患者血浆中HSP90α的表达水平在术前和术后存在统计学显著性差异，化疗患者的HSP90α表达水平在化疗反应组、疾病进展组和稳定疾病组之间也存在显著性差异[20]。大量的研究数据表明，血浆中HSP90α表达水平与肝癌的发生及发展密切相关，使用HSP90α检测肝癌，灵敏度和准确度都比之前临床使用的甲胎蛋白（AFP）高约1倍[20]。国家食品药品监督管理总局在2016年就已批准使用HSP90α进行肝癌检测，可作为肝癌早期辅助诊断和预后复发监测的重要肿瘤标志物，HSP通路也可开发为早期肝癌预警评价的毒性通路。

三、p53调控的DNA损伤修复通路

p53基因素有“基因卫士”之称，在细胞应对外界环境刺激中起着重要的作用。它参与了DNA损伤、原癌基因激活、缺氧反应等生理活动，是目前发现的与人类肿瘤发病相关性

最高的抑癌基因之一[21-22]。p53 转录因子主要包括 3 个功能结构域，即 N 末端的转录活化区（TAD）、DNA 序列结合区域（DB）和 C 末端的四聚体化区（TED）。p53 是细胞生存或凋亡的“分子开关”，在 DNA 损伤诱导细胞周期阻滞、凋亡、衰老、DNA 修复中发挥重要作用[23-24]。

正常情况下，p53 与其负调控因子 MDM2 的产物相互作用而保持在较低水平，p53 基因及其信号通路处于关闭状态。当细胞发生 DNA 损伤时，毛细血管共济失调基因（ATM）或毛细血管扩张性共济失调相关基因（ATR）的产物识别受损的 DNA 分子，激活的 ATM/ATR 进一步磷酸化检验点激酶 1（Chk1）或检验点激酶 2（Chk2）[24]。ATM 主要在双链 DNA 损伤时发挥“检验点”的作用，ATR 则负责感应并传导其他形式的 DNA 损伤，包括复制叉损伤、DNA 交联等。活化的 Chk1 和 Chk2 可磷酸化 p53 蛋白，从而阻止其泛素化降解，增加 p53 蛋白的稳定性[25]。另外，ATM/ATR 也可直接磷酸化激活 p53 蛋白，当活化的 p53 蛋白积累到一定水平时，可转录激活促凋亡基因如 Bax、p53 上调凋亡调控因子（PUMA）及 Fas 受体等，也可转录抑制抗凋亡基因 Bcl-2 等，从而诱导线粒体途径和死亡受体途径的细胞凋亡[24]。p53 有着双重作用，一方面通过增强 DNA 修复起到促生存作用，另一方面通过增强细胞凋亡敏感性起到促凋亡作用。p53 选择刺激 DNA 修复还是促进细胞凋亡，可能取决于 DNA 损伤的程度及细胞耐受能力[26]。

p53 在 DNA 修复过程中发挥了重要作用。p53 的结合结构域本身具有核酸内切酶活性，可切除错配核苷酸，结合并调节核苷酸内切修复因子的活性。p53 还可通过与 p21、GADD45 和 PCNA 形成复合物，利用自身的核酸外切酶活性，在 DNA 修复中发挥作用。p53 可促进核苷酸切除修复和碱基切除修复，参与损伤修复[22]。当存在错误的同源序列时，p53 阻止 Rad51 依赖的 DNA 交换事件发生，拓扑异构酶 I 和其他结合蛋白可募集 p53 到特定的修复复合物，帮助重组修复。通过建立基于 p53 调控的 DNA 损伤应答的毒性检测方法，可开展化学物致 DNA 损伤的相关检测。

四、核受体通路

核受体是一类重要的配体依赖性转录刺激因子，多与脂溶性或膜可通透性配体结合，在细胞核内与 DNA 反应元件结合为单体，激活或抑制目的基因转录过程，在个体发育、体内代谢、内环境稳态、炎症、免疫等多种生命活动中发挥调控作用[27]。核受体超家族是一大类功能蛋白，由 48 个基因编码的 200 多种蛋白质成员组成了 29 个亚家族。核受体根据其配体的不同可以分为 3 大类：一是类固醇受体家族，如雄激素受体（AR）、雌激素受体（ER）；二是非类固醇受体家族，如类视黄醇 X 受体（RXR）、过氧化物酶体增殖物激活受体（PPAR）；三是孤儿受体，即到目前为止还未发现其“内源性”配体的核受体，如神经生长因子诱导的基因 B（NGFI-B）[28]。

法尼酯受体（FXR）属于类固醇核受体家族，它与非酒精性脂肪性肝病（NAFLD）的发生和发展存在密切联系。NAFLD 主要病理改变是肝细胞脂肪变性，肝细胞对甘油三酯的摄取能力大于其清除能力，造成甘油三酯在肝细胞内蓄积，形成脂肪肝[29-31]。胆固醇在体内代谢的主要途径是在肝中转变成胆汁酸，生理水平的胆汁酸是 FXR 的内源性配体，FXR 对胆汁酸和胆固醇稳态有重要的调节作用。因此，FXR 也被称为胆汁酸受体，调控体内胆汁酸的合成及重吸收[30]。FXR 激活后，抑制固醇调节元件结合蛋白 1-c（SREBP1-c），上调 PPAR-α 途径，进而通过调控甘油三酯的代谢、加速胆固醇的逆向转运、抑制糖异生等多种途径来缓解肝内脂质的蓄积 [29,31]。另外，FXR 激活后还可减轻肝的炎症和纤维化。因此，FXR 是潜在的评价药物或化学物致非酒精性脂肪肝的毒性通路。

PXR 是核受体家族中作用最广泛的一个亚型，因孕烷可作为 PXR 的激动剂，故又称为孕烷 X 受体。PXR 高表达于小肠、结肠、肝和肾等组织器官中，PXR 基因缺失与肠道炎症有关 [32]。PXR 在部分 T 淋巴细胞、B 淋巴细胞和单核细胞等中均有表达，PXR 可通过 Toll 样受体 4 触发机体免疫系统，激活适配分子髓样分化因子 88 转导途径，进一步激活 NF-κB 等核转录因子的激活及释放，促进炎症因子（IL-6、TNF-α、单核细胞趋化蛋白和 IL-1β 等）的产生 [31]。PXR 以及配体作用参与肠道抗菌肽的分泌，通过封闭或中和作用，维持肠道的稳定性。类肠道上皮样细胞 Caco-2 细胞株与 PXR 激动剂（如利福昔明等）共刺激培养后，受损上皮细胞屏障的修复作用及切口愈合率均明显增强。PXR 被配体激活或抑制后能够调控许多蛋白酶的表达，主要为肝细胞色素 P450 酶（CYPs）、尿苷二磷酸葡萄糖醛酸转移酶（UGTs）和药物转运体等，从而影响药物代谢 [32]。因此，PXR 通路也可开发为评价药物相互作用的毒性通路之一。

PPARs 属于核受体，在脂肪组织及消化系统中高表达，参与调控脂肪酸转运、氧化、分解代谢和细胞炎症反应。相关研究表明，激活大鼠体内的 PPARα 可有效降低肝对乙醇的摄取 [29]。在野生型和 PPARα 敲除（KO）型小鼠中，连续 6 个月给予含 4% 乙醇的饮食后，KO 型小鼠出现肝细胞线粒体肿胀、肝细胞凋亡和大泡性脂肪变性等现象，而野生型小鼠的肝功能形态较完好 [29,33]。在酒精性肝病的患者中，PPARα 的保护作用也得到了证实。PPARγ 可促进脂质代谢，维持组织对胰岛素的敏感性，参与调节肠道上皮细胞的增殖并维持肠道的完整性。相关研究表明 [34]，治疗炎症性肠病的一线药物 5- 氨基水杨酸类可诱导肠道上皮细胞的 PPARγ 表达与活化，增强细胞核内转录共激活因子的募集，并激活 DNA 序列元素，促进 PPARγ 的易位；而与野生型小鼠相比，PPARγ 杂合小鼠对 5- 氨基水杨酸类药物治疗反应缺失。PPARγ 还可抑制炎症因子如 IL-6、TNF-α 等的生成，减轻肠道的炎症反应。

五、促甲状腺激素受体通路

促甲状腺激素（thyroid stimulating hormone，TSH）是由腺垂体分泌的激素，结构上由 α 亚单位和 β 亚单位（TSHα、TSHβ）组成，主要负责调节甲状腺细胞的分化、增殖，甲状腺的血液供应以及甲状腺激素的合成和分泌，在维持正常甲状腺的发育和功能中起重要的调节作用。促甲状腺激素受体（TSHR）是甲状腺特异蛋白，属于 G 蛋白偶联受体家族的一员，是一个由 744 个氨基酸组成的大分子糖蛋白，位于甲状腺滤泡细胞膜的表面，是调控甲状腺功能的重要物质 [35]。编码 TSHR 蛋白的基因即为 TSHR 基因，它是甲状腺乳头状癌（PTC）的抑癌基因，该基因的突变、缺失可引起其功能异常，导致其编码的蛋白质 TSHR 表达减少或缺失，使甲状腺功能异常，引起甲状腺疾病的发生。

在生理情况下，当 TSH 与 TSHR 结合后，细胞膜发生 G 蛋白的 α 亚基偶联，通过 G 蛋白的介导，快速激活腺苷酸环化酶的活性，导致机体内 cAMP 的含量持续升高，同时该途径还可以通过二磷酸肌醇循环，激活机体其他的生物学反应途径 [36]。进一步研究发现，当 TSH 与 TSHR 结合时，一方面可以直接或间接促进甲状腺细胞的增殖，另一方面可以通过激活细胞内的信号转导途径，上调钠碘转运体（NIS）的表达，发挥对碘代谢功能的调节作用[37]。甲状腺中 TSHR 表达缺失或功能异常，会导致甲状腺利用碘的功能异常，从而引起甲状腺相关疾病的发生。越来越多的研究表明，TSHR 在甲状腺癌的发生和发展中起着重要的作用。

TSHR 除了在甲状腺腺体高度表达外，在肝、骨骼、肾、眼球、骨髓、外周血白细胞、卵巢、睾丸等亦存在相关表达。TSHR 抗体是自身免疫性甲状腺疾病患者体内产生的一种自身抗体，包括甲状腺刺激性抗体（TSAb）和甲状腺刺激阻断性抗体（TSBAb），分别作用在 TSHR 胞外区域的不同结合位点上。TSAb 与 TSHR 结合可产生类似 TSH 的生物学效应，引起甲状腺功能亢进（甲亢），是甲状腺自身免疫性疾病 Graves 病的直接致病性抗体[38]。TSBAb 可占据 TSHR、阻断 TSH 与受体的结合而引起甲状腺功能减退（甲减），是部分自身免疫性甲状腺炎发生甲减的致病因素。多数研究均表明[35,38]，高滴度 TRAb 是诱发 Graves 病肝功能损伤的主要危险因素，TRAb 与甲状腺的 TSHR 特异性结合可促进甲状腺激素的合成，过量的甲状腺激素直接导致肝损伤。

六、PGC-1α 信号通路

过氧化物酶体增殖物激活受体γ共激活因子-1α（peroxisomeproliferator-activated receptor gamma co-activator-1α），简称 PGC-1α，是 PGC-1 家族一员，分子量约为 91Da，由 798 个氨基酸组成[39]。PGC-1α 蛋白按功能可分为 4 个区域，包括 N 端的活性区域、与 N 端活性区域相邻的调节结构域、C- 末端的精 / 丝氨酸结构域和 RNA 加工域。N 端的活性区域能够与乙酰基转移酶结合，可上调靶基因的转录活性。调节结构域有 3 个 LXXLL 模体，能够与核受体过氧化物酶体增殖物激活受体（PPARγ、PPARs）、雌激素受体 ERRα 等核受体结合，作为共激活因子增强转录的活性。精 / 丝氨酸结构域和 RNA 加工域可与相应的蛋白质结合，介导内源基因的表达、RNA 的剪切修饰等[40]。

PGC-1α 是一种重要的调节多种代谢途径的蛋白质，主要存在于线粒体含量丰富的组织中，是线粒体生物合成和功能的主要调节因子。它可调节氧化磷酸化、脂肪酸 / 脂质代谢和活性氧（ROS）水平，在能量代谢重构的途径中发挥重要作用，参与心脑血管病、脂质代谢障碍、肥胖、阿尔茨海默病、糖尿病等多种疾病的发生与发展[41-42]。鉴于 PGC-1α 在信号通路调节中的重要作用，越来越多的研究者对激活 PGC-1α 转录的药物进行了大量且深入的研究，增强线粒体结构与功能、增强机体抗氧化能力相关的研究成为新药开发的突破点，用于开发可应用于临床疾病治疗的特异性 PGC-1α 激活剂。

PGC-1α 可通过 CaN、CaMKs、MAPK、CDKs 等途径介导活化，进而激活下游的核呼吸因子（NRFs）、线粒体转录因子 A（TFAM）、雌激素相关受体等转录因子，促进线粒体进行生物合成、葡萄糖利用、脂肪酸氧化等生理过程[43]（如图 7-1 所示）。在心血管系统中，PGC-1α 信号途径调控的线粒体生成可能是维持和修复心血管系统细胞线粒体功能的主要机制之一，在心力衰竭、心肌肥大、糖尿病心血管并发症等心血管疾病的发生与发展过程中具有重要作用[43-44]。

除了介导线粒体新生，PGC-1α 作为抗细胞氧化应激的有效防御体系，参与了细胞氧化还原系统的调控。PGC-1α 可通过调控 Nrf2 通路以及下游的抗氧化分子发挥作用，通过诱导多种抗氧化酶的表达，包括 SOD、CAT、GPX 等，以减少 ROS 的产生，减少氧化应激损伤。相关报道显示，PGC-1α 受外界刺激高表达时，抗氧化酶系 CAT、GPX1、PRDX3、

SOD1、SOD2 和 TXN2 等基因表达显著增加；同时，PGC-1α 可被低水平的 ROS 激活以应对氧化应激的攻击，重建氧化还原平衡，发挥适应性保护作用 [45]。

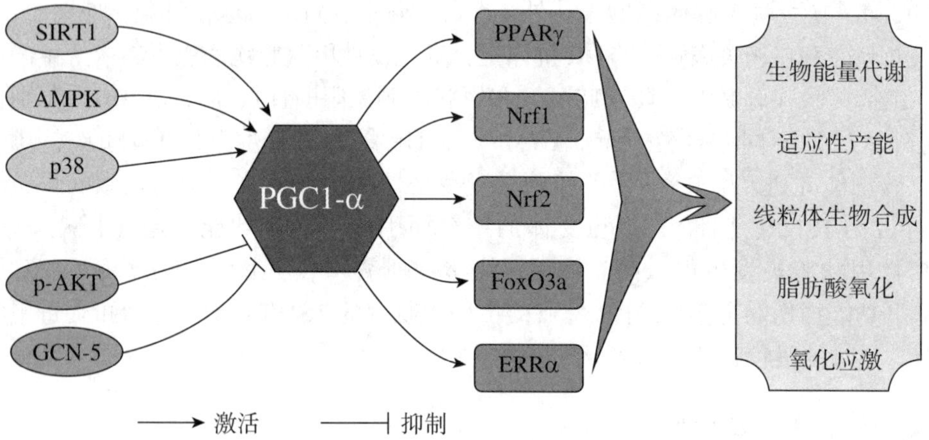

图 7-1 PGC-1α 毒性通路的调控作用

七、HOG 信号通路

高渗透性甘油促分裂原活化蛋白激酶信号转导途径（high-osmolarity glycerolmitorgen-activated protein kinase pathway）简称 HOG 通路，在真菌和哺乳动物中广泛存在，是细胞抵御渗透压胁迫的关键通路，同时也参与了细胞对其他环境压力的应答 [46-47]。该途径分为上、下游两部分，上游是两条感应渗透信号的分支 Sln1 和 Sho1，下游是保守的三级 MAPK 激酶级联系统 [46]。其中，Hog1 蛋白介导的 MAPK 级联是 HOG 途径的核心要素。MAPK 级联由 3 个激酶模块组成：促分裂原活化蛋白激酶激酶激酶（MAPKKK）、促分裂原活化蛋白激酶激酶（MAPKK）和促分裂原活化蛋白激酶（MAPK）。

Sln1 分支由定位于质膜的渗透压感受器控制，其与 Ypd1 和 Ssk1 构成双组分系统 [47]。在正常条件下时，渗透压感受器 Sln1 处于自磷酸化的激活状态，并通过 Ypd1 将磷酸化信号传递至 Ssk1 蛋白，磷酸化的 Ssk1 失去活性，从而沉默下游 MAPK 级联。在高渗胁迫下，细胞膨胀压力降低、体积萎缩、膜壁距离增大，造成 Sln1 的自磷酸化程度减弱，使得 Ssk1 快速去磷酸化并结合到 Ssk2/Ssk22，进而将磷酸化信号通过 Pbs2 传导至 Hog1 蛋白，磷酸化的 Hog1 进入细胞核后通过招募转录因子等方式激活下游应答基因的表达 [48]。当渗透压恢复正常后，磷酸酶 Ptp2、Ptp3 和 Ptc1 复合物使得 Hog1 去磷酸化，从而阻遏 Sln1 分支途径。

Sho1 是 HOG 途径上游的一个重要感受器。在真菌的研究中发现，*CgSho1* 参与调控胶胞炭疽菌的营养生长、分生孢子产量、氧化应激反应、渗透压响应及致病性等过程 [46]。*HOG1* 基因编码的 Hog1MAPK 蛋白是 HOG 途径的核心分子。当外界压力（渗透压、氧化、冷、热、金属离子等）存在时，Hog1 上游支路被激活，引起 Hog1 发生双重磷酸化，双重磷酸化的 Hog1 快速转移至细胞核后，通过招募转录因子等机制引发下游压力应答基因转录变化 [49-50]。Hog1 蛋白的核心功能是传递磷酸化信号以启动下游途径，快速响应外界渗透压胁迫。在高渗透压条件下，Hog1 调控用以维持细胞稳态的甘油浓度，合成关键酶基因 *GPD1*、*GPP1* 等的表达，促进胞内甘油积累以应对外界渗透压的胁迫。细胞周期相关研究表明 [51]，Hog1 可响应氧化应激反应，调节 G1 细胞周期蛋白的表达，介导响应氧化应激的细胞周期。

第三节　毒性通路应用示例

一、Nrf2 介导的皮肤过敏性测试

应用 Nrf2 毒性通路可开展化学物的毒性测试与风险评估。基于 ARE-Nrf2 的荧光素酶测试系统早在 2015 年就被 OECD 列为检测皮肤过敏性的指导原则（Test No. 442D），成为体外皮肤变态反应测试的新方法，在全世界化妆品毒性测试领域得到广泛应用。

所有化学过敏原的一个固有特点是具有亲电性，或该化学物具有转化为亲电性的潜力，当其与皮肤的蛋白质反应后形成半抗原复合物。细胞质内的 Nrf2 亲电子感应通路能感应皮肤过敏原，进而激活 Nrf2 通路，通路激活表达的程度可间接反映化学过敏原的皮肤过敏性特征情况。

国际上相关研发机构已经遵循皮肤过敏性指导原则，建立了通过检测 Nrf2 通路激活情况表征皮肤过敏性的体外测试新方法，如 KeratinoSens 检测方法。它利用一种人源的、可长期培养的角质细胞，构建抗氧化反应元件 ARE 报道基因荧光素酶系统，通过检测过敏原处理后的细胞的荧光素酶报告基因相对光输出量，进而间接反映 Nrf2 激活的程度，用于鉴定可能诱发人类皮肤过敏的化学物质。该方法已经评估了超过 150 种致敏性的化合物，准确率达到 79.5%，具有较好的预测性。同时，5 个国际验证中心开展了实验室间平行验证，28 种化学品（19 种过敏原、9 种非过敏原）至少进行了 3 次验证，预测准确率为 85.7% ～ 96.4%，体现了该方法在检测化合物皮肤过敏性方面较好的重复性和可靠性 [52]。

二、p53 调控的 DNA 损伤测试

Yeyejide Adeleyea 课题组 [11] 通过多年相关研究，建立了一个基于标准的毒性通路——p53 网络调控的 DNA 损伤应答通路，用于开展化学品 DNA 损伤检测的毒性测试方法。该课题组通过分享研究含槲皮素的润肤霜是否会导致显著的 DNA 损伤的案例，提供了一个基于毒性通路开展风险评估的新思路和新方法，为该通路在化学品风险评估、疾病早期监测、相关药物研发等方面的广泛应用提供了相关经验。

该案例 [11] 选择了 p53 信号通路的核心调控子 ATM、ATR 和 p38，构建毒性评价的理论基础路线（如图 7-2 所示），并按该路线建立相应的计算毒理学模型，通过调节化合物的暴露量、暴露时间、剂量 - 反应模型等各类参数，使用高通量试验方法检测这些调控子的表达，通过描述 p53 响应通路的改变情况，揭示槲皮素暴露后 DNA 损伤通路的剂量依赖关系。同时，该案例选择微核形成作为 DNA 损伤的表征，遵照 OECD 474 指导原则，采用基于高内涵筛选的 Cellomics™ 微核试验方法，通过细胞微核的共聚焦成像，同时对多个细胞培养板孔的微核细胞进行自动评分，实现微核试验的高通量检测。

从具体方案设计上看，该案例旨在评估消费者按照建议量使用含 0.5% 黄酮类槲皮素的

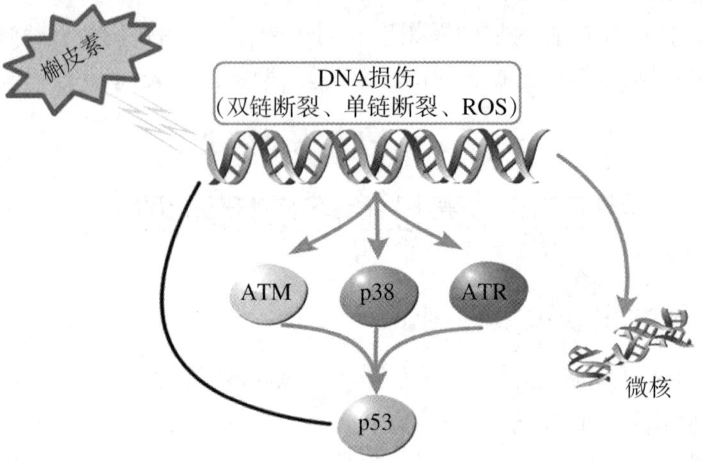

图 7-2　槲皮素引起 p53 毒性通路扰动的机制

润肤霜，是否会导致显著的 DNA 损伤或 p53 毒性通路的扰动。在计算槲皮素暴露量时充分考虑了多个相关要素，如原料在乳液中的含量、消费者使用量的合理极限假设、人体生理数据等，确定最终的槲皮素暴露量为每人 75 mg/d。实验设计考虑了润肤霜在皮肤的吸收和转运，建立了生理药动学（PBPK）模型，通过调整人体生理参数、化合物代谢特征、蛋白质结合率等基本参数，进行槲皮素体内浓度及分布的预测。选择可正常表达 p53 的人源 HT1080 细胞系进行试验。试验设置了 0.06 ~ 100 μM 的 18 个槲皮素染毒剂量，生物标志物选择了 ROS 和 p-H2AX，上游酶类选择了 p-ATM、p-ATR 和 p-Chk2，直接与 p53 蛋白相关的毒性终点选择了总 p53 蛋白、p53 翻译后修饰 p-p53（ser15）、p53（ser46）和 p53 的调控子（MDM2、Wip1），细胞层面的生物标志选择了细胞凋亡、细胞周期阻滞、细胞坏死和微核形成。部分检测指标通过应用流式细胞术、细胞成像、基因芯片等技术实现了高通量检测，获得各指标的剂量 - 反应曲线，由此进一步获得可引起显著通路扰动的剂量。选用 3 种数据分析方法对试验结果进行分析，包括与对照组相比引起显著变化的最低剂量（LOAEL）、基准剂量法（BMD）和基准剂量的 95% 置信区间的下限值（BMDL）。

研究发现，引起 p53 的生物标志物 ROS 和 p-H2AX 等发生激活反应的浓度，都处于引起微核产生的相似的剂量水平范围内（20 ~ 30 μM）；而引起细胞凋亡和细胞周期阻滞的浓度约为 60 μM，高于引起微核产生所需的最低剂量。通过基因芯片分析发现，在暴露于低于微核产生所需的最低剂量时，细胞并未发生靶标基因的转录，这表明了一种可能性：转录反应的拐点可能只发生在 DNA 损伤的高剂量，这时细胞为了存活而发生一系列适应性的转录级联反应；而引起转录激活的暴露剂量处于引起“不良反应”的范围内（如图 7-3 所示）。该研究结果充分体现了毒性通路“扰动”的特点，即当外界刺激物低剂量暴露时，仅引起可逆的适应性应激反应，机体功能产生“扰动”以维持内环境平衡；当暴露增加时，细胞适应性反应已无法抵抗外界刺激压力，导致机体疾病发生、发展甚至死亡[9]。

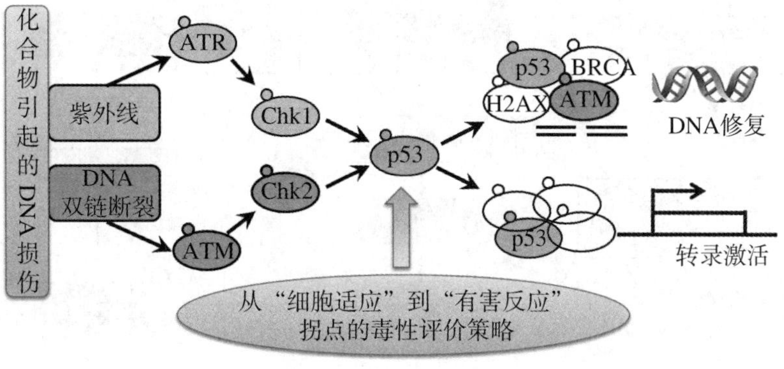

图 7-3　p53 通路扰动及细胞适应（DNA 修复）与有害反应的拐点

三、基于线粒体损伤机制的毒性测试

线粒体是细胞能量代谢的主要场所，直接参与细胞生长和增殖、胞内信号转导以及细胞凋亡等生命活动 [43]。线粒体是许多化学物毒性作用的重要靶标，引起线粒体结构或功能损伤的化合物可导致细胞功能紊乱、局部组织细胞凋亡或坏死，重则引起器官衰竭，甚至出现死亡。越来越多的研究表明 [39-40,42]，PGC-1α 信号通路在外源性因素诱导的线粒体损伤中发挥着关键的调控作用。构建基于 PGC-1α 介导的线粒体毒性检测方法，可以实现线粒体关键信号通路的毒性高通量筛选方法，为线粒体毒性导致的心血管疾病、能量代谢障碍、神经退行性疾病等提供早期预警和毒性评价的技术手段。

研究表明 [44]，用于恶性肿瘤治疗的广谱蒽醌类抗生素多柔比星（DOX）对心肌细胞 AC16 的细胞毒性和线粒体毒性呈现明显的剂量依赖性关系，DOX 对线粒体新生的 PGC-1α 信号通路具有双向的调节作用（如图 7-4 所示）。相对低剂量的 DOX 可诱导 PGC-1α 的表达，一方面与 NRF-1 共激活，通过 TFAM 促进线粒体新生；另一方面 PGC-1α 的诱导可激活抗氧化蛋白 MnSOD 和 UCP-2，使线粒体内的超氧阴离子平衡，细胞和线粒体功能得以维持。高剂量 DOX 暴露可抑制 PGC-1α 的表达，一方面线粒体新生受到抑制，另一方面 PGC-1α 的低表达可抑制抗氧化蛋白 MnSOD 和 UCP-2，使线粒体内的超氧阴离子蓄积，形成恶性循环，造成细胞和线粒体功能受损。PGC-1α 通路是参与调控 DOX 致心肌细胞毒性的关键通路，可为建立基于线粒体毒性开展化学物潜在心脏毒性评价的关键通路框架提供范例。

过量使用解热镇痛药对乙酰氨基酚（APAP）可引起肝毒性，常见中毒病例显示其毒性靶标是线粒体，严重的肝线粒体毒性可引起患者肝急性衰竭甚至死亡。研究表明 [49]，线粒体 ROS 随着 APAP 浓度的升高逐渐升高，在 APAP 浓度为 2 mM 时出现显著性差异，扰动线粒体的 ROS 生成，同时抑制呼吸链复合酶的活性，导致电子传递障碍，引起氧化应激反应。在无细胞毒性的浓度范围内随着 APAP 浓度的递增，线粒体 mtDNA 拷贝数显著增加，提示线粒体新生显著增高，细胞对外界应激做出适应性反应，以保证线粒体的正常功能。在 APAP 较高浓度时，mtDNA 拷贝数明显降低，线粒体自噬明显增加，表征细胞内线粒体数量的 Mitotracker 显著降低，PGC-1α 的 mRNA 水平降低，去乙酰化修饰蛋白 SIRT1 降低，

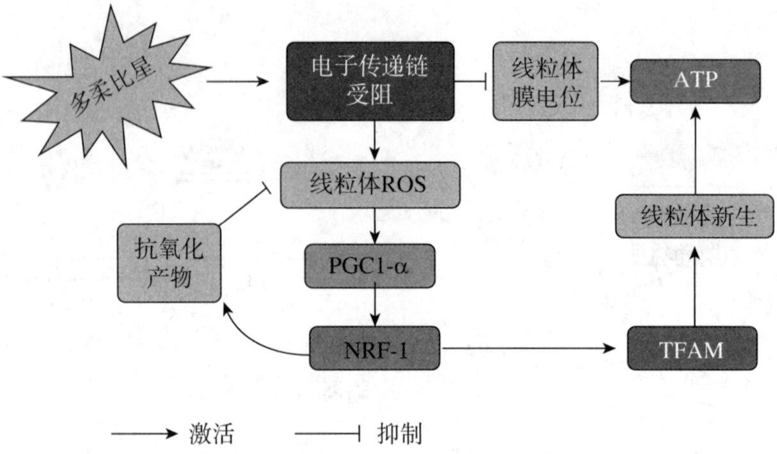

图 7-4　PGC-1α 通路在调控多柔比星致线粒体毒性中的作用

细胞形态发生变化，提示高浓度 APAP 可引起显著的肝细胞毒性，APAP 对 PGC-1α 信号通路介导的线粒体新生产生了重要的影响。以 APAP 作为研究对象，探索 PGC-1α 在 APAP 引起肝线粒体毒性中发挥的作用，为基于 PGC-1α 毒性通路评价化合物是否具有肝毒性提供了很好的技术方法。

第四节　展　望

美国国家研究委员会发布 TT21C 十多年来，国际上体外测试的各种新策略和模式不断推出，以期实现报告中提出的愿景。基于毒作用机制的毒性测试方法，特别是基于毒性通路的方法，已经渐渐成为未来毒性测试的重点发展领域。随着人们对毒性作用机制认识的深入，越来越多的生物标志物和毒性通路将被识别和确认，以便从机制层面更好地阐释外源物质的毒性。同时，基于毒性作用机制与毒性通路的毒性测试方法也将不断涌现，以此建立基于毒性作用机制的毒性评价新策略。通过关注较低暴露剂量下的细胞反应，判定化学物引起的早期细胞毒性通路扰动，可以较早地预测机体可能出现的不良反应。可以预见，在未来的毒性测试中，一些关键毒性通路会越来越多地被应用到药物和环境污染物等化学物的风险评估中。近年来，我国政府、学术界和工业界对基于毒作用机制的毒性测试的新策略、新方法、新手段的关注度越来越高。国内广大毒理学工作者对基于毒作用机制的毒性测试方法开展了各种有益探索和广泛宣传，积极促进体外和预测毒理学等非动物测试新技术、新方法在中国的发展和应用以及国际协调。

（彭　辉[1,3]　赵晓红[2]　李宇杰[1]　苏雪婷[1]　刘　超[1]　郭家彬[1]）

[1] 解放军疾病预防控制中心。
[2] 北京联合大学。
[3] 通讯作者，E-mail：ph1996@126.com。

参考文献

[1] National Research Council of the National Academies. Toxicity Testing in the 21st Century：a Vision and a Strategy. Washington，DC：The National Academies Press，2007.

[2] WHO/IPCS. Document No. 4. Part 1：IPCS Cancer Mode of Action for Humans and Case-Studies，2007.

[3] WHO/IPCS. Part 2：IPCS Framework for Analysing the Relevance of a non Cancer Mode of Action for Humans. 2007.

[4] U.S. Environment Protection Agency. Guidelines for Carcinogen Risk Assessment. Washington，DC：Risk Assessment Forum，1999.

[5] Landesmann B，Goumenou M，Munn S，et al. Description of prototype modes-of-action related to repeated dose toxicity//JRC Scientific and Policy Report 75689. 2012.

[6] National Academies of Sciences，Engineering，and Medicine. Using 21st Century Science to Improve Risk-Related Evaluations. Washington，DC：The National Academies Press，2017.

[7] National Academies of Sciences，Engineering，and Medicine. Understanding Pathways to a Paradigm Shift in Toxicity Testing and Decision-Making：Proceedings of a Workshop-in Brief. Washington，DC：The National Academies Press，2018.

[8] Lillicrap A，Belanger S，Burden N，et al. Alternative approaches to vertebrate ecotoxicity tests in the 21st century：a review of developments over the last 2 decades and current status. Environ Toxicol Chem，2016，35（11）：2637-2646.

[9] Adeleye Y，Andersen M，Clewell R，et al. Implementing toxicity testing in the 21st century（TT21C）：making safety decisions using toxicity pathways，and progress in a prototype risk assessment. Toxicology，2015，332：102-111.

[10] Wiltse JA，Dellarco VL. U.S. Environmental Protection Agency' s revised guidelines for carcinogen risk assessment：evaluating a postulated mode of carcinogenic action in guiding dose-response extrapolation. Mutat Res，2000，464（1）：105-115.

[11] Lillicrap A，Belanger S，Burden N，et al. Alternative approaches to vertebrate ecotoxicity tests in the 21st century：a review of developments over the last 2 decades and current status. Environ Toxicol Chem，2016，35（11）：2637-2646.

[12] Kensler TW，Wakabayashi N，Biswal S. Cell survival responses to environmental stresses via the Keap1-Nrf2-ARE pathway. Annu Rev Pharmacol Toxicol，2007，47：89-116.

[13] 彭辉，贾栗，张廷芬，等. Nrf2 信号通路扰动及其在化学物风险评估中的意义. 毒理学杂志，2016，30（01）：73-77.

[14] Kumar S，Stokes J，Singh UP，et al. Targeting Hsp70：a possible therapy for cancer. Cancer Letters，2016，374（1）：156-166.

[15] Shrestha L，Young JC. Function and chemotypes of human hsp70 chaperones. Current Topics in Medicinal Chemistry，2016，16（25）：2812-2828.

[16] Fu Y，Xu X，Huang D，et al. Plasma heat shock protein 90 alpha as a biomarker for the diagnosis of liver cancer：an official，large-scale，and multicenter clinical trial. EBioMedicine，2017，24：56-63.

[17] Shi Y，Liu X，Lou J，et al．Plasma levels of heat shock protein 90 alpha associated with lung cancer development and treatment responses．Clinical Cancer Research，2014，20（23）：6016-6022．

[18] Millar NL，Murrell GA．Heat shock proteins in tendinopathy：novel molecular regulators．Mediators of Inflammation，2012，2012：436203．

[19] Sisti G，Kanninen TT，Ramer I，et al．Interaction between the inducible 70-kDa heat shock protein and autophagy：effects on fertility and pregnancy．Cell Stress & Chaperones，2015，20（5）：753-758．

[20] 江琼，陈晓东．热休克蛋白 70 的生物学功能．海峡药学，2019，31（09）：5-10．

[21] 陈惠，涂燕玲，潘巍，等．热休克蛋白 90a 在肿瘤诊疗中的临床价值．上海医药，2019，40（07）：51-52，64．

[22] Lahav G，Rosenfeld N，Sigal A，et al．Dynamics of the p53-Mdm2 feedback loop in individual cells．Nat Genet，2004，36（2）：147-150．

[23] de Nadal E，Ammerer G，Posas F．Controlling gene expression in response to stress．Nature Reviews Genetics，2011，12（12）：833-845．

[24] Samson SL，Garber AJ．Metabolic syndrome．Endocrinology and Metabolism Clinics of North America，2014，43（1）：1-23．

[25] Mancuso MR，Massarweh SA．Endocrine therapy and strategies to overcome therapeutic resistance in breast cancer．Current Problems in Cancer，2016，40（2-4）：95-105．

[26] 王娅杰，孙华，刘耕陶，等．p53 在 DNA 损伤反应中的研究进展．药学学报，2011，46（12）：1413-1419．

[27] 张潇芸，姜英，杨军．p53 非依赖性信号通路在 DNA 损伤致细胞凋亡中的研究进展．浙江大学学报（医学版），2013，42（02）：217-223．

[28] Evans RM，Mangelsdorf DJ．Nuclear receptors，RXR，and the big bang．Cell，2014，157（1）：255-266．

[29] Yan J，Xie W．A brief history of the discovery of PXR and CAR as xenobiotic receptors．Acta Pharmaceutica Sinica B，2016，6（5）：450-452．

[30] Preidis GA，Kim KH，Moore DD．Nutrient-sensing nuclear receptors PPARalpha and FXR control liver energy balance．The Journal of Clinical Investigation，2017，127（4）：1193-1201．

[31] Terc J，Hansen A，Alston L，et al．Pregnane X receptor agonists enhance intestinal epithelial wound healing and repair of the intestinal barrier following the induction of experimental colitis．European Journal of Pharmaceutical Sciences，2014，55：12-19．

[32] 徐文静．核受体 FXR 与非酒精性脂肪肝．生命的化学，2019，39（02）：268-272．

[33] 吴凌娟，徐晓丽，林峻，等．核受体参与调控细胞自噬的研究进展．生物医学工程学杂志，2018，35（05）：822-828．

[34] Zhang R，Tian X，Qin L，et al．Factors predicting abnormal liver function tests induced by Graves' disease alone：a retrospective cohort study．Medicine，2015，94（19）：e839．

[35] He K，Hu Y，Xu XH，et al．Hepatic dysfunction related to thyrotropin receptor antibody in patients with Graves' disease．Experimental and Clinical Endocrinology & Diabetes，2014，122（6）：368-372．

[36] Iacovelli J，Rowe GC，Khadka A，et al．PGC-1alpha induces human rpe oxidative metabolism and antioxidant capacity．Investigative Ophthalmology & Visual Science，2016，57（3）：1038-1051．

[37] Koka S，Aluri HS，Xi L，et al. Chronic inhibition of phosphodiesterase 5 with tadalafil attenuates mitochondrial dysfunction in type 2 diabetic hearts：potential role of NO/SIRT1/PGC-1alpha signaling. Am J Physiol Heart Circ Physiol，2014，306（11）：H1558-1568.

[38] St-Pierre J，Drori S，Uldry M，et al. Suppression of reactive oxygen species and neurodegeneration by the PGC-1 transcriptional coactivators. Cell，2006，127（2）：397-408.

[39] Lai L，Wang M，Martin OJ，et al. A role for peroxisome proliferator-activated receptor gamma coactivator 1（PGC-1）in the regulation of cardiac mitochondrial phospholipid biosynthesis. The Journal of Biological Chemistry，2014，289（4）：2250-2259.

[40] 郭茜，郭家彬，李梨，等. PGC-1α 与线粒体 O 生成调控在心血管疾病中的作用. 中国药理学通报，2013，29（01）：1-5.

[41] Krantz M，Becit E，Hohmann S. Comparative analysis of HOG pathway proteins to generate hypotheses for functional analysis. Current genetics，2006，49（3）：152-165.

[42] Correia I，Alonso-Monge R，Pla J. The Hog1 MAP kinase promotes the recovery from cell cycle arrest induced by hydrogen peroxide in Candida albicans. Frontiers in Microbiology，2016，7：2133.

[43] Azad GK，Singh V，Thakare MJ，et al. Mitogen-activated protein kinase Hog1 is activated in response to curcumin exposure in the budding yeast Saccharomyces cerevisiae. BMC Microbiology，2014，14：317.

[44] Wang H，He Z，Luo L，et al. An aldo-keto reductase，Bbakr1，is involved in stress response and detoxification of heavy metal chromium but not required for virulence in the insect fungal pathogen，Beauveria bassiana. Fungal Genetics and Biology，2018，111：7-15.

[45] 陆信曜，诸葛斌，宗红，等. 产甘油假丝酵母 HOG 途径应答研究进展. 中国科学（生命科学），2019，049（005）：585-594.

[46] 刘帅，陈晨. 病原真菌中 MAPK 信号通路的研究进展. 湖南农业科学，2017（11）：119-122.

[47] Adeleye Y，Andersen M，Clewell R，et al. Implementing toxicity testing in the 21st century（TT21C）：making safety decisions using toxicity pathways，and progress in a prototype risk assessment. Toxicology，2015，332：102-111.

[48] Yuan H，Zhang Q，Guo J，et al. A PGC-1alpha-mediated transcriptional network maintains mitochondrial redox and bioenergetic homeostasis against doxorubicin-induced toxicity in human cardiomyocytes：implementation of TT21C. Toxicol Sci，2016，150（2）：400-417.

[49] Zhang T，Zhang Q，Guo J，et al. Non-cytotoxic concentrations of acetaminophen induced mitochondrial biogenesis and antioxidant response in HepG2 cells. Environmental Toxicology and Pharmacology，2016，46：71-79.

第八章　体外 - 体内数据外推（IVIVE）模型

摘 要

体外 - 体内数据外推（*in vitro* to *in vivo* extrapolation，IVIVE）是实施 21 世纪毒性测试策略（TT21C）中必不可少的关键技术手段之一。由于体外试验难以完全、准确地模拟体内环境，需要使用基于细胞反应的系统生物学机制模型来更好地再现体内毒性反应。与体内试验相比，体外试验缺乏关于吸收、分布、代谢和排泄（ADME）动力学等一系列过程，而这些过程直接影响着化学物质在生物体中靶组织的暴露。近年来，使用基于生理的药动学模型（physiologically based pharmacokinetic，PBPK）成为体外 - 体内数据外推的一种核心技术。通过建立 PBPK 模型，可以整合体外毒代动力学数据，实现不同种属之间的数据外推。在 IVIVE 中获得体外数据后，PBPK 模型可整合 ADME 的机制性数据，来预测化学物在人体血液、靶器官或组织中的浓度水平，最终用于评估化学物质的人体外部暴露剂量水平和安全性。IVIVE 为应用体外毒性数据进行风险评估提供了一个平台，并在 TT21C 新策略的实施中发挥重要的作用。

第一节　概　述

毒理学正在进行全球范式转变，即从传统的主要依赖于动物的毒性测试，转变到越来越多地使用基于人类细胞的体外毒性测试和计算毒理学预测，采用高通量的方法评估化学物的风险。而实现基于人类细胞的风险评估的挑战在于如何使用体外试验数据来预测化学品暴露对人类的安全性 [1-2]。体外细胞培养，即使是使用优于动物实验的人源细胞，也还是缺乏完整生物体的复杂性。除了一些直接接触（例如皮肤腐蚀性）的毒性测定，体外试验研究获得的结果通常不能直接用于解释潜在的体内暴露情况。

一、概念与内涵

使用体外毒性试验可以预测化学物质对人体靶组织细胞暴露与毒性效应的量效关系。而将毒性测试终点推导到人体外部暴露剂量水平是我们的最终目标。体外 - 体内的定量外推（quantitative *in vitro* to *in vivo* extrapolation，QIVIVE）是用体外毒性试验得到的数据，如基准浓度（如 EC50）、起始点（point of departure，POD）或由基于生物学的剂量 - 反应模型确定的相关毒性途径的相互作用阈值等，来估计某一化学物质对人体外部暴露剂量水平的安全性的过程。QIVIVE 可以用来估计某一预期的人体暴露产生有害影响的可能性。

在 QIVIVE 中，我们可以从两方面着手：①药效动力学（pharmacodynamics，PD）或毒效动力学（toxicodynamics，TD），研究药物对机体的作用及作用机制；②药代动力学（pharmacokinetics，PK）或毒代动力学（toxicokinetics，TK），研究药物在机体的影响下所发生的变化及其规律。通常 TK 与 TD 是被区分对待的，但实际上它们两个形成了一个连续体并可能相互反馈[3]。TK 定量地描述某一物质在人体内的"命运"，而 TD 关注其在生物学目标水平上的作用（如毒性反应）。

二、基本要素

QIVIVE 中的第一方面是预测物质对人体的药效或毒性反应。当前实践的基本原则是假设物质在相同的体外和体内的细胞暴露浓度下，产生定性和定量的毒性效果是相同的。然而，需要认识到体外培养的细胞不能完全模拟体内组织中的细胞。对此问题的解决方案是使用细胞反应的系统生物学机制模型。这些模型的特征在于其层叠结构，包括分子通路、细胞器功能、全细胞反应、细胞间通讯、组织反应直至组织间通讯[4]。对于局部的和早期的反应，前 3 个反应水平可能就足够了。基于组学的体外数据可以用来为细胞和（或）组织早期反应评估提供信息。

QIVIVE 中的第二方面是建立 TK 模型，从而将体外剂量 - 反应关系的 TD 模型重建为体内浓度曲线以预测体内效应。首先，TK 可以影响 TD，对给定靶器官 / 细胞的作用时间和强度取决于该靶位点的活性化学物质（母体分子或代谢物）的浓度 - 时间作用。体外相较于体内情况，最明显的差异是缺乏关于吸收、分布、代谢和排泄（absorption，distribution，metabolism and excretion，ADME）动力学方面的一系列过程，而这些过程直接影响着化学物质在生物体中靶组织的暴露。由于 TK 的效应，体内组织和器官的敏感性可能与在体外培养和暴露的细胞上观察到的截然不同或甚至相反。因此，化学物动力学对于进行体外到体内的定量外推是很重要的。这意味着体外观察到的效应外推需要体内 TK 的定量模型。基于生理的药代动力学（physiologically based pharmaco kinetic，PBPK）模型是这种外推的一种核心策略，并将在新的毒性测试策略中扮演至关重要的角色[3]。通过建立 PBPK 模型，可以有意义地整合体外 TK 数据，从而将它们外推到人类身上。PBPK 模型不仅仅是通过拟合数据获得的曲线。它们以机制为基础，具有很大的适用范围，甚至通常远远超出观察数据能够达到的时间和剂量范围。体外数据对于建立模型结构和参数值是必不可少的，但同时也需要考虑其他可能获得的信息来源，如临床 TK 信息或物质的物理化学数据等。

第二节　毒效动力学外推模型

体外试验可以深入研究细胞和分子机制，但这些试验难以准确、完全地反映体内情况。例如，体内的动态平衡，以及在不同时间涉及若干组织和器官的许多控制和调节不可能在体外系统中全面地再现。将体外获取的对靶器官的 TD 数据外推到体内的解决方案是开发综合的计算模型。根据所追求的目标和可获得的数据，这些模型可以非常简单，如剂量 - 反应模型，也可以是基于系统生物学的复杂模型。

一、简单的剂量 - 反应模型

当前实践的基本原则是假设相同的细胞暴露浓度在体外和体内定性、定量地产生相同的效果。对于轻微的、早期的且细胞间通讯未参与的反应，这可能是近似正确的。在这种情况下，通过使用 PBPK 模型重建体内浓度曲线，可以建立体外剂量 - 反应关系的 TD 模型并将其用来预测体内效应。Louisse 等使用该方法预测了发育毒性的体内剂量 - 反应曲线 [5]。他首先在体外测试了 4 种乙二醇醚代谢物的胚胎毒性，然后将获得的浓度 - 反应曲线与 PBPK 模型结合使用，以重建和预测乙二醇醚对大鼠和人的母体发育毒性的体内剂量 - 反应曲线，由该物质的毒性终点预测的体内剂量 - 反应曲线和传统大鼠实验研究中报道的胚胎毒性剂量水平展现了良好的一致性。

二、系统生物学模型

体外培养的细胞不能完全模拟原位组织中的细胞。为了解决这个外推问题，可以将机制信息与统计模型结合，或者依赖于更好的细胞反应机制的系统生物学模型。这些模型的特征在于其层叠结构，包括分子通路、细胞器功能、全细胞反应、细胞间通讯、组织反应，直至组织间通讯。孤立的通路不能真正用于数据分析或预测目的，因为它们必须与细胞水平联系起来才能起作用。在细胞器水平，线粒体功能一直是几种呼吸链和氧化应激模型的焦点。对其他细胞器的研究集中于阐明细胞运输或渗透机制。然而，大多数已开发的系统生物学模型直接描述细胞水平的反应，而只有少数细胞的反应过程被描述，如谷胱甘肽合成 [6] 或 NFE2L2（也称为 Nrf2）途径的氧化应激反应 [7]。较高的反应水平针对组织、器官，最终对应于整个身体 [8]。预测毒理学对肝展开了很多研究 [9]。这种模型的优点是它们可以耦合到 PBPK 模型并且可以集成路径模型。

对于局部和早期反应，仅了解前 3 个水平（分子通路、细胞器功能和全细胞反应）可能就足够了。体外数据特别是组学数据，主要用于了解这些水平发生的改变。然而，根据目标物质与分子或细胞成分相互作用的机制，体外数据的预测能力分为几种等级。例如，物质对酶的物理作用（例如 50% 抑制浓度）是直接的，因此很有可能在体外和体内的浓度相同时发生，而由基因诱导引起的激活（通过 mRNA 倍数变化测量）却更有可能是间接发生的 [10]。根据整合在建模过程中的体外数据类型，有不同的策略可以遵循。最近的一篇文章 [11] 描述了通过体外数据校准细胞水平的类固醇生成的内分泌扰动计算模型，并通过改变其输入和边界条件扩展该模型来描述雌性大鼠卵巢周期。无论是何种情况，系统生物学模型的巨大优势在于，一旦经过开发和验证，它们是通用的：在研究新物质时，只需要调整参数的一小部分，就可以表征目标物质与细胞器之间的相互作用并加以校准。

第三节　药代动力学外推模型——PBPK 模型

使用体外试验预测体内毒性面临多种挑战，如体外毒性试验获得的效应浓度不能直接用于风险评估，因为风险评估需要依靠衍生出来的体内剂量 - 效应曲线（而非体外曲线），以确定安全暴露水平的出发点。使用 PBPK 模型等计算毒理学方法可以获得化学物的体外效应浓度到体内效应剂量的定量转换，这是用于风险评估和毒性测试的有力工具。

PBPK 模型与生理毒代动力学（physiologically-based toxicokinetic，PBTK）、生理生物动力学（physiologically based biokinetic，PBBK）和生理动力学（physiologically based kinetic，PBK）模型代表了不同应用背景下的同一概念 [12]。PBPK 模型是复杂的计量学模型，可在数据有限的情况下，为模拟不同的暴露情形提供极大的灵活性 [13]。PBPK 模型遵循物质平衡原理，根据机体解剖和生理条件，模拟药物经循环系统向器官、组织转运，并在组织中分布、代谢的过程。简要地说，在 PBPK 模型中，动物或人体被看成由一组相连的房室（compartment）组成，每一房室即代表一种或一组特定的器官或组织。根据生理学、化学和解剖学的知识，模拟血液流向各器官或组织的机体循环系统，通过微分方程描述在每个房室内化学物的吸收、分布、代谢及排泄动力学过程，并将此过程转换成一个数学模型。需要确定的模型参数值包括：①生理和解剖参数，例如心输出量、组织容积和血液流量；②物理化学参数，如组织、血液分配系数；③其他动力学参数，如化学物和（或）其代谢物的动力学转运参数以及生物转化反应常数。物种的生理解剖参数值可从文献中获得，物理 - 化学和动力学参数值可以使用体内数据，或者通过计算机模拟或体外技术获得。数学模型建立好并获得需要的参数值后，可以利用计算软件，如 GastroPlus，模拟计算在不同剂量下化学物及其代谢产物在不同房室中随着时间变化的浓度。此外，PBPK 模型还可以模拟不同的物种，因此可用于种属间外推。为了检验模型及其预测的可靠性和有效性，可将预测结果与体内动力学试验数据比较来评价模型的性能。评估的过程有助于发现模型预测和体内试验数据之间的差异，为某些重要的动力学过程是否被忽视或某些模型参数值是否准确提供指导，为提出新的模型假说并进行改进提供依据 [14]。通常，PBPK 建模方法包括 6 个步骤，即：①搭建模型框架；②转化为数学模型；③定义参数值；④求解方程数值；⑤评价模型性能；⑥模型预测。

一、搭建模型框架

建立 PBPK 模型首先应明确模型的基本框架。基于模型的预测目的，选择可以充分描述化学物体内变化的最基本的模型元素。在 PBPK 建模中，一种普遍接受的简化性假设是化学物在单独的组织中的浓度是均匀的 [14]。是否将某个特定器官、组织独立作为一个房室纳入 PBPK 模型是由不同暴露条件下对特定器官、组织的浓度的预测需求所驱使的。对于化学物产生有利或不利效应的靶器官、组织，通常将它们划分为独立的房室。另一个纳入特定器官、组织的原因是该器官、组织与该化学物的 ADME 特性相关，这些特性包括：器官的功能性或解剖学特性，血管与其周围的组织，代表吸收或清除的组织，代谢的主要位点（如肝或肾），或化学物分布广泛的器官、组织（如脂肪或皮肤）。这些特定的房室应根据需要单独进行描述，而所有其他的器官、组织可以统一归为缓慢或丰富灌注的房室。图 8-1 展示了口服摄取吸收的化学物的一个基本的 PBPK 模型。这个模型包括单独的肝脏房室，因为这涉及该化学物代谢的主要器官。胃肠道吸收被假定为由肠道经过门静脉直接进入肝。此外，如果一个化学物在脂肪组织中有相对较高的分配比例，可以将脂肪组织作为单独房室。所有其他组织被划分为两种：①丰富灌注组织，包括肾上腺、脑、肺、肾和心脏等组织；②缓慢灌注组织，包括骨骼、肌肉和皮肤等组织 [15]。

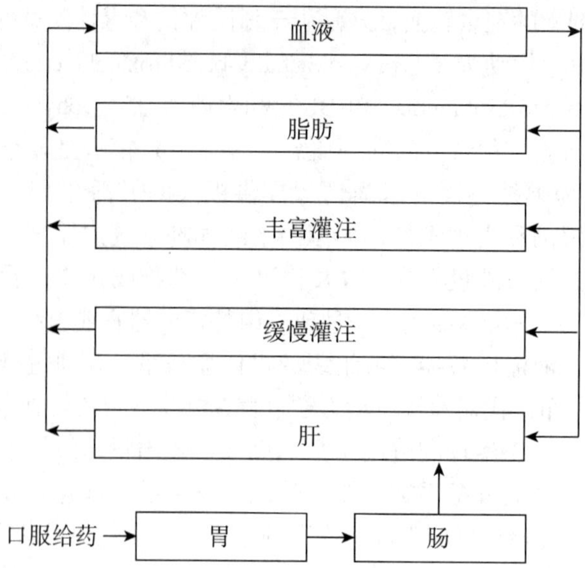

图 8-1 口服给药 PBPK 模型的基本结构

二、转化为数学模型

PBPK 建模的第二步是根据对机体中化学物 ADME 过程的描述，将搭建的模型框架转化为数学模型。

（一）吸收

假设化学物直接从肠道房室进入肝房室，那么可通过一阶方程来描述胃肠道的吸收：

$$dA_{st}/dt = -k_A \cdot A_{ST}$$

其中，k_A 代表一级吸收速率常数（h^{-1}），A_{ST} 代表在某时刻存留在胃肠道中的化学物的量（mg）。在时间 t 为 0 时，A_{ST} 等于初始口服剂量 [15]。

（二）储存房室

任何可能显著蓄积化学物或其代谢产物的组织都需要被包含在模型中。具有类似经时变化程度的组织可被归为一类。储存房室的一般物质平衡方程为：

$$dA_T/dt = Q_T(C_{in} - C_{out})$$

其中，A_T 是化学物在组织中的质量（mg），Q_T 是血液到组织的流量（L/h），C_{in} 是化学物进入组织在动脉血液中的浓度（mg/L），C_{out} 是化学物离开组织在静脉血液中的浓度（mg/L），见图 8-2 [15]。这个物质平衡方程指出，化学物在组织中的量相对时间的变化率（dA_T/dt）等于该化学物进入组织的速率与离开组织的速率之差。这里的一个基本假设是血液灌注组织时该化学物在组织和血液之间的分布可以迅速达到平衡。因此，静脉血液中化学物的浓度可以由组织 - 血液平衡分配系数 P_T 与组织中的浓度联系起来：$C_{out} = C_T/P_T$。储藏房室中化学物的浓度（C_T）可以从其在组织中的量和组织体积（V_T）来计算：$C_T = A_T/V_T$。因此，可以得到一个微分方程：

$$dA_T/dt = Q_T(C_{in} - C_T/P_T)$$

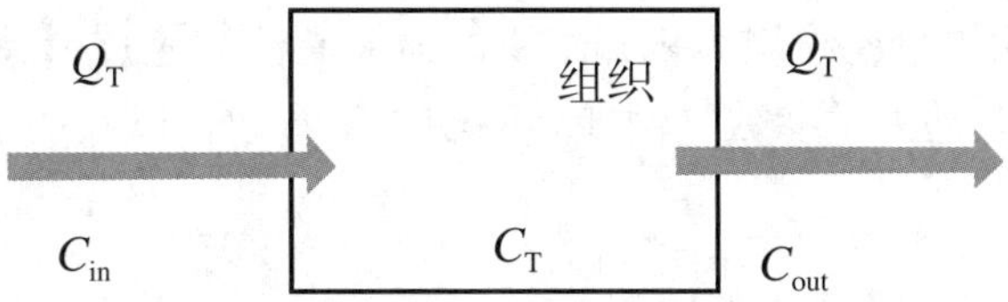

图 8-2 储存房室物质平衡方程参数示意图

（三）代谢和清除

肝是代谢化学物的主要场所。PBPK 模型中代谢速率通常被描述为一阶米氏（Michaelis-Menten）方程（即随着底物浓度的提高，从一阶移位到零阶），或二阶反应[15]。在米氏反应的情况下，肝中化学物的代谢转化可以被描述为：

$$V_{max} \cdot (C_L/P_L) / (K_m + C_L/P_L)$$

其中，C_L 表示化学物在肝中的浓度（mg/L），P_L 表示化学物的肝 - 血液分配系数，V_{max} 与 K_m 表示最大反应速率和米氏常数[15]，可根据体外肝样品试验结果进行特定转换求得。米氏方程将肝中化学物的浓度表达为 C_L/P_L，来表示肝中未被结合的、可被代谢的化学物的游离浓度。当化学物在肝中被代谢时，质量平衡等式可表示为：

$$dA_L/dt = Q_L(C_{in} - C_L/P_L) - V_{max} \cdot (C_L/P_L) / (K_m + C_L/P_L)$$

其中，等式右侧的第一项表示与血液传输相关联的物质变化量，基本上等同于前面所描述的储藏房室的情况。公式中带负号的第二项反映了代谢反应导致化学物在肝中的减少的量。由于化学物可以转化为各种代谢物，每一个重要的代谢途径都需要添加单独的代谢转化方程。

在实践中，如果母体化学物的一个或多个代谢产物被认为可以影响化学物的效力或毒性，那么有必要提供关于代谢物动力学的完整描述。在许多情况下，传统的单室可以足够用于代谢动力学描述。然而，在其他情况下，代谢产物的描述可能同母体化学物的描述一样复杂。

（四）血液腔

根据血液在化学物动力学过程中发挥的作用，对血液腔的描述可以因化学物而异。在某些情况下，血液可以被视为简单的储藏房室。以下的物质平衡方程可以用来说明从不同组织静脉血汇总之和与经动脉血返回组织的总量的速率差：

$$dA_B/dt = \sum(Q_T \cdot C_{out}) - Q_C \cdot C_B$$

其中，A_B 为血液中化学物的量（mg），Q_C 为总心输出量（L/h），C_B 为血液中化学物的浓度（mg/L）[15]。

三、定义参数值

一旦模型结构被确定，下一步就需要获得模型参数。所需的模型参数包括：①生理学和解剖学参数（如心输出量、组织容积和组织的血液灌注流速）；②物理化学参数（例如组织 - 血液分配系数）；③动力学参数（例如转运动力学常数，以及用于化学物及其代谢物的生物转化反应参数）。

（一）生理学和解剖学参数

物种的生理学或解剖学参数值可以从文献中获得。例如，实验动物以及人类代表性的生理参数可以参考 Brown 等发表的文章 [16]。然而由于实验变异性和实验动物个体及种属的差异（年龄、性别、应变、活性），不同来源的同一参数的估计值可能差异较大。

（二）物理化学参数

组织 - 血液分配系数是 PBPK 模型所需的关键物理化学参数，它表示平衡状态下组织中化学物浓度与从该组织流出的静脉血液中化学物浓度的比率。这些比率具有化学物和组织特异性，代表化学物在组织内蓄积的倾向。通过比较稳态时的组织 - 血液浓度水平，组织 - 血液分配系数可以从体内研究获得 [17]。同时，一些体外和计算机模拟的方法也可用于组织 - 血液分配系数的估计。体外方法包括平衡透析和超滤技术等方法 [18]。计算机模拟方法包括定量构效关系的方法，结合辛醇 - 水分配系数、化学亲脂性与血浆蛋白结合等数据进行计算 [19]。虽然许多技术已被开发用来量化组织 - 血液分配系数，但目前并没有单一的最佳方法。由于分配系数对于决定体内化学物的分布起重要作用，所以这些体外和计算机模拟的方法仍然需要验证后才能应用，否则可能会增加 PBPK 模型的不确定性。

（三）动力学参数

PBPK 模型中动力学参数是指化学物吸收、代谢、大分子结合和排泄的速率。这些动力学参数通常是通过拟合体内研究数据得到的 [14]。另外，动力学参数也可从体外试验获得。代谢是化学物体内动力学参数的重要决定因素，也是 PBPK 模型的关键组成之一。可以通过不同的体外方法来定量代谢参数，其中包括通过培养使化学物和辅助因子与过表达的或纯化的酶进行反应［如 Supersomes（来源于杆状病毒感染的昆虫细胞的微粒体）或分离的酶］，以及采用亚细胞组分（例如微粒体、S9 或胞质溶胶）、分离的细胞（例如原代肝细胞或低温保存的肝细胞）或组织切片等方法 [19]。代谢参数可用底物消耗或动力学分析方法获取。通过估算每克肝组织中体外酶蛋白的数量和相应物种及年龄组的平均肝重，体外代谢数据可换算为体内清除率 [19]。使用体外方法的好处是可以使用人的组织材料，从而实现对人体状况的预测。

四、求解方程数值

数学模型被定义后，下一个步骤就是使用计算机求解物质平衡微分方程，从而做出预测。有很多软件包可用来执行并求解 PBPK 模型的数学微分方程。目前常用的软件包括 GastroPlus（Simulations Plus，Inc，CA，USA）、Berkeley Madonna（Macey and Oster，UC Berkeley，CA，USA）和 MATLAB（The MathWorks）。对特定软件包的选择一般取决于所需的灵活性和用户友好度[17]。

五、评价模型性能

当微分方程得到解后，下一步需要对模型的性能进行评价。通过对比体内试验数据评价模型是 PBPK 建模的重要步骤，因为它决定了模型及其后续预测的可靠性。

（一）敏感性分析

模型评估包括敏感性分析。敏感性分析可以用于鉴定不同条件下决定化学物药代动力学行为的最重要的参数。进行敏感性分析的典型方式是中心差分法，即比较输入参数的改变对模型输出幅度的影响。一般情况下，需对每个参数进行单独分析，将输入参数改变 1% 或 5%，而其他参数则保持为缺省值。参数值的改变可以带来模拟输出（例如血液浓度）的变化，由此计算敏感性系数。例如，敏感性系数为 0.8，表示特定输入参数值 1% 的变化会导致模型输出 0.8 的变化。敏感性系数的绝对值越大，此参数对模型输出的影响越显著[13]。很多 PBPK 模型参数值是不确定的，因此通过敏感性分析来量化关键的不确定性并提供一系列可能带来的结果，将有助于对模型预测有更好的掌握。

（二）变异性分析

由于遗传多态性和生活方式的差异，任何给定群体的生理和解剖学参数以及酶和转运水平都存在着潜在的变异性。因此，这导致了化学物的浓度 - 时间曲线在个体间也具有变异性。个体间化学物的药代动力学变异性可使用几种方法来确定，例如蒙特卡罗法（Monte-Carlo）、模糊模拟法（Fuzzy）和基于贝叶斯理论的马尔可夫链蒙特卡罗模拟法（Markov chain Monte Carlo，MCMC）[13]。参数的误差（或变化程度）对浓度 - 时间的影响取决于预测结果对该输入参数的敏感度。

（三）不确定性分析

不准确的参数和模型结构本身均可导致 PBPK 模型预测结果的不准确，特别是在低剂量暴露情况下[20]。因此，通过对 PBPK 模型进行不确定性分析，可以得知某些参数的误差可产生的定量影响，以大幅度提高模型的预测能力。预测结果对输入参数的敏感度越大，此参数的误差对结果的影响就越显著。因此，使用敏感性分析对指出哪些参数需要准确值有帮助。例如，使用 PBPK 模型进行人体特定组织内部物质浓度的测定时，有些时候只能提供动物（而非人体）的代谢数据。由于动物和人的生物转化水平存在显著的物种差异，评估此代谢数据的不确定性就尤为重要。与变异性分析类似，定量的不确定性分析可以使用传统的蒙特卡罗法、模糊模拟法和基于贝叶斯理论的 MCMC 法[13]。

六、模型预测

一旦对模型的性能进行了评估，便可进行模拟和预测。PBPK 模型除了用于评估不同暴露条件下的原化学物的组织浓度，也可以用于评估相应的代谢产物，包括不稳定的活性代谢产物。由于 PBPK 模型是以机制为基础的模型，故从用于校准模型数据的条件推断到其他不同条件是可行的。PBPK 模型对预测难以实现的实验条件具有较高的价值，如模拟现实中的低剂量环境暴露。此外，PBPK 模型可以用于模拟多种条件，例如不同的物种，同时也可以对基因多态性和生活方式等影响因素进行评估 [14]。PBPK 模型可以作为一个有利的平台，整合化学物的 ADME 特性来评估不同条件下（包括不同的物种、剂量、暴露途径、个体和持续时间）化学物及其相关代谢物在血液或组织中的浓度。

第四节　体外毒性数据结合 PBPK 模型在 IVIVE 中的应用

获得体外毒性数据后，PBPK 模型可整合 ADME 的机制性数据，来预测化学物在人体内血液或靶组织中的浓度水平，最终用来估计化学物的人体外部暴露剂量水平的安全性。其应用主要表现为以下两方面。

一、安全边界的估算

PBPK 模型在 IVIVE 中的一个重要应用为通过外部暴露剂量来预测内部暴露浓度，并通过与体外试验得到的毒性阈值进行比较来获得此暴露水平的安全边界。

在新一代风险评估的框架下，对于某一化学物，当我们想要得知该物质在某一外部暴露剂量水平下的安全性时，可以进行以下步骤。通过体外毒性通路扰动测试与剂量 - 反应模型，我们可以获得在细胞水平上该化学物的毒性剂量（浓度）水平。通过这一剂量 - 毒性反应关系，我们可以推导出效应起始点浓度。我们可以使用不同的毒性测试以覆盖不同的毒性终点，由此推导出一组对应不同毒性终点的起始点浓度，或对于同一毒性终点、来自不同测试的起始点浓度（如图 8-3 中的数据，每一个球点数据代表着某毒性测试得到的起始点浓度平均值，星号数据代表最大值和最小值）。使用 PBPK 模型，可以预测该人体暴露剂量水平下化学物的体内暴露浓度（如图 8-3 中的黑色横线为预测的血浆中物质浓度最大值 C_{max}，而灰色条状区间为 C_{max} 的 10 倍不确定区间）。从而我们可以将体外得到的一组起始浓度值与体内血液中的 C_{max} 值相比较，以计算该物质在这一暴露水平下的安全边界。

二、应用反向剂量法外推

除了通过外部暴露剂量来预测内部暴露浓度，PBPK 模型的另一个潜在价值是它可以通过反向剂量法将体外试验得到的浓度 - 反应曲线转换成体内剂量 - 反应曲线 [14,21]。当使用反向剂量法来预测有毒或安全的外暴露剂量水平时，体外试验毒性效应浓度被认为是可能导致体内组织或血液中有害效应的替代浓度。这样 PBPK 模型就可以用来计算达到这些内部毒性浓度所需的外暴露剂量。因此，PBPK 模型结合反向剂量法时将体外试验浓度定量翻译为外暴露剂量。反向剂量法越来越多地被用来确定剂量 - 效应曲线，从而获取风险评估的参考值，例如基准剂量（benchmark dose，BMD）[14,21]。在对类视黄醇全反式维 A 酸（ATRA）

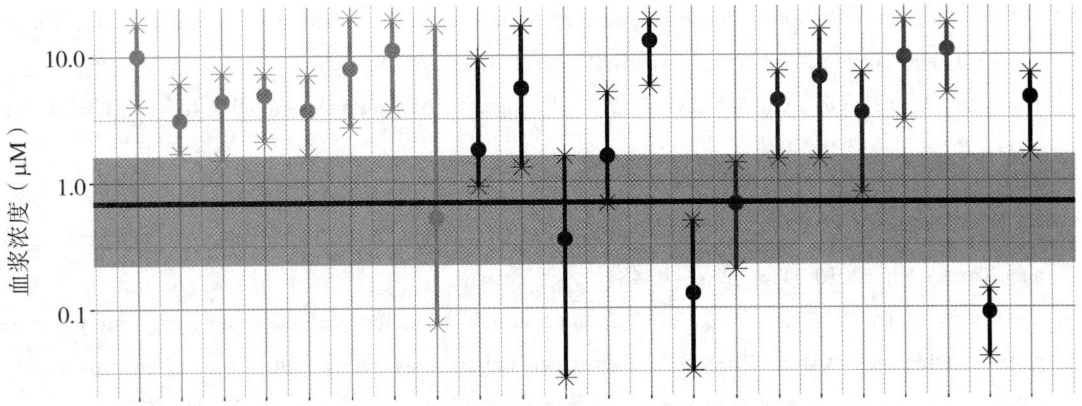

图 8-3 对于某一化学物，由不同毒性终点分别表示为（黑色圆点与灰色圆点）的体外毒性测试得到的起始点浓度平均值（点）及最大、最小值（星号），以及通过 PBPK 模型预测的人体外部暴露剂量下体内血浆中物质浓度的最大值 C_{max}（黑色横线）与其 10 倍不确定区间（灰色条状区间）

发育毒性的研究中，Louisse 等使用胚胎干细胞测试获得了 ATRA 的体外浓度 - 发育毒性效应数据。通过 PBPK 模型协助的反向剂量法，建立了大鼠的体内剂量 - 反应曲线，并获得了 BMD 10 倍不确定区间的下限值（BMDL10）。结果表明预测的 BMDL10 与从动物实验得到的体内数据获得的 BMDL10 仅相差 6 倍 [22]，这显示了基于体外试验数据使用 PBPK 模型协助的反向剂量法可以有效地预测体内毒性数据的范围，从而减少动物实验的使用。

很多研究使用反向剂量法将风险评估中的危害识别，并延伸至对体外数据的使用 [22-27]。到目前为止，该方法已经被验证可用于对不同的毒性终点进行体外至体内的外推，包括发育毒性 [22-23]、神经毒性 [24-25]、急性经口毒性、重复给药毒性 [26] 和遗传毒性 [27]。从理论上来讲，这种方法可以扩展适用于全身效应终点。这样一来，利用替代方法进行风险评估可以步入一个与 TT21C 提出的理论相契合的新阶段 [28]。PBPK 模型协助的 QIVIVE 为使用体外毒性数据进行风险评估提供了一个平台，并将在实现 TT21C 新策略中发挥至关重要的作用。

（李鹤群 [1] 何 俊 [2] 李 津 [1,3]）

参考文献

[1] Krewski D，Acosta KJ，Andersen M，et al．Toxicity testing in the 21st century：a vision and a strategy．J Toxicol Environ Health B Crit Rev，2010，13：51-138.

[2] Ankley GT，Bennett RS，Erickson RJ，et al. Adverse outcome pathways：a conceptual framework to support ecotoxicology research and risk assessment. Environ Toxicol Chem，2010，29（3）：730-741.

[1] 联合利华安全与环境保障中心。
[2] 解放军疾病预防控制中心。
[3] 通讯作者，E-mail：Jin.Li@unilever.com。

[3] Adler S，Basketter D，Creton S，et al. Alternative（non-animal）methods for cosmetics testing：current status and future prospects-2010. Arch Toxicol，2011，85（5）：367-485.

[4] Hunt CA，Ropella GE，Lam TN，et al. At the biological modeling and simulation frontier. Pharm Res，2009，26（11）：2369-2400.

[5] Louisse J，de Jong E，van de Sandt JJ，et al. The use of in vitro toxicity data and physiologically based kinetic modeling to predict dose-response curves for in vivo developmental toxicity of glycol ethers in rat and man. Toxicol Sci，2010，118（2）：470-484.

[6] Geenen S，Yates JW，Kenna JG，et al. Multiscale modelling approach combining a kinetic model of glutathione metabolism with PBPK models of paracetamol and the potential glutathione-depletion biomarkers ophthalmic acid and 5-oxoproline in humans and rats. Integr Biol（Camb），2013，5（6）：877-888.

[7] Zhang Q，Andersen ME. Dose response relationship in anti-stress gene regulatory networks. PLoS Comput Biol，2007，3（3）：e24.

[8] Moore MN，Noble D. Editorial：computational modelling of cell & tissue processes & function. J Mol Histol，2004，35（7）：655-658.

[9] Yan L，Sheihk-Bahaei S，Park S，et al. Predictions of hepatic disposition properties using a mechanistically realistic，physiologically based model. Drug Metab Dispos，2008，36（4）：759-768.

[10] Quignot N，Desmots S，Barouki R，et al. A comparison of two human cell lines and two rat gonadal cell primary cultures as in vitro screening tools for aromatase modulation. Toxicol In Vitro，2012，26（1）：107-118.

[11] Quignot N，Bois FY. A computational model to predict rat ovarian steroid secretion from in vitro experiments with endocrine disruptors. PLoS One，2013，8（1）：e53891.

[12] Bessems JG，Loizou G，Krishnan K，et al. PBTK modelling platforms and parameter estimation tools to enable animal-free risk assessment：recommendations from a joint EPAA—EURL ECVAM ADME workshop. Regul Toxicol Pharmacol，2014，68（1）：119-139.

[13] Chiu WA，Barton HA，DeWoskin RS，et al. Evaluation of physiologically based pharmacokinetic models for use in risk assessment. J Appl Toxicol，2007，27（3）：218-237.

[14] Rietjens IM，Louisse J，Punt A. Tutorial on physiologically based kinetic modeling in molecular nutrition and food research. Mol Nutr Food Res，2011，55（6）：941-956.

[15] Smits A，De Cock P，Vermeulen A，et al. Physiologically based pharmacokinetic（PBPK）modeling and simulation in neonatal drug development：how clinicians can contribute. Expert Opin Drug Metab Toxicol, 2019，15（1）：25-34.

[16] Brown RP，Delp MD，Lindstedt SL，et al. Physiological parameter values for physiologically based pharmacokinetic models. Toxicol Ind Health，1997，13（4）：407-484.

[17] Clewell RA，Clewell HJ. Development and specification of physiologically based pharmacokinetic models for use in risk assessment. Regul Toxicol Pharmacol，2008，50（1）：129-143.

[18] Gargas ML，Burgess RJ，Voisard DE，et al. Partition coefficients of low-molecular-weight volatile chemicals in various liquids and tissues. Toxicol Appl Pharmacol. 1989；98（1）：87-99.

[19] Poulin P，Theil FP. A priori prediction of tissue：plasma partition coefficients of drugs to facilitate the use of physiologically-based pharmacokinetic models in drug discovery. J Pharm Sci，2000，89（1）：16-35.

[20] Hattis D, White P, Marmorstein L, et al. Uncertainties in pharmacokinetic modeling for perchloroethylene. I. Comparison of model structure，parameters，and predictions for low-dose metabolism rates for models derived by different authors. Risk Anal，1990，10（3）：449-458.

[21] Rotroff DM，Wetmore BA，Dix DJ，et al. Incorporating human dosimetry and exposure into high-throughput in vitro toxicity screening ［published correction appears in Toxicol Sci. 2014 Feb；137（2）：499. Dosage error in article text］. Toxicol Sci，2010，117（2）：348-358.

[22] Louisse J，Bosgra S，Blaauboer BJ，et al. Prediction of in vivo developmental toxicity of all-trans-retinoic acid based on in vitro toxicity data and in silico physiologically based kinetic modeling. Arch Toxicol，2015，89（7）：1135-1148.

[23] Li H，Zhang M，Vervoort J，et al. Use of physiologically based kinetic modeling-facilitated reverse dosimetry of in vitro toxicity data for prediction of in vivo developmental toxicity of tebuconazole in rats. Toxicol Lett，2017，266：85-93.

[24] DeJongh J，Nordin-Andersson M，Ploeger BA，et al. Estimation of systemic toxicity of acrylamide by integration of in vitro toxicity data with kinetic simulations. Toxicol Appl Pharmacol，1999，158（3）：261-268.

[25] Forsby A, Blaauboer B. Integration of in vitro neurotoxicity data with biokinetic modelling for the estimation of in vivo neurotoxicity. Hum Exp Toxicol，2007，26（4）：333-338.

[26] Gubbels-van Hal WM，Blaauboer BJ，Barentsen HM，et al. An alternative approach for the safety evaluation of new and existing chemicals，an exercise in integrated testing. Regul Toxicol Pharmacol，2005，42（3）：284-295.

[27] Paini A，Punt A，Viton F，et al. A physiologically based biodynamic（PBBD）model for estragole DNA binding in rat liver based on in vitro kinetic data and estragole DNA adduct formation in primary hepatocytes. Toxicol Appl Pharmacol，2010，245（1）：57-66.

[28] Krewski D，Acosta D Jr，Andersen M，et al. Toxicity testing in the 21st century：a vision and a strategy. J Toxicol Environ Health B Crit Rev，2010，13（2-4）：51-138.

第九章　定量结构效应关系模型

摘 要

目前，全球市场上常用的化学品超过了35万种，然而仅有一小部分化学品具有全面的毒理学评估数据。仅依赖体内毒性测试不能满足评价所有化学品（包括现有的和新化学品）毒性效应的需求。因此，需要发展高效且可靠的毒性测试替代方法。高通量筛选（HTS）测试方法的发展，带来了大量化学品毒性效应的体外数据，使毒理学进入了“大数据”时代。这些数据为发展计算毒理学模型提供了帮助。本章概述了21世纪的毒性测试以及计算毒理学模型体系；通过具体案例介绍定量结构效应关系（QSAR）的毒性预测模型，包括雌激素受体、雄激素受体和甲状腺激素受体相关活性以及基于HTS数据构建的体内毒性预测模型；最后提出了对QSAR模型的展望。

第一节　概　述

化学品在促进社会经济发展、提高生活质量方面发挥了重要作用。目前，全球市场使用的化学品超过了35万种，且这个数字仍在持续增长[1]。根据2019年3月联合国环境署（UNEP）发布的《全球化学品展望（第2版）》，从2000年至2017年，全球化学品工业（不含药品）产能几乎翻了一番，从12亿吨增加到23亿吨。据欧洲环境署发布的数据，2016年欧洲消费的3.45亿吨化学品中，约62%的化学品具有健康危害性。因此，化学品已经成为影响人体和生态健康的重大风险源。

化学品毒理效应的传统评价方法主要依赖活体动物（体内）测试。然而，这种方法的化学品评价速度（2～3种/年）远低于每年新进入市场的化学品数量（500～1000种/年）。仅仅依靠体内的方法难以评价所有化学品（现有的和新化学品）的毒理效应，并可能导致大量新化学品和既有化学品的替代品未经风险评价而无法投入使用。传统的体内测试存在跨物种外推至人类、高-低剂量外推等诸多不确定因素，难以准确预测化学品对人体和生态健康的毒理效应。

一、21世纪毒性测试

进入21世纪以来，化学品毒性测试方法出现了新的变革。2007年，美国国家研究委员会发表了《21世纪毒性测试：愿景与策略》报告[2]，倡导发展基于人体组织和细胞的、更具预测潜力的体外测试方法——高通量筛选（high throughput screening，HTS）测试，评价毒性通路中的扰动；倡导发展计算毒理学模型来评价化学品的暴露、危害与风险，以减少实验动物数目、测试时间和成本，并增进对化学物质毒性效应机制的认识。

HTS 测试的发展带来了大量的毒性效应体外数据。2006 年，美国环境保护部（EPA）启动了 ToxCast（Toxicity Forecaster）项目，使用 HTS 测试和多种毒理基因组技术发展快速评价化学品毒性效应的方法。ToxCast 项目使用几百种 HTS 测试评价了约 4500 个化学品的毒理效应。2008 年，EPA、美国国家毒理学计划（NTP）、美国国家健康科学研究院化学基因组中心（NCGC）和美国食品药品监督管理局（FDA）联合启动了 Tox21（Toxicology in the Twenty-First Century）项目。Tox21 项目融合自动化技术，单次体外测试化学品数目可超过 1000 种，至今已测试了 10 000 多种化学品的 70 多个毒性终点的毒理效应。

二、计算毒理学模型体系

HTS 数据的大量产生以及公开数据分享平台的发展，使毒理学进入了“大数据”时代。例如，美国国家生物技术信息中心（NCBI）管理的化学信息资源库 PubChem（https://pubchem.ncbi.nlm.nih.gov）已经包含了 2.47 亿个化学物质的描述、9650 万个化学结构和来自 125 万个生物测试的 2.37 亿个测试结果的信息（至 2018 年 8 月）。表 9-1 总结了其他公开数据的分享平台。

表9-1　一些公开的毒理学数据分享平台

数据库	数据库信息	数据描述
PubChem	9600 万个化合物，130 亿个数据点	化合物、毒性、基因
ChEMBL	180 万个化合物，110 万个生物实验	文献数据
ToxNET	6 个不同数据源，5 万多个环境化学品	体外和体内毒性数据
ACToR	150 个不同数据源的毒性数据	体外和体内毒性数据
SEURAT	5500 个化妆品类型化学品	动物毒性数据
CTD	1.3 万个化学品，3.2 万个基因	化合物、基因和疾病关系
CEBS	不同数据源的 10 000 个毒性实验数据	基因表达数据
DrugMatrix	600 个药物分子，10 000 个基因数据	基因表达数据
Cmap	1300 个化学品，7000 个基因数据	基因表达数据

注：ACToR，Aggregated Computational Toxicology Resource；SEURAT，Safety Evaluation Ultimately Replacing Animal Testing；CTD，Comparative Toxicogenomics Database；CEBS，Chemical Effects in Biological Systems；Cmap，Connectivity Map。

这些数据是发展计算毒理学模型的基石。计算毒理学主要基于数学和计算机模型（*in silico*），采用分子生物学与化学等手段，揭示化学物质环境暴露、危害性与风险性之间的定性和定量关系。现代化学品风险评价需要计算毒理学模型体系模拟化学品从暴露到效应的连续性过程，从而将化学品的源释放量、环境介质浓度、靶点暴露剂量、效应阈值等关键数据衔接起来（图 9-1）[3]。然而，对于不同化学品的模型体系，体系中的化学品物理化学性质、环境行为参数和毒理学效应参数均需随之调整。通过实验测定所有化学品的相关性质和参数几乎是不可能完成的任务。定量构效关系（quantitative structure-activity relationship，QSAR）模型是获取这些性质和参数的主要手段。QSAR 基于的假设是，具有相似分子结构的物质通常会表现相似的理化性质和生物活性（毒性）。QSAR 包括 3 个要素：描述分子特征的参数（分子结构描述符）、预测终点（例如肝毒性）以及拟合分子结构描述符和预测终点关系的函数（例如多元线性回归方程）。

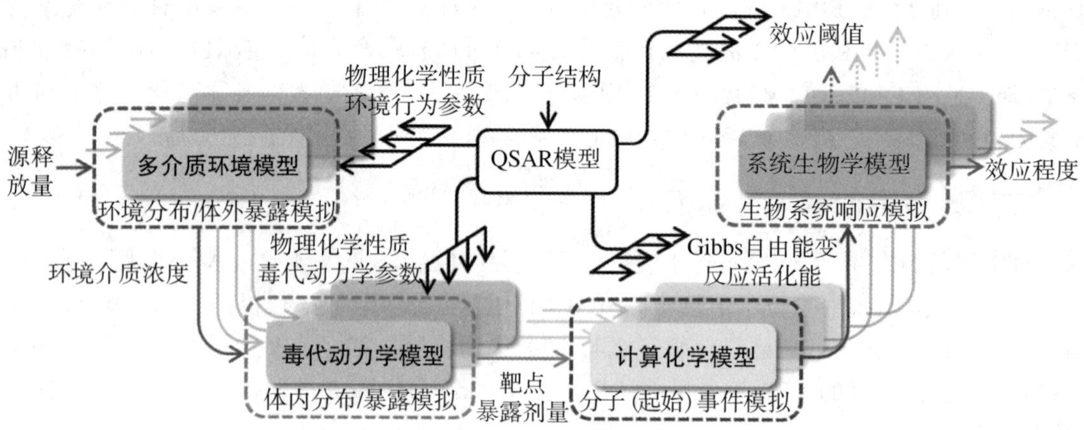

图 9-1　化学品风险评估计算毒理学模型体系[3]

在大数据的背景下，人工智能技术（例如机器学习）被越来越多地应用到 QSAR 模型的构建中。机器学习算法可以从现有的复杂数据集中识别规则和模式，并进行预测。常用的机器学习算法包括支持向量机、随机森林、朴素贝叶斯和深度神经网络等方法。其中，深度神经网络法作为最可能实现人工智能的算法备受研究者的青睐，赢得了一些数据建模挑战赛的冠军，例如 Tox21 数据挑战赛（Tox21 Data Challenge，https://tripod.nih.gov/tox21/challenge）冠军。

2014 年，美国国家前沿转化科学中心（NCATS）举办的 Tox21 数据建模挑战赛，提供了比较不同机器学习算法构建预测毒理效应 QSAR 模型的机会。Tox21 挑战赛的化学物质活性数据来自 Tox21 项目中 12 种不同的 HTS 实验结果。其中 7 个 HTS 实验针对化学物质的核受体活性进行评价，包括雌激素受体、雄激素受体、芳香化酶受体、过氧化物酶体增殖物激活受体等易受内分泌干扰物（endocrine disrupting compounds，EDCs）攻击的核受体。EDCs 指可以干扰天然血液激素合成、分泌、运输、代谢、结合或消除的外源性化学物质。EDCs 可以引起内分泌干扰效应，抑制生长发育，干扰生殖功能。

第二节　基于定量结构效应关系模型的毒性预测

本节首先简要介绍 QSAR 模型构建中常用的机器学习算法，然后以雌激素、雄激素和甲状腺激素相关受体为案例，介绍 QSAR 模型在内分泌干扰效应预测方面的最新研究进展，接下来介绍基于 HTS 数据预测体内毒性的一些代表性研究，最后展望计算毒理学 QSAR 领域的发展。

一、常用机器学习算法

多元线性回归（multiple linear regression，MLR）被认为是所有回归方法中透明性最好的算法。MLR 根据以下公式建立线性 QSAR 模型：

$$A = w_0 + w_1x_1 + w_2x_2 + \cdots + w_nx_n$$

其中，A 代表效应（毒性）值，x_n 表示第 n 个描述符的值，w_n 表示第 n 个描述符的回归系数值，w_0 为常数项。一般通过最小二乘法确定回归系数。MLR 需要避免自变量之间的多重共线性问题，因为自变量之间的多重共线性会增加最小二乘回归系数的误差。为解决多重共线性，可以联合应用主成分分析和多元回归分析、因子分析和多元回归分析，也可以采用主成分回归、偏最小二乘回归（PLS）等算法。

支持向量机（support vector machine，SVM）是基于 Vapnik 统计学习理论的机器学习算法。SVM 使用核函数将特征空间映射到更高维的空间，并试图找到可以将样本分类的最优超平面。如果使用的核函数是非线性的，其可以将本来为非线性的原始特征空间转化成高维的线性特征空间。高斯径向基核函数是使用最广泛的非线性核函数。其他的核函数还包括线性核函数、拉普拉斯核函数、多项式核函数等。

决策树（decision tree，DT）模型建立的基本流程遵循“分而治之”的策略。DT 根据最优划分属性（例如相对分子质量）将数据集划分成子集，并反复重复这个过程，将子集划分成更小的子集，直到最终子集（也称为叶节点）内的数据足够均匀或满足某种停止准则时，该过程才停止。基于 DT，人们利用集成的思想发展出了随机森林（random forest，RF）算法。RF 可以看作是以 DT 为基础的集成算法。与 DT 从所有特征中选择最优特征进行数据集（子集）划分的做法不同，RF 首先从所有特征中随机选择 k 个特征，然后从这 k 个特征中选择最优的特征划分数据集（子集）。RF 不容易过拟合，且可以计算特征的相对重要程度，具有筛选特征的功能。

人工神经网络（artificial neural network，ANN）是一种旨在模仿人脑功能的机器学习方法。ANN 包括输入层、隐藏层和输出层，每一层都包含若干具有计算功能的神经元。相对于 ANN，深度神经网络（deep neural network，DNN）包含多个隐藏层，可模拟更加复杂的任务。DNN 中相邻两层之间的神经元互相连接，上一层的输出数据成为下一层的输入数据。每个神经元都包含一个激活函数。激活函数的类型有双曲正切函数、矫正线性函数等。

此外，k 最近邻（kNN）、线性判别分析（LDA）、朴素贝叶斯（NB）等建模方法也受到比较广泛的关注，限于篇幅，此处不做介绍。建议感兴趣的读者查阅 Python 的 Scikit-learn 官网进行学习（https：//scikit-learn.org）。

二、雌激素受体活性预测

QSAR 模型被广泛用于预测化学物质与雌激素受体（estrogen receptor，ER）的结合能力。Chen 等 [4] 基于 333 个文献来源的化学物质活性数据，发展了化学品 ER 结合能力的分类模型，并使用来自 FDA 的 Estrogenic Activity 数据库（EADB）的 4648 个化学物质验证了模型的外部预测能力。比较 4 种机器学习算法（SVM、DT、NB、*k*NN）和 7 种分子指纹，表明 SVM 算法和 Extended 指纹构建的模型性能最好，其 5 折交叉验证的准确率为 81%，接受者特征曲线下面积（AUC）为 0.87；外部验证准确率为 79%，AUC 为 0.84。

美国 EPA 的国家计算毒理学中心组织的雌激素受体活性预测合作项目（Collaborative Estrogen Receptor Activity Prediction Project，CERAPP），旨在利用 ToxCast/Tox21 的 HTS 实验数据，发展计算毒理学预测模型，并筛查 32 464 个化学物质的 ER 活性 [5]。17 个团队基于相同的数据集（1677 个来自 ToxCast/Tox21 项目的化合物），使用不同的算法和不同的分子描述符建立了 40 个分类模型和 8 个连续值预测模型。其中，21 个分类模型和 3 个连续值预测模型用于预测化学物质与 ER 结合的能力，11 个分类模型和 3 个连续值预测模型用于预测 ER 激动效应，8 个分类模型和 2 个连续值预测模型用于预测 ER 拮抗效应。CERAPP 的结果表明，多种模型组合的一致性模型（consensus models）相对于单个模型表现出更卓越的预测准确性。在 32 464 个化学物质中，2661 个化学物质被一致性模型预测为 ER 结合剂。Chierici 等 [6] 基于 CERAPP 的 1677 个化学物质的数据，训练了 DNN 和 SVM 模型预测 ER 激动效应、拮抗效应和结合能力。其中 DNN 模型用来预测 ER 激动效应［平衡准确率（BA）$_{验证集}$ = 73%］，线性 SVM 模型用来预测 ER 拮抗效应（BA $_{验证集}$ = 71%），高斯核非线性 SVM 模型用来预测结合能力（BA $_{验证集}$ = 64%）。

Zhang 等 [7] 从文献中收集了 440 个化合物的 ER 结合数据，建立了可以区分激动剂（agonists）、拮抗剂（antagonists）和无 ER 结合能力的三分类模型。在比较的 3 种机器学习算法（SVM、LDA 和 DT）中，SVM 模型表现出最优的性能。对于训练集，其识别激动剂的准确率为 77%，识别拮抗剂的准确率为 75%；对于外部验证集，总体预测准确率为 75.2%；10 折交叉验证的准确率为 73.4%。

ER 主要包括两种亚型：ERα 和 ERβ。ERα 和 ERβ 有不同的基因编码，且分布在不同的部位。ERα 常见于生殖腺、乳腺、肾以及肺部支气管，具有促进细胞增殖的功能。Ng 等 [8] 使用 RF 发展了区分化学物质 ERα 结合能力的 QSAR 模型。模型的训练集包含 3308 个来自 EADB 的化学物质，验证集包括来自 ToxCast 项目 13 个相关实验的 1641 个不同化学物质。1000 次 5 折交叉验证的平均准确率、灵敏度和特异性分别为 92%、96% 和 77%；1000 次置换检验中模型表现的性能要显著低于 5 折交叉验证时的模型性能，表明模型表现的性能不存在偶然性。基于包含 31 个化学物质的训练集，Hou 等 [9] 发展了药效团 / 支持向量机（pharmacophore ensemble/support vector machine）方法，构建了预测化学物质 ERα 结合能力的 QSAR 模型。模型训练集决定系数（R^2）= 0.80，10 折交叉验证相关系数 q^2_{CV} = 0.77，测试集相关系数 q^2 为 0.91 ～ 0.96。

ERβ 主要分布在骨、肺泡和前列腺组织，在乳腺组织中具有抗细胞增殖的作用。Sakkiah 等 [10] 利用 RF 发展了区分化学物质 ERβ 结合能力的 QSAR 模型。模型的训练集包括来自 EADB 的 2462 个结合剂（binders）和 30 个非结合剂（non-binders）。1000 次 5 折交叉验证的平均准确率、灵敏度和特异性分别为 93%、94% 和 55%。模型特异性较低的原因是模型的训练集存在严重的数据不平衡问题（结合剂 : 非结合剂 = 82 : 1）。

ERα 和 ERβ 在 DNA 结合区域有高度相似性，且在配体结合区域有 53% 的序列等同性，因此，许多化学物质会同时与二者反应。Russo 等 [11] 从 ChEMBL、PubChem 和 EPA 数据库中收集了 8 个 ERα 和 ERβ 的结合数据集，比较了深度学习算法（DNN）和经典机器学习算法（NB、DT、RF 和 SVM）在不同数据集上构建 ERα 和 ERβ 分类模型的能力。深度学习算法和大部分机器学习算法在不同的数据集或分子描述符上表现出相似的性能，其中 RF 表现出了最好的性能。通常，数据集越复杂（数据多、维度高等），深度学习算法越容易取得更好的效果。Russo 等 [11] 的研究说明，目前 ER 结合能力的数据集还不能充分发挥深度学习算法的预测能力。

三、雄激素受体活性预测

2016 年，美国 EPA 的国家计算毒理学中心启动了雄激素受体（androgen receptor，AR）活性建模合作项目（Collaborative Modeling Project of Androgen Receptor Activity，CoMPARA），目的是发展计算毒理学模型，预测干扰 AR 活性（结合、激活、拮抗）的合成化学物质 [12-14]。与 CERAPP 类似，CoMPARA 的研究涉及 35 个国际团队，EPA 为每个团队提供相同的数据集（1689 种化合物），用于构建预测化学物质 AR 活性的计算模型，最终确定的模型将会用来筛选 40 000 种化学物质的 AR 活性。Grisoni 等 [12] 利用 CoMPARA 的数据集，使用 3 种机器学习算法（N 最近邻、RF 和 NB）构建了区分化学物质 AR 结合能力的分类模型（结合 / 不结合）。所建单一模型中，RF 表现出最优的性能（平衡准确率 = 89%），严格一致性模型（consensus strict model）的性能要优于 RF 和宽松一致性模型（consensus loose model）。严格一致性模型的预测结果为 3 个单一模型相同的预测结果，宽松一致性模型的预测结果为 3 个单一模型预测结果的众数。Manganelli 等 [13] 基于 CoMPARA 数据集，比较了 3 种机器学习算法（ANN、SVM 和 DT）构建化学物质 AR 活性分类模型。在包含 50 个化学物质的外部数据集上，ANN 构建的模型表现出了最好的平衡准确率（83%）。Manganelli 等 [13] 使用了与 Grisoni 等 [12] 相同的一致性模型构建战略，两种战略构建的一致性模型表现出了相近的性能（平衡准确率 = 84%）。Idakwo 等 [15] 选取 DNN 和 RF 进行建模，比较了深度学习算法和浅层学习算法构建 AR 活性分类模型的能力。基于 Tox21 项目的 7665 个化合物数据，他们发现深度学习算法在预测 AR 活性方面要远优于浅层学习算法。在 4 种评估指标上（精确度、召回率、F 打分、AUC），DNN 要比 RF 的性能高出 11% ~ 27%。不同于上述结果，Yang 等 [16] 结合分子对接技术，针对双酚类化学物质发展了机制明确的抗 AR 活性的多元线性回归 QSAR 模型。模型具有优秀的拟合优度和外部预测能力（训练集 R^2_{tra}= 0.922，验证集 R^2_{ext} = 0.994），机制分析表明化合物分子中羟基数量、分子表面最大正电荷、最低未占据分子轨道能是影响抗 AR 活性的主要因素。

四、甲状腺激素相关受体功能预测

羟基多溴联苯醚（HO-PBDEs）与甲状腺激素具有结构相似性，因此可以干扰甲状腺激素受体（thyroid hormone receptor，THR）的正常功能。Li 等 [17] 发展了预测 HO-PBDEs 与 THRβ 反应活性的 QSAR 模型。氢键和静电作用力是决定 HO-PBDEs 与 THRβ 相互作用的重要因素。具体来说，接受电子能力越强的 HO-PBDEs，与 THRβ 形成氢键的能力越弱。甲状腺激素的硫酸化过程受到甲状腺激素磺基转移酶（sulfotransferases，SULTs）的调控。Jin 等 [18] 基于密度泛函理论，使用量子化学描述符，构建了预测卤代酚类物质抑制 SULTs 活性的 QSAR 模型。模型包含 3 个描述符，分别是相对分子质量、氢原子的阳性电荷、第二最低未占据轨道能。结果表明空间位阻、氢键结合强度、亲电反应性是影响卤代酚类物质抑制 SULTs 活性的主要因素。Yang 等 [19] 以全 / 多氟化合物（poly-/perfluorinated chemicals，PFCs）为例，采用分子模拟，发展了卤代脂肪化合物与人类甲状腺激素运载蛋白（human transthyretin，hTTR）相互作用的 QSAR 预测模型。该模型考虑了体液内分子的解离效应，发现碳链长度、分子形态、电子效应是影响 PFCs 与 hTTR 作用的主要因素。

上述化学物质环境内分泌干扰效应相关的 QSAR 模型总结见表 9-2。

表9-2 化学物质环境内分泌干扰效应相关的QSAR模型

毒性终点	建模算法	训练集大小	预测值类型	机制解释	参考文献
雌激素受体	SVM，DT，NB，*k*NN	333	离散值	无	4
	集成算法	1677	离散值	无	5
	DNN，SVM	1677	离散值	无	6
	SVM，LDA，CART	440	离散值	无	7
雌激素受体 α	RF	3308	离散值	无	8
	SVM	31	连续值	无	9
雌激素受体 β	RF	2492	离散值	无	10
雌激素受体 α 和 β	NB，DT，RF，SVM，DNN	969 ~ 7351	离散值	无	11
雄激素受体	N 最近邻，RF，NB	1689	离散值	无	12
	ANN，SVM，DT	1689	离散值	无	13
	DNN，RF	7665	离散值	无	15
	MLR	14	连续值	有	16
甲状腺激素受体	MLR	18	连续值	有	17
甲状腺激素磺基转移酶	MLR	22	连续值	有	18
甲状腺激素运载蛋白	MLR	20	连续值	有	19

注：SVM，支持向量机；DT，决策树；NB，朴素贝叶斯；*k*NN，*k* 最近邻；DNN，深度神经网络；LDA，线性判别分析；CART，分类和回归树；RF，随机森林；ANN，人工神经网络；MLR，多元线性回归。

第三节 基于高通量筛选数据的毒性预测

一、应用案例分析

HTS 数据也被用于构建预测体内毒性的 QSAR 模型。Liu 等 [20] 结合 ToxCast 项目的数据（711 个体外试验的数据）和不同类型的分子结构描述符（来自 QikProp、OpenBabel、PaDEL 和 PubChem），发展了预测啮齿动物肝毒性（包括肥大、损伤和增殖性病变）的机器学习分类模型（LDA、NB、SVM、DT、*k*NN 和这些算法的集成模型）。在比较的 3 类分子描述参数（化学结构描述符、生物活性数据描述符和杂合描述符）中，运用杂合描述符的模型取得了最高的平衡准确率（肥大 0.84 ± 0.08、损伤 0.80 ± 0.09 和增殖性病变 0.80 ± 0.10）。这种结合到 QSAR 模型构建中的 HTS 测试数据，也被称为生物描述符。Zhu 等 [21]

发现生物描述符与分子结构描述符的共同使用，相对于仅使用分子结构描述符或 HTS 生物描述符构建的模型，可以提升 *k*NN 模型对啮齿动物致癌性的分类性能。上述研究使用的生物描述符的数据类型为二元的（1/0），这种数据只能反映化合物在 HTS 实验中的活性 / 非活性信息。与上述研究不同的是，Sedykh 等 [22] 基于 13 个 HTS 实验产生的剂量 - 效应关系数据，结合分子结构描述符，构建了 QSAR 模型预测体内毒性。剂量 - 效应关系数据经过噪声过滤算法的转化后，按照每个剂量（14 个不同剂量）对应的效应占最大效应的比例区分成 4 个不同的值。将处理后的 13 个 HTS 实验的 14 个不同剂量的数据合并在一起构建模型。模型的结果表明，剂量 - 效应关系数据的添加，相对于只使用生物描述符或分子结构描述符，提高了模型预测体内毒性的准确率。

此外，在人体健康和药物研发领域，用于预测体内毒性和体外毒性的 QSAR 模型已有很多，建议参阅近期发表的相关综述 [23-24]。在生态毒理学领域，尤其是针对水生生物体内毒性的 QSAR 模型，在过去的 30 年里也有较多的探索和积累，也建议参阅相关综述和论文 [3,25-26]。

二、计算毒理学模型的新发展

近 5 年来，开放数据库的构建推动了人工智能和大数据技术与计算毒理学的快速融合，人工智能和大数据等方法被应用于 QSAR 研究领域。以往 QSAR 都是以分子结构描述符为基础构建预测模型，大数据方法学为 QSAR 模型的发展提供了新的思路——用于预测毒理学参数的特征不再局限于化学分子的结构特征。HTS 生物活性数据与分子结构描述符结合使用，所构建的模型有助于改善体内毒性终点的预测性和机制阐释。虽然如此，Thomas 等 [27] 使用了多种机器学习方法，结合 ToxCast 数据库中几百种 HTS 毒性数据和分子结构描述符，针对 60 种体内毒性终点构建出的模型并不令人满意。这些 HTS 实验数据所反映的体内生物化学和细胞反应的有限性，以及 HTS 实验与被预测体内毒性终点之间的物种差异性，可能是预测效果不令人满意的原因。因此，产生覆盖更大生物学空间的 HTS 实验数据，以及采用机制解释性更好的方法，如有害结局路径（AOP）、系统生物学和网络分析等，都是提高体内毒性终点预测性的有效手段。

HTS 实验可以为同一批化学物质库进行多个生物学终点的测定。以往，由于具有多个生物学指标数据的化学物质数量有限，QSAR 模型往往针对小批量的、结构相似的化学分子构建单一毒性终点的预测模型。这种方式既没有考虑到化学物质通常作用于多个靶标的事实，也忽略了靶标之间的相互作用对模型性能的影响。HTS 实验带来的大量生物学指标的活性数据，为同时进行多个毒性终点的预测打开了窗口，这种预测方法也被称为多标签预测。

对于分类模型，不平衡分布数据的处理是围绕 HTS 生物活性数据的一个重要挑战。HTS 数据中活性化合物往往显著少于非活性化合物，基于这种数据分布构建出的 QSAR 分类模型容易被多数派所“误导”。当预测新的化学物质活性时，无论这个化合物是否具有活性，模型往往偏向于给出非活性的预测，导致假阴性。假阴性的预测结果给化学品的风险管理带来巨大的挑战和隐患。数据分布不平衡问题的一条解决思路是收集更多的活性 / 非活性化合物数据（如果面临的化合物是活性的多于非活性的，则收集更多的非活性化合物数据），使数据分布趋近平衡，这可以通过整合多种不同数据源的数据实现。因此，一套可以链接多个数据库并方便整合不同源数据的系统，可以加速计算毒理学模型的发展。

第四节 展望

现有的化学品内分泌干扰效应的QSAR模型大多是针对离散型数据的分类模型（表9-2）。相对于针对连续型数据的QSAR预测模型，分类模型具有训练集化学物质数量多和机制不透明的特点。机器学习算法如SVM、DNN等被视为“黑箱”模型，因而难以对其构建的QSAR模型进行机制解释。Polishchuk [28] 提出了“模型 → 结构”方法（估计子结构对模型预测性能的贡献），解释“黑箱”机器学习QSAR模型的机制。在此基础上，可针对更大的数据集构建机制透明、预测性好的内分泌干扰效应连续值QSAR预测模型。

自2003年美国EPA实施计算毒理学战略计划（Strategic Plan for EPA’s Computational Toxicology Research Program）、2005年成立国家计算毒理学中心（NCCT）以来，计算毒理学在很多方面都取得了长足的发展，在解决化学品对人体与生态健康的风险问题、探索化学品的管理决策（例如在美国EPA的环境内分泌干扰物筛查项目中的应用）等方面，发挥了关键作用。2019年，美国NCCT又发布了下一代计算毒理学技术发展的蓝图 [29]，其总体目标是使计算毒理学技术有更广泛的社会接受度，在管理决策上有更高级别的应用。该蓝图拓展和改善了高通量测试技术及其数据的应用，优化计算毒理学模型在化学品风险评价中的应用，系统性地解决一些阻碍计算毒理学技术应用所面临的挑战，如不确定性的表征、软件和信息技术的整合应用、技术培训和建立社会认可度。如今，计算毒理学技术在世界各国的发展、被认可和应用的程度仍很不平衡。总体上，美国、欧盟等国家和地区的计算毒理学技术发展较为先进。我国是化学品生产、进出口和使用大国，据估计，2030年中国化学品销售额将占全球化学品销售额的49.9%。因此，我国需要重视和加强在计算毒理学技术方面的研究和应用。

化学品的大量使用将使其不可避免地进入环境，进而引发化学品污染问题。化学品污染已被确认为一种影响人类在地球上可持续发展的行星边界条件，是决定人类在地球系统中安全操作空间的重要因素。化学品污染表现具有潜在性，问题的出现具有滞后性，问题的解决措施需要有系统综合性。历史经验表明，先“污染”后“治理”的保护模式并不能有效减少“污染”后带来的损失。应对化学品的环境风险问题必须预先防范，必须加强监管，必然要应用计算毒理学技术。在这次影响全球的新冠肺炎疫情中，打赢其阻击战、总体战的策略也是切断传染源、阻断传播途径的预防策略发挥主要作用。应对化学品的问题，也需要重在预防、未雨绸缪，做好我国计算毒理学方面的人才培养、技术研发和储备。

致谢：本研究得到国家重点研发计划项目（2018YFE0110700）“中国PBT化学品的高通量计算毒理学筛查技术研究”资助。

（唐伟豪[1] 陈景文[1] 李雪花[1,2]）

[1] 大连理工大学环境学院，工业生态与环境工程教育部重点实验室。
[2] 通讯作者，E-mail：lixuehua@dlut.edu.cn。

参考文献

[1] Wang ZY, Walker GW, Muir DCG, et al. Toward a global understanding of chemical pollution: a first comprehensive analysis of national and regional chemical inventories. Environ Sci Technol, 2020, 54 (5): 2575-2584.

[2] Krewski D, Acosta D, Andersen M, et al. Toxicity Testing in the 21st Century: A Vision and a Strategy. J Toxicol Environ Health B Crit Rev, 2010, 13 (2-4): 51-138.

[3] 王中钰，陈景文，乔显亮等. 面向化学品风险评价的计算（预测）毒理学. 中国科学：化学，2016，46（2）：222-240.

[4] Chen Y, Cheng F, Sun L, et al. Computational models to predict endocrine-disrupting chemical binding with androgen or oestrogen receptors. Ecotoxicol Environ Saf, 2014, 110: 280-287.

[5] Mansouri K, Abdelaziz A, Rybacka A, et al. CERAPP: Collaborative Estrogen Receptor Activity Prediction Project. Environ Health Perspect, 2016, 124 (7): 1023-1033.

[6] Chierici M, Giulini M, Bussola N, et al. Machine learning models for predicting endocrine disruption potential of environmental chemicals. Journal of Environmental Science and Health Part C, 2018, 36 (4): 237-251.

[7] Zhang Q, Yan L, Wu Y, et al. A ternary classification using machine learning methods of distinct estrogen receptor activities within a large collection of environmental chemicals. Sci Total Environ, 2017, 580: 1268-1275.

[8] Ng W, Doughty SW, Luo H, et al. Development and validation of decision forest model for estrogen receptor binding prediction of chemicals using large data sets. Chem Res Toxicol, 2015, 28 (12): 2343-2351.

[9] Hou TY, Weng CF, Leong MK. Insight analysis of promiscuous estrogen receptor alpha-ligand binding by a novel machine learning scheme. Chem Res Toxicol, 2018, 31 (8): 799-813.

[10] Sakkiah S, Selvaraj C, Gong P, et al. Development of estrogen receptor beta binding prediction model using large sets of chemicals. Oncotarget, 2017, 8 (54): 92989-93000.

[11] Russo DP, Zorn KM, Clark AM, et al. Comparing multiple machine learning algorithms and metrics for estrogen receptor binding prediction. Mol Pharm, 2018, 15 (10): 4361-4370.

[12] Grisoni F, Consonni V, Ballabio D. Machine learning consensus to predict the binding to the androgen receptor within the CoMPARA Project. J Chem Inf Model, 2019, 59 (5): 1839-1848.

[13] Manganelli S, Roncaglioni A, Mansouri K, et al. Development, validation and integration of in silico models to identify androgen active chemicals. Chemosphere, 2019, 220: 204-215.

[14] Mansouri K, Kleinstreuer N, Abdelaziz AM, et al. CoMPARA: Collaborative Modeling Project for Androgen Receptor Activity. Environ Health Perspect, 2020, 128 (2): 27002.

[15] Idakwo G, Thangapandian S, Luttrell J, et al. Deep learning-based structure-activity relationship modeling for multi-category toxicity classification: a case study of 10K Tox21 chemicals with high-throughput cell-based androgen receptor bioassay data. Front Physiol, 2019, 10: 1044.

[16] Yang XH, Liu HH, Yang Q, et al. Predicting anti-androgenic activity of bisphenols using molecular docking and quantitative structure-activity relationships. Chemosphere, 2016, 163: 373-381.

[17] Li F，Xie Q，Li XH，et al. Hormone activity of hydroxylated polybrominated diphenyl ethers on human thyroid receptor-beta：in vitro and in silico investigations. Environ Health Perspect，2010，118（5）：602-606.

[18] Jin LM，Yu HY，Geng LM，et al. In silico study for inhibiting thyroid hormone sulfotransferase activity by halogenated phenolic chemicals. Ecotoxicol Environ Saf，2019，180：146-151.

[19] Yang XH，Lyakurwa F，Xie HB，et al. Different binding mechanisms of neutral and anionic poly-/perfluorinated chemicals to human transthyretin revealed by in silico models. Chemosphere，2017，182：574-583.

[20] Liu J，Mansouri K，Judson RS，et al. Predicting hepatotoxicity using toxcast in vitro bioactivity and chemical structure. Chem Res Toxicol，2015，28（4）：738-751.

[21] Zhu H，Rusyn I，Richard A，et al. Use of cell viability assay data improves the prediction accuracy of conventional quantitative structure-activity relationship models of animal carcinogenicity. Environ Health Perspect，2008，116（4）：506-513.

[22] Sedykh A，Zhu H，Tang H，et al. Use of in vitro HTS-derived concentration-response data as biological descriptors improves the accuracy of QSAR models of in vitro toxicity. Environ Health Perspect，2011，119（3）：364-370.

[23] Piir G，Kahn I，Garcia-Sosa AT，et al. Best practices for QSAR model reporting：physical and chemical properties，ecotoxicity，environmental fate，human health，and toxicokinetics endpoints. Environ Health Perspect，2018，126（12）：126001.

[24] Chan HCS，Shan HB，Dahoun T，et al. Advancing drug discovery via artificial intelligence. Trends Pharmacol Sci，2019，40（10）：801.

[25] 陈景文，王中钰，傅志强. 环境计算化学与毒理学. 北京：科学出版社，2018：22-39.

[26] 陈景文，李雪花，于海瀛，等. 面向毒害有机物生态风险评价的（Q）SAR 技术：进展与展望. 中国科学 B 辑：化学，2008，38（6）：461-474.

[27] Thomas RS，Black MB，Li L，et al. A comprehensive statistical analysis of predicting in vitro hazard using high-throughput in vitro screening. Toxicol Sci，2012，128（2）：398-417.

[28] Polishchuk P. Interpretation of quantitative structure-activity relationship models：past，present，and future. J Chem Inf Model，2017，57（11）：2618-2639.

[29] Thomas RS，Bahadori T，Buckley TJ，et al. The next generation blueprint of computational toxicology at the US Environmental Protection Agency. Toxicol Sci，2019，169（2）：317-332.

第十章　毒理学关注阈值（TTC）

摘 要

毒理学关注阈值（TTC）方法提供了一种实用和优先的工具，通过确定一个保守阈值来预测风险，当低于该阈值时，风险发生的可能性非常低，即当某一特定化学物质对人体的暴露量低于该阈值时，即使没有毒性数据，我们也无需担心它对人体健康的安全性。TTC 方法为识别和支持这些安全阈值提供了科学依据。经过多年的发展，目前分级 TTC 在安全评估中已经作为一种科学的方法被广泛使用，并被全球多个监管机构在管理上接受。特别是近年来，随着动物替代方法和预测毒理学在中国的快速发展，TTC 方法引起了广泛的关注和兴趣。本章将介绍 TTC 的发展历史、当前的应用、监管机构的认可以及实际应用案例分析，讨论 TTC 的最新研究进展和未来发展机会。

第一节　基本概念与发展历史

一、基本概念

随着分析技术的不断提高，科学家面对的越来越多的情况是，在食品、饮料、药品和个人消费品等产品中存在低水平的化学成分或污染物，其毒理数据缺失。为了解决这一问题，自 20 世纪 90 年代以来逐步发展了毒理学关注阈值（threshold of toxicological concern，TTC）方法。作为一个实用工具，TTC 是针对低水平暴露建立的安全阈值。随着分析化学的不断进步，化学物质的检测限越来越低，即使我们没有某一化学物质的毒性数据，也可以放心地认为，只要它的暴露水平足够低，就不会对人类健康产生负面影响。但是，这个足够低的水平究竟是多少呢？TTC 为识别、使用这些阈值提供了科学依据，它依赖现有的数百种化学物质的毒性数据，根据其化学结构和毒性大小，将这些化学物质分成不同的类别箱。基于化学结构决定潜在毒性的理念，可以将未经毒性测试的化学物质按其结构放入某一类别箱中，从而得到可接受的暴露限值，即安全限值。

二、发展历史

TTC 的起源可追溯到 50 年前，美国食品药品监督管理局（FDA）在对食品包装材料中的化学物质进行安全评估时，认为食品包装材料向食品中的迁移量极低，如果可以建立一个阈值，只要这个迁移量低于该阈值，就无需担忧其对人体的安全性，也就无需额外的安全评估工作。由于致癌物被认为对健康最有害，且决定了可接受的最低暴露水平，所以此毒理学终点被用来建立“监管阈值”。此阈值是基于对477种致癌物的致癌能力的评估，并线性外推到致癌风险百万分之一（1/1 000 000）的暴露量。虽然这一规定的阈值并不是针对与DNA反应的具有警示结构的化学物质，但依然对其采用了此种保守的方法，即假定它们有可能成为致癌物。在20世纪90年代中期，FDA正式设立了0.5 ppb或每人1.5 μg/d[0.025 μg/（kg・d），假设人体体重为60 kg]作为食品的“监管阈值”[1]。

大约在同一时间，由Ian Munro博士领导[2]的另一团队采用类似的方法研究了非致癌终点的暴露阈值。此阈值并不是单一的限值，而是采用了分级的方法，囊括了毒性跨越若干数量级的化学物质。Munro等建立了一个包含613种有机化合物的数据库，根据化学结构，把它们放入3个不同的类别箱中，称为“Cramer分类组”。它是化学家Cramer博士等为香料物质分类而开发的决策树，根据化学结构将它们分为3类[3]：

- Ⅰ类指化学结构和相关数据表明经口毒性较低的化学物质。
- Ⅱ类指中等毒性化学物质（比Ⅰ类有害）。
- Ⅲ类指不允许有初步的安全假设，甚至提示具有显著毒性的化学物质。

决策树设计得比较保守，因此Munro数据库中的大多数化学物质（613种中的448种）最终都属于Ⅲ类，一些（613种中的137种）属于Ⅰ类，相对较少的（28种）属于Ⅱ类。

Munro等以重复剂量毒性，包括亚慢性、慢性、生殖和致畸毒性研究为基础，为每种化学物质确定了最保守的未观察到作用水平（no-observed-effect-levels，NOEL）。若采用亚慢性的NOEL，则应用3倍因子推算出等效的慢性NOEL。值得注意的是，Munro等使用的“NOEL”一词可能会引起困惑，因为使用未观察到副作用水平（no-observed-adverse-effect-level，NOAEL）更为合适。一般认为，Munro等使用的最低NOEL只考虑“反应”，并不考虑“不良反应”，会相对更加保守。欧洲食品安全局（EFSA，2012年）的意见脚注中写道：“NOEL是Munro等当时使用的术语，而现今常会区分NOELs和NOAELs。NOELs有时比NOAELs更为保守。”在绘制了Cramer各类别的NOEL累积百分比曲线图后，可确定各化合物NOEL的第5百分位值，并以此作为各类别的TTC暴露限值的基础。第5百分位值应用了100倍的不确定系数，主要包括从啮齿动物外推到人类的10倍不确定系数，以及从一般人群外推到敏感亚群的10倍不确定系数。最开始，TTC的单位为μg/d，假设成年人体重为60 kg。由于历史原因，在文献中仍常见以μg/d表示TTC限值，但现在更倾向于以μg/（kg・d）表示，以方便用于不同体重的人群，尤其是婴儿和儿童（表10-1）。

表10-1 非致癌TTC限值（Cramer分类组）

Cramer分类组	化合物数量	第5百分数NOEL [mg/（kg・d）]	基于暴露限值的TTC（μg/d）	基于暴露限值的TTC [μg/（kg・d）]
Ⅰ类（低毒性）	137	3	1800	30
Ⅱ类（中毒性）	28	0.91	540	9
Ⅲ类（高毒性）	448	0.15	90	1.5

第二节　分级 TTC 决策树

以 FDA 和 Munro 等以上的工作为基础，国际生命科学学会的欧洲分支机构（ILSI-Europe）组建了一支国际专家组开展后续研究工作，同时推动 TTC 在饮食中低水平暴露评估的广泛应用。他们强调，消费者、行业和监管机构都将受益于 TTC 暴露限值的建立。该限值可用于对低水平人体暴露的初步筛查，使时间、精力、财力等资源集中在那些确实需要进一步评估的暴露上，避免对那些低于 TTC 的暴露进行不必要的动物毒性测试和安全评估。专家组提出了一个涵盖两类终点的决策树，于 2003 年 3 月在奥地利维也纳举行的专家研讨会上发布，并于 1 年后正式发表 [4]。目前，TTC 决策树仍然是监管意见和指南中最常引用的决策树。

一、遗传毒性或致癌终点

ILSI-Europe 专家组将致癌性数据库从 477 个化合物扩展到 730 个。他们认识到 FDA 的“监管阈值”（1.5 μg/d）并不针对遗传毒性或者具有警示结构的化学物质，从而设立了一个比监管阈值低一个数量级的新阈值［0.15 μg/d 或 0.0025 μg/（kg・d）］，为具有遗传毒性的致癌物提供了足够的安全边界。此外，他们还为强效致癌物建立了“关注队列”，包括类黄曲霉毒素化合物、N- 亚硝基化合物、偶氮化合物，将其排除在 TTC 方法应用范围之外。之后，ILSI-Europe 专家组又进一步排除了类固醇、多卤代二苯并对二噁英和二苯并呋喃，因为它们表现出明显的毒性物种差异。

二、非致癌终点

专家组确认，Munro 等针对无遗传毒性且无致癌性的化学物质建立的数据库对特定的毒理学终点具有充分的保护作用，这些毒理学终点包括神经毒性、致畸性和发育毒性。数据库中不包含蛋白质，因此 TTC 方法不适用于对蛋白质的评估。此外，有机磷类和氨基甲酸酯类物质代表了 Cramer Ⅲ类中更有潜在毒性的一个子集，建议单独为其建立一个级别，限值为 18 μg/d 或 0.3 μg/（kg・d）[4]。

三、分级 TTC 决策树与限值

分级 TTC 决策树包含 6 个具有不同暴露限值的级别，涵盖了 4 个数量级（图 10-1 和表 10-2）[4]。2016 年欧洲食品安全局 / 世界卫生组织（EFSA/WHO）的报告中再次肯定了此决策树，但略有修改。决策树发表之后的 15 年中，大量的相关研究工作相继完成，但这些限值今天依然被广泛认可和应用，且其保护性被不断证实，包括各个法规监管机构不同类型的产品和若干针对不同数据来源的科研项目 [5-11]。其中颇具代表性的是由欧盟委员会（EC）和欧洲化妆品行业协会（CosEU）共同资助的名为“整合信息模型预测化妆品重复剂量毒性优化安全性”（COSMOS）的项目 [10]，后文会详细介绍。

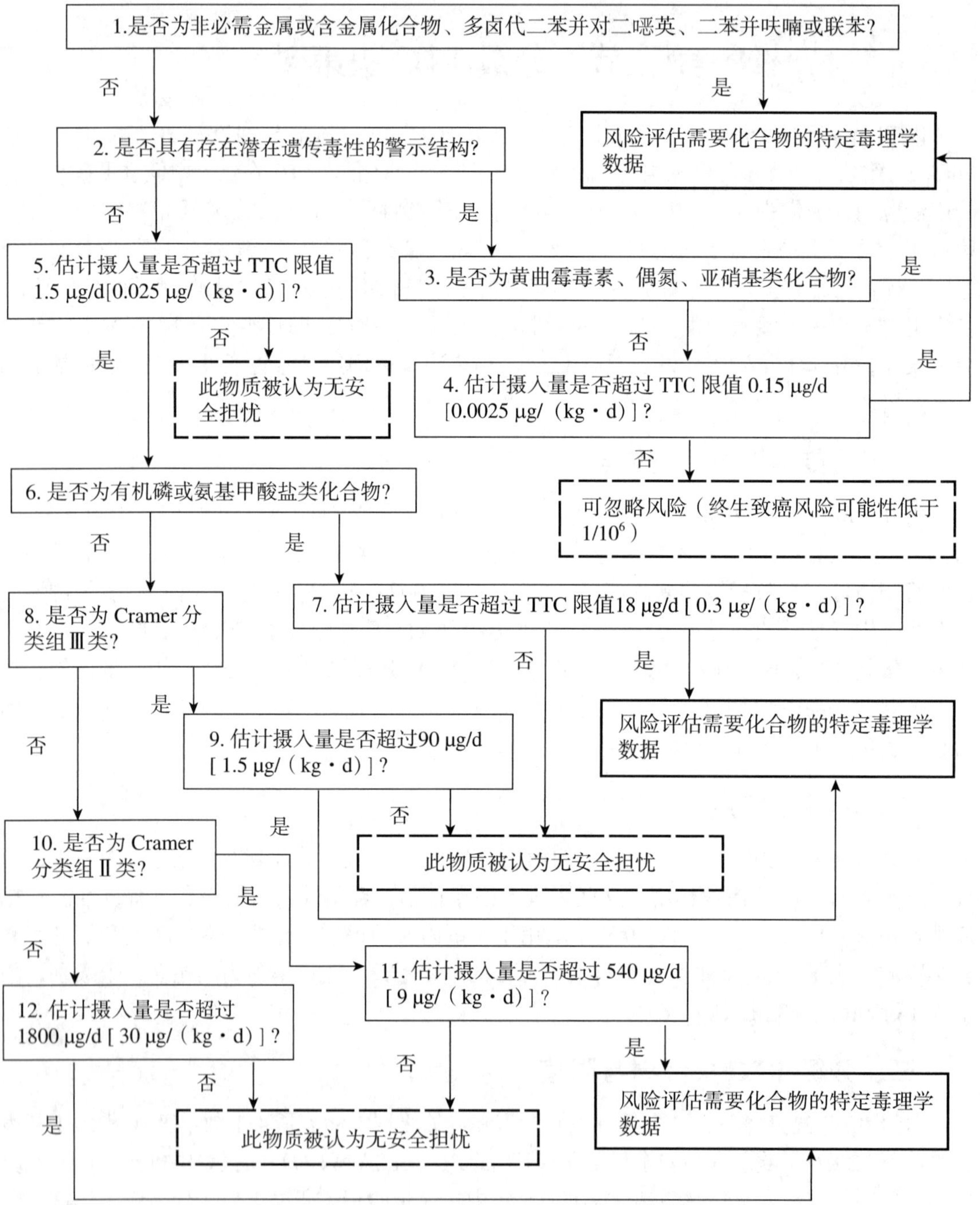

图 10-1　TTC 方法决策树

表10-2　分级TTC暴露限值

TTC 分级	TTC 暴露限值（μg/d）	TTC 暴露限值［μg/（kg·d）］
潜在遗传毒性（基于数据或警示结构）	0.15	0.0025
FDA 监管阈值	1.5	0.025
有机磷类、氨基甲酸酯类	18	0.3
Cramer Ⅲ类（高毒性）	90	1.5
Cramer Ⅱ类（中等毒性）	540	9
Cramer Ⅰ类（低毒性）	1800	30

四、TTC 级别的确定

当需要将某化学物质置于适当的 TTC 级别时，可由有经验的毒理学家或化学家手动完成，也可以利用软件工具来帮助确定[12]。TTC 方法最常用的软件工具包括 ToxTree 和 OECD/ECHA QSAR Toolbox。对于 TTC 方法而言，软件工具可以识别遗传毒性警示结构，并根据 Cramer 决策树确定适当的 Cramer 分类组。ToxTree 由 Nina Jeliazkova 博士代表欧盟联合研究中心（EU JRC）开发，QSAR Toolbox 由数学化学实验室（LMC）开发，两种软件用途非常广泛，且均可以免费下载使用（ToxTree 工具下载网址为 http：//toxtree.sourceforge.net/，QSAR Toolbox 工具下载网址为 https：//qsartoolbox.org/）。

第三节　使用规则与法规接受

一、TTC 方法的使用

在过去 10 年中，TTC 方法的使用显著增加，最常见的 3 种用法是：①优化资源分配；②针对低水平暴露的人群健康风险（安全）评估；③基于暴露量的估计，制定新化学物质的安全评估策略。重要的是，需要明确不可使用 TTC 方法的情况。首先强调 TTC 方法不可用于具有法规测试要求的品类，如农药、药物活性物质。如前所述，一些化学类别目前被排除在 TTC 方法之外，包括金属、蛋白质、类固醇、纳米材料、放射性物质等，以及多卤代二苯并对二噁英、二苯并呋喃或其他有潜在的生物累积而具有极长半衰期的化学物质，不能被前面描述的决策树涵盖[13-14]。其他基于 TTC 概念的阈值类方法也正在研发过程中，如用于皮肤和肺（吸入）的研究工作[5,15-16]，但仅限于科学研究阶段，仍未被广泛接受认可。

二、TTC 的法规接受

TTC 类似方法第一次被管理机构接受是在 1996 年，包括 FDA 对食品包装材料的“监管阈值”和对于香料物质使用 Cramer 分类组。随后，开展了很多推广 TTC 应用的工作。以下列举了几个主要监管机构对于 TTC 的意见，这些意见均赞同使用 TTC 方法评估化学物质的低水平暴露，如香料物质［食品添加剂联合专家委员会（JECFA）、WHO 和 EFSA］、药品中遗传毒性杂质［欧洲药品管理局（EMA）和FDA］以及工业化学品［欧洲化学品管理局（ECHA）］[17-19]。2012年，在欧盟消费品安全科学委员会（SCCS）和EFSA的支持下，TTC在安全评估中的使用得到了进一步的推进，从食品延伸到化妆品和个人消费品领域。

- 欧盟消费品安全科学委员会（SCCS，2012年）[14]：与其他非食品科学委员会联合发表意见，重点是化妆品。
- 欧洲食品安全局（EFSA，2012年和2019年）[13]：2012年支持对食品中的污染物和低水平成分采用TTC分级法，2019年发布《TTC方法在食品安全评估中的应用指南》。
- 药品和医疗器械［FDA和EMA，2006/2007年；国际人用药品注册技术协调会（ICH），2014年；FDA，2015年］：广泛接受TTC的遗传毒性级别作为评估药物中低水平杂质的工具。
- ISO 10993《医疗器械生物相容性评价标准》：当没有数据来评价化学物质的安全性时，可使用TTC方法。
- 欧盟SCCS化妆品指南（2015年第9版和2018年第10版）：原则上接受TTC用于化妆品。
- JECFA（方法更新于2016年7月）：广泛使用TTC（Cramer类别）来评估食品香料化学物质。
- EFSA/WHO（2009年和2016年）[20]：2009年支持化学品风险评估分级TTC原则（EHC 240），2016年EFSA/WHO国际研讨会“科学现状评论”定义了TTC的当前接受度。

亚洲的监管机构知晓TTC方法，但官方的法规接受仍在进行中。监管机构逐渐认识到TTC是评估低水平暴露化学物质的实用工具，便于在安全评估中优化资源配置。在中国，对TTC概念及其在食品安全评估中使用的兴趣持续增强，例如经过10年的探索积累，国家食品安全风险评估中心（CFSA）针对食品中的香料、添加剂和痕量化学物质等开展的科学研究、分析实践以及在个案中的应用，发表了若干文章[21-23]。TTC作为一种科学有效的技术手段，在食品、医疗器械和药品各领域均得到了一系列尝试和研究[24-26]，且被引入药品法规来控制遗传毒性杂质（2020版《中华人民共和国药典》和《9306遗传毒性杂质控制指导原则》）。TTC方法将随着安全/风险评估方法在中国的逐渐普及而被法规更快地接受，如在化妆品法规中的突破——《化妆品安全评估技术导则（2021年版）》[27]。除此之外，日本也在讨论应用TTC方法来评估食品中的杂质。相信在不久的将来，亚洲对TTC的认知和法规接受度会继续加强。

第四节　应用案例分析

TTC的常见应用是评估低水平杂质。这里所举的例子是一种高分子量聚合物，用于某一驻留类化妆品中，假定透皮吸收100%，化妆品的经皮暴露量为20 mg/（kg·d）。该聚合物在配方中的含量为5%，即暴露量为1 mg/（kg·d）。由于聚合物本身分子量较大而不具有经皮生物利用性，因此系统毒性的评估重点会放在任何可能具有生物可利用性的杂质上。此处问题为，TTC是否可以用来评估聚合物中的杂质？可考虑3种情况：聚合物中的杂质含量分别为1 ppm、100 ppm和4%。计算出杂质的暴露量，并与TTC限值进行比较（表10-3）。

表10-3　不同场景下的杂质含量和暴露

聚合物中杂质的含量	杂质的暴露量	基于暴露的TTC限值0.0025～30 μg/（kg·d）
1 ppm	0.001 μg/（kg·d）	可接受
100 ppm	0.1 μg/（kg·d）	取决于杂质所在的TTC级别
4%	40 μg/（kg·d）	不可接受

首先基于化学结构，此杂质不属于任何被排除在TTC之外的化学类别。分级TTC限值范围从0.0025 μg/（kg·d）至30 μg/（kg·d）。对于浓度为1 ppm的杂质，其暴露量低于最保守（最低）的TTC级别限值，因此可以得出这样的结论：该杂质不会引起系统毒性，无需额外的安全评估工作。对于100 ppm的杂质，TTC可能支持也可能不支持其安全性，这取决于该杂质所在的TTC级别。对于最高浓度4%，暴露量略高于最高的TTC级别限值，这意味着需要更多的工作来进一步评估。

一般的应用步骤有：首先需要确认该化学物质是否可以使用TTC方法。之后，需要考虑其是否存在遗传毒性数据或具有警示结构，从而将该化学物质置于最保守的级别。如果不是，需要确定这种化学物质是否为有机磷或氨基甲酸酯类，如果也不是，那么最后确定它属于哪个Cramer分类组。这可以由有经验的毒理学家或化学家手动完成，也可以利用软件工具来帮助确定。为方便理解和操作，下面以相对简单的化合物苯乙酮作为化妆品聚合物的杂质为例，来展示ToxTree软件的使用（最新版本v3.1.0）。

第一步，输入化学标识符，最容易使用的是SMILES码。然后，在网页顶部的菜单中选择“Method”，在下拉菜单中选择“Select a Decision Tree”，有几种不同的“树”，包括致癌和致突变警示结构。一旦此选项被选中，用户可以点击“Estimate”，答案就会突出显示。以苯乙酮为例，我们可以看到没有关于遗传毒性的警示。右下角的方框显示了这个结果是如何确定的（它显示了搜索到的所有警示结构的列表，以及它们是否存在于苯乙酮的化学结构中）（图10-2）。

由于缺乏磷酸和氮元素，苯乙酮并不是一种有机磷或氨基甲酸酯类物质，所以第二步我们可以用ToxTree来确定它属于哪个Cramer分类组。化学标识符已经输入，用户可返回“Method”和“Select a Decision Tree”，这次选择“Cramer Rules”。当点击“Estimate”时，答案将再次突出显示“Cramer Class Ⅰ”，并提供对 Cramer 决策树中每个问题的答案（图 10-3）。

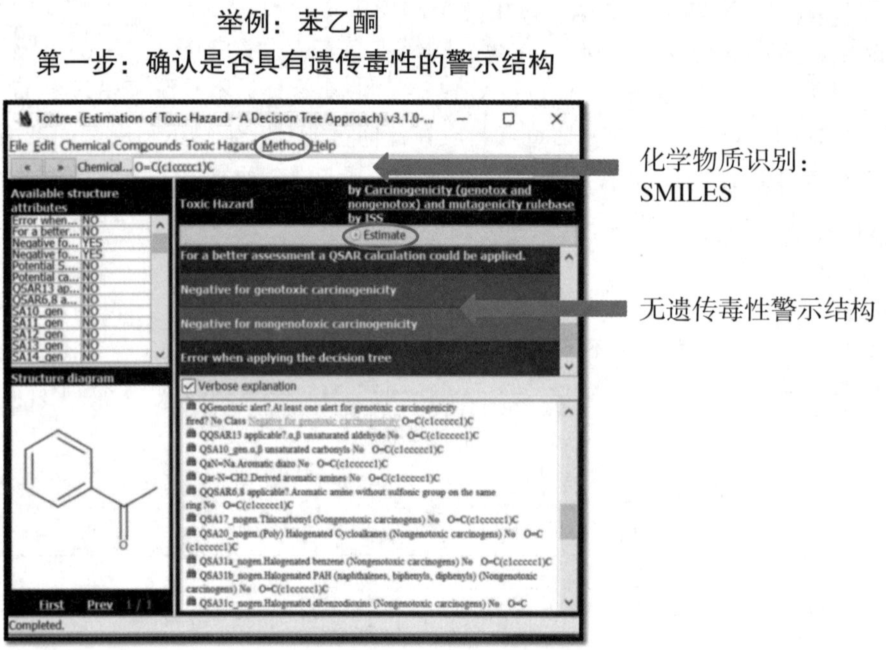

图 10-2 第一步操作后苯乙酮的 **ToxTree** 输出

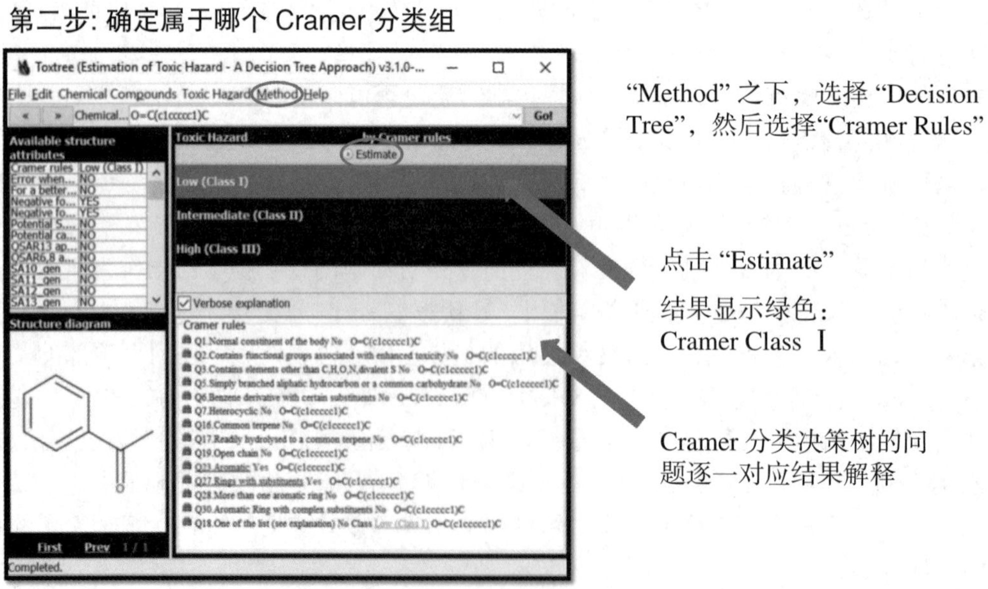

图 10-3 第二步操作后苯乙酮的 **ToxTree** 输出

对于上面描述的例子，被评估的杂质是苯乙酮时，我们可以确认 TTC，因此即使杂质在聚合物中的含量为 100 ppm，也能提供足够的安全保证。苯乙酮的暴露量为 0.1 μg/（kg·d），低于 TTC 的 Cramer Ⅰ类安全限值 30 μg/（kg·d）。对于杂质在聚合物中含量为 4% 的情况，暴露量略高于 TTC 限值［40 μg/（kg·d）相对于 30 μg/（kg·d）］，但这并不意味着一定存在安全问题。TTC 只作为初始筛查方法，接下来仍需要更多的工作，例如可以考虑是否有关于透皮吸收的数据，来重新考虑对消费者的实际暴露量[28]。在这个例子中，苯乙酮的毒性数据实际是存在的美国国家环境保护部（EPA）对此进行了风险评估，并推导出参考安全剂量或安全暴露限值，为 100 μg/（kg·d），相当于 TTC 最高限值的 3 倍多。当然，当化学物质特定的毒性数据可获得时，应优先使用，本案例只是有助于说明 TTC 的保守性。

第五节 展 望

一、欧洲食品安全局 / 世界卫生组织的科学现状评论（2016 年 3 月）[20]

欧洲食品安全局 / 世界卫生组织（EFSA/WHO）报告是 2014 年 12 月在比利时布鲁塞尔举行的国际专家会议的成果。在公开大会之后，举行了为期 3 天的研讨会，一组专家讨论了与 TTC 方法相关的一系列问题，包含科学原则、评论、担忧等，另一组专家则对 Cramer 分类组框架进行了深入评价。

科学现状评论强调了以下几个关键性结论：

- 化学家进行的深入审查确认，尽管 TTC 决策树发表于多年前，Cramer 分类组依然适用，能可靠地将化学物质置入某个类别箱中。同时也认识到一些更新决策树的机会，可能会改进目前的 3 个分类组。
- 专家组确认，TTC 方法中已经考虑了化学物质的代谢，因为 TTC 数据库的 NOAEL 与母体化学物和代谢物相关。
- TTC 的适用领域被认为相当广泛。除非新化合物属于已明确被 TTC 排除的类别或在某种程度上结构非常独特，否则，TTC 方法即可作为一个合适的工具。
- 专家们得出结论认为，就实际的 TTC 限值而言，目前遗传毒性 / 致癌终点和非致癌终点的各级限值均具足够的保护性，且 Cramer 分类组可以保护非遗传毒性致癌物。
- 关于内分泌干扰物的适用性，报告的结论是：与内分泌干扰有关的毒性终点已被纳入 TTC 数据库，围绕低剂量效应的问题会被单独解决，并且这不是 TTC 方法所独有的问题。
- EFSA/WHO 报告还提及在混合物中使用 TTC，并认识到混合物的组分存在未知性。对于未知成分，只要有理由断定它不会被排除在 TTC 之外，即使结构未知，也可以使用最低的 TTC 级别限值。如果有足够的信息来排除遗传毒性，即可达到 Cramer Ⅲ类。但是，如果混合物中具有结构类似的成分，在考虑混合物整体暴露时，应假定剂量叠加。

EFSA/WHO 报告也提出了以下几项建议，以确保 TTC 方法背后强劲的科学性：

- 现有的几个非致癌数据库，每个数据库的阈值均与现有的 TTC 限值进行了比较并对其提供了支持。比较理想的是，未来这些不同的数据库将整合到一个数据集中，统一进行维护。
- 关于 TTC 中化学结构的多样性，报告的结论是：目前的数据库已涵盖了广泛、多样的化学结构，仍可以开展更多工作来界定这一领域，但这不是一个高度优先的工作。
- 建议使用 μg/（kg · d）作为 TTC 的单位来取代传统单位 μg/d（假定体重 60 kg），以方便 TTC 方法应用于整个人群，特别是应用于体重相对轻的婴儿和儿童。
- TTC 方法对婴儿是适用的，但须确保对该群体的暴露评估是恰当的。WHO/EFSA 指出，在婴儿出生的最初几周，已经可以代谢和清除化学物质。特别是在暴露量较低的情况下，新生儿、儿童以及成人之间的这些差异很小，并不会影响到 TTC 方法的有效性，随后 Felter 等也就此进行了论证 [29]。与任何安全 / 风险评估无异，建议对于出生 3 个月以内的婴儿，考虑其他可能影响暴露的因素进行个案分析，以确定是否可以应用 TTC 方法。
- 对于短于终生暴露的情况：现有的 TTC 限值是针对终生每日暴露而确定的，有可能因为短于终生暴露或明确的短期暴露而相应提高 TTC 限值，但需要逐案分析。

二、TTC 扩展到化妆品、香精和植物提取物

过去 15 年来，TTC 方法的扩展和技术改进已经完成。这些工作大多侧重于研发与化妆品相关的化学物的 NOAEL 数据库，包括活性成分、杂质、污染物，甚至包装材料中的化学物质。需要强调的是，COSMOS 项目旨在专门解决在化妆品评估中大规模使用 TTC 的适用性问题 [10]。COSMOS TTC 数据库包含了 552 种化学物，其中 219 种为 Cramer Ⅰ类、40 种为 Cramer Ⅱ类和 293 种为 Cramer Ⅲ类。数据的分析与 Munro 等所做的工作颇为类似，每个 Cramer 分类组计算第 5 百分位 NOAEL，并结合 Munro 数据库的更新版本创建了一个更大的数据库，涵盖了更多的化学物质种类。此项研究获得的 TTC 限值与 Munro 等的 TTC 限值基本一致。另外，由作为香精行业科学掌门的香原料研究院（RIFM）领导的，利用香原料成分扩大 Cramer Ⅱ类数据库的分析项目已完成，并已经证明了当前的 Cramer Ⅱ类是一个独立的类别，且 TTC 是足够的、科学有效的 [30]。此外，为了实现植物提取物在化妆品中的使用，拓展 TTC 方法在植物提取物中应用的项目也在进行 [31-33]。

三、其他

仍有机会更新当前的致癌和非致癌终点的 TTC 各级别。具体来说，FDA 的化学家正在努力更新 Cramer 决策树，名为“扩展决策树”（EDT）项目 [34]；欧洲的一个专家组正在努力更新致癌数据库 [35]；推导体内 TTC（iTTC，基于血浆浓度的 TTC）的工作也在逐步进行。基于体外 TTC 的演变，几个研究组提出了对体内 TTC（iTTC）的研究和建议 [36-37]。iTTC 可能是在开发非动物实验时一种有效的方法，也可能是进一步改进 TTC 使用并扩展其应用的工具。作为 CosEU 研究项目的一部分，一个致力于开发可用于人体安全评估的 iTTC 的项目已经启动 [38]，未来可以建立 iTTC 数据库来获得 iTTC 阈值，将某暴露情景下的人血浆浓度（估计或实际测量）与 iTTC 阈值进行比较。2019 年 Blackburn 等发表了 iTTC 的一项案例研究，2020 年他们利用 EPA 的 ToxCast 项目数据开发了一个过渡 iTTC [39-40]。

此外，基于 TTC 阈值概念、用于评估肺部和皮肤暴露的工具[5,15-16]在未来可能超越传统的 TTC 方法在系统毒性评估上的应用，但仍未达到国际审查的水平。最后，有机会将 TTC 方法扩展到生态毒理学领域，其原理与在人类健康领域的应用相同，并可以建立反映环境终点的若干类别箱。

（朱婷婷[1,3]　Susan Felter[2]　Corie Ellison[2]　Jane Rose[2]　Michael Laufersweiler[2]）

参考文献

[1] US Food and Drug Administration. Food additives：threshold of regulation for substances used in food-contact articles；final rule. Fed Regist，1995，60：36582-36596.

[2] Munro IC，Ford RA，Kennepohl E，et al. Correlation of structural class with no-observed effect levels：a proposal for establishing a threshold of concern. Food and Chemical Toxicology，1996，34：829，867.

[3] Cramer GM，Ford RA，Hall RL. Estimation of toxic hazard：a decision tree approach. Food and Cosmetic Toxicology，1978，16：255-276.

[4] Kroes R，Renwick AG，Cheeseman MA，et al. Structure-based thresholds of toxicological concern（TTC）：guidance for application to substances present at low levels in the diet. Food and Chemical Toxicology，2004，42：65-83.

[5] Tluczkiewicz I，Kühne R，Ebert RU，et al. Inhalation TTC values：a new integrative grouping approach considering structural，toxicological and mechanistic features. Regulatory Toxicology and Pharmacology，2016，78：8-23.

[6] Laufersweiler MC，Gadagbui B，Baskerville-Abraham IM，et al. Correlation of chemical structure with reproductive and developmental toxicity as it relates to the use of the threshold of toxicological concern. Regulatory Toxicology and Pharmacology，2012，62：160-182.

[7] Leeman WR，Krul L，Houben GF. Reevaluation of the Munro dataset to derive more specific TTC thresholds. Regul Toxicol Pharmacol，2014，69（2）：273-278.

[8] Feigenbaum A，Pinalli R，Giannetto M，et al. Reliability of the TTC approach：learning from inclusion of pesticide active substances in the supporting database. Food and Chemical Toxicology，2015，75：24-38.

[9] Zarn JA，Hänggi E，Engeli BE. Impact of study design and database parameters on NOAEL distributions used for toxicological concern（TTC）values. Regul Toxicol Pharmacol，2015，72（3）：491-500.

[10] Yang C，Barlow SM，Muldoon Jacobs KL，et al. Thresholds of toxicological concern for cosmetics-related substances：new database，thresholds，and enrichment of chemical space. Food and Chemical Toxicology，2017，109（Pt 1）：170-193.

[11] Baken KA，Sjerps RMA，Schriks M，et al. Toxicological risk assessment and prioritization of drinking water relevant contaminants of emerging concern. Environ Int，2018，118：293-303.

[12] Bhatia S，Schultz T，Roberts D，et al. Comparison of Cramer classification between Toxtree，the OECD

[1] 北京宝洁技术有限公司。
[2] 宝洁公司，俄亥俄州，美国。
[3] 通讯作者，E-mail：zhu.tt.1@pg.com。

QSAR Toolbox and expert judgment. Regul Toxicol Pharmacol，2015，71：52-62.

[13] EFSA. Guidance on the use of the Threshold of Toxicological Concern（TTC）approach in food safety assessment. EFSA Journal，2019，17：5708.

[14] SCCS，SCHER，SCENIHR. Opinion on the Use of the Threshold of Toxicological Concern（TTC）Approach for Human Safety Assessment of Chemical Substances with Focus on Cosmetics and Consumer Products. Brussels：Eu Commission，2012.

[15] Safford RJ，Api AM，Roberts DW，et al. Extension of the dermal sensitisation threshold（DST）approach to incorporate chemicals classified as reactive. Regulatory Toxicology & Pharmacology，2015，72（3）：694-701.

[16] Roberts DW，Api AM，Safford RJ，et al. Principles for identification of high potency category chemicals for which the dermal sensitisation threshold（DST）approach should not be applied. Regulatory Toxicology & Pharmacology，2015，72（3）：683-693.

[17] ECHA. Chapter Rr. 7c：Endpoint specific guidance//Guidance on Information Requirements and Chemical Safety Assessment. Draft Version 3.0. Helsinki：European Chemicals Agency，2017：264-272.

[18] Health Canada. Science Approach Document：Threshold of Toxicological Concern（TTC）-based Approach for Certain Substances. Ottawa：Health Canada，2016.

[19] ICH. Assessment and Control of DNA Reactive（Mutagenic）Impurities in Pharmaceuticals to Limit Potential Carcinogenic Risk，M7（R1）. Geneva：ICH，2017.

[20] EFSA/WHO. Review of the Threshold of Toxicological Concern（TTC）approach and development of new TTC decision tree. EFSA Supporting Publications，2016，13：2397-8325.

[21] 隋海霞，张磊，毛伟峰，等. 毒理学关注阈值方法的建立及其在食品接触材料评估中的应用. 中国食品卫生杂志，2012，24（2）：110-113.

[22] 杨辉，贾旭东. 毒理学关注阈值应用研究进展. 中华预防医学杂志，2015，49（5）：452-456.

[23] 钟怀宁，陈俊骐，冯婕莉，等. 食品接触材料中非有意添加物的安全评估. 中国食品卫生杂志，2017，29（2）：238-243.

[24] 郑明岚，周少英，刘学军，等. 毒理学关注阈值（TTC）在化学物质风险评估中的应用. 卫生研究，2010，39（5）：639-642.

[25] 祝清芬，李涛，国明，等. 药物杂质的毒理学评价要求及进展. 中国新药杂志，2010，19（24）：2271-2276.

[26] 刘成虎，施燕平，杜晓丹，等. 毒理学关注阈值（TTC）在医疗器械生物学评价中的应用. 中国医疗器械杂志，2019，43（4）：282-285.

[27] 秦钰慧. 化妆品安全性及管理法规. 北京：化学工业出版社，2013.

[28] Williams FM，Rothe H，Barrett G，et al. Assessing the safety of cosmetic chemicals：consideration of a flux decision tree to predict dermally delivered systemic dose for comparison with oral TTC（Threshold of Toxicological Concern）. Regul Toxicol Pharmacol，2016，76：174-186.

[29] Felter SP，Daston GP，Euling SY，et al. Assessment of health risks resulting from early-life exposures：are current chemical toxicity testing protocols and risk assessment methods adequate? Crit Rev Toxicol，2015，45（3）：219-244.

[30] Patel A，Joshi K，Rose J，et al. Bolstering the existing database supporting the non-cancer threshold of

toxicological concern values with toxicity data on fragrance-related materials. Regul Toxicol Pharmacol, 2020, 116: 104718.

[31] Sica VP, Mahony C, Baker TR. Multi-detector characterization of grape seed extract to enable in silico safety assessment. Front Chem, 2018, 6: 334.

[32] Kawamoto T, Fuchs A, Fautz R, et al. Threshold of toxicological concern (TTC) for botanical extracts (Botanical-TTC) derived from a meta-analysis of repeated-dose toxicity studies. Toxicol Lett, 2019, 316: 1-9.

[33] Mahony C, Bowtell P, Huber M, et al. Threshold of toxicological concern (TTC) for botanicals-Concentration data analysis of potentially genotoxic constituents to substantiate and extend the TTC approach to botanicals. Food and Chemical Toxicology, 2020, 138: 111182.

[34] SOT FDA Colloquia on Emerging Toxicological Science: Challenges in Food and Ingredient Safety. State of the Art in the Cramer Classification Scheme and Threshold of Toxicological Concern. [S.L]: Live Webcast, 2016.

[35] Boobis A, Brown P, Cronin MTD, et al. Origin of the TTC values for compounds that are genotoxic and/or carcinogenic and an approach for their re-evaluation. Critical Reviews in Toxicology, 2017, 47: 705-727.

[36] Coecke S, Pelkonen O, Leite SB, et al. Toxicokinetics as a key to the integrated toxicity risk assessment based primarily on non-animal approaches. Toxicol Vitro, 2013, 27 (5): 1570-1577.

[37] Hartung T. Thresholds of toxicological concern: setting a threshold for testing below which there is little concern. ALTEX, 2017, 34 (3): 331-351.

[38] Ellison CA, Blackburn KL, Carmichael PL, et al. Challenges in working towards an internal threshold of toxicological concern (iTTC) for use in the safety assessment of cosmetics: Discussions from the Cosmetics Europe iTTC Working Group workshop. Regul Toxicol Pharmacol, 2019, 103: 63-72.

[39] Blackburn KL, Ellison CA, Stuard SB, et al. Dosimetry considerations for in vivo and in vitro test data and a novel surrogate iTTC approach for read-across based on metabolites. Computational Toxicology, 2019, 10: 145-157.

[40] Blackburn KL, Carr G, Rose JL, et al. An interim internal threshold of toxicologic concern (iTTC) for chemicals in consumer products, with support from an automated assessment of ToxCast™ dose response data. Regul Toxicol Pharmacol, 2020, 114: 104656.

第十一章　交叉参照

摘要

交叉参照（read-across）方法是一类应用十分广泛的预测毒理学方法。当某化学物质缺乏毒理学数据时，可利用与其具有相同或相似代谢途径、化学或生物反应性和理化性质的结构类似物的数据，通过交叉参照，预测该化学物质的毒性或生物活性。基于结构效应关系的交叉参照（SAR-based read-across）方法在目前发展最为完善，已被美国环境保护部等多个国家和地区的监管机构接受。本章内容详细介绍了基于结构效应关系的交叉参照流程，其始于决策背景分析，随后提出交叉参照假设，通过多个步骤反复验证假设成立与否，最终在评估报告中对所有关键科学要素进行分析和论证。论证过程不仅为相似性假设提供科学依据和生物学证据，证实交叉参照的合理性，还将阐述数据中的不确定性以及不确定性对交叉参照结果的影响。随着新方法（NAM）的发展，交叉参照将越来越受关注，其接受度和应用性也会不断提升。

第一节　概　述

交叉参照（read-across）方法是一种广泛用于毒性测试与危害评估的预测毒理学方法。当目标化学物在某个特定的人体健康终点上缺乏数据时，该方法可用于其风险评估。其中，基于结构效应关系的交叉参照（SAR-based read-across）方法是目前发展最为完善，且应用最广的交叉参照方法。它利用结构相似的化学物在该特定终点的数据来预测目标化学物的潜在毒性，并建立相应的安全阈值。因此，基于结构效应关系（简称构效关系）的交叉参照方法可用于填补毒性终点如遗传毒性、靶器官毒性、重复剂量毒性、致癌性、生殖和发育毒性以及皮肤致敏等的数据缺失。交叉参照方法是一种可以降低危害评估成本（时间、经费和动物生命）的动物实验替代方法。

全球已有许多监管机构应用基于构效关系的交叉参照方法，对化学物进行筛选和优先排序。根据交叉参照对潜在毒性的强弱判断，既可以筛选出受关注的化学物质，也可针对潜在毒性较强的化学物质做进一步详细评估。因此，交叉参照方法被监管机构和工业界的风险评估人员广泛用于化学物的危害评估过程，填补缺失的毒理学信息。目前，监管机构和学术组织已发表了多个基于构效关系的交叉参照的工作框架[1-9]。大多数工作框架都遵循相似的交叉参照流程，并包含相同的科学要素考量。本章内容介绍了基于构效关系的交叉参照方法及其应用。

一、基本概念

结构效应关系（structure-activity relationship，SAR）是指化学结构（或与结构相关的性质）与生物效应 / 活性（包括毒性）之间的关系。

交叉参照（read-across）是指用一种化学物（源化学物）的毒性终点信息预测另一种化学物（目标化学物）相同毒性终点的过程。在某种程度上，目标化学物和源化学物被认为是“相似”的 [通常基于结构相似性和（或）相同的作用模式或机制]。

目标化学物（target chemical）是指在某一毒性终点没有实验数据（或数据缺失）的化学物质，从而通过交叉参照来预测其在该终点的毒性。

源化学物（source chemical）是指被用于填补目标化学物特定终点的数据缺失、具有实验数据的化学物质。源化学物被视为目标化学物的类似物（analog）。

类别（category）是指与目标化学物“相似”的一组结构相关的化学物质，由于结构上的相似性，其物理化学性质以及毒理学性质会遵循一定的规律。

证据权重（weight of evidence，WOE）是对与某特定主题或问题所有相关的、可靠的、不同的信息做出的综合考量。

二、发展历史与法规接受

在过去的 25 年里，基于构效关系的交叉参照方法已经被全球许多监管机构采纳。交叉参照概念由美国环境保护部（EPA）率先提出，用于新化学物质的评估。随后，EPA 扩大了“交叉参照”的应用，在对 2200 种化学物质审查的 HPV（High Production Volume）项目（1996—2005）中，将其用于现有化学物质的评估 [10]。与此同时，国际化学品协会理事会（International Council of Chemical Associations，ICCA）根据 OECD HPV SIDS（筛查信息数据集）方案提交了化学品卷宗，既定目标是到 2004 年完成 1000 份化学品档案。在 OECD HPV 项目中，81% 的化学物质被归为某一化学类别，并利用交叉参照方法对某些类别成员进行评估。最终在 HPV 项目的评估档案中，约 40% 以上人类健康终点的评估是通过交叉参照方法或其他替代方法进行的。2004 年，EPA 对上述两个 HPV 项目按历史和时间线进行了梳理 [11]。此外，EPA 和 OECD 分别于 1998 年和 2007 年发表了相关指南文件 [12-13]，说明如何基于构效关系建立化学物类别，并用于交叉参照。这两份指南均支持使用交叉参照方法来填补毒理学数据的缺失。2014 年，OECD 对其 2007 年发布的化学物分组指南进行了更新 [14]。

2015 年，OECD 借助“毒性测试与风险评估整合测试方法”（Integrated Approaches for Testing and Assessment，IATA）项目，通过一系列的案例研究来协调国际上对交叉参照方法的使用和讨论。其目的是通过开展适合监管用途的预测毒性案例研究，丰富使用经验，并对新方法的使用和基于这些案例研究产生的考量 / 指南形成共识 [15]。目前该项目仍在进行中。其中一些案例已被 OECD 发表出来，例如针对一组 N-Alkanols 物质的交叉参照评估 [16] 等，对交叉参照方法的使用者和评估者来说都是很好的参考资料 [2]。

2007 年，欧盟通过了关于化学品注册、评估和授权（REACH）的立法。这项立法允许（并鼓励）在化学品注册的报告中使用交叉参照方法进行评估。在过去的 10 年，受欧盟 REACH 法规的影响，基于构效关系的交叉参照方法得到了巨大的发展。2015 年，欧洲化学品管理局（ECHA）首次发布了详细的交叉参照评估框架（RAAF），用于评估包含了交叉参照方法的化学品注册报告，并于 2017 年进行了更新 [5]。根据 ECHA 网站上最新发表的关于“动物实验替代方法在 REACH 法规中的应用”的总结 [17]，交叉参照方法是最常使用的动物实验替代方法，并且被认为是适用于人类健康损害生物标志物评估的主要预测方法之一，如评估重复剂量毒性、发育和生殖毒性等。当然，报告中也指出，交叉参照的使用还有改进的空间，包括正确的数据记录、物质鉴定及充足的源数据等。此外，ECHA 还表示将继续积极支持 OECD QSAR Toolbox 等工具的开发，从而不断推动替代方法的发展和使用。

加拿大根据其 1999 年的环境保护法案，对现有化学物质清单上的 23 000 种化学物进行了分类，而分类工作很大程度上是依赖交叉参照方法进行的。同时，加拿大的新化学物质注册法规也允许交叉参照的使用 [18-19]。截至 2016 年，澳大利亚 IMAP 项目对审核中的 195 种化学物质的评估也运用了交叉参照（包括人类健康和环境评估）[20]。

三、证据权重

交叉参照的初始假设是基于化学物的结构，即目标化学物和源化学物的相似结构会产生相似的生物活性和毒性，源化学物通常也被称为目标化学物的“类似物”。如果基于结构的初始假设成立，则可以使用源化学物的数据来填补目标化学物缺失的数据。后续的步骤则是收集目标化学物和源化学物的生物学数据及相关信息并进行评估。评估时，需要使用证据权重法来整合多重数据，从而验证是否可以通过交叉参照对目标终点进行毒性预测。

证据权重分析应包括所有相关毒理学数据，例如来自模型预测、体外试验、体内研究的数据以及科学文献信息等。最相关的数据类型可能因交叉参照的目标终点不同而有差异。例如，如果缺失的数据是针对遗传毒性终点的，那么除了体外试验结果和体内遗传毒性研究数据外，对目标化学物和源化学物的模型预测也可能会有帮助。然而，如果是慢性毒性终点数据缺失，则模型预测的价值可能很有限。进行证据权重分析的目的是判断现有数据是否能够支持交叉参照假设。如果证据权重分析表明现有数据不够充分，不足以支持目前的交叉参照假设或将引入显著的不确定性，则需要更多相关数据或继续寻找新的类似物以增加数据量。交叉参照不可避免地会带有一定的不确定性，毕竟它是未经检测的假设。在不确定性评估中 [21]（下文有详细描述），如果发现数据存在严重的缺失或在关键点上存在显著差异，则认为不确定性显著，表示交叉参照很可能是不准确的。交叉参照报告应包含详细的证据权重分析，可体现在论证部分或对数据的解读和交叉参照假设科学合理性的分析中。

第二节 基于构效关系的交叉参照流程

基于构效关系的交叉参照流程包含多个步骤（图 11-1）。通过该流程中的每一个步骤，收集信息并用于后续步骤的分析和判定，以验证交叉参照假设。

一、确定交叉参照的目的

交叉参照的第一步是明确交叉参照评估的目的，即交叉参照的结果将被如何应用，同时还要分析确定需要通过交叉参照来填补的数据缺失。交叉参照可用于优先级排序（即化

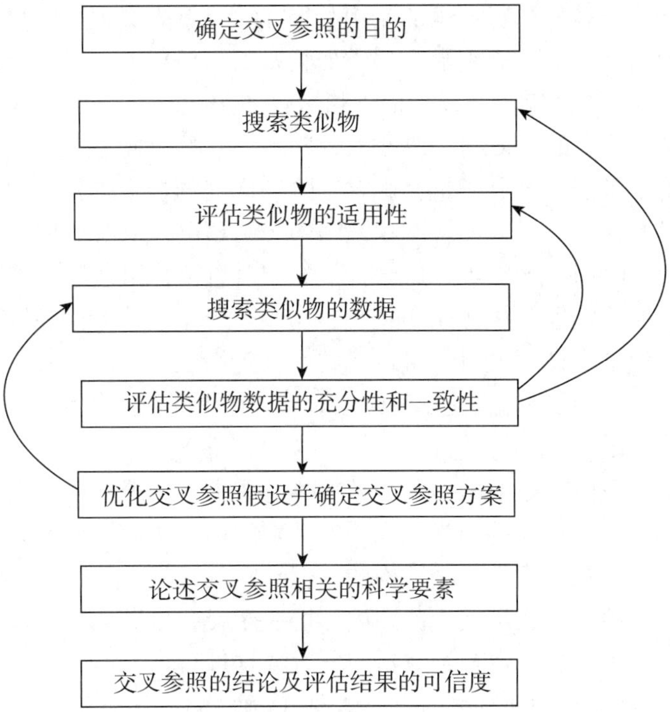

图 11-1　基于构效关系的交叉参照流程[5, 9, 14]

学物质之间的比较）以决定哪个化学物质需要进一步的研究，也可用于危害识别和（或）确定产生危害时的起始剂量（point of departure，POD），或者在监管体系里用于人体健康风险评估。

交叉参照的目的将决定交叉参照预测所需的数据量和工作量，以及交叉参照中可接受的不确定性程度。虽然所有的交叉参照都存在一定的不确定性（类似于针对同一化学物质重复动物实验中常见的差异性或不确定性），但不确定性的程度会由于证据权重分析的确凿性不同而产生差异。通常，监管机构用于确定化学物质优先级的交叉参照可接受相对较高的不确定性；反之，用于风险评估的交叉参照结果只允许存在较低的不确定性。

二、搜索类似物并评估其适用性

该步骤是评估目标化学物的结构特征，从而确定类似物搜索策略并寻找合适的潜在源化学物。这是基于交叉参照的最初假设，即相似的化学结构会导致相似的生物活性。首先，要确定目标化学物的 CAS 编号、化学名称和（或）SMILES 代码等。其次，要评估目标化学物的化学性质以确定搜索策略。评估内容包括一般结构特征（例如核心结构、片段和子结构）、官能团、元素组成、结构相似性指数（例如 Tanimoto 分数等）、任何包含目标化学物的类别内存在的可预测的结构变化、目标化学物的潜在代谢途径，以及目标化学物的作用方式或有害结局路径（adverse outcome pathway，AOP）信息等。

搜索潜在源化学物的途径有很多，包括行业或监管机构发布的报告、公开可用的数据库以及可通过化学结构或子结构进行搜索的专用数据库等。首先会根据与目标化学物在化学结构和理化性质方面的相似性来识别潜在的类似物，而相似程度可以通过比较它们的分子指纹（即 MACCS keys）来确定，并以相似性指数（如 Tanimoto 分数）等定量的形式进行表征。但是，确定“合适”的类似物需要专家的判断，并且还要考虑结构相似性之外的其他重要特征。这些特征可能包括分子量、影响生物利用度的特定理化性质、代谢稳定性和代谢途径预测、常见前体和（或）分解产物、结构警示预测，以及其他与目标化学物相关的定量构效关系（QSAR）评价 [13] 等。这些特征的相对重要性可能因交叉参照的目标终点不同而异。此外，判定“合适”类似物的相似性程度会受到交叉参照目的的影响。例如，在人类健康风险评估中识别毒性阈值时，可接受的不确定性较低，因此要求类似物与目标化学物的“相似”程度较高；而在进行化学物筛选时，可接受的不确定性较高，因此可能会包括一些相似程度略低的类似物。

如果在后续步骤中发现由初始搜索得到的类似物的数据不足或缺乏一致性，则可能需要回到该步骤，扩大或修改类似物的结构范围（即类别的结构边界）以重新进行搜索。类别结构边界的扩展可能会导致类别内化学结构的相似性降低，从而使交叉参照产生更大的不确定性，增大的不确定性是否在可接受范围内则取决于交叉参照的目的和应用背景。类似物的“适合性”需要在后续步骤中对类似物的所有数据进行评估后才能最终确定。在包括目标化学物的类别内，类似物的现有数据应该体现出类似物和（或）源化学物之间的生物活性和毒理学性质是相似的。如果类似物的数据不相似或不一致，则需要重新检查相似性的结构基础。以上流程表明，交叉参照的过程是具有迭代性质（即重复反馈过程）的，即化学结构的相似性假设必须通过反复的类似物识别和类似物数据评估的过程来确认或完善。

三、搜索类似物的数据，并评估数据的充分性和一致性

该步骤包括搜索、确定和评估目标化学物及已识别类似物的所有相关数据和信息。可用于数据搜索的各种公开数据库有很多，包括 ToxNET、PubMed、ACToR、eChemPortal 和 ECHA 注册物质数据库等。需要收集的数据包括理化性质信息、毒理学研究中观察到的各种效应、ADME（吸收、分布、代谢和排泄）信息等。当采用类别法进行交叉参照时，收集类别内化学物的数据后必须通过严格的评估来判断其一致性。当属于同一类别中的类似物的数据存在某种趋势或规律时，需要阐明这种趋势是否与化学物间结构特征的变化相符。

用于判断一致性的数据包括理化性质、生物效应、毒性起始点等。在评估一致性时，必须考虑毒理学试验中的剂量选择差异。如果在类似物的研究数据中所观察到的效应是大致相同的，则支持类似物相似性的交叉参照假设。利用证据权重法对数据进行分析评估，可以将理化性质、反应活性、代谢等其他与化学结构相关的性质也同时考量，从而对前序步骤中仅基于化学结构的交叉参照假设进一步优化，得出更精准的交叉参照假设。

在评估类似物之间的数据一致性时，很重要的一点是确定数据中展现出的毒性是否存在一定的趋势。如果毒性（例如观察到关键效应时的剂量水平）存在变化或趋势，则应遵循一种可预见的模式或规律，同时这种模式或规律还应与相应的化学结构的变化或趋势相符。通常，同一类别内化学物质的毒性趋势可能源自其物理化学和（或）ADME 特征的差异。只要观察到的毒性趋势与类别中允许的结构差异相符，则表明该类别包含的结构特征是合理的，且交叉参照假设是有效的。但是，如果毒性的变化或趋势并不能得到合理的解

释，例如不是源于剂量的选择或与类别中存在的结构变化不相符，则类别的交叉参照假设不成立，应对类别内的化学物质相似性重新评估判定。

与利用传统方法进行化学物质危害识别相同，数据的质量和可靠性在交叉参照评估时也同样重要。在证据权重分析中，不同类型或不同质量的数据可以有不同的使用方式，但是类似物的所有数据都应先收集在一起进行科学可靠性评估。

四、优化交叉参照假设并确定交叉参照方案

在交叉参照的起始阶段，由于信息有限，交叉参照的假设仅基于化学结构的相似性。当收集类似物的毒性数据后，对毒性数据的评估提供了对类似物生物相似性的判断，从而扩大了交叉参照假设的理论基础，即同一类别内的化学物质在结构上和生物学上都是相似的。数据评估可以帮助确定源化学物是否具有毒性以及毒性效应是什么，从而通过交叉参照预测目标化学物可能具有的相同性质。例如，假设对源化学物的毒理学信息评估可知，其可能具有肝毒性，而对其代谢信息的评估表明，源化学物可能通过生物转化生成已知具有肝毒性的活性代谢产物。同时，针对目标化学物的代谢预测信息表明，它可能通过类似的生物转化生成相同的活性代谢产物。因此，该交叉参照假设即为目标化学物通过生物转化生成活性代谢产物，从而导致与源化学物相似的肝毒性。在这种情况下，特别重要的一点是通过证据权重分析阐明目标化学物和源化学物之间是否存在任何潜在的代谢差异。交叉参照对于上述有毒性的物质是适用的，同时也可以应用于目标化学物无毒的情况，即根据类似物的毒性信息，交叉参照的结果也可能判定目标化学物是无毒的。

五、论证交叉参照相关的科学要素

该步骤是针对前序步骤中得出的交叉参照假设，通过论证相关的科学要素来建立扎实的相似性基础，从而支持交叉参照的假设。交叉参照的论证（即论述为什么交叉参照是科学并合理的）是利用证据权重的方法，对特定交叉参照假设所有适用的科学要素进行考量和讨论，同时还应分析阐述每个科学要素中可能存在的不确定性。这包括对目标化学物和源化学物的所有生物学数据（包括体内毒理学研究等）进行全面的审查和评估，从而充分了解类别内成员的生物相似性和交叉参照的合理性。利用交叉参照进行危害评估的相关科学要素主要有以下几个。

（一）目标化学物和源化学物的化学特性

结构相似性是交叉参照假设的基础，因此目标化学物和所有源化学物的化学特征信息都必须进行明确的描述和识别，包括化学名称、CAS 号、化学结构和纯度等。由于杂质可能对目标化学物和源化学物的毒理学特性产生不同的影响，因此杂质的情况通常也需要进行描述。如果目标化学物和源化学物含有的杂质类型和浓度一致，则交叉参照不受影响。然而，如果目标化学物与源化学物所含的杂质存在显著差异，则交叉参照论证中应明确这些差异是否会影响毒理学效应。

（二）确定类别内化学物质的结构相似性和允许的结构差异

在进行交叉参照时，应该了解在目标化学物和源化学物之间，哪些相似的结构特征具

有或缺乏生物活性（即生物学效应）。这些结构特征可能是类别中的化学物质具有的相同“核心”结构，或者是一些类别成员共有的子结构或官能团。除了结构相似性，目标化学物和源化学物之间的结构差异也应该被考虑，且应该在论证中阐述为何这些差异并不会导致生物学效应的差异或不影响交叉参照。此外，根据化学物质的结构相似性和差异性来确定化学物类别的结构边界，应该有明确的科学依据来支持边界的选择。总之，在交叉参照论证中，阐述结构相似性和可允许差异的信息对支持交叉参照的有效性非常重要。

（三）代谢

基于化学结构相似性，目标化学物和源化学物可能在代谢或生物转化过程中具有相同的代谢途径，从而可能产生相同或高度相似的代谢产物。然而，目标化学物和源化学物也可能具有不同的生物转化途径，从而生成不同的代谢产物。因此，在交叉参照中，一定要考虑目标化学物和源化学物形成的任何非共同代谢产物对毒性的潜在影响。

如果非共同代谢产物不具有生物活性，那么对交叉参照的影响很小。反之，如果任何非共同代谢产物具有显著毒性，这将导致在整个类别中观察到的生物效应具有显著差异，并对交叉参照的准确性产生影响。正因如此，进行交叉参照时，要对目标化学物和源化学物数据中的生物效应的一致性进行详细的评估。基于证据权重分析，目标化学物和源化学物的关键生物学效应不能有显著的毒理学差异。如果类别中不同化学物质的主要效应有差异，则可能表明类别内成员产生的非共同代谢产物具有不同的生物活性。无论该差异表现在交叉参照的目标毒性终点还是其他相关毒性终点上，都将对交叉参照准确性产生影响。

除生物效应差异外，毒性强度的差异也要得到关注。当关键效应的毒性强度有差异（例如产生毒性时的剂量不同）时，证据权重分析应当表明，这些差异是源于母体化学物质和（或）高度相似代谢产物之间的细微结构差异，而不是来自非共同代谢产物。如果毒性上的差异并非遵循一定的趋势或与整个类别的结构特征变化不一致，则表明这些差异可能是由非共同代谢产物导致的。

与生物转化相似，基于结构相似性，目标化学物和源化学物通常具有相同的毒代动力学性质，如吸收、分布和排泄等，因此暴露的生物靶器官是相似的，从而导致高度相似的毒性效应和强度（例如发生效应时的剂量很接近）。但是，目标化学物和源化学物的毒代动力学性质也可能是有差异的，从而导致暴露的靶器官不同。因此，在交叉参照中，评估目标化学物和源化学物之间的毒代动力学性质差异对毒性的潜在影响同样非常重要。毒代动力学的差异可能表现为在类别成员间观察到的引起关键生物效应的剂量差异（即毒性差异）。

如上所述，若类别成员间形成一定的微小毒性差异趋势与结构变化的趋势一致，则不会影响交叉参照的有效性。这是因为，当类别内成员的变化形成一定趋势时，可以由趋势进行推断，从而对交叉参照的预测结果进行定量的调整。但是，如果类别内成员的毒性差异并不具有一定的规律或趋势，那将有可能影响对目标化学物毒性预测的准确度（例如低估了目标化学物的毒性），从而导致交叉参照的有效性受到质疑。

（四）数据的一致性

数据的一致性是用类别法（即多个源化学物）进行交叉参照评估时最关键的因素。当收集了类别内成员所有的相关数据后，可先将数据整合在一起列于表格中，以便于评估一致性。数据整合时，通常是按照类别成员之间的结构特征顺序，从一个边界到另一个边界列出所有成员（例如根据碳链的长度由短至长排列），同时列出所有可用的数据，其中至少要包含交叉参照的目标终点。相关毒性终点的数据通常也应包含在数据集中，以便于在类别成员之间建立毒理学相似性。数据的重要细节，例如体内试验中的测试物种、给药途径、暴露持续时间、剂量水平和观察到的关键效应等，通常也应该包含在数据集中，以有助于数据的分析和比较。总之，无论数据以何种方式整合在一起，必须对类似物数据中的一致性或相符性进行评估，并阐明数据中可能存在的与类别中结构特征变化相符的趋势或规律。若类别中成员在各毒性终点上的效应大体一致，或毒性的差异与化学结构的变化遵循相同的规律，则表明该类别的结构域设定是恰当的，支持交叉参照假设的有效性。

类别内成员关键生物学效应的一致性意味着类别内成员有相似的毒效学。对于交叉参照的目标终点，类似物数据的一致性将支持高置信度、低不确定性的交叉参照。目标化学物和源化学物在其他毒性终点的数据（即辅助数据）一致性也很重要。这些毒性终点中关键效应的一致性将为交叉参照的有效性提供强大的证据权重支持。在类别成员的数据中，若观察到任何矛盾或显著差异，都应在交叉参照论证中加以阐述说明。如果不能通过科学合理的解释来论证类别中数据的不一致，那么交叉参照假设的准确性将受到质疑。

数据的不一致会导致交叉参照的不确定性，该不确定性对交叉参照的影响必须在论证中进行评估和解释。如果无法证明其对整个交叉参照没有影响，则应重新评估类别设定的恰当性。毒理学效应上的显著差异意味着，有些结构特征或其他因素（如杂质）虽然最初没有被认为可能产生重大差异，但最终却是导致差异产生的重要因素，这也是为何交叉参照需要迭代过程来完成的原因。当这些显著差异出现时，为了继续向前推进交叉参照或重新开始一轮新的迭代过程，则必须掌握不一致性并阐述清楚。例如，如果可以证明效应的不一致性与交叉参照结果无关，则可以继续推进交叉参照。为了证明这些，必须提供重要的支持数据，例如针对同一毒性终点的更高质量的实验数据等。或者，如果不一致的数据可以由原本认为不重要的类似物的结构特征来解释，那么可以通过增加对类似物的筛选限制或者改变类别的描述或边界，从而向前推进交叉参照。但是，如果数据中的毒理学显著差异不能得到合理的解释，在没有其他新数据的情况下，交叉参照不能向前推进，或可以推断对该类别化学物的交叉参照不可行。

六、交叉参照的结论及评估结果的可信度

在对所收集的数据进行评估之后，基于对交叉参照论证的证据权重分析，可以判断出交叉参照假设的合理性。同时，必须明确地考虑数据或信息中的不确定性，以及不确定性对交叉参照的影响。此外，基于交叉参照的目的，如果对交叉参照的结论有任何限制、调整或前提条件，也应在此步骤中进行阐述。

基于构效关系的交叉参照评估是一个迭代过程，在评估过程中的任何一个环节都可能由于获得新的信息而产生对前序步骤判断的质疑，从而需要返回到前序步骤中重新论证结论的合理性。例如，在评估类似物数据的步骤中，数据可能表现出不一致性，则源化学物的识别或类别的设定可能需要修改或推翻。在这种情况下，可能需要返回到类似物识别的步骤，基于不同的理化性质或化学结构特征重新搜索类似物。

第三节　交叉参照结果的应用

一、填补数据缺失

在进行基于构效关系的交叉参照时，如果证据权重分析确定数据可以支持交叉参照假设，则证明交叉参照可行，可用来填补目标化学物的数据缺失。数据缺失可以通过一对一的方式填补，即只有一个源化学物。通过单个源化学物的数据来预测目标化学物的毒性，称为交叉参照的类似物法。在交叉参照的类别法中，多个源化学物的数据将被同时考量，从而确认最合适的源化学物来填补数据缺失。填充的数据可以是产生的生物学效应等定性资料，也可以是毒性强度或效应产生时的剂量等定量资料。

在交叉参照的类别法中，可以通过数据的内推或外推来进行交叉参照。数据内推将产生一个新的数据或结果来填补目标化学物的数据缺失，该数值或结果是基于目标化学物相对于源化学物在类别中的位置来推断的。内推法通常不是直接采纳源化学物的数据用于目标化学物，而是将两个最接近目标化学物的源化学物的加权平均值作为最终的预测数据。外推法通常是将通过数据评估来确定的最相似的源化学物或毒性最强的化学物的数据，直接交叉参照给目标化学物的方法。后一种情况，即将毒性最强的源化学物的数据外推到目标化学物，通常被称为交叉参照中“最保守的预测方法”。它通常会过度预测目标化学物的毒性，因此被认为具有一定的保护性，可用于法规监管中。使用内推法还是外推法将取决于类别化学物的数据情况、数据的一致性、在类别中观察到的毒性差异，以及交叉参照目标终点的数据（效应）特征等（图 11-2）。

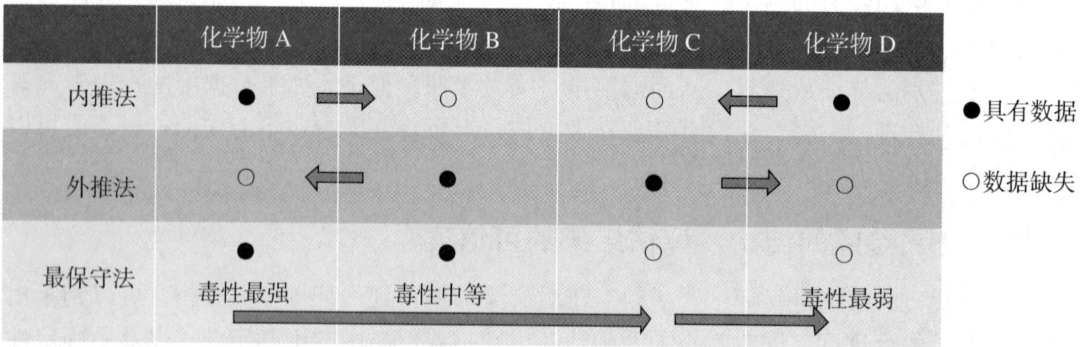

图 11-2　通过交叉参照类别法填补数据缺失的不同情况（改编自 OECD 指南[22]）

在交叉参照的类似物法中，只有辅助数据（目标毒性终点以外的其他相关数据）能够表明目标化学物和源化学物之间任何潜在的毒性差异。当证据权重分析表明有毒性差异时，如果能够证明源化学物毒性高于目标化学物毒性，则交叉参照假设仍然可接受，这被认为是更保守的交叉参照。但是，当证据权重分析表明生物靶点或作用机制等存在显著差异时，则交叉参照假设不成立。

二、专家判断和不确定性分析

大多数现有的指南文件均表明，基于构效关系的交叉参照是一个复杂的、具有挑战性的迭代过程，需要一定的经验和专家的判断。这些指南同时还强调了评估与交叉参照相关的不确定性的必要性，这与评估动物实验数据时的不确定性考量是相同的。利用传统的动物毒理学数据来推断一种化学物质对人类的潜在毒性，往往也涉及专家的判断，并存在一些不确定性。但是，由动物实验预测人类毒性过程中的专家判断、假设和不确定性已被广泛接受，因为这一过程具有长久的使用历史并总体上成功地保护了人类健康。在评估动物实验替代方法的背景下，动物实验相关的专家判断和不确定性也是不可忽视的。为了推进和发展更多的预测毒理学方法并减少动物实验，我们要正确看待动物实验数据的优点和缺点，即使它曾被视为毒理学中的“金标准”，只有这样才能更好地比较并验证新方法。

基于构效关系的交叉参照方法的应用离不开专家判断的介入。所有用于交叉参照评估的实验数据也需要进行充分性的评估，这与用化学物实验数据进行传统的危害评估相同。而交叉参照过程中，新“引入”的专家判断主要是在评估中对合适的、充分相似的类似物进行选择。类似物选择的不确定性很大程度上取决于可用数据的一致性和深度。虽然这一过程需要专家的判断，而专家的判断可能因人员的不同而有差异，但目前正在朝着建立基于规则的系统判断方法发展[21,23]，这将提高一致性和透明度，从而减少不确定性的来源。当多个类似物的数据和多项实验数据均表现出一致的效应时，与由某单一化学物的特定实验得出结论相比，增加了评估的可信度，减少了不确定性。当数据量较少时，可能会产生更大的不确定性，而减少不确定性的方式可以与传统风险评估中的措施一样，即引入更大的不确定性因子，建立更大的暴露边际，或获取额外的数据以增加数据量等。

第四节　展　望

基于构效关系的交叉参照作为一个相对成熟的替代方法，已被广泛应用于毒理学等领域，已成为被多个国家和地区相关监管机构广泛接受的方法。近几年来，交叉参照方法在中国也得到越来越多的应用，并逐渐被管理机构接受。随着时间的推移和经验的积累，人们对交叉参照中信息的科学合理性的评判意识不断增强，对交叉参照相关数据的要求也不断提高。

除了评价目标化学物和源化学物之间的结构相似性外，人们开始更多地关注建立化学物之间的生物相似性。尽管化学物之间的生物相似性在科学上已得到接受，但其实际的应用还需要更多论证。新方法（new approach methods,NAM）的发展[24]，如高通量生物测定、体外试验、组学技术和模型预测等，为交叉参照的应用和拓展提供了更多的机会。NAM 数据可以用来比较生物活性并探索相关化学物之间潜在的作用模式，也会在动力学和代谢等方面提供重要的补充信息。将 NAM 数据应用在交叉参照可以用来支持或确认生物相似性和（或）毒性的差异，特别是有助于确定化学物类别的边界，从而可以显著增加交叉参照的可信度及减少不确定性。但需要注意的是，NAM 测试或数据量并非越多越好，过多的信息反而可能增加数据解释的复杂性和难度，需要仔细分析，找出最佳方法。在这一过程中，专家对每一个具体案例的分析和评估仍然是重要的一环[24]。

（王 莹[1,3] Sharon Buring Stuard[2,3] Shaoying Zhou[2] Jane Rose[2] Kara Woeller[2]）

参考文献

[1] Ball N，Cronin MTD，Shen J，et al. t^4 report：toward good read-across practice（GRAP）guidance. ALTEX，2016，33（2）：149-166.

[2] Blackburn K，Bjerke D，Daston G，et al. Case studies to test：a framework for using structural，reactivity，metabolic and physicochemical similarity to evaluate the suitability of analogs for SAR-based toxicological assessments. Regul Toxicol Pharmacol，2011，60：120-135.

[3] Cronin MTD. Chemical Toxicity Prediction：Category Formation and Read-Across. Chapter 1. An Introduction to Chemical Grouping，Categories and Read-Across to Predict Toxicity. The Royal Society of Chemistry，2013.

[4] ECETOC. Technical Report No. 116：Category approaches，Read-across，（Q）SAR. European Centre for Ecotoxicology and Toxicology of Chemicals，2012.

[5] ECHA. Read-Across Assessment Framework（RAAF）. 2017.

[6] Patlewicz G，Cronin MTD，Helman G，et al. Navigating through the minefield of read-across frameworks：a commentary perspective. Comput Toxicol，2018，6：39-54.

[7] Patlewicz G，Ball N，Booth ED，et al. Use of category approaches，read-across and（Q）SAR：general considerations. Regul Toxicol Pharmacol，2013，67（1）：1-12.

[8] Schultz TW，Amcoff P，Berggren E，et al. A strategy for structuring and reporting a read-across prediction of toxicity. Regul Toxicol Pharmacol，2015，72（3）：586-601.

[9] Wu S，Blackburn K，Amburgey J，et al. A framework for using structural，reactivity，metabolic and physicochemical similarity to evaluate the suitability of analogs for SAR-based toxicological assessments. Regul Toxicol Pharmacol，2010，56（1）：67-81.

[10] US EPA. The Use of Structure-Activity Relationships（SAR）in the High Production Volume Chemicals Challenge Program. US EPA，1999. https：//nepis.epa.gov/Exe/ZyPDF.cgi/P1008MA9.PDF?Dockey=P1008MA9.PDF.

[11] US EPA. Status and future directions of the high production volume challenge program. 2004. https：//nepis.epa.gov/Exe/ZyPDF.cgi/P1004QXK.PDF?Dockey=P1004QXK.PDF

[12] US EPA. Data collection and development on high production volume（HPV）chemicals. Federal Register，2000，65（248）：81686-81698.

[13] OECD. Guidance on Grouping of Chemicals. Series on Testing & Assessment，No. 80：ENV/JM/MONO（2007）28. 2007.

[14] OECD. Guidance on Grouping of Chemicals，Second Edition. Series on Testing & Assessment，No.

[1] 北京宝洁技术有限公司，中国。
[2] 宝洁公司，俄亥俄州，美国。
[3] 通讯作者，E-mail：wang.yi.13@pg.com。

194：ENV/JM/MONO (2014) 4. 2014.

[15] OECD. Report on Considerations from Case Studies on Integrated Approaches for Testing and Assessment (IATA), First Review Cycle (2015), Case Studies on Grouping Methods as a Part of IATA. Series on Testing & Assessment, No. 250：ENV/JM/MONO (2016) 48. 2016.

[16] OECD. Case Study on The Use of Integrated Approaches for Testing and Assessment of 90-Day Rat Oral Repeated-dose Toxicity for Selected N-Alkanols：Read-Across. Series on Testing & Assessment, No. 273：ENV/JM/MONO (2017) 25. 2017.

[17] ECHA. The Use of Alternatives to Testing on Animals for the REACH Regulation：Fourth Report Under Article 117 (3) of the REACH Regulation. 2020.

[18] Canada Environment and Natural Resources. Guidelines for the Notification and Testing of New Substances：Chemicals & Polymers (2005 version). Government of Canada, 2005. https：//www.canada.ca/en/environment-climate-change/services/managing-pollution/evaluating-new-substances/chemicals-polymers/guidance-documents.html

[19] Canada Health. Fact Sheet on Use of Analogues and Read-across in Risk Assessment. Government of Canada, 2020. https：//www.canada.ca/en/health-canada/services/chemical-substances/fact-sheets/analogues-read-across-risk-assessment.html.

[20] Australian Department of Health. Australia Inventory Multi-tiered Assessment and Prioritization (IMAP) Framework Review. 2020. https：//www.health.gov.au/resources/publications/department- of-health-annual-report-2019-20

[21] Blackburn K, Stuard SB. A framework to facilitate consistent characterization of read across uncertainty. Regul Toxicol Pharmacol, 2014, 68 (3)：353-362.

[22] Schultz TW, Richarz AN, Cronin MTD. Assessing uncertainty in read-across：questions to evaluate toxicity predictions based on knowledge gained from case studies. Comput Toxicol, 2019, 9：1-11.

[23] Rovida C, Escher SE, Herzler M, et al. NAM-supported read-across：from case studies to regulatory guidance in safety assessment. ALTEX, 2021, 38 (1)：140-150.

第十二章　剂量 - 效应计算模型与基准剂量法

摘 要

剂量 - 效应评估是化学物的健康风险评估中最为关键的定量分析步骤之一。如何利用毒理学和流行病学研究中获得的剂量 - 效应数据获取参考暴露剂量至关重要。随着体外毒性测试的推广，如何利用体外测试的数据推测体内健康效应面临着重大挑战。本章介绍剂量 - 效应计算模型和基准剂量法，分别从生物学机制和统计学的角度认识暴露剂量和生物体毒理反应之间的定量关系，以及如何根据定量关系来预测和推算低剂量暴露情况下的健康效应。

第一节　基本概念与原理

化学物健康风险评估在科研实践中有着广泛的应用。从对新型化学物上市前的毒性评价到对环境污染物的环境限量的制定，风险评估为决策制定提供科学依据。剂量是决定化学物毒性效应及风险的关键因素之一。早在 16 世纪，“现代毒理学之父”Paracelsus 就提出了“剂量决定一种物质是不是毒物”的著名观点，即世界上没有绝对的毒物和非毒物，而是由剂量的多少决定物质是否为毒物。风险评估通常包括 4 个步骤：①危害识别，即对在不同暴露情景下化学物可能产生的负面生理影响有全面系统的认知；②剂量 - 效应评估，即对剂量和效应关系进行建模，从而估算化学物在环境低剂量暴露下的毒性；③暴露评估，即对于某种暴露途径，通过对暴露强度、频度、总时长等的量化来估算暴露量；④风险表征，即对之前三步的结果进行综合考量，并得出定性和定量的风险估算。

一、概述

剂量 - 效应评估是化学物风险评估 4 个步骤中最为关键的定量分析步骤之一。其主要功用是利用毒理学或流行病学研究中得到的数据或计算机模型建立暴露剂量和生物体生理反应之间的定量关系，从而能够使用在相对较高剂量暴露情况下观察到的生理效应，来推算低剂量暴露情况下的效应发生情况。由于建立模型时使用的毒理学或流行病学实验中的样本与风险评估所要保护的目标人群有着本质区别，剂量 - 效应评估通常要分为两个步骤来估算目标人群的安全剂量：①使用关键毒性终点估算低剂量起始点（即 point of departure）；②由起始点进行低剂量效应外推。

随着化学物毒性测试向体外平台的转变，风险评估越来越依赖基于细胞或器官芯片

的体外剂量 - 效应关系。全球每年有数以千万计的动物用于各项生命科学研究，而近些年美国及欧洲国家积极推广“3R 法则”——减少（reduction）、优化（refinement）和替代（replacement），即尽可能减少使用动物的数量，尽可能减少动物的痛苦以及不使用活体动物进行实验，以体外细胞、类组织、类器官、器官芯片以及计算模型来替代 [1]。动物保护组织也一直敦促转向“新方法”，即非动物模型和计算模型等技术。美国国家科学院国家研究委员会（NRC）2007 年关于 21 世纪毒性测试展望和策略的报告对化学物测试的科学进程产生了重大影响 [2]。认识到过去几十年逐步出现的新兴生物技术，报告呼吁对当前的毒性测试方案进行战略性变革。该报告响应了多领域长期以来的呼吁，建议取代目前基于动物的效率低、成本高的标准测试方法，而且这些传统方法预测环境化学暴露所致人类健康风险的成功率非常有限。该报告主张将化学毒性测试从基于动物的范例转移到基于体外细胞的高通量分析，以达到高效、经济的目的，并能够检测低剂量效应。2019 年 9 月，美国环境保护部（EPA）宣布 2025 年之前将对使用哺乳动物的研究和资助减少 30%，并在 2035 年之前取消所有对哺乳动物研究的资助 [3]，从而成为首个为逐步停止使用哺乳动物而设定严格期限的美国联邦机构。科学相关性、效率、成本和道德正当性是推动化学毒性测试朝着基于人体细胞和类器官的体外替代方法稳步发展的内在动力。根据体外测试所获得的剂量 - 效应关系来推断出人类健康风险是一项艰巨的任务，面临着各种数据缺口及挑战。本章重点介绍剂量 - 效应关系和外推计算机建模以及基准剂量建模在应对这些挑战中的作用。

二、有害结局路径

NRC 在 2007 年关于 21 世纪毒性测试展望和策略的报告中提出的一个中心概念就是毒性通路（toxicity pathway）[2]。毒性通路是常态下的细胞反应生化通路，在被外界充分扰动后将导致有害健康效应。在基于有害结局路径（adverse outcome pathway，AOP）的风险评估框架内，化学物的毒性效应开始于分子起始事件（molecular initiating event，MIE），通过毒性通路扰动造成细胞效应，激发后续的组织器官水平的关键事件，最终在生物个体和群体水平产生有害结局 [4-5]。有害结局路径提供了一个实用、简化的框架来收集、组织和评估有关化学物的化学、生物和毒理作用信息。它涵盖了毒性反应进程所涉及的许多生化步骤，包括环境化学物质与生物体内特定生物分子之间的相互作用及更广泛的受影响人群之间的关系。有害结局路径的研究开发依赖于一系列包括体内试验、体外试验、高通量筛查分析、组学和计算模型在内的数据支持。

三、毒性通路

一个化学物作用的分子起始事件反映了该化学物分子与细胞内或表面的目标生化分子的相互作用，这些目标分子往往是构成细胞复杂分子网络的重要结点 [6]。外源化学物分子的目标结点可以是单一的或有多个。如果一个化学物或其代谢产物是高度反应性的，对应的目标结点可以很多，比如氧化性和亲电性化合物。一个化学物的分子起始事件也可以是特异的，作用于一个或有限的几个分子结点，如内分泌干扰物常作用于对应的核受体或代谢酶。毒性通路在概念上涵盖了细胞内所有可以被外源化学物扰动的分子生化网络。这些分子生化网络包括了基因、核酸、蛋白质以及小分子代谢物组成的支撑细胞生理功能和反应的基本系统。在分子起始事件点发生的分子扰动将扩散到细胞内生化网络的子集，激活或抑制它们的功能。如果网络扰动的范围和幅度达到最终导致不良健康后果的程度，那么细胞内生化网络的这一子集可以被视为与该特定化学物相关的毒性通路。关键事件是沿着该毒性通路的中间步骤，代表了系统中导致不良反应的一系列相互作用。毒性通路的扰动及关键事件为化学物质分类提供了新的思路。毒性通路的概念超越了传统定义的生化通路，可以涉及多个生化通路彼此之间相互激活或抑制，最终导致不良后果。鉴别和确定这些与毒性相关的细胞内网络是新的毒性测试策略的中心任务与长期目标，需要跨学科多技术领域的交流与协作。

四、起始点

基于毒性通路的体外测试的一个关键问题是如何确定细胞或类器官在化学物刺激下已经开始偏离其基本功能状态，产生对应体内毒性效应。确定这个起始点（POD）对应的化学物剂量或浓度以及监测起始点所必需的生物分子标志物是目前亟待解决的科学问题。在确定化学物质的终端毒性起始点方面，传统上针对化学品的急性毒性最早且最常用的测试是半数致死量（LD_{50}）。而对于亚慢性或慢性剂量 - 反应起始点的确定，传统上使用未观察到有害作用剂量 / 最高无害剂量（NOAELs）或观察到有害作用的最低剂量 / 最低有害剂量（LOAELs）。NOAELs 和 LOAELs 方法的缺陷在于其剂量点很大程度上受制于实验剂量的选择，同时没有充分利用全部剂量点数据（详见下文）。最新的基准剂量法（benchmark dose，BMD）一定程度上克服了上述缺陷[7-8]。BMD 利用全部剂量点数据，是一种数学拟合方法，可让我们确定与背景相比产生预定不良反应响应率（基准响应）的剂量及其置信区间的下限（BMDL）。基准响应通常设置在可以直接在动物或体外试验中测量的效应下限附近，比如 5% 或 10%。BMD 使用一组预定的数学方程模型进行剂量 - 反应曲线拟合，最终选定最佳拟合的模型所产生的 BMDL。传统或 BMD 方法所确定的起始点剂量通常标志着低剂量外推的开始，最终用于确定暴露剂量上限并制定保护人类免于化学物危害的相应法规。

在目前较为广泛使用的风险评估方法体系中，剂量 - 效应评估的两个步骤对于致癌物和非致癌物的是有所不同的。对于致癌物的剂量 - 效应评估，通常采用多级剂量 - 效应函数（即 multistage model）拟合实验数据并计算基准剂量值，然后使用基准剂量估算值的统计学下限作为外推起始点进行线性低剂量外推。对于非致癌物，传统的方法是确定最高无害剂量并作为外推起始点，然后进行非线性低剂量外推。目前，由于最高无害剂量法有很多局限和弊端，基准计量法正在逐渐取代最高无害剂量法，成为计算非致癌物毒性终点低剂量外推起始点的默认方法。本章先简单介绍未观察到有害作用剂量法，然后重点介绍基准剂量法。

五、未观察到有害作用剂量

未观察到有害作用剂量（no observed adverse effect level，NOAEL），即观测到的最大无毒性反应剂量或最高无害剂量，是在药物非临床安全性评价、非致癌物剂量 - 效应等安全性评估中，广泛用于确定低剂量外推起始点的方法。此方法的核心是通过统计学比较来确定在哪一个暴露剂量上毒性终点的反应和对照组有了明显的不同。最高无害剂量法从最低剂量的暴露组开始，将毒性终点的反应量和对照组的反应量进行比较，如果它们的反应量在统计学上无显著性差异，那么继续将第二低剂量暴露组的反应量和对照组进行比较，看反应量的差异是否具有统计学意义，如果仍然无差异则继续进行比较。以此类推，按剂量由低到高依次将暴露组中的反应量和对照组中的反应量进行比较，直到找到那个反应量与对照组有统计学差异的最低暴露剂量组，此剂量即为观察到有害作用最低剂量（lowest observed adverse effect level，LOAEL），仅次于这个最低有害剂量的剂量即为 NOAEL。

NOAEL 法有着操作简便、直观易懂的优点，但同时存在非常严重的缺陷。第一，NOAEL 法十分依赖于毒理学实验设计，NOAEL 或者 LOAEL 只可能是实验中所选定测试的暴露剂量之一。此外，使用此方法可能会出现只有最低有害剂量而没有最高无害剂量的情况。第二，NOAEL 法不能很全面地利用毒理学实验信息，即高剂量组的实验结果很有可能并不会被使用到（因为找到最低有害剂量就停止比较了）。第三，NOAEL 法将暴露剂量组从低到高逐个与对照组进行比较，忽略了所有实验数据整体呈现的剂量 - 效应趋势。第四，NOAEL 法基本没有将实验数据中的变化性和不确定性纳入考量，有时甚至错误地诠释了数据中的不确定性。比如，NOAEL 法在样本数量少的时候可能会得出比样本数量较多时更高的（更为草率的）低剂量外推起始点。由于以上的弊端，基准剂量法孕育而生。

第二节　基准剂量法

一、基本框架

基准剂量法由 Crump 于 1984 年首次提出 [9]，并经过一系列的改进和发展，目前已经形成一套比较完善的剂量 - 效应建模体系。基准剂量法由 3 个基本步骤组成：①用剂量 - 效应函数拟合毒理学等研究数据；②选定基准反应量；③计算基准剂量及其统计学下限（作为新的外推起始点）。对于不同的剂量 - 效应数据类型，这 3 个步骤中的一些细节会有所变化，但是总体的构架基本一致。因此，我们将着重讨论以上 3 个步骤以及在处理不同数据类型时可能产生的变化。

二、剂量 - 效应函数的拟合

函数拟合的核心功用是通过统计优化算法估算出剂量 - 效应函数中参数的值，从而使用估算得出的剂量 - 效应函数来计算各种需要的量，比如基准剂量和某个指定暴露量上的反应量。剂量 - 效应函数的种类与剂量 - 效应数据类型紧密相关，在实际建模中最常见的数据类型包括二分数据、连续数据以及分类数据。各种数据类型有相对应的剂量 - 效应函数和拟合算法，以下做简要介绍。

（一）二分数据

二分数据就是用“有”和“无”来表征反应的状态。比如，在动物实验中对于肿瘤这个毒性终点通常就使用二分数据来表示，即对于每一个暴露剂量组，实验数据会报告暴露剂量值、该组的实验动物数量，以及暴露实验后有肿瘤的动物数量。表 12-1 中展示了一个二分数据的例子，为四氯代二苯并二噁英（TCDD）暴露导致的雌性大鼠中肝细胞腺瘤发病情况 [10]。

表12-1　二分数据举例（四氯代二苯并二噁英暴露导致的雌性大鼠肝细胞腺瘤发病情况）

剂量（ng/kg）	动物总数（个）	有反应动物数（个）
0	86	2
1.55	50	1
7.15	50	9
38.56	45	14

对于二分数据，统计算法的核心是假设有反应的动物数量是由一个二项式分布决定的，二项式分布的总数即为该剂量组的动物总数，而概率参数则是由一个剂量 - 效应函数决定的。因此，此算法对数转化后的似然函数可以表达为：

$$\log[p(\text{Data}|\theta)] = \Sigma_{i=1}^{G}\{\log\binom{n_i}{y_i} + y_i\log[f(d_i|\theta)] + (n_i - y_i)\log[1 - f(d_i|\theta)]\text{（公式 12-1）}$$

其中，G 为剂量组的数量，n_i 和 y_i 分别为第 i 个剂量组里的动物数量和有反应动物数量，$f(d_i|\theta)$ 为以剂量为自变量、反应百分比为应变量的剂量 - 效应函数（表 12-2）。表 12-2 列出了常用的二分数据的剂量 - 效应函数。

表12-2　常用二分数据的剂量-效应函数

函数名称	函数表达式
Quantal-linear	$f(d) = a + (1 - a) \times [1 - \exp(-b \times d)]$，$0 \leqslant a \leqslant 1$，$b \geqslant 0$
Probit	$f(d) = \Phi(a + b \times d)$，$b \geqslant 0$
Logistic	$f(d) = \dfrac{1}{1 + \exp(-a - b \times d)}$，$b \geqslant 0$
Weibull model	$f(d) = a + (1 - a) \times [1 - \exp(-b \times d^g)]$，$0 \leqslant a \leqslant 1$，$b \geqslant 0$，$g \geqslant$值域限制
Multistage（二阶）	$f(d) = a + (1 - a) \times [1 - \exp(-b \times d - c \times d^2)]$，$0 \leqslant a \leqslant 1$，$b \geqslant 0$，$c \geqslant 0$
LogLogistic	$f(d) = a \times b + \dfrac{a - a \times b}{1 + \exp[-c - g \times \log(d)]}'$ $0 \leqslant a \leqslant 1$，$g \geqslant$值域限制
LogProbit	$f(d) = a + (1 - a) \times \Phi[b + g \times \log(d)]$，$0 \leqslant a \leqslant 1$，$g \geqslant$值域限制
Dichotomous Hill	$f(d) = a + \dfrac{1 - a}{1 + \exp[-b - g \times \log(d)]}'$ $0 \leqslant a \leqslant 1$，$g \geqslant$值域限制

函数拟合就是通过统计优化算法得出函数表达式中各个参数的最优估计值，常用的方法有使用经典统计方法的最大似然估计法（maximum likelihood estimation），以及使用贝叶斯统计方法的马尔可夫链蒙特卡罗（Markov Chain Monte Carlo）模拟[8]。这两种方法都以公式 12-1 作为基础进行运算。

（二）连续数据

连续数据是另一种非常常见的用于剂量 - 效应建模中的数据类型。比如，在暴露剂量和动物体重变化的关系中，体重就是一个使用连续数据表示的毒性终点。连续数据在文献中报告的形式通常又分为两种：①总结型数据，即报告每一个暴露剂量组的剂量值、实验样本的总数，以及毒性终点的平均值和标准差；②个体数据，即报告每一个实验样本的暴露剂量值以及毒性终点的反应量。表 12-3 中展示了一个总结型连续数据的例子，为顺 -1,2- 二氯乙烯（CIS-1,2-dichloroethylene）90 天暴露导致雌性大鼠相对肝重的变化情况 [11]。

表12-3　总结型连续数据举例（顺-1,2-二氯乙烯90天暴露导致雌性大鼠相对肝重的变化情况）

剂量［mg/（kg · d）］	动物总数（个）	相对肝重（%）
0	10	2.82 ± 0.19
32	9	2.91 ± 0.18
97	9	3.21 ± 0.22
291	10	3.36 ± 0.18
872	10	3.67 ± 0.27

对连续数据建模，第一个需要做的重要假设就是毒性终点的反应量呈现什么类型的统计分布，常用的选择有正态分布和对数正态分布。2013 年，Shao 等对这两种分布选择会对基准计量估算造成的影响进行了深入探讨。在此，我们以正态分布为例来简单介绍如何对连续数据进行剂量 - 效应统计建模。

基于正态分布的假设，毒性终点在任意一个暴露剂量值呈现正态分布，此正态分布的平均值由一个剂量 - 效应函数决定，标准差则由另一个参数（假设标准差不随剂量的变化而改变）或者另一个函数（假设标准差随着剂量的增大而改变）表征。因此，如果使用较为简单的模型（即假设标准差不随着剂量的变化而改变），对数转化后的似然函数可以表达为：

$$\log\left[p\left(Data \mid \theta\right)\right] = -\Sigma_{i=1}^{G}\left\{\frac{n_i}{2}\ log\,\gamma + \frac{n_i\left[\bar{x}_i - f\left(d_i \mid \theta\right)\right]^2 + \left(n_i - 1\right)s_j^2}{2\gamma}\right\} \quad \text{（公式 12-2）}$$

其中，G 为剂量组的数量，n_i、$\bar{x}_i$ 和 s_j 分别为第 i 个剂量组里的动物数量、反应量的平均值和标准差，$f\left(d_i \mid \theta\right)$ 为以剂量为自变量的剂量 - 效应函数。表 12-4 列出了常用的连续数据的剂量 - 效应函数。

与二分数据函数的拟合相似，基于公式 12-2，最大似然估计法和和马尔可夫链蒙特卡罗模拟算法可以用来估算这些函数中的参数。

表12-4 常用连续数据的剂量-效应函数

函数名称	函数表达式
Linear	$f(d)=a+(b-d)$，$a>0$
Power	$f(d)=a+b\times d^{g}$，$a>0$，$g\geqslant$值域限制
Michaelis-Menten	$f(d)=a+\frac{b\times d}{c+d}$，$a>0$，$b>0$
Hill	$f(d)=a+\frac{b\times d^{g}}{c^{g}+d^{g}}$，$a>0$，$b>0$，$g\geqslant$值域限制
Exponential 2	$f(d)=a\times\exp(b\times d)$，$a>0$
Exponential 3	$f(d)=a\times\exp(b\times d^{g})$，$a>0$，$g\geqslant$值域限制
Exponential 4	$f(d)=a\times[c-(c-1)\times\exp(-b\times d)]$，$a>0$，$b>0$，$c>0$
Exponential 5	$f(d)=a\times[c-(c-1)\times\exp(-(b\times d)^{g}]$，$a>0$，$b>0$，$c>0$，$g\geqslant$值域限制

（三）分类数据

分类数据也是一种在风险评估中用于剂量-效应建模的数据类型，即将毒性终点通过程度高低差别的定性描述进行表达，比如无反应、轻微反应、严重反应等。此类数据通常需要报告以下两个参数：①暴露剂量值；②在每一个暴露剂量下，各个反应分类中的个体数量。对于分类数据，函数拟合的统计算法是和二分数据非常类似的，即根据分类等级将分类数据依次转化为二分数据，然后统一考量并建立似然函数。公式12-3即为分类数据的似然函数表达式：

$$p(\text{data}\mid\theta)]=\prod_{g=1}^{G}\{\{1-H(1,d_g,\theta)\}^{n_g,0}\times H(k,d_g,\theta)\}^{n_g,K}\prod_{k=1}^{K-1}\{H(k,d_g,\theta)-H(k+1,d_g,\theta)\}^{n_g,K}\}13 \quad \text{（公式 12-3）}$$

其中，G 为剂量组的数量，k 为毒性终点分类类别的数量，下角标 g 表示第几组暴露剂量组。$H(k,d_g,\theta)$为一个二分数据的剂量-效应函数，所表达的意义可以理解为 $\Pr(Y\geqslant k\mid d)=H(k,d,\theta)$，即在暴露剂量 d 值下，毒性终点效应大于或等于分类等级 k 的概率由函数 H 来计算。理论上，表12-2中的各个用于二分数据的剂量-效应函数都可以在此处使用，但是由于分类数据的似然函数（即公式12-3）较公式12-1复杂很多，所以当使用参数较多的剂量-效应函数时，可能会出现优化困难甚至失败的情况。

三、基准反应量的选取

在选用适当剂量-效应函数拟合相对应类型的数据之后，我们需要定义基准反应量（benchmark response，BMR）来计算基准剂量。基准反应量可以理解为一个从生物学或者毒理学意义上来界定负面效应的值，因此对于不同数据类型的毒性终点，基准反应量有着不同的定义方法。同时，即使是对于同一数据类型的毒性终点，也可以选取不同的基准反应值来到达不同的保守程度。以下简要介绍对于 3 种不同数据类型选取基准反应量的方法。

第一,二分数据。对于二分数据，基准反应量（BMR）的定义比较统一，通常有基于增加风险（added risk）和额外风险（extra risk）两种，分别由公式 12-4 和公式 12-5 表示：

$$\mathrm{BMR} = f(\mathrm{BMD}) - f(0) \quad \text{（公式 12-4）}$$

$$\mathrm{BMR} = \frac{f(\mathrm{BMD}) - f(0)}{1 - f(0)} \quad \text{（公式 12-5）}$$

基于增加风险的定义，基准剂量就是能够导致反应量相较于背景反应量增加了 BMR 的暴露剂量值；如果基于额外风险的定义，基准剂量就是能够导致反应量相较于背景正常反应量增加了 BMR 的暴露剂量值。

第二，连续数据。对于连续数据，目前主流的观点是使用连续数据型毒性终点的中心趋势（比如平均数或中位数）来定义基准剂量。比较常用的方法有基于中心趋势的相对变化（公式 12-6）和绝对变化（公式 12-7）：

$$f(\mathrm{BMD}) \pm f(0) = \mathrm{BMR} \times f(0) \quad \text{（公式 12-6）}$$

$$f(\mathrm{BMD}) = \mathrm{BMR} \pm f(0) \quad \text{（公式 12-7）}$$

两种定义的意义不同，因此 BMR 在公式 12-6 和公式 12-7 中的取值是有所不同的。对于相对变化的定义，基准剂量就是能使毒性终点的效应比其在对照组的效应相对增长（递增趋势）或减少（递减趋势）了 BMR 的暴露剂量值，因此在此定义中 BMR 的取值为一个百分数。对于绝对变化的定义，基准剂量就是能使毒性终点的效应比其在对照组的效应绝对增长或减少了 BMR 的暴露剂量值，因此在此定义中 BMR 是一个和毒性终点有相同单位的一个值。对于连续数据，还有一种更为复杂的基准剂量定义方法，称为混合法 [12]。此方法的核心是先将对照组中的效应分为正常和负面两个部分，然后再去估算一个能使负面效应增长相应百分比（即 BMR）的暴露剂量值，此剂量即为基准剂量。Shao 和 Shapiro [8] 对混合法来定义基准剂量的方法有具体介绍。

第三，分类数据。对于分类数据，基准剂量的定义和二分数据非常类似，同样可以基于增加风险和额外风险来计算，分别由公式 12-8 和公式 12-9 表示：

$$\Pr(Y \geqslant s \mid D = \mathrm{BMD}) - \Pr(Y \geqslant s \mid D = 0) = \mathrm{BMR} \quad \text{（公式 12-8）}$$

$$\frac{\Pr(Y \geqslant s \mid D = \mathrm{BMD}) - \Pr(Y \geqslant s \mid D = 0)}{1 - \Pr(Y \geqslant s \mid D = 0)} = \mathrm{BMR} \quad \text{（公式 12-9）}$$

从这两个公式中不难发现，对于分类数据的基准剂量，计算需要先确定关注类别（即指明针对哪一条剂量 - 效应曲线进行基准剂量的估算）。

四、基准剂量值的计算

在函数拟合和基准反应的选择完成之后，基准剂量的计算即可进行。以二分数据的 Logistic 函数为例，当使用额外风险来定义基准反应时，将 Logistic 函数代入公式 12-5 求解 BMD，则可以得出基准剂量为$BMD_{Logistic}=\left[\log\frac{BMR+\exp(a)}{1-BMR}-a\right]/b$。相同的方法可以用于二分数据、连续数据，以及分类数据的所有剂量 - 效应函数求解基准剂量，相应得出的 BMD 可以理解为最优的点估算。

在基准剂量的计算中，另一个非常重要的量是基准剂量的统计学下限（即 BMDL），因为这个值可以反映出数据中以及估算过程中的变化性和不确定性。同时，这个值也被美国环保部（EPA）作为新的低剂量外推起始点来代替最高无害剂量。BMDL 定义为 BMD 的单边 95% 置信区间的下限（EPA，2012 年）。如果使用经典统计，常用的计算置信区间下限的方法包括 Bootstrap 法以及似然比法 [13]。其中，Bootstrap 法能够提供比较可靠的置信区间的估算，但是所需的计算时间较长；另一方面，似然比法计算速度较快，但在一些特殊情形下可能会得出欠佳的估算结果。如果使用贝叶斯统计，BMDL 的估算相对简单，直接从 BMD 的后验概率样本中计算第 5 百分位数即可 [8]。

五、注意事项

基准剂量法相较于传统的未观察到有害作用剂量法，更为科学地使用了剂量 - 效应数据，并具有更多的优点（见前文“未观察到有害作用剂量”）。但是，使用基准剂量法同样有一些挑战，主要包括函数模型的不确定性和基准反应（BMR）的选择。

（一）剂量 - 效应函数的选择

目前，用于基准剂量建模的剂量 - 效应函数模型（表 12-2 和表 12-4）基本属于经验模型，即并不完美地对应造成毒性终点生理变化的过程。另外，对于一些剂量 - 效应实验数据，不同的函数模型能够得出非常不同的基准剂量估算。因此，如何选取剂量 - 效应函数（即函数模型的不确定性）在基准剂量建模中是一个非常重要的问题。

目前，根据 EPA 的基准剂量方法技术指导（EPA，2012 年），剂量 - 效应函数的选取分为 3 个步骤：①将所有可选剂量 - 效应函数对数据进行拟合，然后选取恰当拟合的函数进行下一步考量。②用第一步筛选出来的函数分别估算 BMD 和 BMDL。如果最高的 BMDL 值和最低的 BMDL 值相差在 3 倍以上，那么从保守的角度出发，直接选择最低的 BMDL 作为 POD；但是如果相差在 3 倍之内，则进行第三步。③用赤池信息量准则（即 AIC）选取最佳函数模型（即 AIC 值最低的函数），并选用该函数得出的 BMDL 作为低剂量外推起始点。

为了克服由于函数模型选择而可能造成的基准剂量值估算的不统一（即函数模型的不确定性），函数模型平均的基准剂量估算应运而生 [8,14-16]。此方法的核心概念是不再由以上所述的各种标准来挑选唯一函数模型估算 BMD 和 BMDL，而是根据函数模型拟合数据的优劣程度赋予函数模型一个权重，然后计算 BMD 和 BMDL 的加权平均值。模型平均的基准剂量值能够比较系统地将模型不确定性纳入考量，但是目前还没有一个成体系的架构来指导如何使用此方法。

（二）基准反应的取值

基准反应（BMR）的取值同样对基准剂量估算有着非常重要的影响。对于二分数据，欧盟食品安全管理局（ESFA）[17] 和 EPA [18] 都关注使用 10% 的基准反应来计算基准剂量，其中很重要的一个原因就是有很多研究显示，在 NOAEL 水平的额外风险的统计学上限很接近于 10% [19-21]。对于连续数据，EFSA 默认使用 5% 的中心趋势的相对变化来计算基准剂量，而 EPA 则将能使反应平均值改变一个标准差的剂量默认定义为基准剂量（此法只能用于假设毒性终点的分布是正态分布）。EFSA 和 EPA 对基准反应的默认选项在实践中有着广泛的应用，但是对于基准反应的选取和定值，从生物学和毒理学上的考量是更为重要的，我们需要对不同的毒性终点做不同的分析。

第三节　剂量 - 效应计算模型

一、计算模型的构建

NOAEL、LOAEL 以及 BMD 方法是从统计学的角度定义起始点。要想从机制上识别与有害健康结局相关的生物学意义上的毒性通路起始点，需要了解毒性通路及有害结局路径中相互作用的转录组、蛋白质组和代谢组中的分子关键事件及相互关系。这将有助于确定起始点发生的机制和对应的体外测量敏感生物标志物的集合。这就需要计算机模拟毒性通路手段的帮助。以毒性通路为中心的测定需要通过计算模型进行补充，用体外发现的起始点推算出真实的体内剂量。基于生理的体外和体内毒代动力学（toxicokinetic，TK），以及基于毒性通路扰动、虚拟组织和体内有害结局路径的毒效动力学（toxicodynamic，TD）数学模型，构成了下一代风险评估的计算模型基础 [22-23]。

通过体外试验得到的通路扰动和生物化学动力学数据，可用于校准毒性通路和虚拟组织数学模型，从而可以帮助预测不同暴露情形下的起始点。这需要两种类型的体外到体内外推（*in vitro* to *in vivo* extrapolation，IVIVE）模型 [23]：①对于系统性毒性作用，例如涉及下丘脑、垂体、内分泌腺体负反馈通路的内分泌干扰，需要用机体水平的有害健康结局模型从体外毒性通路的干扰程度推算出体内偏离程度；②需要基于生理毒代动力学模型（physiologically based toxicokinetic，PB-TK），以将体外测试获取的起始点剂量外推到预期暴露情况下的外环境剂量。可以将毒代动力学模型和毒效动力学模型结合使用来预测人体对化学物的反应。

就扰动 - 响应关系而言，细胞是一个高度的非线性系统，这些非线性特性对组织和机体水平的剂量 - 效应关系起着决定性作用，借助计算机模型来定量地理解这些非线性关系十分重要 [23-25]。剂量 - 效应计算毒理学模型对于细胞效应的低剂量延伸外推起重要作用，尤其是对于阈值效应的判断，因为阈值效应往往无法通过数据的统计分析来确定 [26]。毒性通路建模的一个重要目的是将动态的环境暴露数据与细胞反应建立连接，从而整合连续环境健康数据进行预测。体外细胞测试可以大致确定培养液中引起所谓起始点的化学物浓度，应用体内到体外外推模型可以确定这个起始偏离浓度对应的体外暴露剂量，但这些是基于假定体外暴露的剂量是固定不变的理想状况，而现实暴露的剂量往往是随着时间、地点的转移而变化的。化学物的药代或毒代过程决定了其到达各个脏器和组织的浓度，其组织浓度会随着体外暴露水平的变化而发生变化。组织内细胞暴露于这些浓度时刻变化着的化学物及其代谢物并产生生物学效应。我们可以通过校正和优化后的毒性通路计算模型来预测这些波动性暴露是否会引起细胞毒性效应，从而导致不良的健康后果。

二、毒性通路模拟技术

系统生物学工具在学术界的兴起代表了生命科学研究变革的开始，其中计算系统生物学对于解析以及理解毒性通路起到关键作用 [27-28]。随着测量技术的不断改进，以及测量准确度和效率的不断提高，人体细胞及机体的计算机模拟将常规化，为环境化学物及药物的健康效应评估提供体外测试的互补平台。生物通路及网络往往包含错综复杂的反馈及前馈组件，理解并预测它们的动态响应需要计算系统生物学技术把这些生化网络作为非线性动态系统来处理，进行数值模拟。

毒性通路动态系统建模最常用的数学方法是使用常微分方程的确定性数值模拟技术。这种方法假定所关注的生物分子成分存在于充分均匀混合的空间中，如细胞质或细胞核，并将分子的数量或浓度作为连续变量来处理。典型的确定性模型由一组耦联的一阶常微分方程组成，每一个常微分方程描述了分子组分的浓度或丰度的时间变化率。常微分方程往往包含若干个数学表达式，每一个表达式描述该分子组分如何被已知的其他生化分子调控。一旦参数和初始条件的数值被确定，模型的时间演化进程可以用数值求解算法得到。这种基于常微分方程的方法可以用来模拟各种生物过程下复杂的生化通路，如细胞周期调节、信号转导、细胞分化、应激反应和生物节律 [29-32]。在需要考虑细胞内及细胞外空间扩散所致的分子浓度不均一的情况下，如细胞外分子梯度对细胞迁移的影响，则需要使用偏微分方程模拟技术 [33]。另外，在分子数量较低的情况下，化学反应的内在随机性对细胞的反应会有很大影响，这个时候需要使用随机数值模拟方法 [34]。

编写计算机代码构建剂量 - 效应计算毒理学模型并进行数值模拟。传统上使用具有命令行界面的计算机编程语言，在某些情况下，甚至必须编写数值求解算法以获得更高的计算速度。近年随着计算系统生物学的崛起，除了这些使用命令行界面的通用模拟工具外，比如 MatLab、XPP-AUT、Berkeley Madonna、R、Python、Julia 语言，一些专门为模拟生物系统而设计的图形化界面建模平台也涌现出来，如 MatLab 近些年开发的 SimBiology 工具包，以及 JDesigner 和 Copasi。这些平台通常使用图形用户界面进行模型开发，因此对于没有广泛的计算机编程背景的研究人员来说，这些界面非常直观且易于使用。通过这些图形界面工具，使用者可以简单地像画图一样通过鼠标的拖拽来迅速建立一个通路的计算模型，同时耦联的微分方程将在背景自动产生。详细的基因 / 蛋白质信号级联网络模型可以在这些平台上组装。基于图形的建模工具将科学家从编写和修改计算机代码的繁重且容易出错的工作中解放出来，使他们能够专注于生物学本身的问题。这些平台通常提供很多自动化工具，比如灵敏度分析、稳定性分析、分叉分析、剂量 - 效应分析等。为了促进各种模拟语言平台之间模型格式的转换，系统生物学标记语言（SBML）作为一个通用系统生物模型框架，近些年被开发出来 [35]。很多生物建模平台可以通过 SBML 导入、导出模型，同时在平台中保留它们自己独特的格式。

三、注意事项

尽管应用这些计算模型来支持体外毒性测试仍然面临挑战，存在许多实验和计算难题，但是单独或组合使用这些模型不仅有助于对体外和体内起始点做出更可靠的预测，而且对人群差异效应的预测也将有所帮助。尽管基于生理学的毒代动力学模型已经对人群化学物代谢的多样性有了多年的研究，基于细胞的体外毒性测试手段仍无法直接方便地探索人群在分子起始事件、毒性通路、关键事件等有害结局通路过程中的多样性。随着个体遗传和表观遗传信息被整合到这些机制模型中，它们为进行人群风险评估分层和个性化风险评估打开了大门。

第四节　挑战和展望

尽管基于计算毒理学模型的剂量 - 效应模拟在定量预测上具有巨大的潜力，是未来风险评估的方向，但基于当前我们对生物系统尤其是在分子水平层面认识的局限性和不全面性，建立与应用这些模型尚存在着很多局限性和挑战。在未来较长的时间里，参考剂量外推仍将依赖基于统计模型的基准剂量法。药代动力学计算建模的结构相对固定、涉及的参数数量较少且其中包含很多可较精确测量的人体生理参数，相比之下毒性通路及有害结局路径建模的一个主要问题是通路结构和参数的不确定性，这是构建可靠模型的主要障碍之一。尽管当前大数据时代高通量和高含量的组学技术已经开始广泛应用在生物学研究，测量生化参数的准确度和效率仍然有待提高，缺乏参数信息限制了毒性通路模型向大型生化及细胞网络模型的发展。此外，在建模中还需要考虑单细胞分辨率进行模拟以及不同细胞之间的相互作用。单个细胞的行为可能与平均值相差甚远，特别是对于全或无的开关响应，在这种响应中，细胞通常分为两个不同的亚群，细胞响应之间的差异性往往可以决定对应组织器官的剂量 - 效应关系的陡度及起始点[36]。同时，在单细胞水平对大量细胞进行数值模拟对计算机的速度要求很高。适应性是生物系统的一个显著特征，通常认为，如果细胞适应了化学物质所造成的压力并因此恢复了细胞稳态，则可以认为被测试的浓度是安全的。当细胞达到适应能力上限时，此时通常被认为是起始点的开始。但最新研究表明，细胞转录水平适应的开始可能已经代表了起始点的开始，因为此时细胞代谢以及翻译的重新编程可能已经造成对细胞特异性功能的改变[20]。如何判定与模拟这些不同分子层面的功能转化具有一定的挑战性。另外，在细胞水平上的起始点需要外推到体内的顶端终点变化，但二者往往发生在不同的时间范围内，如何用计算模型的方式连接不同时间段的起始点是一项艰难的任务。对于人群风险评估，挑战还包括充分了解人类个体的生化参数多样性并整合到计算模型中。

日常生活中人们接触及环境暴露的化学物质数量每年都在攀升，对准确和高效的化学安全与风险评估的需求日益增加。目前，大量的毒理学实验数据已被整理到数据库中，预测毒理学正在成为一门使用创新方法并尽可能少使用动物毒性测试的学科。计算系统生物学应用于剂量 - 效应计算毒理学模型和化学安全性评估领域目前仍处于起步阶段。如果系统生物学和其他定量分析工具的应用能像在物理、工程等科学中一样普及，那么化学风险评估的效率和准确性将大大提高。对细胞及机体功能的终极理解要依赖于将细胞内的生化网络进行大规模计算模拟，只有这样我们才可以更有效、更科学地预测化学物对机体产生的不良效应，从而做出更准确的安全与风险评估。

（刘盛男[1] 皮静波[1] 邵 侃[2,4] 张 强[3,5]）

参考文献

[1] De Angelis I，Ricceri L，Vitale A．The 3R principle：60 years taken well．Preface．Ann Ist Super Sanita，2019，55：398-399．

[2] Krewski D，Acosta D，Andersen M，et al．Toxicity testing in the 21st century：a vision and a strategy．J Toxicol Environ Health B Crit Rev，2010，13：51-138．

[3] Grimm D．EPA plan to end animal testing splits scientists．Science，2019，365：1231．

[4] Leist M，Ghallab A，Graepel R，et al．Adverse outcome pathways：opportunities，limitations and open questions．Arch Toxicol，2017，91：3477-3505．

[5] Ankley GT，Bennett RS，Erickson RJ，et al．Adverse outcome pathways：a conceptual framework to support ecotoxicology research and risk assessment．Environ Toxicol Chem，2010，29：730-741．

[6] Allen TEH，Goodman JM，Gutsell S，et al．A History of the Molecular Initiating Event．Chem Res Toxicol，2016，29（1）：2060-2070．

[7] Haber LT，Dourson ML，Allen BC，et al．Benchmark dose（BMD）modeling：current practice，issues，and challenges．Crit Rev Toxicol，2018，48：387-415．

[8] Shao K，Shapiro AJ．A web-based system for bayesian benchmark dose estimation．Environmental Health Perspectives，2018，126：017002．

[9] Crump KS．A new method for determining allowable daily intakes．Fundamental and Applied Toxicology，1984，4：854-871．

[10] U.S. EPA’s reanalysis of key issues related to dioxin toxicity and response to NAS comments．Washington，DC：EPA，2010．

[11] McCauley PT，Robinson M，Daniel FB，et al．The effects of subacute and subchronic oral exposure to cis-1，2-dichloroethylene in Sprague-Dawley rats．Drug and Chemical Toxicology，1995，18：171-184．

[12] Crump KS．Calculation of benchmark doses from continuous data．Risk Analysis，1995，15：79-89．

[13] Moerbeek M，Piersma AH，Slob W．A comparison of three methods for calculating confidence intervals for the benchmark dose．Risk Analysis，2004，24：31-40．

[14] Fang Q，Piegorsch WW，Barnes KY．Bayesian benchmark dose analysis．Environmetrics，2015，26：373-382．

[15] Shao K，Gift JS．Model uncertainty and bayesian model averaged benchmark dose estimation for

[1] 中国医科大学公共卫生学院。
[2] 美国印第安纳大学布卢明顿校区公共卫生学院。
[3] 美国埃默里大学罗琳斯公共卫生学院。
[4] 通讯作者，E-mail：kshao@indiana.edu。
[5] 通讯作者，E-mail：qiang.zhang@emory.edu。

continuous data. Risk Analysis, 2014, 34: 101-120.
[16] Shao K, Gift JS, Setzer RW. Is the assumption of normality or log-normality for continuous response data critical for benchmark dose estimation? Toxicology and Applied Pharmacology, 2013, 272: 767-779.
[17] Hardy A, Benford D, Halldorsson T, et al. Update: use of the benchmark dose approach in risk assessment. EFSA Journal, 2017, 15: e04658.
[18] EPA. U.S. Benchmark dose technical guidance document. Washington, DC: U.S. Environmental Protection Agency, 2012.
[19] Allen BC, Kavlock RJ, Kimmel CA, et al. Dose-response assessment for developmental toxicity: II. Comparison of generic benchmark dose estimates with no observed adverse effect levels. Fundamental and Applied Toxicology, 1994, 23: 487-495.
[20] Fowles JR, Alexeeff GV, Dodge D. The use of benchmark dose methodology with acute inhalation lethality data. Regulatory Toxicology and Pharmacology, 1999, 29: 262-278.
[21] Sand S, Portier CJ, Krewski D. A signal-to-noise crossover dose as the point of departure for health risk assessment. Environmental Health Perspectives, 2011, 119: 1766-1774.
[22] Perkins EJ, Ashauer R, Burgoon L, et al. Building and applying quantitative adverse outcome pathway models for chemical hazard and risk Assessment. Environmental Toxicology and Chemistry, 2019, 38 (9): 1850-1865.
[23] Zhang Q, Li J, Middleton A, et al. Bridging the data gap from in vitro toxicity testing to chemical safety assessment through computational modeling. Front Public Health, 2018, 6: 261.
[24] Zhang Q, Bhattacharya S, Andersen ME. Ultrasensitive response motifs: basic amplifiers in molecular signalling networks. Open Biol, 2013, 3: 130031.
[25] Tyson JJ, Chen KC, Novak B. Sniffers, buzzers, toggles and blinkers: dynamics of regulatory and signaling pathways in the cell. Curr Opin Cell Biol, 2003, 15: 221-231.
[26] Zhang Q, Bhattacharya S, Conolly RB, et al. Molecular signaling network motifs provide a mechanistic basis for cellular threshold responses. Environ Health Perspect, 2014, 122: 1261-1270.
[27] Bhattacharya S, Zhang Q, Carmichael PL, et al. Toxicity testing in the 21 century: defining new risk assessment approaches based on perturbation of intracellular toxicity pathways. PLoS One, 2011, 6: e20887.
[28] Zhang Q, Bhattacharya S, Andersen ME, et al. Computational systems biology and dose-response modeling in relation to new directions in toxicity testing. J Toxicol Environ Health B Crit Rev, 2010, 13: 253-276.
[29] Bhalla US, Ram PT, Iyengar R. MAP kinase phosphatase as a locus of flexibility in a mitogen-activated protein kinase signaling network. Science, 2002, 297: 1018-1023.
[30] Chang HH, Oh PY, Ingber DE, et al. Multistable and multistep dynamics in neutrophil differentiation. BMC Cell Biol, 2006, 7: 11.
[31] Forger DB, Peskin CS. A detailed predictive model of the mammalian circadian clock. Proc Natl Acad Sci U S A, 2003, 100: 14806-14811.
[32] Novak B, Tyson JJ. Modelling the controls of the eukaryotic cell cycle. Biochem Soc Trans, 2003, 31: 1526-1529.

[33] Friedmann E．PDE/ODE modeling and simulation to determine the role of diffusion in long-term and -range cellular signaling．BMC biophysics，2015，8：10．

[34] Meng TC，Somani S，Dhar P．Modeling and simulation of biological systems with stochasticity．In Silico Biol，2004，4：293-309．

[35] Hucka M，Finney A，Sauro HM，et al．The systems biology markup language（SBML）：a medium for representation and exchange of biochemical network models．Bioinformatics，2003，19：524-531．

[36] Zhang Q，Bhattacharya S，Kline DE，et al. Stochastic modeling of B lymphocyte terminal differentiation and its suppression by dioxin. BMC Syst Biol，2010，4：40.

第十三章　毒理学大数据分析与应用——Tox21项目实例

摘 要

“21世纪毒理学”（Tox21）项目是美国多个联邦机构之间的一项合作项目，旨在根据体外试验数据预测化学品的毒性，继而极大减少传统的整体动物研究的工作量。该项目构建了一个包含约10 000种环境化学品和药物的库，代表了广泛多样的化学结构，并且正在使用一系列基于细胞的定量高通量筛选（qHTS）检测方法对该库进行筛选。同时，还建立了标准化流程，以实现检测开发、机器人自动筛选、海量数据采集、集成和表征数据所需的数据分析新方法以及数据共享。迄今为止，Tox21项目已经公开发布了超过1亿个数据点，这为毒理学大数据研究提供了帮助。本章重点介绍Tox21化学库在环境健康危害研究中的应用，包括化合物优先选测顺序、预测建模和毒性表征机制。通过具体实例说明如何基于化合物体外活性数据谱来建立体内毒性预测模型，以及如何选择化合物来进行更深入的毒理学测试和研究。这些数据也曾成功地用于一个“众包”挑战，其目的是鼓励公众参与开发毒性预测的新方法和新模型。

第一节　Tox21项目简介

在美国注册使用的化学品超过80 000种，其中95%缺少关于人体暴露和（或）危害的数据来获知它们对人类健康的影响 [1]。除此之外，每年大约有2000种新化合物会进入到环境中 [1]。然而，由于传统的毒性检测方法过分依赖于低通量、高费用且耗时的动物实验，所以使用传统的毒性测试方法来评估大量且快速增长的环境化合物的体内毒性面临极大的挑战。为了克服这些局限性，美国“21世纪毒理学”（Tox21）项目于2008年建立，重点在于开发新方法来评估数千种环境化学品对人类健康的潜在风险 [2-5]。该项目是由美国国家环境健康科学研究所（NIEHS）的美国国家毒理学计划（NTP）、美国环境保护部（EPA）的国家计算毒理学中心（NCCT）、美国国家健康科学研究院（NIH）的国家转化科学中心（NCATS）的内部研究部门和美国食品药品监督管理局（FDA）共同开展的合作项目。

Tox21项目的最终目标是识别出可作为体内毒性预测替代物的体外化学特征。其具体目标包括：①分析化合物诱导的生物响应模式，以明确毒性通路和化合物毒性机制；②优选化合物来进行更广泛和深入的毒理学评估；③建立化合物引起的人体生物反应的预测模型。

联邦机构间的合作关系整合了来自不同领域的专业知识，概述了大约 10 000 种环境化学品（Tox21 10K 库）对人类健康的潜在影响。Tox21 10K 库中收集的化合物在大量细胞实验中，以 15 个浓度梯度的定量高通量筛选（qHTS）模式进行了筛选 [6]。qHTS 采用浓度梯度测试化合物，进而生成每种化合物的浓度 - 响应曲线，这极大地降低了假阳性和假阴性的概率。在此项目的第Ⅱ阶段（2012—2016 年），即产出阶段，Tox21 10K 库已经针对 47 个核受体（NR）[7-10] 和应激反应（SR）通路的细胞模型（表 13-1）[11-12]，以 3 次重复 qHTS 模式进行了筛选，产生了超过 8500 万个数据点 [13] [1]。在本节中，我们描述了 Tox21 项目用于生成这个庞大的、高质量的数据集的工作流程（图 13-1），以及一些关于如何使用这些数据来构建计算模型以预测体内毒性、生成化合物毒性机制假设和优先排序化学品从而进行进一步的高级毒理学研究的示例。

表13-1　Tox21第Ⅱ期检测试验

试验	试验名称	PubChem AID	可重复性评分
应激反应途径分析			
ATAD5	ATAD5	651632，720516，651634	99.51
DT40 Rad54/Ku70	DNA 修复 Rad54 / Ku70 缺乏同基因鸡 DT40 细胞活力	70743015	90.61
DT40 Rev3	DNA 修复 Rev3 缺乏同基因鸡 DT40 细胞活力	743014	83.02
DT40 WT	野生型鸡 DT40 细胞活力	743015	79.58
H2AX	H2AX	1224845，1224847	93.71
P53	P53	651631，720552，651633	103.02
AP-1-BLA	激活蛋白 -1	1159526，1159525，1159528	91.65
ARE	抗氧化反应元素	743202，743219，743203	81.85
HRE-BLA 激动剂	缺氧诱导因子 -1	1224846，1224844	96.96
HSE-BLA	热激因子响应元件	743210，743228，743209	95.46
NFκB-BLA 激动剂	核因子 -κB	1159509，1159515，1159518	100.31
ER 应激	内质网应激	1159516，1159517，1159519	92.97
线粒体毒性	线粒体毒性	720635，720637，720634	87.20
核受体分析			
芳香酶	芳香酶	743083，743139，743084	93.66
AhR	芳香烃受体	743085，743122，743086	84.05
AR-BLA 激动剂	雄激素受体，配体结合域，激动剂模式	743036，743053	89.55
AR-BLA 拮抗剂	雄激素受体，配体结合域，拮抗剂模式	743035，743063，743033	96.44
AR-MDA 激动剂	雄激素受体，全长，激动剂模式	743040	99.74
AR-MDA 拮抗剂	雄激素受体，全长，拮抗剂模式	743042，743054，743041	92.28

[1] PubChem.Tox21 Phase Ⅱ Data. http://www.ncbi.nlm.nih.gov/pcassay?term=tox21.

续表

试验	试验名称	PubChem AID	可重复性评分
CAR 激动剂	组成型雄甾烷受体，激动剂模式	1224839，1224836	99.93
CAR 拮抗剂	组成型雄甾烷受体，拮抗剂模式	1224838，1224837	89.24
ER-BG1 激动剂	雌激素受体 α，全长，激动剂模式	743079	91.46
ER-BG1 拮抗剂	雌激素受体 α，全长，拮抗剂模式	743080，743091，743081	95.25
ER-BLA 激动剂	雌激素受体 α，配体结合域，激动剂模式	743075，743077	95.25
ER-BLA 拮抗剂	雌激素受体 α，配体结合域，拮抗剂模式	743069，743078，743074	84.90
ERR	雌激素相关受体	1224834，1224849，1224848	95.66
ERR-PGC	雌激素相关受体与多效 PPAR-γ 共激活因子（PGC）	1224842，1224841，1224840	93.35
FXR-BLA 激动剂	法呢醇 X 受体，激动剂模式	743220，743239，743218	95.09
FXR-BLA 拮抗剂	法呢醇 X 受体，拮抗剂模式	743217，743240，743221	88.48
GR-BLA 激动剂	糖皮质激素受体，激动剂模式	720691，720719	94.89
GR-BLA 拮抗剂	糖皮质激素受体，拮抗剂模式	720692，720725，720693	77.40
PPAR-delta-BLA 激动剂	过氧化物酶体增殖物激活受体 δ，激动剂模式	743212，743227，743211	91.91
PPAR-delta-BLA 拮抗剂	过氧化物酶体增殖物激活受体 δ，拮抗剂模式	743215，743226，743213	90.37
PPAR-gamma 激动剂	过氧化物酶体增殖物激活受体 γ，激动剂模式	743094，743140	93.81
PPAR-gamma 拮抗剂	过氧化物酶体增殖物激活受体 γ，拮抗剂模式	743191，743199，743194	85.15
RAR 激动剂	维 A 酸受体，激动剂模式	1159553	89.15
RAR 拮抗剂	维 A 酸受体，拮抗剂模式	1159552	71.50
ROR 拮抗剂	类维生素 A 相关的孤儿受体 γ，拮抗剂模式	1159521	72.95
RXR-BLA 激动剂	类视黄醇 X 受体，激动剂模式	1159527，1159529，1159531	79.20
TR-beta 激动剂	甲状腺激素受体，激动剂模式	743066	87.84
TR-beta 拮抗剂	甲状腺激素受体，拮抗剂模式	743065，743067，743064	87.82
VDR-BLA 激动剂	维生素 D 受体，激动剂模式	743222，743241，743224	91.79
VDR-BLA 拮抗剂	维生素 D 受体，拮抗剂模式	743223，743242，743225	88.97
其他分析			
TSHR 激动剂	甲状腺刺激素受体，激动剂模式	1224843	90.49

续表

试验	试验名称	PubChem AID	可重复性评分
实时细胞活力（HepG2）	HepG2 细胞中的实时细胞活力	1224882，1224876，1224878，1224883，1224879，1224890，1224889，1224885，1224867，1224877，1224870，1224873	N/A
实时细胞活力（HEK293）	HEK293 细胞中的实时细胞活力	1224869，1224888，1224875，1224881，1224871，1224884，1224880，1224872，1224886，1224868，1224874，1224887	N/A
生化荧光素酶	萤火虫荧光素酶，生化	1224835	99.97

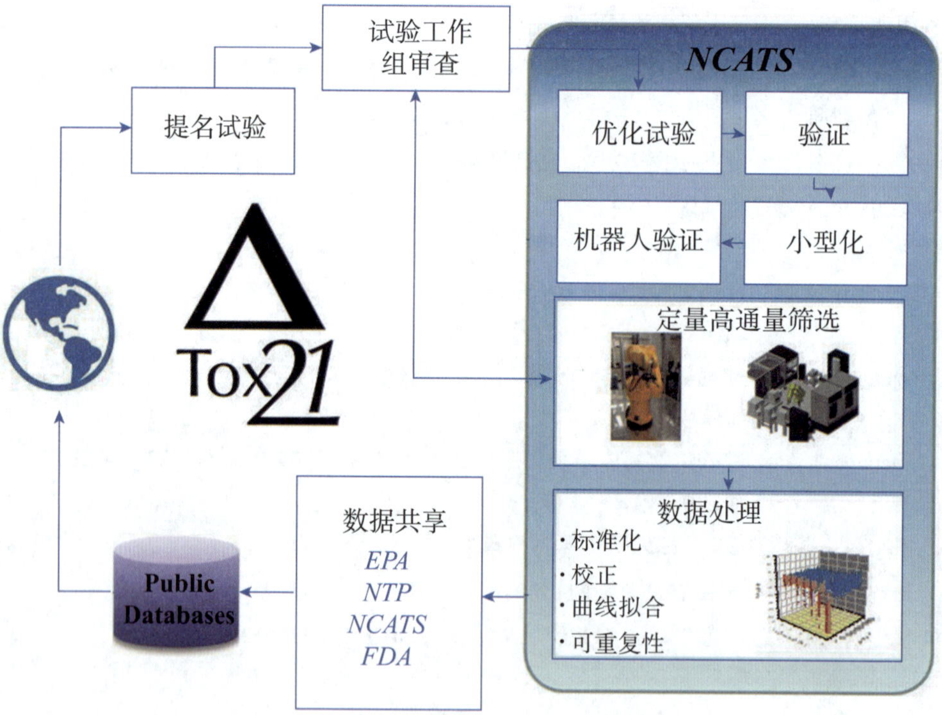

图 13-1 Tox21 流程

由 Tox21 通路 / 测试组和 Tox21 领导组审核并批准、由研究人员提名的试验。被批准的试验首先经优化验证，然后小型化为 1536 孔板格式。在机器人平台上验证后，Tox21 10K 库筛选试验在机器人平台上以 qHTS 形式运行。产生的 qHTS 数据先经过 NCATS 处理并与 Tox21 项目合作伙伴共享，最后经验证的筛选结果会全部公开。

第二节　Tox21 数据分析

一、化合物库

Tox21 库由 10 000 多种结构多样的环境化学品（大约 8947 种独特的化学实体）组成[14]。收录化合物入库的主要标准包括但不限于已知或预知的环境危害或暴露问题、适用于 qHTS 的物理化学性质（分子量、挥发性、溶解度、logP）、是否能买到以及成本。构建库选用的化合物类型包括农药、食品添加剂、阻燃剂、工业化学品、饮用水消毒副产品、防腐剂、家庭清洁剂和药品等（图 13-2）。此外，每块筛选板中均包含一组由 88 种不同的化合物组成的测定可重复性的内参[15]。3 家 Tox21 合作伙伴（EPA、NTP 和 NCATS）各自提供了 3000 多种实体化合物，并且这些化合物主要来源于商业采购。Tox21 目前已经对收集的所有化合物进行质量检测（QC）分析以检验其准确性和纯度。Tox21 10K 库的结构和注释以及 QC 结果已公开发布[1,2]。化合物库以 15 个浓度系列［5 倍稀释于二甲基亚砜（DMSO）中］接种在 1536 孔板中，覆盖浓度范围高达 4 个数量级。为了评估数据的可重复性，该库制备了 3 种不同形式的物理拷贝，其中相同的化合物接种在每个拷贝中的不同孔位置。

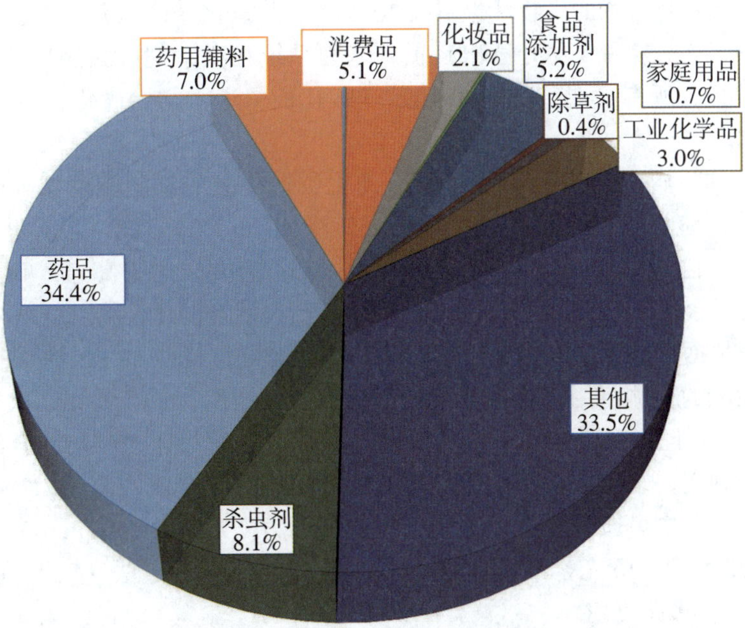

图 13-2　Tox21 10K 化合物库的组成

[1] PubChem. Tox21 Phase Ⅱ Compound Collection. http://www.ncbi.nlm.nih.gov/pcsubstance / ?term=tox21.
[2] NCATS. Tox21 Data Browser. https://tripod.nih.gov/tox21/.

二、机器人平台

Tox21 筛选是在一个专用的 Tox21 机器人系统上进行的。该系统由一个高精度的机械臂及其周围环绕着的样品板培养箱、化合物贮存系统、移液器、针头加样工作站和读板机组成 [15]。样品板储存在配有温度、二氧化碳和湿度控制系统的培养箱中。针头加样工作站（Wako Automation，CA，USA）将 23 nl 的化合物从 1536 孔化合物板转移到 1536 孔测试板。该系统集成了两种类型的移液器：一种是配有 4 个不同枪头的多功能试剂工作站（Beckman Coulter，Inc.，CA，USA），能够同时把 0.2 ～ 10 μl 的 4 种不同液体转移至 1536 孔检测板中；另一种是多通道加样器（Thermo Scientific，MA，USA），能够使用 8 通道枪头高速分配一种试剂。对于最终信号检测，该系统使用了两种类型的检测器——超高通量微孔板分析仪和多标记微孔板检测仪（Perkin Elmer，MA，USA），能够检测吸收光谱、荧光光谱和发光光谱。

三、筛选流程

一系列基于细胞的测试（https：//tripod.nih.gov/tox21/assays/）[1] 包括表型测试（如细胞活力、DNA 损伤、线粒体毒性）、靶标特异性测试（如核受体）和基于通路的测试（如 Nrf2/ARE、HIF-1α、p53）在 1536 孔板试验的可行性已经在 NCATS 被开发和验证 [16]。在 Tox21 项目产出阶段，已选择约 50 种测试方法（主要包括核受体和应激反应通路测试）用于检测 Tox21 10K 化合物的生物活性（表 13-1）[7,9-11]。这些检测方法大多使用 β- 内酰胺酶（荧光读出）或荧光素酶（发光读出）报告基因系统在激动剂（激活）模式和拮抗剂（抑制）模式下进行。所有筛选首先在 384 或 1536 孔板中进行初始优化，然后在 1536 孔板中进行筛选测试。

所有测试均设置了适当的阳性对照来优化所选检测的细胞密度和处理时间。优化效果通过一些性能统计指标进行评估，包括高信噪比（S / B，＞ 2 倍）、低变异系数（CV，＜ 10%）和高 Z 因子（＞ 0.5）[17]。当所有指标都符合要求时，高通量筛选的可行性会进一步在机器人平台上以 qHTS 形式用 1280 种具有药理活性的化合物（LOPAC[1280]）进行筛选验证。对验证数据进行评估以确定阳性对照物活性的可重复性和一致性（EC_{50} 或 IC_{50}）。具有令人满意性能的检测将用来筛选 Tox21 10K 库，其中所有化合物以 3 次重复的方式进行 3 次单独检测，并且每次检测在不同的日期进行。所有的筛选检测均结合细胞活性或细胞毒性数据综合判定，以区分真正的阳性抑制剂和细胞毒性造成的假象，特别是对于拮抗剂的筛选。通常，β- 内酰胺酶测定法与基于发光的活力测定法（CellTiter-Glo Viability assay，Promega）多路复用，荧光素酶测定法与基于荧光的活力测定法（CellTiter-Fluor Viability assay，Promega）多路复用。

四、数据质量控制与分析过程

在 Tox21 项目的第 Ⅱ 阶段，筛选 Tox21 10K 库已经生成大量数据。同时，用反向筛选将“由于脱靶、测定特异性假象造成的干扰”最小化，例如化合物自发荧光和细胞毒

[1] Tox21. Tox21 Assays. https://tripod.nih.gov/tox/apps/assays/assays.html.

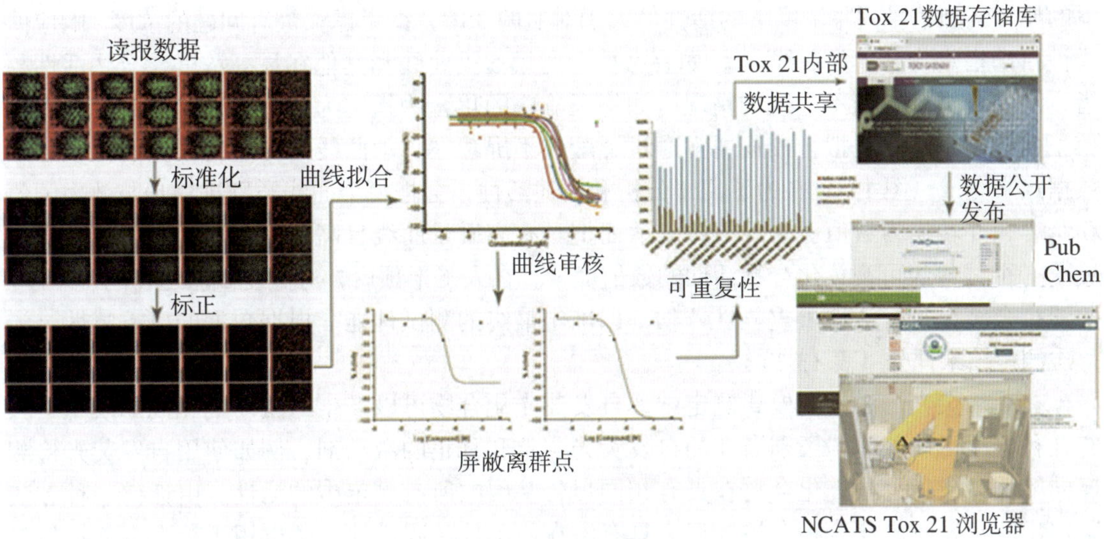

图 13-3　Tox21 数据通路

首先，将原始 qHTS 板读数标准化、校正并转变形成浓度 - 响应曲线（CRCs）。然后，将 CRCs 用 Hill 方程拟合，并基于拟合曲线的效力、功效和质量将其分为不同的曲线类别。手动进一步检查拟合曲线以校正任何曲线拟合错误。随后评估“干净”曲线拟合结果的活性可重复性以确定最终的测定性能。NCATS 完成初始数据解析和评估后，Tox21 合作伙伴会共享 qHTS 数据并进一步审查数据质量和效用。最后，数据将在包括 PubChem、CEBS 和 ACToR 在内的多个公共数据库中公开发布。

性。另外，需要新的数据分析方法来整合这些数据，并表征从这些测定中观察到的活性。NCATS 开发了一套标准化的 qHTS 数据分析流程 [18]（图 13-3）：

（1）原始数据处理；

（2）浓度 - 响应曲线拟合和分类；

（3）数据可重复性评估；

（4）化合物活性确认。

在初始评估过程中，使用原始荧光或发光读数计算每个筛选板 [17] 的质量指标（如 CV、S/B 和 Z 因子），以评估总测定性能。此外，进一步手动检查有异常质量指数的“失败板”，如有必要，将其于进一步的数据分析时删除。初始评估过程结束后，原始板读数首先用阳性对照（激动剂模式为 100%，拮抗剂模式为 – 100%）和阴性对照（DMSO）（激动剂模式和拮抗剂模式均为 0%）来标准化，如公式 13-1 所示。

$$活性(\%) = [(V_{cmpd} - V_{neg}) / (V_{pos} - V_{neg})] \times 100 \qquad (公式 13\text{-}1)$$

其中，V_{cmpd} 代表化合物孔值，V_{pos} 代表阳性对照孔的中间值，V_{neg} 代表阴性对照孔的中间值。然后，会在化合物板浓度系列的开始和结束处使用无化合物的对照板（即仅 DMSO 板）进行校正，以去除背景和细微的异常，例如边界效应或来自细胞分配的印迹 [19]。

校正后的数据被进一步转化成浓度 - 响应曲线，该曲线随后用一个四参数的 Hill 方程拟合 [20]，从而得到半数最大活性（AC_{50}）和最大响应（效力）值 [21]。根据效力、显著高于背景的活性数据点数量和拟合的质量，将浓度 - 响应曲线分为 4 类（1 ~ 4）[6]。曲线类别是数据置信度的启发式度量。为了更好地适应毒理学研究的需要，最近修订了 qHTS 曲线分类方案 [8]：基于诸如活性趋势（在窄的浓度范围内出现信号的交替增减）和在低浓度样品下的异常强烈信号（零浓度下的活性值大于对照的 3SD）的考虑，最有问题的浓度 - 响应曲线被自动指定为第 5 类曲线 [8]。如有必要，对第 5 类曲线和其他在最高浓度化合物活性与指定的曲线类别之间不一致的情况（如将正响应的化合物指定为负曲线）进行人工检查以校正曲线类别。曲线拟合校正通常通过屏蔽或不屏蔽在自动曲线拟合过程产生的错误屏蔽数据点来完成（图 13-3）。为了便于分析和概述活性，会把每个曲线类别进一步与效力阈值相结合，并转换为数值型曲线等级，从而把具有高质量曲线且高效的化合物赋予为高的等级 [8]。曲线等级可视为化合物活性的数值度量。在人工干预后，对重复试验运行的“干净”曲线拟合结果进行活性可重复性评估，以确定最终的测试性能。根据数据的可重复性，为每次测定结果评分（表 13-1）[8]。

在基于荧光的激动剂模式测定中，自发荧光化合物可以产生与激动剂相同的表型 [22]。有几种方法可以鉴定、区别潜在的自发荧光假象和真正的激动剂，例如使用自发荧光检测反向筛选，或通过检查化合物在具有相同报告基因的所有测定中的活性。由任何一种方法鉴定出的自发荧光化合物会被标记为具有潜在假阳性。同样的方法也用于荧光素酶报告基因检测，以鉴定具有混杂荧光素酶稳定剂作用的化合物。目前，作为 Tox21 10K 库中鉴定此类化合物的辅助方法，荧光素酶反向筛选也正在进行中。在拮抗剂模式测定中，细胞毒性化合物会显示出与真拮抗剂相同的抑制表型。由于这个原因，针对 Tox21 筛选的每种拮抗剂模式测定都伴有细胞活力读数作为反向筛选，以区分真正的拮抗剂和细胞毒性假象。在拮抗剂模式读数和细胞活力读数之间没有显著差异的化合物被标记为具有潜在细胞毒性造成的假阳性。化合物的最终活性结果取决于可重复性和多通道活性。对于拮抗剂模式测定，细胞活力反向筛选数据用于标记潜在的细胞毒性假象。对于激动剂模式测定，采用化合物自发荧光分析数据，以及在 Tox21 中筛选出的具有相同报告基因（如 β- 内酰胺酶）的所有检测的信号读数中都显示活性的无选择性化合物，用以标记由信号通道中自发荧光的化合物（如 ER-bla 测定中的 460 nm 读数）产生的潜在假象。

一旦 NCATS 完成初始数据解析和评估，浓度 - 响应数据、曲线拟合结果、原始板读数、测定条件和样品映射信息将通过一套由 NCATS 为 Tox21 项目定制的数据库和软件工具（http：//tripod.nih.gov/tox/）与 Tox21 合作伙伴共享。在数据产生的前 6 个月内，该检测数据只能通过前述的受控访问站点提供给 Tox21 合作伙伴。在该站点中，将进一步审查数据质量和效力。然后，这些数据会被发布到多个公开区域的公共数据库（图 13-1），包括：

- PubChem（http：//pubchem.ncbi.nlm.nih.gov/）；
- NCATS Tox21 浏览器（https：//tripod.nih.gov/tox21/）；
- NIEHS 生物系统化学影响（CEBS）数据库（http：//tools.niehs.nih.gov/cebs3/ui/）；
- EPA 整合计算毒理学在线资源（ACToR）（http：//actor.epa.gov）。

迄今为止，PubChem 存放了从 Tox21 10K 库收集的超过 70 种检测产生的 1 亿多个数据点（PubChem 检测 ID 列表见表 13-1）[13]。

第三节　基于 Tox21 大数据集的预测建模

一、化合物毒理机制

Tox21 的目标之一是确定化合物引起的生物反应模式，以便更好地理解化合物的毒性机制。由大约 70 种检测方法筛选的 Tox21 10K 系列提供的一套丰富而可靠的化合物活性谱可以达到这个目的。前期的研究从 Tox21 第 I 期收集[1]的大约 3000 种化合物中筛选出针对一组细胞活力和 caspase-3/7 的检测数据，结果表明这些化合物活性谱或特征可以有效地帮助建立对化合物作用模式（MoA）的假设[23]。为了评估 Tox21 10K 数据对这一目标的效用，使用自组织映射（SOM）算法将 10K 化合物通过其活性谱相似性进行聚类[24]。另外，使用费希尔精确检验（Fisher's exact test）评估每个化合物簇的医学主题词（MeSH）[2]药理作用（PA）术语的富集情况。该结果表明具有相似活性谱的化合物倾向于具有相似的 MoA。例如通过抑制 Na^+ / K^+ 通道起作用的心血管药物化合物簇[25]，包括地塞米松苷、洋地黄素、地高辛、乌巴因和普罗西拉里丁；作为羟甲基戊二酰辅酶 A 还原酶抑制剂[26]和抗肿瘤抗代谢物[27]的他汀类药物，包括阿托伐他汀、氟伐他汀和西立伐他汀。属于不同结构类别的雌激素化合物存在于由结构类别分离的邻近簇中。其中一组富含类固醇激素，例如 17-α- 乙炔雌二醇和非甾体雌激素（如己烯雌酚和玉米赤霉烯酮）。双酚类化合物，也称为雌激素化合物[28]，如双酚 A、B、Z 和 AF，出现在具有相似活性谱的相邻簇中。

许多簇既包含已知的 MeSH PA 化合物，也包含没有 MeSH PA 注释的化合物[13]。如果同一簇中的化合物具有相似的 MoA，那么我们可以利用这些信息来推测未知化合物的 MoA。杀虫剂咯菌腈（fludioxonil）没有指定的 MeSH PA，但与雌激素化合物共同聚集，这与最近关于咯菌腈可以干扰内分泌的报道相一致[29]。MeSH 术语“抗炎剂”显著富集在糖皮质激素簇中。该簇中的其他化合物没有 MeSH PA 注释，包括一种具有完全不同结构的糖尿病药物二甲双胍（metformin）。二甲双胍主要通过抑制肝的葡萄糖生成（肝糖原异生）[30]来降低血糖，其确切的分子机制尚不清楚。二甲双胍与抗炎糖皮质激素的共聚集，表明二甲双胍能够以类似于糖皮质激素的方式起作用。另一种非甾体抗炎药——氨匹罗昔康（ampiroxicam）[31]并没有 MeSH PA 注释，但与其他抗炎药出现在同一簇中。这个现象说明了通过活性谱聚类的有效性，即作为化合物 MoA 的指标。这些结果表明，Tox21 10K 活性谱可以有效地用于建立对化合物 MoA 的假设。如果一些未知 MoA 的化合物和某些已知 MoA 的化合物具有相似的活性特征，这些化合物就可以被优先考虑并针对该假设的 MoA 进行测试。

二、Tox21 数据建模预测体内毒性

Tox21 10K 数据还可以用于实现 Tox21 的另一个目标：作为预测体内毒性的体外特征[13]。

[1] PubChem. Tox21 Phase I Compound Collection. http://www.ncbi.nlm.nih.gov/sites/entrez?db =pcsubstance&term=EPA_NCGC_Tox21_Plate0.

[2] NCBI. MeSH, Medical Subject Headings. http://www.ncbi.nlm.nih.gov/mesh.

为实现这个目标，我们从 Leadscope®（Leadscope，Inc. Columbus，Ohio，USA）汇编的化学物质毒性效应登记处（RTECS）数据库获得了 72 个体内毒性种类（表 13-2），同时使用基于化学结构（结构模型）或实验活性（活性模型）或两者结合（组合模型）的自组织映射（SOM）簇为 72 个体内毒性建立模型。模型性能是通过接收器操作特性（ROC）曲线下面积（AUC-ROC）来确定的[32]。这些模型的前提是具有相似体外特征和（或）结构特征的化合物可能显示出类似的体内效应。人体毒性有 5 个，包括人类皮肤刺激的标准 Draize 测试，通过口服接触的来自人类女性、男性和未指定性别的多剂量毒性数据（TDLo），以及通过口服接触的来自人类女性的生殖毒性数据（TDLo）。在基于活性的模型中，人体毒性模型的准确性明显优于动物（小鼠、大鼠、兔）毒性的模型。基于化合物结构的模型在总体上比基于活性的模型更准确，平均 AUC-ROC 为 0.78，这说明了进一步增加体外试验的必要性。然而，基于结构的模型性能没有显示任何物种差异。与基于活性的模型相比，基于结构的小鼠、大鼠或兔毒性模型有明显优势，但相对于人类毒性的结构模型则没有明显优势。将化合物活性和结构数据相结合可以得到明显更好的模型，平均 AUC-ROC 为 0.84，优于单独使用活性或结构建立的模型。与基于结构的模型相似，这些组合模型性能未显示物种差异。

表13-2　体内毒性预测模型的性能（AUC-ROC 值）

体内毒性终点	活性模型	结构模型	组合模型
急性毒性 LC_{50} 小鼠吸入	0.55±0.05	0.74±0.04	0.84±0.14
急性毒性 LC_{50} 大鼠吸入	0.55±0.03	0.68±0.04	0.70±0.12
急性毒性 LC_{50} 大鼠吸入	0.56±0.07	0.63±0.06	0.69±0.21
急性毒性 LD_{50} 鸟口服	0.56±0.10	0.68±0.07	N/A
急性毒性 LD_{50} 猫口服	0.70±0.13	0.86±0.07	N/A
急性毒性 LD_{50} 鸡口服	0.74±0.11	0.83±0.05	0.90±0.14
急性毒性 LD_{50} 狗静脉注射	0.63±0.07	0.93±0.04	0.93±0.05
急性毒性 LD_{50} 狗口服	0.59±0.05	0.82±0.03	0.95±0.02
急性毒性 LD_{50} 鸭口服	0.65±0.11	0.86±0.05	0.90±0.15
急性毒性 LD_{50} 豚鼠腹腔注射	0.67±0.13	0.89±0.04	0.94±0.07
急性毒性 LD_{50} 豚鼠口服	0.64±0.03	0.80±0.03	0.87±0.06
急性毒性 LD_{50} 哺乳动物	0.59±0.09	0.92±0.03	N/A
急性毒性 LD_{50} 哺乳动物口服	0.58±0.08	0.84±0.07	N/A
急性毒性 LD_{50} 小鼠静脉注射	0.64±0.02	0.85±0.01	0.87±0.03
急性毒性 LD_{50} 小鼠皮下注射	0.62±0.02	0.75±0.01	0.82±0.03
急性毒性 LD_{50} 小鼠肌内注射	0.82±0.06	0.86±0.06	0.84±0.10
急性毒性 LD_{50} 小鼠腹腔注射	0.61±0.01	0.73±0.01	0.80±0.02
急性毒性 LD_{50} 小鼠	0.67±0.05	0.81±0.03	0.89±0.07
急性毒性 LD_{50} 小鼠口服	0.59±0.01	0.71±0.01	0.80±0.02
急性毒性 LD_{50} 鹌鹑口服	0.55±0.08	0.82±0.05	0.67±0.22

续表

体内毒性终点	活性模型	结构模型	组合模型
急性毒性 LD_{50} 兔静脉注射	0.61±0.06	0.89±0.03	0.91±0.06
急性毒性 LD_{50} 兔口服	0.61±0.03	0.77±0.03	0.89±0.06
急性毒性 LD_{50} 兔皮肤	0.55±0.03	0.72±0.03	0.77±0.15
急性毒性 LD_{50} 大鼠静脉注射	0.68±0.02	0.88±0.01	0.90±0.03
急性毒性 LD_{50} 大鼠皮下注射	0.61±0.02	0.76±0.02	0.81±0.03
急性毒性 LD_{50} 大鼠肌内注射	0.72±0.08	0.86±0.04	0.97±0.04
急性毒性 LD_{50} 大鼠腹腔注射	0.65±0.02	0.74±0.01	0.82±0.03
急性毒性 LD_{50} 大鼠	0.58±0.05	0.78±0.04	0.84±0.09
急性毒性 LD_{50} 大鼠口服	0.58±0.01	0.72±0.01	0.76±0.02
急性毒性 LD_{50} 大鼠皮肤	0.60±0.04	0.72±0.05	0.73±0.11
肝毒性	0.55±0.02	0.63±0.02	0.69±0.04
刺激标准 Draize 测试人体皮肤	0.89±0.05	0.84±0.04	0.80±0.09
刺激标准 Draize 测试兔眼	0.51±0.03	0.71±0.03	0.74±0.07
刺激标准 Draize 测试兔皮肤	0.51±0.03	0.72±0.02	0.76±0.07
多剂量 TCLo 大鼠吸入微量	0.55±0.04	0.65±0.04	0.78±0.11
多剂量 TCLo 大鼠吸入	0.50±0.05	0.59±0.06	N/A
多剂量 TDLo 狗静脉注射	0.90±0.06	0.89±0.05	0.97±0.04
多剂量 TDLo 狗口服	0.63±0.03	0.72±0.03	0.83±0.04
多剂量 TDLo 人类女性口服	0.64±0.06	0.85±0.06	0.97±0.03
多剂量 TDLo 人类男性口服	0.76±0.06	0.80±0.05	0.93±0.06
多剂量 TDLo 人口服	0.72±0.05	0.75±0.04	0.95±0.03
多剂量 TDLo 猴口服	0.59±0.13	0.93±0.04	0.99±0.08
多剂量 TDLo 小鼠皮下注射	0.74±0.08	0.78±0.05	0.96±0.05
多剂量 TDLo 小鼠腹腔注射	0.73±0.05	0.83±0.03	0.91±0.03
多剂量 TDLo 小鼠口服	0.63±0.02	0.67±0.02	0.78±0.04
多剂量 TDLo 兔口服	0.64±0.07	0.74±0.06	0.65±0.14
多剂量 TDLo 大鼠静脉注射	0.84±0.06	0.90±0.04	0.94±0.04
多剂量 TDLo 大鼠皮下注射	0.70±0.04	0.78±0.03	0.79±0.05
多剂量 TDLo 大鼠肌内注射	0.90±0.08	0.89±0.05	0.97±0.04
多剂量 TDLo 大鼠腹腔注射	0.63±0.03	0.71±0.03	0.81±0.05
多剂量 TDLo 大鼠	0.62±0.09	0.75±0.05	0.89±0.10
多剂量 TDLo 大鼠口服	0.56±0.01	0.64±0.01	0.71±0.03
多剂量 TDLo 大鼠皮肤	0.71±0.08	0.86±0.06	0.89±0.14
生殖 TDLo 人类女性口服	0.74±0.09	0.80±0.06	0.62±0.15

续表

体内毒性终点	活性模型	结构模型	组合模型
生殖 TDLo 小鼠皮下注射	0.67±0.05	0.87±0.03	0.91±0.04
生殖 TDLo 小鼠腹腔注射	0.62±0.06	0.81±0.04	0.87±0.07
生殖 TDLo 小鼠口服	0.73±0.03	0.77±0.03	0.91±0.04
生殖 TDLo 兔口服	0.68±0.05	0.79±0.04	0.92±0.04
生殖 TDLo 大鼠静脉注射	0.67±0.10	0.87±0.05	0.89±0.09
生殖 TDLo 大鼠皮下注射	0.66±0.05	0.81±0.03	0.80±0.05
生殖 TDLo 大鼠腹腔注射	0.66±0.05	0.80±0.04	0.90±0.04
生殖 TDLo 大鼠	0.85±0.07	0.86±0.06	0.83±0.09
生殖 TDLo 大鼠口服	0.62±0.02	0.70±0.02	0.82±0.03
致瘤性 TD 小鼠口服	0.61±0.09	0.92±0.04	0.95±0.07
致瘤性 TD 大鼠口服	0.52±0.09	0.77±0.05	0.59±0.21
致瘤性 TDLo 小鼠皮下注射	0.70±0.10	0.72±0.07	0.69±0.12
致瘤性 TDLo 小鼠口服	0.58±0.04	0.75±0.04	0.92±0.05
致瘤性 TDLo 小鼠皮肤	0.69±0.10	0.86±0.04	0.83±0.19
致瘤性 TDLo 大鼠口服	0.55±0.05	0.67±0.03	0.93±0.04
急性毒性	0.57±0.01	0.73±0.01	0.72±0.01
生殖	0.62±0.01	0.70±0.01	0.78±0.02
致瘤	0.56±0.03	0.69±0.02	0.83±0.04

目前，对于大多数体内毒性而言，基于 Tox21 测定活性谱建立的模型有一定的预测性，但准确性不太理想，总体低于基于化学结构的模型。由于前期 Tox21 检测主要集中于核受体信号转导和应激反应途径，并未充分覆盖与毒性反应相关的生物学的所有方面，由此说明在 Tox21 项目的后续工作中需要加入与毒性相关的其他途径的检测，以扩大对生物学空间的覆盖范围。与此同时，Tox21 正在向第Ⅲ阶段过渡。这个阶段将助力于解决诸如体外检测的生物学覆盖面和细胞代谢能力等问题。另一方面，从现有的数据我们发现，尽管只测试了几种人体毒性，基于活性数据的模型在预测人体毒性方面明显比预测动物毒性更准确，而基于结构的模型并没有显示出这种物种的差异性。迄今为止，由于所有的 Tox21 筛选试验都是用人类细胞或细胞系构建的试验，因此，物种差异可能是导致活性模型在预测动物毒性终点方面不够准确的重要因素。只经过动物实验开发的新药常常由于缺乏疗效或意外的毒性，导致在人类临床试验中失败[1]。其他研究也表明，动物数据只能预测大约 50% 的人类效应[33]。这说明要想更好地评估人体体外试验数据的预测价值，需要有人体体内毒性数据，包括目前大多数尚未公开的临床毒性数据。然而，综合使用活性数据和结构信息显著改善了大多数体内毒性模型的准确性（表 13-2），从而验证了体外试验数据应用于体内毒性

[1] FDA. https://www.fda.gov/.

预测的价值。此外，模型的准确性也突显了数据质量的重要性。鉴于 Tox21 体外 qHTS 数据显示出良好的可重复性（表 13-1）[13]，而建模中使用的体内毒性数据的可重复性与其模型的准确性之间呈现显著的正相关关系，表明如果有更高质量的体内毒性数据，体内毒性预测模型的性能应该能得到进一步改进。

第四节　挑战与展望

一、挑战

Tox21 项目是一个联邦多部门合作项目，旨在推进 21 世纪的体外毒理测试。在该项目的第Ⅱ阶段，即产出阶段，已经开发、验证了一系列具有靶特异性和基于活性机制，同时适用于 qHTS 平台的体外测定方法。为确保高质量数据的生成，我们建立了从试验优化、离线和在线验证、机器人筛选到性能评估、数据处理和共享的标准化操作流程。Tox21 10K 化合物集合已在一系列基于 70 种核受体和应激反应途径的试验中成功地进行了筛选，包括在 15 个浓度测试并重复 3 次，由此产生了超过 1 亿个高质量的数据点并全部公开，可以作为毒理学的大数据资源。

经验证，这些高质量数据有助于确定化合物毒性机制、确定物质的优先测试顺序以用于进一步的毒理学评价，以及建立用于预测体内毒性反应的模型。这些结果为研究人员提供了丰富的数据集，以及进一步挖掘数据、建立新的假设和开发新的活性建模的方法。由这些高质量数据集获得的预测计算模型可以帮助阐明使用体外试验作为评估化学毒性替代方法的潜力。在研究项目的第Ⅲ阶段，Tox21 旨在增加 qHTS 检测中使用人类细胞系的生物多样性以及增加中等至高通量转录组学分析以测试化学品对基因表达的影响，并提供新型和更多样化的数据资源以更好地识别可能对人类健康造成不良影响的化学品。

Tox21 项目在一系列通路和表型毒性终点上生成的高质量浓度 - 响应数据，为预测毒性建模提供了宝贵的资源。这些数据不仅可以作为预测体内毒性终点的体外特征 [13,34-35] 参数，也为更加深入的毒性测试排列了化学品的优先级 [36]，这不仅有助于实现 Tox21 的目标，还可以为定量结构 - 活性关系（QSAR）建模提供化学结构及其生物活性相关联的数据库，便于构建更可靠的模型 [37-38]。在美国注册使用的超过 80 000 种化学品中，95% 都没有人体接触和（或）危害的数据，因此它们对社会的潜在毒性是未知的 [1]。计算机模拟方法，例如从化学结构相似性推断生物活性的 QSAR 模型，为填补这些实验数据的空白提供了可行的替代方案 [39-40]。

二、大数据时代数据建模的新方法

为了鼓励对 Tox21 数据的挖掘和应用，NCATS 发起了“Tox21 数据挑战 2014”（Tox21 Data Challenge 2014）[41] [1]。该挑战由独立研究人员进行“众包”数据分析，以获得利用化学结构数据预测化合物通过破坏细胞和生化途径产生潜在毒性的新模型和新方法。根据数

[1] NCATS. Tox21 Data Challenge. https://tripod.nih.gov/tox21/challenge/.

据质量及活性率，我们选择了来自 12 组测试、包括 7 种核受体和 5 种应激反应途径试验的 Tox21 10K qHTS 数据用于挑战比赛。该挑战共吸引了来自 18 个不同国家的 125 名参赛者，收到来自 40 个团队提交的 378 份模型供最终评审。

获胜的模型都达到了 80% 以上的准确率，其中一些模型的准确率甚至超过了 90%。高质量的获胜模型不仅可用于确认计算方法的可靠性，以便在环境化合物对生物通路的破坏方面提供有意义的毒性反应预测，还可以对 Tox21 qHTS 测定产生的数据集进行质量验证。结合所有参与团队的个体模型而组合构建的共识模型显示了更好的预测性能，其中一些模型甚至优于获胜模型。这个结果显示了群体的智慧。获胜模型（表 13-3）以及其他一些挑战参与者使用的方法已发表在《环境科学前沿》杂志的特刊上（http：//journal.frontiersin.org/researchtopic/2954/tox21-challenge-to-build-predictive-models-of-nuclear-receptor-and-stress-response-pathways-as-media）[41]。该挑战还收获了许多新方法，例如获胜团队用于实现高性能模型的具有分层装袋的联合神经网络（ASNN）[42] 和具有各种特征选择的多树集成（例如随机森林、极端随机森林）[43]（表 13-3）。除了传统的机器学习方法之外，获得特等奖的团队还在他们的获胜模型中 [44] 应用了新颖的深度学习技术 [45]。近年来，深度学习作为一种机器学习方法已广泛应用于信号和信息处理、语音识别以及物理和生命科学等领域。深度学习是利用多层非线性处理单元的级联反应进行特征提取和变换的一种人工神经网络及其相关的机器学习算法。深度学习也被应用于预测生物测定的结果。获得特等奖的团队是第一个将深度学习应用于计算毒性的团队。

表13-3 Tox21挑战获奖模型

亚挑战测试	团队	模型性能（AUC-ROC）	方法
NR-AhR	Bioinf@JKU	0.93	深度学习
NR-AR	dmlab	0.83	具有多种特征选择的多树集成（例如随机森林、极端随机森林）
NR-AR-LBD	Bioinf@JKU-ensemble3	0.88	深度学习
NR-Aromatase	dmlab	0.84	具有多种特征选择的多树集成（例如随机森林、极端随机森林）
NR-ER	Bioinf@JKU-ensemble1	0.81	深度学习
NR-ER-LBD	microsomes	0.83	随机森林
NR-PPAR-gamma	Bioinf@JKU-ensemble4	0.86	深度学习
SR-ARE	Bioinf@JKU	0.84	深度学习
SR-ATAD5	AMAZIZ	0.83	具有分层装袋的联合神经网络（ASNN）
SR-HSE	Bioinf@JKU-ensemble1	0.86	深度学习
SR-MMP	AMAZIZ	0.95	具有分层装袋的联合神经网络（ASNN）
SR-p53	dmlab	0.88	具有多种特征选择的多树集成（例如随机森林、极端随机森林）

并行应用所有获胜模型或准确性更高的共识模型可以建立一个包括不良环境化学品数据的活性或毒性概况，并在数小时的计算时间内对大量化学品的潜在毒性进行评估。这些计算模型可以作为政府机构对哪些环境化学品和药物对人类健康存在潜在影响进行决策的辅助工具。其中少量被评估为高潜在毒性的化学品可以被优先选于实验评估和验证。将这些计算模型与现有的实验数据[1,2]相结合，有利于提高化学品优先排序的时间和成本效益。

声明：作者的观点并不代表美国国家转化科学中心（NCATS）和美国国家健康科学研究院（NIH）的观点或者政策。文中并不涉及推荐使用提到的商品。

致谢：该项目得到了美国国家毒理学项目的内部研究项目（机构间协议 #Y2-ES-7020-01）、美国国家环境健康科学研究所、美国环境保护局（机构间协议 #Y3-HG-7026-03）和美国国家健康科学研究院国家转化科学中心的支持。

感谢 Samuel Michael 和 Carleen Klumpp-Thomas 对筛选的协助，Paul Shinn、Misha Itkin 和 Danielle VanLeer 的化合物管理，以及 William Leister、Christopher Leclair 和陶定银对 Tox21 10K 库的质量检测工作。

（徐　团[3]　黄瑞莉[3,4]）

参考文献

[1] Judson R，Richard A，Dix DJ，et al．The toxicity data landscape for environmental chemicals．Environ Health Perspect，2009，117：685-695.

[2] NRC．Toxicity testing in the 21st century：a vision and a strategy. [S.J.]：The National Academies Press，2007.

[3] Collins FS，Gray GM，Bucher JR．Transforming environmental health protection．Science，2008，319：906-907.

[4] Kavlock RJ，Austin CP，Tice RR．Toxicity testing in the 21st century：implications for human health risk assessment．Risk Anal，2009，29：485-487.

[5] Tice RR，Austin CP，Kavlock RJ，et al．Improving the human hazard characterization of chemicals：a Tox21 update．Environ Health Perspect，2013，121：756-765.

[6] Inglese J，Auld DS，Jadhav A，et al．Quantitative high-throughput screening：a titration-based approach that efficiently identifies biological activities in large chemical libraries．Proc Natl Acad Sci U S A，2006，103：11473-11478.

[7] Huang R，Sakamuru S，Martin MT，et al．Profiling of the Tox21 10K compound library for agonists and antagonists of the estrogen receptor alpha signaling pathway．Sci Rep，2014，4：5664.

[8] Huang R，Xia M，Cho MH，et al．Chemical genomics profiling of environmental chemical modulation of

[1] USEPA. ToxCast Data. http://www2.epa.gov/chemical-research/toxicity-forecaster- toxcasttm-data.

[2] NCATS. Tox21 Data Browser. https://tripod.nih.gov/tox21/.

[3] 国家转化科学中心，美国国家健康科学研究院，马里兰，美国。

[4] 通讯作者，E-mail：huangru@mail.nih.gov。

human nuclear receptors. Environ Health Perspect, 2011, 119: 1142-1148.
[9] Hsu CW, Zhao J, Huang R, et al. Quantitative high-throughput profiling of environmental chemicals and drugs that modulate farnesoid X receptor. Sci Rep, 2014, 4: 6437.
[10] Chen S, Hsieh JH, Huang R, et al. Cell-based high-throughput screening for aromatase inhibitors in the Tox21 10K library. Toxicol Sci, 2015, 147: 446-457.
[11] Attene-Ramos MS, Huang R, Michael S, et al. Profiling of the Tox21 chemical collection for mitochondrial function to identify compounds that acutely decrease mitochondrial membrane potential. Environ Health Perspect, 2015, 123: 49-56.
[12] Nishihara K, Huang R, Zhao J, et al. Identification of genotoxic compounds using isogenic DNA repair deficient DT40 cell lines on a quantitative high throughput screening platform. Mutagenesis, 2016, 31 (1): 69-81.
[13] Huang R, Xia M, Sakamuru S, et al. Modelling the Tox21 10 K chemical profiles for in vivo toxicity prediction and mechanism characterization. Nat Commun, 2016, 7 (1): 1-10.
[14] Richard AM, Huang R, Waidyanatha S, et al. The Tox21 10K compound library: collaborative chemistry advancing toxicology. Chem Res Toxicol, 2021, 34 (2): 189-216.
[15] Attene-Ramos MS, Miller N, Huang R, et al. The Tox21 robotic platform for the assessment of environmental chemicals-from vision to reality. Drug Discov Today, 2013, 18: 716-723.
[16] Shukla SJ, Huang R, Austin CP, et al. The future of toxicity testing: a focus on in vitro methods using a quantitative high throughput screening platform. Drug Discov Today, 2010, 15: 997-1007.
[17] Zhang JH, Chung TD, Oldenburg KR. A simple statistical parameter for use in evaluation and validation of high throughput screening assays. J Biomol Screen, 1999, 4: 67-73.
[18] Borrel A, Huang R, Sakamuru S, et al. High-throughput screening to predict chemical-assay interference. Sci Rep, 2020, 10 (1): 3986.
[19] Southall NT, Jadhav A, Huang R, et al. Handbook of Drug Screening. [S.l.]: Taylor and Francis, 2009.
[20] Hill AV. The possible effects of the aggregation of the molecules of haemoglobin on its dissociation curves. J Physiol, 1910, 40: 4-7.
[21] Wang Y, Jadhav A, Southal N, et al. A grid algorithm for high throughput fitting of dose-response curve data. Curr Chem Genomics, 2011, 4: 57-66.
[22] Simeonov A, Jadhav A, Thomas CJ, et al. Fluorescence spectroscopic profiling of compound libraries. J Med Chem, 2008, 51: 2363-2371.
[23] Huang R, Southall N, Cho MH, et al. Characterization of diversity in toxicity mechanism using in vitro cytotoxicity assays in quantitative high throughput screening. Chem Res Toxicol, 2008, 21: 659-667.
[24] Kohonen T. Self-organizing neural projections. Neural Networks, 2006, 19: 723-733.
[25] Babula P, Masarik M, Adam V, et al. From Na^+/K^+-ATPase and cardiac glycosides to cytotoxicity and cancer treatment. Anticancer Agents Med Chem, 2013, 13: 1069-1087.
[26] Abd TT, Jacobson TA. Statin-induced myopathy: a review and update. Expert Opin Drug Saf, 2011, 10: 373-387.
[27] Vidal B, Parra M, Jardí M, et al. The alkylating carcinogen N-methyl-N' -nitro-N-nitrosoguanidine

activates the plasminogen activator inhibitor-1 gene through sequential phosphorylation of p53 by ATM and ATR kinases. Thromb Haemost，2005，93：584-591.

[28] Rogers JA，Metz L，Yong VW. Endocrine disrupting chemicals and immune responses：a focus on bisphenol-A and its potential mechanisms. Mol Immunol，2012，53：421-430.

[29] Medjakovic S，Zoechling A，Gerster P，et al. Effect of nonpersistent pesticides on estrogen receptor，androgen receptor，and aryl hydrocarbon receptor. Environ Toxicol，2014，29：1201-1216.

[30] Kirpichnikov D，McFarlane SI，Sowers JR. Metformin：an update. Ann Intern Med，2002，137：25-33.

[31] Carty TJ，Marfat A，Moore PF，et al. Ampiroxicam，an anti-inflammatory agent which is a prodrug of piroxicam. Agents Actions，1993，39：157-165.

[32] Zweig MH，Campbell G. Receiver-operating characteristic（ROC）plots：a fundamental evaluation tool in clinical medicine. Clin Chem，1993，39：561-577.

[33] Martić-Kehl MI，Schibli R，Schubiger PA. Can animal data predict human outcome? Problems and pitfalls of translational animal research. Eur J Nucl Med Mol Imaging，2012，39：1492-1496.

[34] Sipes NS，Martin MT，Reif DM，et al. Predictive models of prenatal developmental toxicity from ToxCast high-throughput screening data. Toxicol Sci，2011，124：109-127.

[35] Martin MT，Knudsen TB，Reif DM，et al. Predictive model of rat reproductive toxicity from ToxCast high throughput screening. Biol Reprod，2011，85：327-339.

[36] Judson RS，Houck KA，Kavlock RJ，et al. In vitro screening of environmental chemicals for targeted testing prioritization：the ToxCast project. Environ Health Perspect，2010，118：485-492.

[37] Huang R，Southall N，Xia M，et al. Weighted feature significance：a simple，interpretable model of compound toxicity based on the statistical enrichment of structural features. Toxicol Sci，2009，112：385-393.

[38] Sun H，Xia M，Austin CP，et al. Paradigm shift in toxicity testing and modeling. The AAPS Journal，2012，14：473-480.

[39] Vedani A，Smiesko M. In silico toxicology in drug discovery：concepts based on three-dimensional models. Altern Lab Anim，2009，37：477-496.

[40] Muster W，Breidenbach A，Fischer H，et al. Computational toxicology in drug development. Drug Discov Today，2008，13：303-310.

[41] Huang R，Xia M，Nguyen DT，et al. Tox21 challenge to build predictive models of nuclear receptor and stress response pathways as mediated by exposure to environmental chemicals and drugs. Front Environ Sci，2016，3：1-9.

[42] Abdelaziz A，Spahn-Langguth H，Schramm KW，et al. Consensus modeling for HTS assays using in silico descriptors calculates the best Balanced Accuracy in Tox21 challenge. Front Environ Sci，2016，4：1-12.

[43] Barta G. Identifying biological pathway interrupting toxins using multi-tree ensembles. Front Environ Sci，2016，4：52.

[44] LeCun Y，Bengio Y，Hinton G. Deep learning. Nature，2015，521：436-444.

[45] Mayr A，Klambauer G，Unterthiner T，et al. DeepTox：toxicity prediction using deep learning. Front Environ Sci，2016，3：1-15.

第十四章　数据质量评价

摘　要

数据质量评价是客观、科学开展毒性测试与风险评估的重要环节，为毒理学研究的科学性、可靠性提供重要支撑。可靠性、相关性和充分性是评价数据质量的3个要素。本章重点介绍了数据质量评价体系在毒理学研究中的应用以及数据质量评价的难点，详细阐述了数据质量评价在系统综述、风险评估、循证毒理学和QSAR等方面的应用。可靠性评价方面，分别介绍了Klimisch评级系统、ToxRTool评价工具、EPA分级筛选评价系统和OHAT偏倚风险评价工具等4种主流评价方法的特点及其发展历程；相关性方面，概述了国内外相关研究的不同侧重点，并介绍了暴露相关性、生物学相关性、效应相关性和人类相关性4个方面的评价要素。构建更适用于专业领域的数据质量评价体系，最大限度地减少数据质量评价过程中的主观因素，解决相关性的外推及定量分析问题将是体外数据质量评价未来研究的方向。

第一节　概　述

一、数据质量的重要性

随着高通量毒性测试技术的快速发展以及毒理学研究的不断深入，毒理学信息也呈“爆炸”式增长。然而，受多种因素的影响，这些“海量”的毒性数据和毒理学信息的质量良莠不齐。对这些毒理学数据或信息进行质量评价，是客观、准确、科学开展毒性评价及风险预测的重要环节。尤其在开展人类健康风险评估或者环境风险评估时，需要搜集大量的毒理学数据，对其进行筛选整合，将不同来源、不同性质、不同类型的数据进行整合之前，必须率先对各类毒理学数据质量进行评价，更好地做出毒性预测和评价。毒理学数据质量评价系统在毒理学研究中占有重要地位，在风险评估、循证毒理学、系统毒理学、计算毒理学等诸多领域应用广泛。从历史数据看，风险评估的结果主要基于体内试验数据；近年来体外试验应用广泛，其数据质量对评估过程同样重要[1]。计算毒理学的发展也对数据质量提出更高要求，在一个预测模型中，数据质量的好坏直接关系到预测结果的科学性。质量差的数据[2-3]，如果应用错误，可能导致不可靠的毒性预测。

二、基本要素

通常情况下，数据质量主要基于数据的准确性、有效性、可靠性、完整性、充分性和相关性等多个方面。评价毒理学数据质量应遵循 4 个基本准则，即：获得充足的支持性信息，试验设计具有一致性，遵循良好的实验室规范（good laboratory practice，GLP），对试物进行特征描述和身份确认。1997 年 Klimisch 等 [4] 提出数据的质量应从可靠性、相关性和充分性三方面来考虑。本章对毒理学数据，主要是通过文献和试验获得的体外与预测毒理学数据，从可靠性、相关性和充分性三方面阐述数据质量评价的方法及其应用。

（一）可靠性

可靠性（reliability）用于评价检测报告或已发表的文献的内在质量，涉及公认的标准化方法、试验操作程序、报告结论（是否对试验结果进行清晰描述），对试验过程和结果的描述能够提出清晰而有说服力的证据。数据可靠性是评价数据质量的一个关键因素，是数据的内在本质，它包括对实验方法、过程和结果的描述。

通过标准、科学的方法测得的准确数据，并且在相同条件下随着时间的推移保持稳定和一致，要求实验记录的数据符合相关的要求和 GLP。

（二）相关性

相关性（relevance）是指数据和（或）试验对于特定危害识别或风险评估的适合程度，反映检测数据与关注终点的关系，显示了数据是否有意义，是否适用于特定目的 [4-5]。某些毒理学数据即使在质量方面可靠性很好，如果没有相关性，则该数据对于风险评估而言也无任何意义。因此，如何评价数据的相关性以及建立科学客观的评价框架或体系对于提高风险评估的客观性、透明度、一致性等具有重要意义。

对于相关性的分类，因分类角度而不同。按相关性评价内容分类，其一为偏向于“技术”（technical）或“实验”（experimental）的相关性，其二为偏向于“因果”或“生物学”的相关性（biological relevance）。前者是指研究问题、实验设计、统计工具（这些因素对数据质量有影响）是否适合或相匹配。后者考虑因果关系、生物学合理性和代表性，例如考虑作用模式（mode of action，MoA）、终点之间或物种间的外推问题 [6]。如按数据来源分类，需要考虑动物实验数据、体外试验数据以及人类数据的相关性。如按相关性的评价要素分类，则毒理学数据相关性评价应当包括暴露相关性、生物学相关性、效应相关性和人类相关性 4 个评价要素。

（三）充分性

充分性（adequacy）是指数据足够达到风险评估的目的，即数据在危害和风险评估中的可用性（数据对于危害或者风险评估是否有用），表明现有数据是否足以得出清晰而明确的结论。评价实验数据的充分性需要考虑现有资料是否能够满足风险评估的需要，当现有数据不能满足评估需求时，需要专家确认“信息缺口”有多大，决定是否需要重新获取信息。

在评价数据的相关性和充分性时，总是会涉及信息权重的问题。例如当某一特定终点获得多个实验的资料，这些资料有一个以上的结论时，需要应用权重程序来确定哪些结论可用于风险评估。最大的权重应该赋予最可靠和最相关的研究，这就需要为每个实验终点确定“关键研究”[7]。通常这些“关键研究”是研究的质量、完整性和代表性最好，与所评价的特定终点最具相关性的研究。

三、重要概念

（一）人类相关性分析框架

目前，国内外针对如何评价数据与人的相关性，制定出了相关性评价准则或人类相关性分析框架（Human Relevance Framework，HRF）。如国际化学品安全规划署（International Programe on Chemical Safety，IPCS）癌作用模式人类相关性框架、国际生命科学研究所研究基金会 / 风险科学研究所（International Life Sciences Institute/Risk Science Institute，ILSI/RSI）化学致癌物引起动物肿瘤的 MoAs 人类相关性框架、欧洲化学品生态毒理学和毒理学中心（European Centre for Ecotoxicology and Toxicology of Chemicals，ECETOC）化学品风险评估中人类数据和动物数据的整合框架等[8-10]。HRF 中需要考虑动物 MoA 与人类是否有明确的相关性或潜在相关性。经 HRF 分析后，如果动物 MoA 与人类有明确的相关性或潜在相关性，那么需要继续进行风险评估；反之，经 HRF 分析后发现动物 MoA 与人类毫无相关性，则无必要进行下一步风险评估[9]。

（二）作用模式

作用模式（mode of action，MoA）是指以化学物与生物分子交互作用开始的，证据权重支持的可能导致毒性有关终点的一组事件或一系列具有因果关系的生物化学或生物学关键事件引发的效应。可测定的 MoA 不同于作用机制，作用机制是对毒作用分子基础更详细的了解，是从分子水平进行更精确的解释和描述[11-12]。MoA 建立的前提是因暴露于某种外源性物质而引发人类健康效应，MoA 是包含反馈环的具有相互依赖关系的网络群，在网络群里疾病结局被引发或者修改。MoA 用于确定动物实验数据或体外试验数据与人类的相关性框架。

（三）关键事件

评价相关性的重点在于识别关键事件（key events）。关键事件是 MoA 引起毒理学反应中关键的、可测量和可观察的事件，是构成 MoA 的必要因素。通常关键事件是存在因果关系的事件，或者是具有相应因子的生物学标志[11]。如果 MoA 未知，则可将试验中的 MoA 视为“黑匣子”，而一系列关键的分子和细胞事件发生在黑匣子中，从暴露于物质开始至产生毒性效应结束。且“黑匣子”即 MoA 由许多的关键事件组成，每个关键事件按一定序列进行到足够程度才会产生效应。换言之，如果在关键事件序列中，某一个关键事件没有发生，或者没有发生到足够的程度，则不会观察到最终的毒性效应。

（四）良好的实验室规范

良好的实验室规范（good Laboratory practice，GLP）是一种有关非临床人类健康和环境安全试验的设计、实施、查验、记录、归档及报告等的组织过程和条件的质量管理体系，用于提高实验数据质量和保证实验结果的有效性、真实性。GLP 始于 20 世纪 70 年代。1972 年，新西兰最早进行了 GLP 立法，要求所有进行科学实验研究的实验进行注册，没有达到 GLP 标准的实验室，其数据不得与他人进行交换，在法律上无效。1976 年，美国食品药品监督管理局（Food and Drug Administration，FDA）制定了仅限于药品的 GLP 规范草案。1980 年，美国环境保护局（Environmental Protection Agency，EPA）在《联邦杀虫、杀菌、杀鼠剂法》中发布了有关农药的 GLP 标准。其后 30 多年，GLP 的概念逐渐扩展到其他有毒、有害物质，如农药、兽药、化妆品、食品和饲料添加剂等。目前 GLP 的范围基本已经覆盖了与人类健康有关的所有实验室研究工作，并有进一步向与整个环境和生物圈有关的实验室研究工作扩展的趋势。

（五）定量结构效应关系

定量结构效应关系（quantitative structure-activity relationship，QSAR）是预测化合物的理化性质或生物活性的理论方法之一。在现代计算化学理论中，QSAR 是采用理论计算研究一类化合物的二维结构或三维结构，然后进行统计分析，找出结构与其生物效应（如药物的生物利用度、活性或毒性等）的定量关系的方法。QSAR 的发展顺应了合理设计生物活性分子的需要，成为指导药物设计合成的方法之一，逐渐发展成为药物设计研究领域的一个分支。QSAR 成为众多研究者进行药物研究时所使用的重要理论计算方法和常用手段，作为理论化学的重要组成部分，应用范围非常广泛，包括生物化学、环境化学、药物化学、毒理学等诸多领域。此外，对于未知化合物，可以进行物质的理化性质、相关的环境行为以及毒性的预测及评价，以避免盲目地进行实验，造成实验资源的浪费。

第二节　可靠性评价

一、Klimisch 评级系统

Klimisch 评级系统在 1997 年由 Klimisch 等提出，属于单层筛选体系。它将数据资料按可靠性分为 4 类：无限制的可靠类、有限制的可靠类、不可靠类和无法归属类（表 14-1）。按照其每条标准对现有的毒理学数据、实验过程、结果记录进行分类，即对每一实验数据的分类要提供充分的依据，并且详细地记录下来。例如，实验是否按照 GLP 或 OECD、欧盟（European Union，EU）等规定的实验指导原则进行，严格按照导则实施的实验被归为“无限制的可靠类”；没有按照上述导则实施的实验，则要进一步考虑其是否详细记录了实验过程和实验结果，如果记录完整，且有一定的科学性，则可归为“有限制的可靠类”；不符合的则将其归为“不可靠类”或“无法归属类”。如此通过该评级系统将每一项数据归为不同的类别。通过这样详细的记录和分类，使数据可靠性分类有证可循，体现了该评级系统的科学性。通常情况下，第一、二类数据可用于危害风险评估，第三类“不可靠类”和第四类“无法归属类”的数据虽然一般不用于危害风险评估，但并非完全无用，在有些情况下可作为参考。

目前 Klimisch 评级系统主要被 OECD、欧洲化学品生态毒理学和毒理学中心（European

Center of Ecotoxicology and Toxicology of Chemicals，ECETOC）用于评价化学品毒理学实验数据的质量。该系统致力于将全球毒理学数据可靠性评价一体化，将实验数据资料（特别是毒理学和生态毒理学资料）的可靠性分级标准化，同时也被广泛采纳于 EU 关于化学品注册、评估、授权和限制法令（REACH 法规）的卷宗整理中，从而可增强数据评价的透明度。Klimisch 评级系统虽然已被广泛使用，但是它仅用 4 个类别的定义来进行评价，评价标准较为粗糙，缺乏详细的分级标准。若评价者对类别的定义理解有偏差，那么评定结果就会出现不同的分类。

表14-1　Klimisch 评级系统分类

评级	结论	描述
1 级	无限制的可靠类	实验严格按照 GLP 或 OECD 规定的实验导则进行
2 级	有限制的可靠类	实验没有严格按照实验导则进行，但详细记录了实验过程和结果
3 级	不可靠类	实验结果不是由可行的实验方法所得或记录不完整
4 级	无法归属类	实验无法提供详细的实验细节，记录不完整

二、ToxRTool 评价工具

ToxRTool 评价工具由欧洲替代方法验证中心（European Center for Validation of Alternative Methods，ECVAM）于 2008 年研发，旨在建立一系列细化的且操作性强的指标体系，为评价现有的毒理学数据建立系列标准，为评价体内或体外毒理学试验数据质量提供统一、透明的评价标准，使毒理学数据质量的评价过程更加简化、快捷[7]。该评价工具由两个部分组成——体内试验评价标准和体外试验评价标准，并分别由一系列具体的评价指标构成。具体的评价指标分为 5 类：受试物的鉴定、试验体系的特征、试验设计的描述、试验结果的记录、试验设计和结果的可信性。具体来讲，这些指标被细化分为体内试验 21 条和体外试验 18 条，体外试验评价标准的具体内容可见表 14-2。

ToxRTool 评价工具对试验数据和信息按照是否符合各项具体指标要求，通过回答“是”或“否”计算出总得分（回答“是”得 1 分，“否”得 0 分）。表 14-2 中用粗体字显示的指标所涉及的信息，对于评价数据可靠性是必不可少的，称为“红色标准”。与至少一个红色标准不相符的研究数据将直接被分到不可靠类，不考虑总得分。符合所有的红色标准后再根据体外试验计算不同的得分，按照总得分将毒性资料分成 3 类：①无限制的可靠类；②有限制的可靠类；③不可靠类。它们对应的具体得分分别为 15 ～ 18 分、11 ～ 14 分及＜ 11 分或者不满足红色标准。

目前，ToxRTool 的应用较为普遍，但其优点和缺点也非常明显。其最主要的优点是评价标准更详细、规范，评分过程和记录更透明、简便、快速；缺点是只能评估试验方法和过程完整记录的试验数据。由于评分方法采用“是”或“否”给予 1 分或 0 分，如果稍有不满足，ToxRTool 评分将会很低。另外，该工具只适用于原始数据，不适用于未引证的二次文献、参考书、手册等数据。

表14-2　ToxRTool对体外试验资料可靠性的具体评价指标

标准类别	体外试验
1. 受试物的鉴定	**1. 受试物是否被识别**
	2. 受试物纯度
	3. 受试物的来源
	4. 特定试验中必不可少的理化因素
2. 试验体系的特征	5. 试验体系的描述
	6. 试验体系的来源（细胞株的供应商、器官来源）
	7. 试验体系的性质、培养条件
3. 试验设计的描述	8. 试验方法明确
	9. 受试剂量
	10. 暴露频率和时间
	11. 阴性对照
	12. 阳性对照
	13. 重复试验
4. 试验结果的记录	14. 判断试验终点的方法
	15. 透明、完整的试验结果描述
	16. 统计方法明确
5. 试验设计和结果的可信性	**17. 通过恰当的试验设计获得化学品特异的试验数据**
	18. 定量试验结果可靠性

注：表中黑体字为 ToxRTool 工具的“红色标准”。

三、美国环境保护部（EPA）分级筛选评价系统

EPA 分级筛选评价系统在 1999 年“高产量化学品挑战计划”中首次提出，用于评价可获得的化学品毒理学数据信息，并生成“EPA 分级筛选评价系统筛选信息数据组”数据库，作为化学品数据的检索工具为公众所用。

EPA 为管理每年生产及进口的高产量化学品（high production volume chemicals，HPVC），于 1998 年制定了“高产量化学品挑战计划”，目的是使公众能够方便地了解高产量化学品的危害和风险，以便更好地管理化学品。HPVC 通常是指每年在美国生产或进口量大于或等于 100 万磅[1] 的化学品。“高产量化学品挑战计划”中也涉及评价化学品数据信息质量的问题。EPA 提出了信息筛选系统，通过这一系统筛选的信息组成一个“筛选信息数据组”（Screening Information Data Sets，SIDS）数据库，作为化学品毒性数据的检索工具为公众所用。

信息筛选系统由两层组成。它首先对某一特定化学品所能收集到的所有现存信息进行第一层初筛，通过预先设定的标准来评价数据信息的完整性。符合第一层标准的数据再进

[1] 约 45 万千克。

入第二层进行进一步筛选，不符合第一层要求的数据则不允许进入第二层。

对于该计划中所有化学品的数据信息，最基本的要求是每项实验报告都必须包括实验目的、实验方法、结果和结论。其中第一层初筛对于健康影响的毒理学数据评价标准包括实验动物物种、数量（每个实验剂量或浓度组的实验动物数，并按照性别分别记录），剂量、浓度水平（实验中受试物和对照物的剂量或浓度组数和剂量水平），暴露途径或方式（经口、皮肤、腹腔、吸入等），暴露时间，实验对照（所有实验都要有阴性对照组，有些实验要有阳性对照组），统计分析（必须描述所使用的统计分析方法，以及由该方法所得出的结果）等，具体内容见表 14-3。进入第二阶段的数据信息将根据毒理学数据的相关性和充分性进行进一步筛选。EPA 信息筛选系统与 Klimisch 评级系统的评价标准类似，而国际上 Klimisch 评级系统使用更为广泛。

表14-3 信息筛选系统第一层筛选标准

具体评价标准
1. 受试物的鉴定（有足够的关于受试物的描述，包括受试物的纯度、所含杂质的量）
2. 实验涉及的蒸气压、脂水分配系数、水溶性
3. 有足够的引证和参考
4. 对照（所有实验都要有阴性对照组，有些实验要有阳性对照组，例如 AMES 试验）
5. 统计分析（必须描述所使用的统计分析方法，以及由该方法所得出的结果）
6. 实验动物物种、年龄、性别、数量
7. 剂量或浓度水平
8. 暴露途径或方式（经口、皮肤、腹腔、吸入等）
9. 暴露时间

四、美国健康评估和转化办公室（OHAT）偏倚风险评价工具

健康评估和转化办公室（office of Health Assessment and Translation，OHAT）是美国国家毒理学计划（National Toxicology Program，NTP）其中一个部门，其开发的偏倚风险评价工具用来评估研究中的偏倚风险或者内部有效性，主要针对实验设计和实施过程中，暴露和结局之间关联的可信度。该工具的产生和发展主要源于美国医疗保健研究与质量局（Agency for Healthcare Research and Quality，AHRQ）、Cochrane 偏倚风险评价工具、Cochrane 手册、曼彻斯特大学 CLARITY 小组等提供的指导意见。潜在的偏倚风险主要通过 11 个问题进行评估，对于不同的实验类型，将由不同的问题组成。例如针对动物实验，第 1、2、5、6、7、8、9、10、11 号问题组成评估问题。该工具的具体构成见表 14-4。11 个问题分别被分配至了不同的偏倚类型中，其中针对选择偏倚的相关问题为：①给药剂量或者暴露水平是否随机化；②研究对象分配入组的方式是否足够隐蔽；③对照的选择是否恰当。混杂偏倚的相关问题为：④研究设计和分析是否对重要的混杂因素和修饰变量做了解释说明。实施偏倚的相关问题为：⑤实验条件在各组中是否保持一致；⑥研究过程中是否对研究人员和研究对象施用了盲法。失访偏倚的相关问题为：⑦研究数据是否完整，没有调查对象

的排斥或者失访。测量偏倚的相关问题为：⑧暴露的特征描述是否完整、可信；⑨结果的评价是否可信。选择报告偏倚的相关问题为：⑩所有的测量结果是否都做了报告。其他偏倚的相关问题为：⑪ 是否还存在其他偏倚影响内部有效性（例如统计方法是否恰当、研究者是否遵从实验方案）。该工具针对每一个问题分为 4 类评估结果：明确的低偏倚风险、可能的低偏倚风险、可能的高偏倚风险、明确的高偏倚风险。

表14-4　OHAT偏倚风险评价工具的构成

评价工具的构成方式	评价工具所适用的实验类型
1．11 个偏倚风险相关问题	1．动物实验
2．每个问题所适用的实验类型	2．人体对照试验
3．每个问题根据一定的原则给予 4 类评估结果	3．队列研究
4．问题被分配至 6 种偏倚类型中（选择偏倚、混杂偏移、实施偏倚、失访偏倚、测量偏倚、选择报告偏倚）	4．病例对照研究
5．该工具将使用网络形式，评估者评估某一类型的实验时，只能看到适用于该实验类型的问题和解释说明（例如评估动物实验时将不会出现用于评估人体试验的问题）	5．横断面调查 6．个案报道

第三节　相关性评价

一、评价要素

目前关于相关性评价的内容或评价要素，因评价目的、应用范围不同，国内外不同机构关注的侧重点略有不同。如荷兰国家公共卫生与环境研究所（National Institute for Public Health and the Environment，RVIM）在《化学品人类健康风险评估准则》中提出评价数据的相关性要考虑 6 个方面[13]：①实验物种是否与目标人群相关？②暴露途径是否与待评价人群和暴露场景相关？③暴露体系是否与待评价人群相关？④关注的效应是否与目标人群相关？⑤观察到的效应是否具有生物学相关性？⑥观察效应是否具有毒理学相关性？

在 Klimisch 评价体系基础上，RIVM 与瑞士以及瑞典研究机构在生态毒理学领域提出“生态毒理数据报告与评价标准”（criteria for reporting and evaluating ecotoxicity data，CRED），其关于数据相关性的准则包括两类——生物学相关性和暴露相关，共 13 条。其中生物学相关性包括[14]：①受试物种与待评价体系是否相关？②受试生物体与受试化合物是否相关？③报告终点是否适用于管理目的？④报告终点是否适用于待研究的效应或受试物的 MoA 模型？⑤效应是否与群体水平相关？⑥效应的大小是否有统计学显著性以及是否与管理目的有生物学相关？⑦研究的生命阶段是否合适？⑧实验条件与受试物种是否相关？⑨暴露持续时间是否与研究终点和物种相关或适用？⑩如有恢复效应，是否与待评价的研究框架相关？暴露相关性包括：⑪ 受试物质对于待评价物质是否有代表性或相关性？⑫ 实验暴露场景是否与该物质相关？ ⑬ 实验暴露场景是否与物种相关？

而在药物和环境评价领域，德国和瑞典的研究机构合作提出了 Ågerstrand 评价框架，包括12条相关性评价准则[15]：①受试物质能否代表风险评估的物质？②研究中选用的实验物种是否合适？③研究中采用的生命阶段是否合适？④研究终点是否恰当？⑤物种暴露途径是否相关？⑥受试物质暴露场景是否存在？⑦实验剂量或浓度是否恰当？⑧实验剂量与测量或预测环境浓度（如果可以获取）具有怎样的相关性？⑨暴露时间与研究终点是否相关，是否恰当？⑩是否存在比暴露时间更能影响终点的其他关键参数（例如pH、温度、光照条件）？ ⑪ 实验终点是危害效应（例如生殖和发育效应）还是非危害效应（例如代谢、基因表达）？ ⑫ 是否有参考文献？

依据目前国内外相关性评价研究，体外试验数据相关性评价要素可以分为4个主要部分。

1．暴露相关性 包括：①暴露的物质与待评价的物质是否有相关性？②暴露途径或方法与风险评估的目的是否有相关性？③暴露时长与风险评估的目的是否有相关性？④暴露剂量或浓度与风险评估的目的是否有相关性？

体外试验要考虑试验中采用的化学物浓度或剂量是否与体内试验具有可比性，以及化学物作用于不同试验系统或组织时，不同系统或组织对化学物的吸收率，便于在不同组织中形成可比较的细胞内浓度。考虑暴露的剂量或浓度也有助于确定暴露途径[16]。

2．生物学相关性 欧洲食品安全局（European Food Safety Authority，EFSA）的科学委员会（Scientific Committee）在2011年发表的《关于统计学显著性和生物学相关性的科学观点》中明确给出了生物学相关性（biologically relevant）的定义。生物学相关性效应可定义为由专家决策考虑的对于人类、动物、植物或环境卫生具有重要意义的效应[17]。

生物学相关性涉及很多方面，体外试验要考虑[16]：①数据关键事件的描述是否违背现有公认的生物学理论或假说？②选择的物种与风险评估的目的是否有相关性？③体外试验数据是否对不同种属的相似组织或试验系统都进行评估？④体外试验选用的试验系统是否与发生有害效应的动物或人的靶器官或组织在器官、组织、细胞类型、年龄、发育阶段、性别等方面具有等价性或一致性？

3．效应相关性 效应相关性是指效应选择的观察终点、效应的大小、效应的群体水平以及效应的恢复现象与风险评估的相关性。对于体外试验，包括：①观察终点或毒性效应与风险评估的目的是否有相关性？②选择的观察终点是否适用于建立MoA假说？③效应的大小能否准确反映风险？④体外试验数据的效应是否有组织特异性？

4．人类相关性 毒理学实验数据中体外试验采用的试验对象是体外培养的细胞（组织等），所获得的试验结果和数据，如应用于人类健康风险评估，需要先评价其与人类健康风险的相关性的程度。对于不能证明与人类没有相关性的体外试验数据，可采用MoA的HRF评价判断数据与人类的相关性，其核心是考虑关键事件的定性差异和毒代动力学或毒效动力学的定量差异是否能排除人类相关性。

二、评价方法

齐丽娟等[18]对国际上毒理学数据相关性评价的方法进行汇总梳理，将相关性评价的方法概括为3种：定性评价、定量评价和半定量评价。目前国内外相关性评价中多数采用定性评价方法。如IPCS癌作用模式人类相关性框架、ILSI/RSI化学致癌物引起动物肿瘤的MOAs人类相关性框架和EPA毒理学数据与人类相关性评价[19]等。

相关性评价的半定量评价方法在定性评价的基础上，对相关性评价结果进行分类，便于风险评估工作人员对数据高效利用和整合。如ECETOC化学品风险评估中人类数据和动物数据的整合框架[10]。ECETOC相关性评价框架主要包括4部分：建立MoA假说、剂量学考量、考虑与人类的相关性和剂量-暴露途径外推。

法国国家研究署项目（AMORE）数据相关性（定量）评价框架是环境风险评估中关于数据综合分析的工具。该评价框架主要应用于生态毒理学评价，可在评分系统中体现专家之间的差异并建立具有可操作性的方法，帮助评估人员对生态毒理学数据定量评分。AMORE评价框架明确区分数据的可靠性和相关性。基于线性权重（lines of evidence，LoEs）建立数据分级结构，在调查问卷中将评价体系分为三级结构，即试验可靠性、统计学可靠性和生物学相关性，共11类23组57个问题，其中将数据的生物学相关性分为持续时间、实验设计、生物学终点、生物体相关性4类7组20个问题。最后经过一系列计算得出相关性因素的评分[20]。

第四节　应用案例

一、系统综述中的应用

系统综述（systematic review）是指针对某个主题进行的二次研究，在复习、分析、整理和综合针对该主题的原始文献的基础上进行，综述过程要依照一定的标准化方法。系统综述具有完整、透明和可重复的特点，为医疗卫生决策提供较为完整、可靠、权威的证据，是循证决策的良好依据。为什么要进行系统综述？因为现在可以获取的信息太多，系统综述可以减少偏倚和随机误差，提高统计效度，通过探讨研究结果的不一致性，为决策提供依据，为以后的知识更新提供一个系统、简易的方法。一个系统综述研究可能只包括一种类型的研究，也可以是不同研究方法的综合。系统综述是根据预先提出的具体问题，对相关的研究结果进行收集、选择和评估，得出科学的综合性结论[21-22]。进行系统综述，需要整合海量的信息，因此要避免“只见树木不见森林”。由于实验设计、实验条件差异等，即使是针对同一个研究问题，也往往会出现不一致的结果，如果根据一个或几个研究就下结论，可能会“只见树木不见森林”，导致决策失误。系统综述是对原有的结果进行再分析，只有从不同的高质量独立研究中提取信息综合分析，才能获得高质量的综合结论。因此，要对拟纳入的文献进行毒理学数据质量评价。

全面检索，搜集符合选择标准的原始文献是系统综述的一个重要环节。全面检索应包括检索有关数据库（如MEDLINE，EMBASE）、查找已知文献的引文和向专家咨询检索文献。根据入选和排除标准进行仔细的筛选，挑出合格的研究进行系统综述和meta分析。但目前发表的系统综述存在的问题之一就是缺少对原始研究进行标准一致的质量评价[23]。即使对于全部以随机对照试验为素材的综述，仍有必要了解原始研究的质量是否良好；即使各个原始研究的结果是一致的，仍有必要了解各原始研究的真实有效性。搜集文献、评价原始研究的真实有效性并选取其中的数据是综述的重要环节。

开展系统综述的研究依赖于有足够数量且高质量的毒理学数据。目前国内外对毒理学数据筛查方法的研究已经相对成熟。数据质量可靠性评价主要以文献中对实验信息的描述为基础，关于实验方法、测试过程和统计分析的描述越详细，数据筛查结果的精确性越高。一套完善的数据筛查与评价方法可以为系统综述提供技术支撑，使综述报告信息的表述更加准确与完整。

二、风险评估中的应用

风险评估是指特定的靶机体、系统或（亚）人群暴露于某一危害，考虑到有关因素固有特征和特定靶系统的特征，计算或估计预期危害的过程。风险评估由 4 个步骤组成：危害识别、危害特征描述（剂量 - 反应评定）、暴露评定和风险特征描述。风险评估的目的是预测危险和控制风险。

风险评估所需的毒理学资料类型分为以下 3 类。①非检测数据：计算毒理学数据（QSAR、分组与交叉对照）。②非人类数据：体外试验和动物实验数据（吸收、代谢、急性毒性、慢性毒性、亚慢性毒性、生殖发育毒性、神经毒性、致畸、致突变、致癌作用等）。③人类资料：人体暴露试验、中毒资料（流行病学研究、病例报告）等。风险评估对毒理学数据有严格的要求：需为国际权威机构出具的相关技术报告或通告、国内外重要刊物上发表的学术论文、权威论著、未公开发表的评价报告或内部技术资料等。对于缺乏危害识别和危害特征描述关键数据的，需自行设计实验进行数据采集，实验方案应参照国际公认的程序或我国相关部门推荐的操作规范和标准程序进行[24]。

毒理学数据在风险评估的各个步骤中发挥着发现潜在有害作用，确定关键效应和健康指导值，判断敏感人群，确定暴露途径以及产生有害作用所必需的暴露条件等重要作用[25]。毒理学数据是风险评估工作的基础和核心，数据质量是影响风险评估结果的关键。毒理学数据质量评价是风险评估中不可或缺的重要环节。评价毒理学数据的可靠性、相关性和充分性对食品安全、环境与健康等风险评估工作至关重要。

三、循证毒理学中的应用

2005 年 Guzelian 等首次提出了“循证毒理学”（evidence-based toxicology，EBT）这一概念，把循证医学的概念引入毒理学，为毒理学家借鉴循证医学的方法开展毒理学工作提供了重要的参考[26]。与此同时，Hoffmann 和 Hartung 提出了将医学诊断方法的循证评估转化为毒理学检测方法评估的潜在价值，并指出该方法在评估化学物质对人体健康危害的证据方面的应用前景[27]。Hartung 认为，通常来说，循证毒理学可以帮助评估新的体外机制的毒性评估工具，与传统的验证方法相比，新的评估方法更系统，更加关注机制相关性。2007 年第一次 EBT 国际会议在意大利举行。后来，Hartung 和几位合作伙伴建立了循证毒理学合作组织（Evidence-Based Toxicology Collaboration，EBTC），致力于推进循证毒理学的国际合作。第一届 EBTC 会议于 2012 年举行。

随着毒理学的日益发展，毒理学家面临着海量的已发布信息。例如，仅 2011 年 PubMed 中“毒理学”的简单搜索已经超过 6000 次点击。而个人非结构化的证据检索往往倾向于主观和不完整，容易导致偏见和不透明的结论。因此，毒理学家迫切需要一种客观的评价方法对数据进行筛选和甄别。而作为循证毒理学最主要的应用之一，方法评价被用于评价各种毒理学工具以确定其有用性和局限性，在毒理学中占有重要地位。21 世纪，毒理学进入“大数据”时代，毒理学技术可快速产生海量数据，数据整合与分析成为本世纪科学发展的重要挑战。EBT 无疑将为 21 世纪毒理学提供重要的评估手段和方法学参考，有助于实现毒理学发展的新愿景。

四、定量结构效应关系数据的质量评价

随着信息科学、计算机科学与互联网的高速发展，形成了一门以化学、化工、计算机与信息技术为基础的边缘学科——化学信息学。其中 QSAR 是化学信息学研究中十分活跃的领域之一。QSAR 研究是通过建立化合物分子结构参数与生物活性的关系，达到预测化合物活性的目的。20 世纪 60 年代，Hansch 和 Fujita、Free 和 Wilson 应用统计学方法并借助计算机技术建立了真正意义上的 QSAR 表达式。符合该准则的 QSAR 模型可以应用于化学品风险评价、筛选和优先控制等管理中。该准则的提出为 QSAR 模型的构建和使用指明了方向。近年来，QSAR 模型的预测能力和机制解释能力大大提高，根据 QSAR 的预测结果，可对未知化合物的环境行为和生态毒性进行预测、评价和筛选，为进一步的风险评估提供基础数据。Papa 等结合 QSAR 方法，分别建立了酯类化合物和硝基芳烃的综合毒性因子（integrated toxicity index，ITI）计算方法，并且得到直接由化合物结构参数估算 ITI 的 QSAR 模型，评价了这些化合物综合毒性的相对大小。OECD 于 2007 年提出了 QSAR 模型发展和使用准则：①明确定义的环境（活性）指标；②明确的算法；③明确的模型应用域；④适当的拟合度、稳定性和预测能力；⑤最好能够进行机制解释（详见表 14-5）。欧盟化学总署（European Chemicals Agency，ECHA）的 QSAR 模型技术指南与 OECD 准则对接，从而确保预测结果的透明性、一致性、可接受性及完整性。

表14-5　OECD关于QSAR模型的发展和使用准则

准则	具体构成
明确定义的环境（活性）指标	相关的实验因素（如实验物种）
	生态效应
	人群健康效应
	理化特性
	实验方案
	因变量
	环境归宿（如生物降解）
	数据质量和变异性
明确的算法	模型类型
	详述的算法
	描述符的选择
	算法和描述符的产生
	生成算法和描述符的软件
明确的模型应用域	结构应用域
	机制应用域
	代谢应用域

续表

准则	具体构成
适当的拟合度、稳定性和预测能力	拟合优度
	精确度
	敏感性
	特异性
	内部有效性
	外部有效性
	信息可用性
	化学品数据集
最好能够进行机制解释	结构特点与作用方式的相关性
	水生鱼类毒性预测中的动力学模型

第五节 挑战与展望

一、主观因素的影响

对毒理学数据质量进行评价时，评价者首先应了解数据变异性的来源，这些变异可能是普遍的，也可能是与观察终点有关的特异性变异。Nendza 等总结了一些潜在的变异来源，例如受试物的纯度和来源，受试物的挥发性、溶解度、pH，实验设计时样本量是否科学、充分，完整实验过程的描述、对照的设定、是否遵循了 GLP 规则，评价对象发表的期刊在行业内的水平，统计方法的使用是否正确等因素 [28]。

虽然评价系统或者工具主要是根据每个评价指标的得分，将不同数据纳入不同分类或者分级，但仍然存在不同评估者将相同的数据纳入不同分类中的可能，主要原因有：①评估者对被评价的资料所提供的信息理解不同；②资料中提供了相关信息，但评估者没有找到；③评估者对评价系统的打分标准理解不一致。所以，使不同评估者主观因素造成的不一致最小化仍然是评价系统或工具最需要完善的方面。上述提到的 Klimisch 评级系统、毒理学数据可靠性评价工具 ToxRTool，其宗旨都是通过一定的评价标准针对毒理学数据质量，主要是对数据的可靠性进行评价，筛选出可靠数据，但在评价标准上存在着一些差异。其中 Klimisch 评级系统在毒理学数据评价中最具权威性，但是评价标准不够明确、细化，同样的评价对象可能会有不同的评价结果；而 ToxRTool 评价标准相对明确、具体、客观，但对评价对象所能提供的信息要求很高，需掌握评价对象的具体信息。Klimisch 评级系统将未提供足够实验细节的数据归为无法归属类，而 ToxRtool 工具将其归为不可靠类。一方面可能将其归为无法归属类更加公正，可以避免因为信息不足而做出类似不可靠这种可能错误的判断；另一方面，信息不足可能屡见不鲜，那将导致大多数数据质量评估的结果可能都集中于无法归属类，从这个角度看来，可能归为不可靠类或者低质量数据更有实际意义。

定量结构 - 性质 / 活性相关研究（quantitative structwre-property/activity relationship,

QSPR/QSAR）模型目前局限于化学物性质和生物活性预测，因毒性 MoA 分类规则较复杂，在 QSPR/QSAR 建模中的应用还比较少。将毒性作用机制与化合物结构联系起来会在一定程度上提高其可行性。但即使结构相似，化学物的毒性 MoA 也会存在差别，这也为 QSPR/QSAR 建模增加了难度。偏倚风险评估工具用来评估研究中的偏倚风险或者内部有效性，但研究过程中还有一些因素影响研究的实用性，即外部有效性（间接性或者适用性）。例如随访时间在各组之间不完全相同可能会产生信息偏倚，同样随访时间与外部有效性也相关，如果对于某一观察终点的随访时间不足，虽然经过良好的实验设计和实施过程，仍会产生外部有效性的问题，所以外部有效性也应该被偏倚风险评估工具考虑在内[29]。

二、相关性的外推与定量分析

（一）相关性的外推

在人类健康风险评估中，尤其在风险评估的危害识别和危害特征描述阶段，通常只能获取少部分人类数据，甚至某些情况下无人类数据可以采用。大部分数据来源于动物实验数据或体外试验数据。因此，在风险评估的危害识别和危害特征描述阶段，重点需要解决动物实验数据或体外试验数据外推到人的问题。

在人类相关性评价过程中，一旦确立某种动物实验关键效应的 MoA，就需要评估人类与此关键效应的相关性。而在评估是否具有相关性时，常采用“质疑法”，即质疑这种关键效应的人类相关性。例如导致产生此关键效应的关键事件在人类是否均发生或存在，如果在人类至少有一个关键事件未发生，或者未发生到足够程度，那么需识别此关键事件，并证明人类不会发生此关键事件，或者不适用于人类。这时可以通过补充研究来解决，例如基于人体组织的体外研究。已知实验动物的毒性 MoA，从而通过建立体外模型系统（细胞、亚细胞）来预测动物体内的反应，用于人类样本的体外试验进而外推到人类的过程。如图 14-1 所示，评价动物试验数据与人类的相关性时，需进行基于动物组织的体外试验和体内动物试验的外推、基于动物组织的体外试验和基于人类样本的体外试验的外推、基于人类样本的体外试验和人类体内效应的外推，以及体内动物实验和人类体内效应的外推。

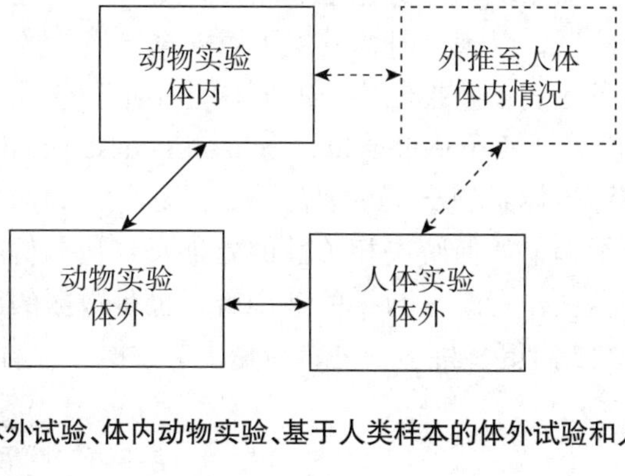

图 14-1　基于动物组织的体外试验、体内动物实验、基于人类样本的体外试验和人类体内效应的外推关系图[30]

（二）相关性的定量分析

目前国内外关于数据质量评价中相关性的评价，多数采用定性评价或者半定量评价方法，较少采用定量评价方法。这是因为相关性评价要素或评价内容条目较多，评分权重、计算方法等较为复杂，采用定量评价工作量较大、工作耗时长，例如前述 AMORE 评价框架调查问卷包含共 11 类 23 组 57 个问题。需要采用多准则决策分析（multi criteria decision analysis，MCDA）方法和模糊逻辑学（fuzzy logic）将评价问题归为两类信息：一类为各分级相关性因素之间的关系，并按因果关系的优先顺序排列，以“IF-THEN”规则展示；另一类为相关性因素评分，评分区间为［0，1］，最终得出评分。此外，相关性评价定量评分时易受主观因素的影响，对评估人员专业水平要求高。因此，目前如何进行数据相关性定量评价仍有待研究。

（三）体外数据与人类或生物相关性的判断

人类健康风险评估中，体外试验数据发挥着重要作用，但体外系统和体内系统外推以及不同种属体外系统之间的外推，都涉及体外数据与人类相关性或生物相关性的判断。体外数据相关性、人类相关性或生物相关性需要考虑以下方面：①研究物质是否具有毒理学活性？②待测效应与危害效应间有什么直接联系？③所使用的生物样本是否来自于相同的器官、组织、细胞类型、年龄、发育阶段和性别？④如果危害效应发生或可在多个组织中测定，所研究的组织或组织制剂是否具有代表性？或者，若此效应不限于局部，这种效应在组织间是否一致？⑤研究设计是否考虑到数据的统计学意义、是否考虑到重复性和样本量等因素？⑥研究化学物质时，是否考虑了化学物质的摄取情况？以及化学物质细胞内浓度在组织间是否具有可比性？⑦是否跨物种评估了相似的组织或样本？⑧体外研究的物质浓度是否与体内具有可比性？上述各方面的评价或判断会影响体外数据是否可以外推至体内效应，进而影响应用体外数据进行人类健康风险评估的效用[31]。

三、展望

数据质量关乎毒性评价及风险预测结果的科学性、可靠性，自 1997 年 Klimisch 评级系统构建以来，数据质量评价体系日渐丰富，适用范围也越来越广阔，涵盖了各类化学品、环境化学物质、食品等方方面面。另外，随着科学技术的发展，新的化合物、新的食品原料源源不断地出现，同时专业领域的划分越来越精细，都呼吁构建专业性更强、更适用于细分领域的数据质量评价体系，以满足时代发展下对安全、高效的需要。2017 年国家食品安全风险评估中心和江苏省疾病预防控制中心共同构建了适用于我国食品安全风险评估工作的毒理学数据可靠性评价工具（toxicology data reliability assessment method，TRAM），为构建我国毒理学数据质量评价体系做出了重要的尝试。此外，如何最大限度地降低数据质量评价过程中主观因素的影响，如何解决相关性的外推及定量分析问题同样需要我们不断去探索和完善。每一位科学工作者既是数据的使用者，也是数据的制造者。期待大家在用好数据、用对数据的同时，产出更多科学、可靠的高质量数据。

（卞　倩[1,3]　李国君[2]　吕中明[1]　齐丽娟[2]）

[1] 江苏省疾病预防控制中心。
[2] 北京市疾病预防控制中心。
[3] 通讯作者，E-mail：bianqian@jscdc.cn。

参考文献

[1] Griesinger C, Desprez B, Coecke S, et al. Validation of alternative in vitro methods to animal testing: concepts, challenges, processes and tools. Adv Exp Med Biol, 2016, 856: 65-132.

[2] Cronin MTD. Finding the data to develop and evaluate (Q) SARs and populate categories for toxicity prediction//Cronin MTD, Madden JC. In Silico Toxicology: Principles and Applications. Cambridge: The Royal Society of Chemistry, 2010: 31-56.

[3] Steinbach T, Gad-McDonald S, Kruhlak N, et al. (Q) SAR: a tool for the toxicologist. Int J Toxicol, 2015, 34 (4): 352-354.

[4] Klimisch HJ, Andreae M, Tillmann U. A systematic approach for evaluating the quality of experimental toxicological and ecotoxicological data. Regulate Toxicol Pharmacol, 1997, 25 (1): 1-5.

[5] Przybylak KR, Madden JC, Cronin MTD, et al. Assessing toxicological data quality: basic principles, existing schemes and current limitations. SAR and QSAR Environ Res, 2012, 23 (5/6): 435-459.

[6] Roth N, Ciffroy P. A critical review of frameworks used for evaluating reliability and relevance of (eco) toxicity data: perspectives for an integrated eco-human decision-making framework. Environment International, 2016, 95: 16-29.

[7] Schneider K, Schwarz M, Burkholder I, et al. "ToxRTool", a new tool to assess the reliability of toxicological data. Toxicology Letters, 2009, 189 (2): 138-144.

[8] Boobis AR, Cohen SM, Dellarco V, et al. IPCS framework for analyzing the relevance of a cancer mode of action for humans. Critical Reviews in Toxicology, 2006, 36: 10, 781-792.

[9] Meek ME, Bucher JR, Cohen SM, et al. A framework for human relevance analysis of information on carcinogenic modes of action. Crit Rev Toxicol, 2003, 33 (6): 591-653.

[10] ECETOC. Framework for the Integration of Human and Animal Data in Chemical Risk Assessment. Brussels: ECETOC AISBL, 2009.

[11] Wiltse JA, Dellarco VL. U.S. Environmental Protection Agency' s revised guidelines for carcinogen risk assessment: evaluating a postulated mode of carcinogenic action in guiding dose-response extrapolation. Mutat Res, 2000, 464 (1): 105-115.

[12] 周宗灿. 毒作用模式和有害结局通路. 毒理学杂志, 2014, 28 (01): 1-2.

[13] RVIM. Principles of Human Health Risk Assessment of Chemicals. 2012.

[14] Kase R, Korkaric M, Werner I, et al. Criteria for reporting and evaluating ecotoxicity data (CRED): comparison and perception of the Klimisch and CRED methods for evaluating reliability and relevance of ecotoxicitystudies. Environ Sci Eur, 2016, 28 (1): 7.

[15] Ågerstrand M, Küster A, Bachmann J, et al. Reporting and evaluation criteria as means towards a transparent use of ecotoxicity data for environmental risk assessment of pharmaceuticals. Environ Pollut, 2011, 159 (10): 2487-2492.

[16] USEPA. Guidance for Applying Quantitative Data to Develop Data-Derived Extrapolation Factors for Interspecies and Intraspecies Extrapolation. Washington, DC: U.S. Environmental Protection Agency, 2014.

[17] EFSA. Statistical significance and biological relevance. EFSA Journal, 2011, 9 (9): 2372.

[18] 齐丽娟，张楠，宁钧宇，等. 风险评估中毒理学数据相关性评价体系研究进展. 毒理学杂志，2019，33（3）：251-258.

[19] USEPA. Toxicology Data Requirements for Assessing Risks of Pesticide Exposure to Children's Health. 1999.

[20] Isigonis P，Ciffroy P，Zabeo A，et al. A multi-criteria decision analysis based methodology for quantitatively scoring the reliability and relevance of ecotoxicological data. Sci Total Environ，2015，538：102-116.

[21] 贾莉英，秦坤，苏大明，等. 卫生政策循证方法探讨：卫生政策系统综述纳入研究质量的评价方法. 中国卫生经济，2009，28（11）：11-12.

[22] 王波，詹思延，孙凤，等. 营养干预的循证评价：对现有循证评价方法的系统综述与评价. 中华流行病学杂志，2010，31（9）：1062-1067.

[23] 刘建平，夏芸. 中文期刊发表的中医药系统综述或 Meta 分析文章的质量评价. 中国中西医结合杂志，2007，27（4）：306-311.

[24] Bian Q，Ping Y，Jun W，et al. A new method to evaluate toxicological data reliability in risk assessments. Toxicol Lett，2019，311：125-132.

[25] Whale P，Halsall C，Agerstrand M，et al. Implementing systematic review techniques in chemical risk assessment：challenges，opportunities and recommendations. Environment International，2016，92-93：556-564.

[26] Guzelian PS，Victoroff MS，Halmes NC，et al. Evidence-based toxicology：a comprehensive framework for causation. Hum Exp Toxicol，2005，24（4）：161 -201.

[27] Hoffmann S，Hartung T. Toward an evidence-based toxicology. Hum Exp Toxicol，2006，25（9）：497-513.

[28] 吴俊，俞萍，吕中明，等. 毒理学数据质量评价体系的研究进展. 毒理学杂志，2018，32（5）：419-424.

[29] Viswanathan M，Ansari M，Berkman ND，et al. Assessing the Risk of Bias of Individual Studies When Comparing Medical Interventions. Agency for Healthcare Research and Quality，2012.

[30] ECETOC. Toxicological Modes of Action：Relevance for Human Risk Assessment. Brussels：ECETOC AISBL，2006.

[31] USEPA. Guidance for Applying Quantitative Data to Develop Data-Derived Extra polation Factors for Interspecies and Intraspecies Extrapolation，Washington，DC：U.S. Environmental Protection Agency，2014.

第十五章　试验方法的验证

摘 要

体外与预测毒理学方法作为一类替代方法，需要有关机构对其进行验证，才能得到更加科学、规范的发展和应用。验证是一个科学严谨又极具实践性的过程，需考察试验方法的可靠性和相关性，以及可重复性、经济成本、适用范围、使用条件和法规适用性等因素。国际上成立了多个专门的替代方法验证相关机构，实施了一系列项目以推进验证工作。本章以 OECD 验证为例，介绍了替代方法的验证原则、验证方法和验证程序。针对不同的毒理学检测终点，介绍了一些体外方法的验证进展及验证策略进展。我国的验证工作虽起步较晚，缺少专门的验证机构和体系发展，但近年来在诸多科技工作者和相关部门专家等从业人员的努力下也取得了较大进展。

第一节　概　述

验证是“评估为某一特定目的而建立的特定测试、方法、程序的可靠性和相关性的过程”。验证是一个科学而严谨的体系，使用遵循一定原则验证的测试方法可以获得人类和动物健康及环境危害性评估的可靠数据。同时，遵循国际认可的原则和程序也有助于数据互认和国际化协调。科学的验证工作对管理毒理学体系的建设起着非常重要的支撑作用，通常主要由各国政府机构设立相应的验证中心组织实施。

20 世纪 80 年代初期，OECD 开始发布一系列测试导则（test guidelines，TGs）用于指导工业化学品、农药、医药和个人护理产品等各类化学品的安全性试验，旨在协调各国化学品测试法规，在符合良好实验室规范的基础上，确保数据的质量和可靠性，以实现 OECD 成员国之间的数据互认和避免重复测试。TGs 开始主要是针对一些传统动物实验，但随着体外替代方法开始进入法规系统，替代方法验证的问题被提到日程上来。1991 年 TGs 项目的国家协调员会议正式提出该议题，1996 年 1 月在瑞典 Solna 召开了主旨为“协调毒理学替代方法验证和法规采纳标准”的研讨会。会议上确立的定义、原则和标准迅速得到了广泛的认可，并成为后续法规文件的重要基石。1998 年，OECD 开始起草《危害评估新测试方法的验证及国际认可指南》，历时 7 年，最终在 2005 年，OECD 采纳并公布为 OECD 第 34 号指导文件（以下简称 GD34），作为检测评估指南系列的一部分 [1]。此外，其他机构如欧洲替代方法验证中心、美国替代法验证部门间协调委员会，也给出了相似的指导性原则。

一、验证目的

验证是通过科学的手段考察检测方法的可靠性和相关性，并明确该方法是否可以满足预期的检验需求。这里“检测方法”的概念还可以进一步延伸为多个试验的组合策略、检验程序等。可靠性是指在使用相同的标准化方案时，一种试验在不同时间、在实验室内部及实验室间结果再现的程度。相关性是指试验与目标物种产生的效应之间的关系，以及某个具有确定局限性的测试方法对于特定的检验目的是否有用，是否有意义。相关性包括了测试方法的监督管理需求、测试方法的实用性及局限性等各方面内容[2-4]。

建立一个新的测试方法，或者对已有测试方法的修订都必须基于可靠性和相关性这两大科学原则，通过验证才能获得管理部门的认可，成为检验“标准”。检验标准与科学实验不同，科学实验允许不同实验室根据自身的实验条件（如经济能力、仪器设备等）适当调整实验方案，而检验标准往往是行政监督和审批的辅助手段及重要工具，需要所有检验实验室以同一个“尺度”进行检测，因此对实验方案中的条件控制更加严格统一。此外，检验标准往往是在一定范围内通用的，比如国际标准、国家标准、行业标准，所以其必须满足在一定范围内所有具备基础条件的实验室都可以操作实施并重复，因此在验证时也必须考虑到方法所需的仪器设备、试剂耗材的可及性，以及方法的可操作性等[5-6]。

验证时除了考察方法的可靠性、相关性和可重复性以外，还要考虑方法推广执行的成本、方法的适用范围、使用条件，以及在相应法规要求下是否满足监管需求等。验证不是简单的文字翻译，而是科学严谨的求证过程。

二、验证内容

根据待验证的测试方法的类别和验证目的，其验证的内容和侧重点也有所区别。对于新开发的测试方法，往往缺乏足够的方法性能相关的数据和信息，因此在验证过程中，需更多地关注和考察方法学各参数的可靠性，通过验证产生足够的数据用于确定测试方法的性能（相关性、再现性、有效性、局限性等）。而对于已经有使用历史的、相对成熟的测试方法，通常积累了一定的毒理学数据和方法性能相关的信息，这类方法可能是被广泛应用的新技术，但未经官方正式认可，需要通过验证固化和统一试验条件。在验证这类方法时，可考虑相关的历史使用数据、前期科研数据。目标是最终形成标准化的检验方案，使检验条件流程固化，包括明确检测体系、暴露途径、剂量范围、评估终点、测量方法、特殊设备、需要的辅助材料、结果计算及表达方式、阳性和阴性对照的使用及其他的性能考察等[7]。

有些测试方法已经通过某些国际组织或机构的验证 [例如美国替代方法验证部门间协调委员会（ICCVAM）、欧洲替代方法验证中心（ECVAM）等]，但由于需要获得监管部门的认可，这些测试方法需经过转移确证，也就是“本地化”和“合规化”。验证时需对其适用性和再现性进行评估，完成方法的迁移和转化，同时还要考虑到仪器设备、试验材料等是否可在本地获取，如不能获取，是否有等效的替代方案，以及在试验过程中是否有违背当地文化背景、宗教习俗、法律法规等情况（如动物实验禁令、伦理道德、相关规定等）。对这种已经验证过的方法进行修订或同类方法的生物材料及试验器材发生改变时，需要对变化的部分进行确认，例如皮肤刺激或腐蚀性试验中使用不同的人工皮肤模型的方法验证。随着科学技术的发展以及测试方法在使用过程中数据信息的不断积累，对这些日益庞大的数据内容也要定期评估，以确定测试方法的性能是否已经改变。对已经验证过的方法进行的优化和修订，需要在优化后对试验性能进行再评估。

每一个测试方法都有自己的适用条件、检测范围和方法局限性，有时候需要采取多个检测方法组合形成决策树，即通过多种检测方法的组合或分层，在同一时间或连续进行一系列试验，最终达到准确判断的目的。组合策略中的每一个试验，都是为了弥补其他检测方法的不足，或是对另一个检测结果的确认，因此在组合策略中，一系列试验按顺序进行，下级试验的选择都是由上一级的试验结果来决定的，直到组合策略提供了足够充分的信息，则终止测试。目前，对于组合策略中的每一个测试方法，都遵循上述基本原则来进行验证。在验证过程中，还需明确关注每一个检测方法的局限性和适用性，以评估整个检验策略的有效性。

对于替代动物检测的体外方法，应该在某些方面比现有测试方法具有更多的优势，包括可以更好地满足动物伦理要求，提高动物福利，对人类健康和环境危害能做出同等或更精确的预测，试验性能比现有的测试方法更好，能够获得更多用于监管决策和毒理学评价等方面的信息，降低检验成本或更方便使用等。

三、验证机构

（一）替代方法国际间合作组织机构

替代方法国际间合作组织（International Cooperation on Alternative Test Methods，ICATM）是由欧盟、美国、日本、加拿大、韩国、巴西等多个政府组织组成的合作伙伴之间的国际合作组织，旨在科学开发、验证和监管替代方法方面加强国际合作与协调。2009年ICATM成立之初，包括美国、欧盟、加拿大、日本的替代方法验证中心，2011年韩国替代方法验证中心加入，2015年巴西等国家成为观察员 [8]。ICATM合作涉及4个关键的领域：测试方法的验证研究，独立同行评审，起草正式或协调性的推荐性文件，与相关机构沟通以确保替代方法及其策略在全球范围内得到管理机构的认可 [9]。

（二）欧洲替代方法验证中心 [10]

欧盟技术法规的立法与制定机构是欧洲理事会、欧盟委员会和欧洲议会，它们在各自的职权范围内参与欧盟技术法规的立法过程。联合研究中心总司（Joint Research Center，JRC）是欧洲委员会内部的综合性科技决策支撑机构，通过协调一些国家参考实验室，开发新方法、工具和标准，制定参考方法、参考材料、测试方案以及培训活动，优化欧盟法令和法规的实施。欧洲替代方法验证中心（European Centre for the Validation of Alternative Methods，ECVAM）于1991年成立，隶属JRC健康与消费者保护研究所（Institute for Health and Consumer Protection，IHCP）。2010年，由于《保护用于科学目的的动物的欧盟议会和理事会指令》（2010/63/EU）立法，ECVAM的功能得到进一步明确，于2011年起正式划归为欧洲联合参考实验室-欧洲替代方法验证中心（European Union Reference Laboratory for Alternatives to Animal Testing，EURL-ECVAM），工作内容从替代方法的研发验证扩展至法规采纳、国际间管理认可和科学应用促进等。至此，EURL-ECVAM与欧盟成员国中的相关部门（如ECHA、EFSA、EMA等）紧密合作，共同推进新方法的法规应用。此外，EURL-ECVAM 还通过 ECVAM 利益相关者论坛（ECVAM Stakeholder Forum，ESTAF）与相关的欧洲行业协会、非政府组织（例如动物福利组织）和学术研究协会进行密切的沟通。为确保管理认可过程中科学的独立性和透明性，ECVAM 设立了一些咨询顾问机构和实验室网络，主要包括：

- EURL-ECVAM 科学咨询委员会（EURL-ECVAM Scientific Advisory Committee，ESAC），其主要功能是独立评估测试方法验证的科学质量，此外还负责为验证的各个环节提供同行评审。
- EURL-ECVAM 监管相关性初审网络 [EURL-ECVAM Network for Preliminary Assessment of Regulatory Relevance（PARERE）]，成员由官方监管人员组成，主要负责对提交 EURL-ECVAM 验证的方法的监管相关性和适用性提供初步评估，确认参与特定项目小组（如测试策略设计、验证管理小组、专家座谈会等）的法规监管专家，在 ESAC 对验证研究进行同行评审后，对方法草案提供评议，同时为欧洲动物试验替代方法参考实验室（European Union Network of Laboratories for the Validation of Alternative Methods，EU-NETVAL）参与验证研究工作提供支持。
- 欧洲动物试验替代方法参考实验室（EU-NETVAL），是由 EURL-ECVAM 负责协调的专业实验室联盟，目前共有 37 名成员。主要任务是为 EURL-ECVAM 验证研究提供技术支持，以评估方法的可靠性、预测能力、适用范围、可转移性，制定相关技术性文件等，如《良好体外方法规范》[Guidance Document on Good In Vitro Method Practices（GIVIMP）]。

EURL-ECVAM 在替代方法验证过程中主要依据 EURL-ECVAM 验证原则和 GD 34 号文件，其方法来源可以是提交给 ECVAM 的或者是 ECVAM 公开征集的，验证过程依托于 ESAC、PARERE、EU-NETVAL 等平台。经验证的新方法将最终被 JRC 签署，以 EURL-ECVAM 推荐文件的形式发布。ECVAM 还构建了一个数据库——DB-ALM [11]，汇集了处于不同开发阶段的替代方法，另有一个替代方法跟踪系统 [EURL-ECVAM Tracking System on Alternative Methods（TSAR）]，收集了自 2008 年以来所有提交给 ECVAM 或同行评议的方法，TSAR 跟踪了这些方法从提交到最终纳入法规监管体系的进程 [12]。

（三）美国替代方法验证部门间协调委员会 [13] 和美国毒理学替代方法多机构评价中心 [14]

美国替代方法验证部门间协调委员会（ICCVAM）是美国国家环境健康研究院（National Institute of Environmental Health Sciences，NIEHS）的常设委员会，隶属于美国毒理学替代方法多机构评价中心（National Toxicology Program Interagency Center for the Evaluation of Alternative Toxicological Methods，NICEATM）。ICCVAM 于 2000 年根据《ICCVAM 授权法案》（42 U.S.C. 2851-3）正式成立，由来自美国 16 个联邦监管和研究机构的代表组成。

ICCVAM 并不执行方法的验证工作，其主要职责在于为测试方法开发人员提供指导，组织专家进行同行评议，并向相关的联邦机构推荐使用经评审的新方法。通常由联邦机构向 ICCVAM 提交或提名项目草案，以确保 ICCVAM 的工作与联邦机构的需求相契合。

ICCVAM 则负责确定方法的相关性和优先级，而 NICEATM 利用其在验证研究设计、计算毒理学、化学信息学、数据管理和数据分析方面的优势支持其科学性评价。美国国家毒理学规划处的替代毒理学方法科学咨询委员会（Scientific Advisory Committee on Alternative Toxicological Methods，SACATM）对新方法的开发、验证、科学评议、法规采纳、实施及国际间协调等工作向 ICCVAM 和 NICEATM 提供建议[15]。

2013 年，NICEATM 和 ICCVAM 的运营模式都发生了重大变化，强调提高监管部门和行业对体外与预测毒理学方法采纳的速度和效率。因此，ICCVAM 更多地投入国际交流活动，积极参与 ICATM 的工作和 OECD 的测试指南计划项目。此外，ICCVAM 还致力于提高公众对联邦机构 3Rs 的认识和透明度，促进利益相关者的交流互动。2018 年 1 月，ICCVAM 协调开发了“为评估美国化学品及医疗产品安全性建立新方案的战略发展蓝图”，以期指导美国联邦机构和利益相关者寻求采用新方法进行安全和风险评估，文件提出：①应优先投入的重点科学领域；②改善与利益相关者和公众沟通的计划；③探索开拓体外方法验证与应用的新模式[16]。

（四）加拿大卫生部

加拿大卫生部（Health Canada，HC）[17] 与其他 ICATM 成员之间不同的是，其本身就是一个监管机构，也没有设立国家验证中心。因此，HC 不发起验证工作或评估工作，但可以与 ICATM 的合作伙伴共同开展此类工作。HC 主要通过 OECD 的测试指南计划项目宣传已验证的方法。

（五）日本替代方法验证中心

日本替代方法验证中心（The Japanese Center for the Validation of Alternative Methods，JaCVAM）[18] 于 2005 年由日本厚生劳动省（Ministry of Health，Labour and Welfare，MHLW）建立，隶属于日本国家健康科学研究所（National Institute of Health Sciences，NIHS）生物安全研究中心（Biological Safety Research Center，BSRC）。JaCVAM 主要负责对新方法或修订的方法进行评估和验证工作的外包。JaCVAM 设立了一些团队来开展相关工作，包括咨询理事会、JaCVAM 指导委员会、法规验收委员会、同行评议小组和验证管理工作组等。JaCVAM 通过各种渠道收集并传播替代方法的信息，如日本动物实验替代方法学会（Japanese Society for Alternatives to Animal Experiments，JSAAE）和 ICATM 成员等。作为 OECD 成员国，委派各政府部门作为国家协调员参与 OECD 的测试指南计划项目。

（六）韩国替代试验验证中心[19]

韩国替代试验验证中心（The Korean Center for the Validation of Alternative Methods，KoCVAM）于 2009 年 11 月由韩国食品药品管理局（Korea Food and Drug Administration，KFDA）成立 [KFDA 于 2013 年更名为韩国食品药品安全部（Ministry of Food and Drug Safety，MFDS）]，由韩国国家食品和药品安全评价研究所（National Institute of Food and Drug Safety Evaluation，NIFDS）主办。KoCVAM 于 2011 年 11 月加入 ICATM。

KoCVAM 有 2 个委员会和 3 个小组，它们的作用如下：①指导委员会对 KoCVAM 的运行进行审议并做出决定；②科学咨询委员会为替代方法的开发、验证和评估提供科学建议；③验证管理工作组协调验证研究工作并提供验证报告；④同行评议小组对验证性研究进行同行评议并出具报告；⑤准则咨询小组评估向 OECD 提交验证草案的可行性，并编写试验准则草案。韩国的一些机构参与替代方法的验证并逐渐形成国家实验室网络，包括 MFDS/NIFDS、韩国检测技术研究员（KTR）、首尔国立大学医院生物医学研究院、爱茉莉研发中心、Biotoxtech 公司和大邱加图立大学等 [20]。

（七）其他替代方法验证机构

2012 年，由巴西国家健康质量控制研究所（INCQS[1]，National Institute of Health Quality Control）、奥斯瓦尔多克·鲁斯基金会（FIOCRUZ[2]，Oswaldo Cruz Foundation）及巴西卫生监督局（ANVISA[1]，National Health Surveillance Agency）联合成立巴西替代方法验证中心。此外，印度也有自己的替代方法验证中心。

欧洲除了有欧盟地区统一的替代方法验证中心外，有些国家专门设立了负责替代毒理学或动物福利相关的国家机构，如英国的 NC3R、德国的 CAAT 等。

第二节　经济合作与发展组织验证的方法及程序

一、验证的原则

根据 GD34，“Solna 原则”被认为是新测试方法或更新方法验证的主要原则，即：① 试验方法应该提供基本原理，包括一项科学需求和官方目的的明确声明。② 明确体内生物作用的试验方法的检测终点与待检测毒性的关系。需要描述方法的局限性，如代谢能力。③ 需提供正式、详细的方案并对公众开放。方案应足够详细以便于操作者遵循，且应包含数据分析和结果判断的标准。该方法及结果最好在一个独立的同行评议刊物发表。此外，测试结果应经过独立的科学评议。④ 描述该方法在实验室内及实验室间测试结果的变异性、重复性及再现性。实验室内及实验室间结果的变异水平及其随时间的变化应有具体数据加以呈现。⑤ 测试方法的性能需要通过一系列编码的参考化学物进行评估以排除偏差。⑥ 测试方法的性能还需要通过结合现有相关毒性资料及有关目标物种的信息进行评价。⑦ 所有支持试验方法有效性评价的数据必须方便使用以便于回顾和评审。⑧ 通常，支持试验方法有效性的所有数据和报告都应符合 OECD 良好实验室操作规范（GLP）的要求 [21]。考虑到待开发的试验方法无论在数量上还是类型上一直在持续增加以满足不同用途的需要，因此，验证过程应该灵活，并具有较强的适应性。一般而言，试验方法的测试结果与目的毒理学作用的关系越密切，就越容易建立试验的相关性和一致性。

法规采纳新方法或改进方法的原则为：① 方法及其验证数据应经过独立、透明的同行评议。② 该测试方法产生的数据应能对目标终点进行足够充分的检测或预测。对于替代方法，该数据应能呈现与已有方法的相关性，以及（或者）该方法与靶器官或模式生物效应

[1] 此处为葡萄牙文缩写。

的相关性。③该方法应有危害或风险评估应用价值。④ 该方法及其验证数据应能满足一定范围的化学物及代表产品的法规检测需求，且清晰描述该方法的适用范围及局限性。⑤ 该方法必须足够稳定（对方案内的微小变动不敏感），并可以在具备足够仪器和人员配置的实验室间转移。⑥ 该方法必须具有经济、省时的优点，并且可应用于法规。⑦对于新方法或改进方法，必须提供其与已有方法相比具有优势的充分依据（科学、伦理、经济）[1]。

二、测试方法的定义和分类

在 GD34 和 OECD TG 的应用范畴内，测试方法是指一系列可以获得化学品性质信息的试验，这些信息是通过对物质的有害作用进行评价而获得的。验证工作应包含并应用一系列的试验方法和相关程序，这些方法可作为独立的标准试验或是组合试验的一部分。按照方法的应用主要分为 5 大类，严格意义上讲，只有前 3 个是试验方法的分类，它们都可以是替代的测试方法并且（或者）是测试组合的一部分。① 筛选试验方法：一种快速简单的试验方法，通常用于基于作用机制的分组或排序（如体外雌二醇受体结合试验）。筛选试验的结果一般作为初步判断依据，并为常规试验和更复杂的试验设定优先级次序。② 确定试验方法：一种确定的测试方法能够生成足够的数据来描述物质的特定危害，而不必选择进一步的测试（例如两代生殖毒性研究）。理想情况下，该方法单独使用就可以提供充分的剂量 - 效应和有害作用的信息以指导风险评估和风险管理。③ 辅助测试方法：补充数据或帮助解释其他测试方法的结果，以协助评估过程。例如，用致癌物在不同动物中的毒物动力学结果来解释不同物种的致癌性结果。④ 替代试验方法：用于代替现有测试方法，可以是筛选试验或是确定试验方法。该方法的验证需提供明确的证据，以表明新的或修订的测试方法能等同或优于被替代测试方法的性能，如更好地践行 3R 原则，同等或更精准地预测人类健康或环境危害，获得更多信息，经济、简单等。⑤ 组合试验：指一组同时或连续进行的一系列数据互补的试验方法（如遗传毒性组合试验等）。验证工作需证明组合能产生可靠和相关的结果，并比单独使用更有效。组合中的任何一个方法的替代均需提高其性能[1]。

三、验证程序

验证程序通常分为几种情况：新方法的验证、成熟方法的验证、方法迁移的验证、已验证方法的修订或同一类方法不同生物材料及试验条件的追加验证、组合试验或试验策略的验证等。但无论是哪种情况，验证的基本原则和标准适用于所有的检验方法，即在验证范围、检测类型、方法成熟度方面，需要保持科学严谨。

对测试方法的科学有效性进行评价，需要收集新方法或修订方法的标准和科学原则的信息，并评估这些原则的落实程度。验证的基本原则及标准为：① 测试方法应有科学的理论基础；②阐释方法终点与有关目标（生物）现象之间的关系；③ 应有测试方法的具体方案；④ 应证明试验方法在实验室内和实验室间的重现性；⑤ 测试方法性能的证明应该以参考化学品的检测为基础；⑥ 测试方法的性能应根据有关物种的相关信息和现有的相关毒性测试数据进行评估；⑦ 理想情况下，所有支持测试方法有效性的数据都应遵循 GLP 的原则；⑧ 所有支持测试方法有效性评估的数据应经过专家评议。

验证通常由独立和公正的组织（“验证机构”）来监督，以确保测试方法的公正性、科学严谨性和方法一致性。所有验证组织遵循实际的工作流程来确定测试方法的优先级以进行验证和研究，随后的独立同行评审以及组织给出主要结论和建议。通常验证的主要工作流程包含以下几个过程：①试验方法的建立，包括试验目的的确立、试验方法的设计、拟定试验方法适合的检测对象与检测范围、了解可开展此类试验的实验室等。②预验证或试验方法优化以确定试验方案（包括提供试验方法的理论依据、阐明试验目的、制定试验方法和对照数据并确定试验结果的预测模型等），对拟参与验证的实验室进行能力与资质评价，检测试验方法在实验室内和实验室间的可重复性，并明确试验方法存在的不足之处或缺陷。③成立指导委员会或管理委员会，确定验证准备是否充分，包括对试验方法和预验证结果的分析以及试验操作的标准化，并做好正式验证试验的准备（测试数据记录与保存操作，选择阳性和阴性对照化合物并对化合物进行编码）。④试验方法的正式验证：正式验证是替代方法验证的关键步骤，其试验方案和预测模型均经过预验证的优化，而且是在多个实验室开展的盲法试验。各个参与正式验证的实验室必须完全忠实于试验方案，但分别独立开展试验，独立选择编码化合物，独立进行数据采集与分析，评价试验结果的实验室内和实验室间变异，总结试验结果，利用预测模型基于体外试验结果预测体内生物学效应，并与体内试验结果相比较。同行专家组对试验方案、试验结果进行评议。⑤向管理机构提交法规接受申请，包括准备试验报告、提供可用的支持性数据以及准备待发布的试验结果等。验证过程中的关键因素和工作流程见图 15-1。在递交研究之前，监管机构应对验证研究结果的分析和总结报告有明确要求[1,22-23]。

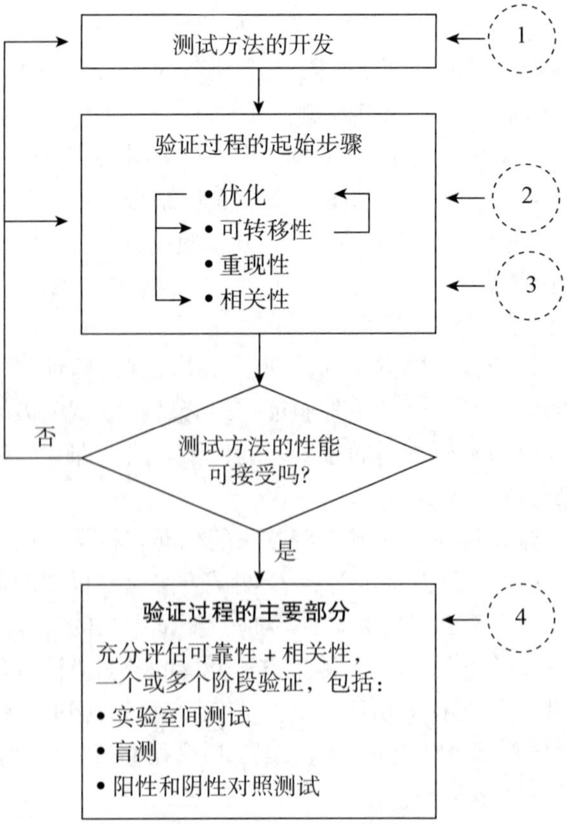

预验证

【要点1】
每个要素（如化学暴露时间、组织病理学、临床化学等）都需要仔细评估以确定最佳条件。

【要点2】
进行测试方法开发的实验室中至少有一家独立实验室对实验室间的可转移性和重现性进行初步的评估和审查。当试验方法不能提供很好的有效性和重现性时，根据其程度不同，考虑是否进一步优化。

【要点3】
测试方法可能在相关性方面而不是重现性方面不理想。这可能是方案设计缺陷导致的。如果进一步的方法优化不能解决方法性能问题，则应考虑重新设计或拒绝该方法。

实验室间的验证

【要点4】
预验证的结果不足以支持更进一步的验证而仍然有前景时，可针对其缺陷进行调整，然后进入验证研究的主要部分。在这种情况下，推荐进行多个阶段的主要验证研究。

图 15-1　从测试方法到验证：优化测试方法的要点

验证程序一般包括预验证和实验室间验证。预验证通常包含对每个验证要素的考察和评价，对实验室间普适性和再现性的初步评估，以及检验方法的相关性等。通过预验证，对验证的检验方法进行优化，确定最佳条件和试验细节，固定试验流程，完成对检验方法各性能的考察，如结果可接受，则可以开展进一步的验证。实验室间的验证通常是几个参与实验室之间的同步检测和对比，通过一个或多个阶段的验证（可以进行盲测、阳性和阴性对照物检测），充分评估方法的可靠性和相关性。在整个验证程序中，所有步骤都可以根据待验证方法的具体情况适当调整，但必须满足验证的科学性和严谨性。由于检验方法的类别不同，验证的目的也随之改变，因此验证程序也应当适当调整以提高验证效率，避免不必要的重复试验。

考虑到验证目的不同，验证时的侧重点也不尽相同，因此验证程序应具有一定的灵活性和适应性，满足不同性质、不同验证目的、不同类型检验方法的要求，这也是为了提高验证效率，使验证更加有针对性，让更多的检验方法可以尽快获得权威机构的认可、推广和应用。

第三节　验证进展

体外毒理学方法作为替代检验方法的重要组成部分，受到越来越多的关注并快速发展。一些欧美国家自 20 世纪 90 年代开始成立专门的替代方法验证机构，施行替代方法的验证、制定、修订以及推广。1996 年，OECD 在瑞典召开了关于替代毒理学方法验证标准和认可协调的研讨会，并在 2005 年公布了替代方法验证指南，作为修订其测试指南系列的指导性文件。OECD 的化学品安全风险评估测试指南收录了一系列体外的毒理学检测方法，为全世界普遍认可的体外替代毒理学标准之一。欧盟 ECVAM、美国 ICCVAM、日本 JaCVAM 也会在各自的官方网站上定期更新替代方法的验证进展。

从毒理学终点的角度来看，在局部毒性方面，基本上可以使用体外方法满足评估的需求，但在系统毒性方面，仍需要一些必要的动物试验提供评估依据。

一、各毒理学终点的体外方法验证进展

（一）眼刺激性或腐蚀性

关于眼刺激性或腐蚀性检测方法的研究很多，可用的体外检测方法也很多。OECD 认可的试验就有 7 个：牛眼角膜渗透性通透性试验（BCOP）、离体鸡眼试验（ICE）、细胞培养型的荧光素渗漏试验（FL）、体外短时间暴露试验（STE）、重组人角膜组织试验（RhE）、胶原蛋白凝胶 - 眼刺激性试验（Vitrigel-EIT）和体外大分子试验（采用 Corrositex® 试剂盒检测）。除 OECD 指南列出的方法外，欧盟和美国验证过的方法还有鸡胚尿囊膜方法（HET-CAM/CAMVA）、红细胞溶血法（RBC）、中性红释放法、离体兔眼法（IRE）和细胞传感器微生理仪试验（CM）等。科学研究发现，猪眼角膜在生理结构方面与人角膜更为接近，因此国际上也有利用猪眼角膜替代牛眼角膜进行渗透性通透性试验的研究报道，但尚未形成统一的试验流程。

眼刺激性或腐蚀性检测的替代方法研究经历了从最初的离体眼球类试验（离体兔眼、离体鸡眼）发展到利用屠宰场废料的牛角膜试验（BCOP），从模拟眼睛毛细血管网络的鸡胚尿囊膜试验发展到体外细胞系试验（荧光素渗漏试验、短时间暴露试验、细胞传感器微生理仪试验）再到体外重组人角膜试验，其发展历程充分体现了减少、优化、替代的3R原则的发展。

眼刺激性或腐蚀性试验中，单一的替代方法无法完全覆盖整体动物试验所能检测的所有刺激性等级范围（如化学物运输标签分类的GHS级别），有些体外的细胞方法也因受试物的理化性质（如溶解度、颜色等）而无法准确判定毒性，也无法提供动物试验中损伤及炎症反应的信息。由于每个方法均有其局限性，因此通常组合几种方法，根据检测目的采用“自上而下”或“自下而上”的测试策略来进行检测。

（二）皮肤刺激性或腐蚀性

目前，OECD认可的皮肤刺激性或腐蚀性的替代试验只有3类：大鼠经皮电阻试验（TER）、体外皮肤刺激性或腐蚀性的重组人表皮模型试验（RHE）和体外皮肤腐蚀性膜屏障试验。其中TER可以满足评价皮肤腐蚀性的需要，但其试验材料取自试验大鼠的背部皮肤，因此该方法是对传统动物试验的优化，不是体外检测的方法，因而不满足化妆品动物试验禁令。该方法于2017年纳入我国《化妆品安全技术规范》，作为化妆品用化学原料皮肤腐蚀性的毒理学检测方法之一。人工皮肤模型类试验使用体外培养的人永生化细胞系，模拟表皮和真皮的生理结构进行体外培养，所以结果与人体结果的相关度较高，在国际上被广泛认可。很多化妆品企业选择皮肤模型在产品研发阶段进行安全性和功能评价的检测以及质量控制，OECD的标准中认可的皮肤模型仅有几种（Episkin、EpiDerm、SkinEthic、epiCS、Labcyte Model等）。人工皮肤模型培养时间长、成本高，因其货架期短，所以长途运输往往无法满足检测要求。随着模型方法的推广以及国内日益增加的检测需求，国内也有自主研发的体外皮肤模型，Episkin也在国内建立了生产研发中心，以满足国内开展检测的需求。体外皮肤腐蚀性膜屏障试验利用市售的Corrositex® 试剂盒检测，其原理是通过化学变色反应来评价受试物的腐蚀性。

（三）皮肤致敏性

皮肤致敏性的替代试验主要有OECD于2010年发布的一系列小鼠局部淋巴结细胞试验（LLNA、LLNA: DA、LLNA: BrdU-ELISA），以及2015年新增加的两个体外方法——致敏性化学测试方法（KeratinoSense）和体外直接反应肽试验（DPRA），2016年又将人细胞系h-CLAT法、IL8 Luciferase法和Myeloid U937法汇总为同一个标准（OECD 442E）发布。在2015年以前，小鼠局部淋巴结试验（LLNA）是最为普遍使用的致敏性试验，但其以小鼠作为试验对象，因此该系列方法被认为是对传统动物试验的优化，也不满足化妆品动物试验禁令。在科学家的不断努力下，通过大量过敏反应毒性机制的研究，2015年之后OECD形成了基于过敏反应机制开发体外检测的方法。将原先的致敏性化学测试方法（OECD 442D）更名为“体外皮肤致敏性ARE-Nrf2荧光素酶报告基因检测法”，该检测方法用于检测AOP中的一个关键事件——角质细胞反应；此外，将OECD 442E的名称改为“体外皮肤致敏性AOP关键事件——树突状细胞活化”。由此可以看出，皮肤致敏性的体外方法开发基本上是针对检测 AOP 中的关键事件而设计的。此外，LLNA: BrdU 流式细胞法是对 LLNA: BrdU-ELISA 方法的补充。

（四）皮肤光毒性

国际上普遍认可的皮肤光毒性体外检测方法是 3T3 细胞中性红摄取试验（3T3 NRU）。该方法也于 2016 年底纳入我国《化妆品安全技术规范》，作为化妆品用化学原料光毒性的体外检测方法。日本 JaCVAM 还发布了 2 个检测方法——活性氧试验（ROS）和酵母红细胞试验（Yeast-RBC），其中活性氧试验（ROS）已于 2019 年纳入 OECD 测试指南。

（五）遗传毒性

遗传毒性的测试方法有很多在开发的时候就是分子或细胞水平的检测，例如 Ames 试验（微生物试验）、基因突变试验等，也有由体内检测发展而成的体外检测方法，如体外微核试验（OECD TG 487）、体外彗星试验（comet assay）、细胞转化试验等。近些年，遗传毒性的检测逐步采取以 2 ~ 3 种体外检测方法形成决策树的形式进行，所选的检测方法分别针对细菌回复突变的能力、DNA 损伤、染色体异常等不同的毒性终点进行组合。当体外的组合试验无法正确评估受试物的遗传毒性时，可选用体内的检测方法进行检测。

（六）急性毒性

目前国际上普遍认可的急性毒性检测方法有：固定剂量程序法（FDP）、上下程序法（UDP）、急性毒性分类法（ATC）以及 Balb/c 3T3 细胞法和 NHK 细胞法。前 3 个方法虽仍需要使用动物试验，但大大减少了试验动物的用量，同时优化了试验流程。而后 2 个试验是基于细胞毒性的体外检测方法。OECD 早在 2002 年就已删除了传统的以死亡为毒理学终点检测 LD_{50} 的方法，但体外检测的方法往往过于敏感，可能会出现过度估计毒性的情况。

二、验证策略的进展

GD34 旨在为体外毒理学方法应用于法规监管提供必要的科学有效性和合理性依据，但是在法规体系建设之初，更多的关注在于单一试验方法的可转移性和重现性，而确定方法的相关性仍然是一项颇有争议并极具挑战的议题。测试方法应用的背景、范畴需要清晰地界定，同时强调其生物相关性，例如涉及哪些可与人体相关的毒理学机制及其干扰程度，用测试方法的组合或迭代来提供更充分的数据以进行法规监管决策。

利用 AOP 及其网络可以实现基于机制和生物学相关性的方法验证。AOPs 可以帮助识别与法规监管终点相关的关键事件，指导进行体外毒理学方法的开发，并指导实施有针对性的验证。同时，方法预测能力的经验验证通常受限于特征描述不充分及参考物质的局限性，而 AOP 可以提供有关机体（群体）更为全面的生物学、生理学信息。理想状态下，可联结不同系统中的信息，构建 AOP 网络，应对复杂情况（如混合物），实现定量预测，指导更加精准的方法开发和验证。

AOP 还为体外毒理学方法的整合测试提供理论框架基础。随着生命科学的快速发展，高通量筛选、毒代动力学、分子流行病学、毒物基因组学、暴露组学、计算毒理学等新兴技术产生了大量的数据，如何使用新技术、新方法进行精准快速的风险评估是体外毒理学发展的新命题。OECD 于 2016 年发布题为《应用 AOP 开发整合测试与评估策略（IATA）》的第 260 号文件 [24]，指导如何对现有信息进行权重分析以及合理安排新测试，建立一套结构清晰、规则明确的规范性框架进行危害与风险评估。与此同时，目前采纳的替代方法多为单一方法，需联合几种替代方法方能进行法规决策，因此，采用固定方法集合和运算方法的定义的方法（defined approach，DA）在法规应用中的必要性和重要性越来越明确。DA 还具有法规应用的灵活性和数据互认的优势。如何验证 DA、将 DA 纳入 OECD 测试指南并实现法规决策成为时下的一个工作重点 [25]。皮肤致敏性测试的整合策略是首个成功应用 AOP 概念进行法规应用的案例 [26]。OECD 已建立了皮肤致敏性测试的 AOP 框架来阐释皮肤过敏反应过程并通过了几个替代方法，12 项案例分析研究工作已开展，相关 DA 正在开发过程中 [27]。

随着生物技术的发展越来越快，在数据越来越多的同时，也面临信息的归纳和统一性不足。因此，本是哲学范畴的本体论概念也逐渐被引入体外毒理学方法的验证中 [28-29]。毒理学本体论作为一种革命性方法被描述为 AOP 限速关键事件之间的定量相互作用网络。化学、生物学和毒理学知识信息必须按本体论进行集成才能定义毒性途径定量关键事件网络，然后促使系统的计算模型建模，并明确需要定量的限速关键事件，指导体外测试。荷兰国家公共卫生与环境研究所（National Institute for Public Health and the Environment，RIVM）的一项发育生物学研究 [30] 和美国 EPA 的虚拟胚胎工程项目 [31] 中均引入了毒理学本体论的理念。该理念框架对于构建基于人体生命科学的 21 世纪体外毒理学测试体系具有重要意义，其挑战在于跨越多学科，如生物学、毒理学、临床医学、大数据、软件开发、人工智能等。

除了新的模型和技术，计算机方法例如机器学习、神经网络和人工智能可用于安全评估。要利用这些新技术，一方面需要法规制度具有一定的灵活性，另一方面需要注意将计算机数据与体外试验或临床研究相关联。毒理学家应该更好地了解这些数据是如何产生的。

随着科学的不断发展，还会有越来越多的新技术、新工具、新方法、新模型被引入，成为毒性检测的手段。很多非生物检测方法也被转化为毒性预测的工具，已经有不少国家推出官方认定的 QSAR 模型、交叉参照（read-across）用于评估。这些新的工具和手段仍需要更多的经验和数据积累来提高毒性预测的可靠性，合理地结合权重分析和新测试方法来进行风险评估，并为将来的验证提供借鉴。此外，体外与预测毒理学等替代方法的验证评议策略也在不断更新。现有的验证评议工作主要基于源自动物试验的数据库，将新的体外数据与现有的体内数据进行敏感性和特异性比对。其局限性在于，其方法可靠性的前提在于动物模型是否具有良好的预测能力，但通常情况下其与人体生命科学相关性的证据并不总是完备的。因此，与其通过与动物试验相比的特异性、敏感性来判断新方法的人体生物学相关性，更应该专注于该方法的生物学合理性和生物统计学意义。另外，随着更多替代方法的面世，需要大量可作为金标准的参考物质，而这通过现有的传统动物试验数据无法获得。因此，明确界定和描述新方法的技术局限性以及不确定性至关重要。评议过程应多学科融合，专家团队应广泛涵盖监管机构、临床医学、毒理学、基础研究或生物医学领域的专家。

第四节 中国的发展现状与建议

一、现状

一直以来，我国对 3R 原则持积极的态度，很多检验机构、科研单位和行业均积极参与到体外毒理学方法的研究、验证和检验中，有些实验室向中国实验室认证认可委（CNAS）申请实验资质认可及体外替代实验室的认证。但目前为止，我国尚没有统一规范的体外实验室资质相关的国家标准，也缺乏体外方法验证及技术转移的规范性文件，尚无法满足飞速发展的体外检测市场需求。

我国替代方法的研究虽起步较晚，但也已在多个行业推出体外毒理学的检测标准，例如原国家质量监督检验检疫总局陆续发布的十多个出入境检验检疫行业标准，环境生态部对 OECD《化学品测试指南》的等同采纳等。原国家食品药品监管总局（现国家药品监督管理局）也组织开展了一系列化妆品替代方法的研究和技术转移工作，先后将化妆品用化学原料体外 3T3 中性红摄取光毒性试验方法等 7 项替代方法纳入《化妆品安全技术规范》，作为化妆品原料的毒理学检测方法。同时，还在开展皮肤刺激性或腐蚀性、眼刺激性或腐蚀性、皮肤致敏性等多领域替代方法的研究与验证工作。此外，起草了《化妆品替代方法验证及转移工作规划》等规范性文件，积极推进国际已成熟替代方法的研究转化，顺应毒理学发展趋势，探索替代方法检测策略、计算毒理学在监管科学中的应用，鼓励我国自主知识产权的新方法、新工具、新模型、新技术的研究。

二、挑战

（一）缺少验证机构和验证规范

目前，我国还没有建立起科学系统的替代方法研究与验证体系，也没有类似欧盟、美国、日韩等国家和地区的替代方法验证研究机构。各领域根据自身需求，各自进行体外毒理学的研究和转化工作。替代毒理学的方法从研发到验证的路线还不清晰，导致方法研究与验证（转化）多点开花，研究、验证与法规接受的全链条过程没有形成。由于“验证”对于我国来说是比较新兴的领域，目前也无任何官方的验证规范及指导文件，验证工作基本参考 OECD 已有的化学品《危害评估新测试方法的验证和国际认可指南》进行。由于缺乏统一的规范性文件，可能造成验证和法规采纳尺度不一。因此，我国急需建立国家层面的替代方法验证机构，通过顶层设计和总体部署，明确、有序地推进替代方法的研究、验证和应用，建立适合我国国情及发展需要的研究验证体系，并制定配套的规范，例如合乎规范的实验室数据互认体制、验证认可评价制度等。

（二）技术问题

体外毒理学技术相较于传统的毒理学方法存在一定的局限性。以化妆品体外检测方法为例，国际普遍认可的体外检测方法是 OECD 针对化学品安全性评价的检测指南中的体外检测方法，其化学品或成分简单的混合物进行测试。但我国化妆品原料中存在很多动植物提取物，这类原料成分复杂，色料种类繁多，终产品往往是包含几十种动植物提取物原料的复杂混合物，产品的物态性质（膏、霜类物质）和产品颜色都会影响体外检测（例如细胞试验）的检测结果。因此，考虑到我国化妆品的产品特性，体外毒理学检测方法是否可以满足监管要求仍需进一步验证，不能是简单的对方法文本的翻译。

另外，在眼刺激性或腐蚀性的检测中，如前文所述，不同的眼刺激性体外检测方法均有其局限性，往往以“自上而下”或“自下而上”的检测策略来判断被测物的眼刺激性或腐蚀性。然而，目前的体外检测方法，即使以组合策略的形式，仍然无法对刺激性进行进一步的细致划分（如轻度刺激性、中度刺激性等）。在化妆品或其他可能接触到眼睛的日化产品的评估中，体外检测方法因过于敏感，在结果判断时为了避免风险，对于无法区分是轻度刺激性还是中度刺激性的产品，一律以阳性结果从严判断。

（三）行业内应用和推广限制

相较于动物检测方法，体外检测方法对实验室及实验人员的要求更高，且评估某一个毒理学终点的测试，往往由一项体内检测方法变成了多个检测方法的组合，实验人员对检测结果的解读变得复杂，试验成本是否减少、试验周期是否缩短很难一概而论。对中小型企业来说，由于缺乏对体外方法的认知，以及企业自身的科研能力和经济能力较弱，对体外检测的认可度也会偏低。

某些体外毒理学方法中涉及的细胞系或组织模型存在可及性的问题。例如进行皮肤刺激性检测的体外重建皮肤模型检测方法中，OECD 指南认可的皮肤模型有 4 ~ 5 种，但是在国内生产并可购买到的模型仅有一种。由于组织模型具有生物活性，货架期短，长途运输及进口清关都需要时间，可能模型到达实验室时已经过期，影响检测结果的准确性。类似的还有皮肤致敏性检测中所需的特殊细胞系、某些方法中所需的特殊仪器设备、专利保护性过强的方法等，因其可及性而带来商业垄断，从而影响方法的推广应用。

（四）国际合作与交流不足

欧盟、美国、日本、韩国和巴西等均成立了专门的替代方法研究机构，作为该领域的国家级研究评价机构和对外交流与技术合作的统一出口，发挥国家中心的作用。自 2009 年起，欧盟、美国、加拿大、日本、韩国等国家和地区的验证中心或相关政府机构组成国际验证联盟（ICATM），经该联盟认可的替代方法可申请纳入 OECD、ICCR 等国际组织认可的法规标准体系中。然而我国由于缺少国家层面的替代方法验证中心，因此在参与国际交流和合作时受到一定程度的限制。

此外，我国虽有类似 GLP 的实验室管理体系，但尚未与国际普遍认可的 GLP 体系形成数据互认（MAD）的机制，因此在参与国际标准制定、认可及验证时存在一定障碍，例如我国研发的皮肤模型、角膜模型难以获得国际的认可。

三、建议

体外与预测毒理学是毒理学评价技术进步的基础，这些非动物检测方法也是国际化学品尤其是化妆品安全监管的趋势所向，其发展方向毋庸置疑。随着全球贸易一体化和我国经济及消费市场的飞速发展，国内外在各行业的贸易需求日益扩大，这给国内相关行业的安全监管带来了新的挑战，也促使行业研究并调整检测手段。欧美国家基于风险评估的安全性评价方式是建立在较为完善的技术支撑体系和较强的行业发展水平之上的。我国的发展起步相对较晚，技术支撑能力相对薄弱，尚需时间积累更多的数据。对我国来说，开展体外替代方法的研究、验证、转移确认、法规接受非常迫切，应积极推动体外毒理学方法的发展，建设符合国际标准，同时又适应我国国情的体外方法验证体系，完善检验、检测技术支撑力量，促进相关行业的应用和发展。为更好地促进我国体外与预测毒理学方法的验证与发展，提出以下建议。

（一）设立专门的机构，完善验证程序

一直以来，我国缺少官方的替代方法验证和研究中心，对于体外毒理学检测方法，国内存在多而散的科学研究模式，可能造成重复试验（验证或技术转移）的情况。随着科学监管理念的转变和科学技术的发展，我国在食品、医药卫生、化学品及环境等各方面积极开展符合 3R 原则的替代检测方法的研究和验证。由于国外部分国家和地区实施了化妆品的“动物试验禁令”，在贸易全球化的今天，迫使我国不得不重视在化妆品领域加速对体外毒理学检测方法的研究和验证。为此，在国家药品监督管理局的领导下，2018 年在调研了国外替代方法验证中心工作模式的基础上，中国食品药品检定研究院（简称中检院）召集国内外 14 家机构共同组建“化妆品替代方法研究与验证工作组”，统筹规划和开展化妆品替代方法工作，尤其是体外检测方法的研究和验证工作，以弥补我国缺少官方替代方法验证中心的缺憾。

对于替代方法的验证程序，2017 年国家质量监督检验检疫总局在参考 OECD 验证指南的基础上，整理形成了《化学品体外毒性试验替代方法的验证程序和原则》（GB/T 34713—2017），用于规范化学品体外毒理学方法的验证。而在其他行业，尚未出台任何替代方法的验证程序性文件，但验证工作实际上也是依据国际通行的 OECD 指南进行。为统一验证尺度、规范验证工作以及保障验证的科学性和严谨性，建议各行业尽快推出验证程序相关的规范性文件。

（二）加强创新研究

我国的替代毒理学研究起步较晚，目前仍处于将国外已验证过的方法通过技术转化引入国内的阶段，自主研发的创新方法较少。如前文所述，在方法转化的过程中，面临特殊仪器设备和生物学材料的可及性问题，也可能会造成暂时性的市场垄断，不利于替代方法的推广和应用。我国应加强体外毒理学方面的创新研究，寻求更多的新方法、新工具、新模型的应用，大力扶持自主研发的方法，建立良性竞争，推动行业的应用发展。

（三）建立健全的信息分享平台，推动行业发展

随着科学研究的进展，已经验证过的毒理学方法并不是一成不变的，可能因为技术手段的进步、数据的不断积累而需要优化及调整。因此，建立、收集和更新相应的数据库可使方法优化，从而更科学有效。数据库的内容包括需要评估的化学物质的理化性质、相应的法规监管数据和毒理学数据等。而毒理学数据包括已有的动物试验数据和体外与预测毒理学数据，以及临床研究、流行病学调查甚至不良反应数据等。拥有健全的数据库和信息

分享平台，不仅可以快速形成风险评估的报告，还可以避免进行重复的试验，推动体外与预测毒理学的整体发展。

（罗飞亚[1,3] 郭家彬[2] 王钢力[1] 张 丽[2] 贺争鸣[1]）

参考文献

[1] OECD. Guidance Document on the Validation and International Acceptance of New or Updated Test Methods for Hazard Assessment：ENV/JM/MONO（2005）14．Paris：OECD，2005.

[2] Balls M，Blaauboer B，Walum E. Report and recommendations of the CAAT/ERGAAT workshop on the validation of toxicity test procedures. ATLA，1990，18：313-337.

[3] Balls M，Botham P，Walum E. Report and recommendations of an international workshop on promotion of the regulatory acceptance of validated non-animal toxicity test procedures. ATLA. 1990，18：339-344.

[4] Balls M，De Klerck W，Zuang V. Development and validation of non-animal tests and testing strategies：the identification of a coordinated response to the challenge and the opportunity presented by the sixth amendment to the Cosmetics Directive（76/768/EEC）[J]. ATLA，1995，23：398-409.

[5] Ahr HJ，Alepée N，Vanparys P. Barriers to validation：a report by the European Partnership to Alternative Approaches to Animal Testing（EPAA）Working Group 5. Altern Lab Anim. 2008，36（4）：459-464.

[6] Piersma AH，Burgdorf T，Ezendam J. Workshop on acceleration of the validation and regulatory acceptance of alternative methods and implementation of testing strategies［J］. Toxicol In Vitro，2018，50：62-74.

[7] Griesinger C，Desprez B，Zuang V，et al. Validation of Alternative In Vitro Methods to Animal Testing：Concepts，Challenges，Processes and Tools［J］. Adv Exp Med Biol. 2016，856：65-132.

[8] ECVAM. https：//ec.europa.eu/jrc/en/eurl/ecvam/alternative-methods-toxicity-testing/advisory-bodies/icatm.

[9] ICCVAM. https：//ntp.niehs.nih.gov/whatwestudy/niceatm/iccvam/international-partnerships/icatm/index.html.

[10] ECVAM. https：//ec.europa.eu/jrc/en/eurl/ecvam.

[11] DB-ALM. https：//ec.europa.eu/jrc/en/scientific-tool/database-alternative-methods-animal-experimentation.

[12] TSAR. https：//tsar.jrc.ec.europa.eu/.

[13] ICCVAM. https：//ntp.niehs.nih.gov/whatwestudy/niceatm/iccvam/index.html.

[14] NICEATM. https：//ntp.niehs.nih.gov/whatwestudy/niceatm/index.html.

[15] SACATM. https：//ntp.niehs.nih.gov/whoweare/advisory/index.html.

[16] ICCVAM（Interagency Coordinating Committee on the Validation of Alternative Methods）. A Strategic Roadmap for Establishing New Approaches to Evaluate the Safety of Chemicals and Medical Products in the United States．2018.

[17] Health Canada. https：//www.canada.ca/en/health-canada.html.

[18] JaCVAM. https：//www.jacvam.jp/en/index.html.

[1] 中国食品药品检定研究院。
[2] 解放军疾病预防控制中心。
[3] 通讯作者，E-mail：Feiya.luo@nifdc.org.cn。

[19] KoCVAM. http：//www.nifds.go.kr/kocvamen/.
[20] Barroso J，Ahn IY，Zuang V，et al. International Harmonization and Cooperation in the Validation of Alternative Methods. Adv Exp Med Biol，2016，856：343-386.
[21] OECD. Final Report of the OECD Workshop on the Harmonisation of Validation and Acceptance Criteria for Alternative Toxicological Test Methods（Solna Report）：Paris：OECD，1996（updated in 2009）.
[22] Worth AP，Balls M. The principles of validation and the ECVAM validation process. Altern Lab Anim，2002，Suppl 2：15-21.
[23] 贺争鸣 . 实验动物福利与动物实验科学 . 北京：科学出版社，2011.
[24] OECD. Guidance Document for the Use of Adverse Outcome Pathways in Developing Integrated Approaches to Testing and Assessment（IATA）. Paris：OECD，2016.
[25] OECD. Guidance Document on the Reporting of Defined Approaches to be Used within Integrated Approaches to Testing and Assessment. Paris：OECD，2016.
[26] OECD. Guidance Document on the Reporting of Defined Approaches and Individual Information Sources to be Used Within Integrated Approaches to Testing and Assessment（IATA）for Skin Sensitization [A]. Paris：OECD，2016.
[27] OECD. http：//www.oecd.org/chemicalsafety/risk-assessment/iata-integrated-approaches-to-testing-and-assessment.htm.
[28] Wang RL. Semantic characterization of adverse outcome pathways. Aquat Toxicol. 2020，222：105478.
[29] Pittman ME，Edwards SW，Mortensen HM. AOP-DB：a database resource for the exploration of adverse outcome pathways through integrated association networks. Toxicol Appl Pharmacol. 2018，343：71-83.
[30] Hessel EVS，Staal YCM，Piersma AH. Design and validation of an ontology-driven animal-free testing strategy for developmental neurotoxicity testing. Toxicol Appl Pharmacol. 2018，354：136-152.
[31] Knudsen，T. Systems Toxicology of Embryo Development Copenhagan. 9th Copenhagen Workshop（COW），2017.

第十六章　法规接受

摘　要

法规接受是体外与预测毒理学等试验方法得到管理机构接受认可的过程。通常是方法经系统的验证或有足够的使用历史数据，再提交给国际组织或国家 / 地区的管理机构进行审核并获得批准。法规接受是确保技术方法的科学规范性，以及试验数据的公正性和权威性的重要基础，也是试验方法从实验室走向检测检验市场的必要环节。随着体外与预测毒理学等替代方法的快速发展，这些技术方法的法规接受管理越来越得到关注。国际协调是推动测试方法在国际上获得法规接受和应用的重要机制。

第一节　概　述

一、概念与内涵

法规接受（regulatory acceptance）也称为管理接受或管理认可，是指政府机构或有关管理部门根据相关法律法规、管理规定和规范要求，从管理层面对某一活动或文件规定给予正式承认的过程。对于一种试验方法而言，法规接受是将经验证通过的试验方法提交给国际组织或国家 / 地区的管理机构进行审核并获得批准的过程。因此，管理机构根据相关政策、法规或指南，对申请者提交的资料和数据进行评价，判定该方法是否适合某一特定目的（如风险评估或安全性评价），并对评价结果做出评价结论。试验方法获得管理机构接受之后，作为科学公认的技术方法用于产品质量的法定检验，由此产生的试验数据更具有公正性和权威性。因此，法规接受是试验方法从实验室走向检测检验市场的必要环节。

体外与预测毒理学方法是毒理学试验方法的重要组成部分。体外与预测毒理学方法在经过科学严谨的验证基础上，按照有关要求和程序提供相关资料和数据，获得管理机构[如国家和（或）地区政府管理部门、相关国际组织等] 的承认，以法规、标准或技术规范等形式予以发布实施。国际组织和各国 / 地区的管理机构对体外与预测毒理学方法的法规接受非常重视，但是对方法的接受要求和接受程序并不完全相同。而且，由于试验方法的类型以及相对于现有试验方法的修订程度不同，同一管理机构所采用的接受过程也可能有所不同。

体外与预测毒理学方法的法规接受是一个复杂和耗时较长的过程。为提高法规接受的工作效率，可采取管理机构早期介入的方式，如果在验证阶段管理机构就参与其中，对该方法的原理、优缺点和结果有比较深入的了解，并及时听取同行评议意见，则可加快法规接受的进程。从最终结果看，如果管理机构早期介入到试验方法的制定、优化、验证等阶段的工作，该方法就有可能更容易获得接受。但应该指明的是，不管是否参与法规接受之前的工作，管理机构对体外与预测毒理学方法的接受要求和基本准则应该是一致的。

目前，国际上对体外与预测毒理学方法的法规接受过程还没有统一的规定或指导原则。特别是近年来，随着体外与预测毒理学技术的快速发展，其应用也越来越广泛，涉及的学科领域越来越细化，这对体外与预测毒理学方法的法规接受提出新的挑战。客观上要求管理机构应用科学知识，选择合适的专家，以对体外与预测毒理学方法的法规接受进行及时、准确的判断。此外，管理机构应该积极推进体外与预测毒理学方法的跨部门接受和国际协调，资源共享、密切合作。如果该方法有可能应用于多个领域，拟进行多家机构和（或）管理部门的接受，则应成立一个跨机构委员会以方便验证试验和法规接受。该委员会由每个机构的代表组成，也可能包含来自其他科学专家咨询组或相关领域的专家。如果体外与预测毒理学方法仅可能在一个管理机构或部门进行法规接受，则要求受理机构制定具体的法规接受过程，并建议成立外部科学咨询专家组对受理申请进行审核。为了提高法规接受的工作效率及其科学性，在法规接受过程中应充分考虑以上因素。

二、目的

近20年来，在现代科学技术的推动下和动物实验3R原则的倡导下，体外与预测毒理学方法的研究与应用得到了快速发展，如基于各种体外新模型、基于体外细胞的高通量筛选技术、毒理“组学”技术、计算毒理学技术和转化毒理学技术等。与动物实验相比较，虽然这些方法能够在细胞和分子水平上更加深入、快速地对化学物或药物进行毒性筛选或预测，但由于体外和预测试验体系与体内试验存在较大的差异，需要开展科学严谨的验证，而且在用于产品法定检验之前应获得管理机构的法规接受。综合而言，体外与预测毒理学方法的法规接受目的主要包括以下两个方面。

（一）确认体外与预测毒理学方法的法律地位

药品、生物制品、化妆品、新化学物、食品添加剂、农药、消毒产品等产品在生产和使用之前，必须经过获得国家认证或接受、具有相关资质的检验检测机构的毒性测试，评价其对人体健康和环境的安全性，而使用的方法则需是列入国家标准或技术指南中的法定方法，以保证检测结果的科学性、公正性和准确性。体外与预测毒理学方法作为毒理学方法的重要组成部分，在作为法定方法使用之前，应获得管理部门的法规接受以获得法律地位。

（二）推动体外与预测毒理学方法的应用

体外与预测毒理学方法的研究受到国内外毒理学工作者关注和重视，已研发出诸多基于动物实验替代方法的毒性测试新策略，也包括能够优化动物使用以减轻或避免给动物带来痛苦、减少动物使用、采用非动物检测系统或低等动物等技术方法开展毒性评价的新技术，并逐步纳入毒理学的研究范畴，丰富和完善了毒理学学科。但目前除了以欧美为代表的一些国家和地区实施了化妆品动物实验禁令外，化学品、药品、农药和生物制品等产品的生物学效应和毒性评价仍然很大程度上依赖动物实验。因此，在加快基于 3R 原则的体外与预测毒理学方法研究和协调，促进科学严谨的验证研究的同时，应高度关注体外与预测毒理学的法规接受，加强国际协调，按照一定程序尽快将其纳入 OECD 指南等国际普遍采信的指南标准中，在世界范围内推广，这也是体外与预测毒理学方法研发的根本目的所在。

三、发展简史

体外与预测毒理学方法的研究从 20 世纪 80 年代起就已规模化，特别是一些相关机构的设立起到了积极的引导作用，如 1981 年设立的美国霍普金斯动物试验替代方法研究中心（Johns Hopkins Center for Alternatives to Animal Testing，CAAT）和欧洲替代方法验证中心（ECVAM），1989 年设立的德国动物试验替代方法文献和评价中心（ZEBET），1994 年设立的美国替代方法验证部门间协调委员会（ICCVAM）等[1]。科学界普遍认同，经过科学验证研究确实能够替代现有动物试验的体外与预测毒理学方法应当尽可能获得国际范围内的广泛接受。1996 年 1 月，OECD 在瑞典的 Solna 召开了有关毒性毒理学试验方法验证标准和法规接受的国际协调会议，美国、日本、欧洲等国家和地区，以及潜在有毒化学品国际登记中心（IRPTC），联合国环境计划署（UNEP），ECVAM，医学动物实验替代基金会（FRAME），Josepu F. Morgan 研究基金会（Josepu F. Morgan Research Foundation），OECD 的工商咨询委员会（BIAC），欧盟化妆品、盥洗用品及香精协会（COLIPA）等机构代表分别就替代方法的验证与法规接受的原则和基准进行了讨论，会议提出的定义、原则和标准迅速得到广泛的认同，被包括测试开发人员、监管部门和企业终端用户等所有主要参与者所接受。1998 年 OECD 环境理事会组织了 31 位来自德国、意大利、英国、美国的专家以及政府官员研究制定《危害评估新测试方法的验证及国际认可指南》（以下简称《指南》），作为体外与预测毒理学方法接受的指导原则。其目的在于确保 Solna 会议的决策和建议能够最终转化为国际惯例标准，这不仅加速了全球新方法的验证和接受，而且促进了验证过程的国际合作并加快了 OECD 测试指南的开发和法规接受。

在《指南》编写初期，OECD 秘书处咨询了许多测试方法验证和法规接受的专家，在此基础上形成了《指南》的草案，2001 年在成员国和其他机构传阅征求意见。2002 年 3 月，OECD 在瑞典斯德哥尔摩组织召开了“对新的和更新的危害评估方法的验证和法规接受”会议，目的是制定危害评估管理评价过程中动物和非动物测试方法的验证、法规接受原则和程序的实用指导意见，并达成共识。这个意向一致的指导意见将用于修改并进一步完善形成 OECD 的指南草案。为加快指南草案的完成，成立了草案起草小组，其中包括来自欧洲、日本和北美管理共同体的代表以及来自英国农业顾问协会和（美国）OECD 项目国际动物保护协会的代表。

2003 年 2 月，草案起草小组举行了第一次电话会议，讨论了修订的提纲和修订方法，明确了几个需要格外注意的论题。2003 年 3 月，草案起草小组在巴黎举行会议，就如何组织工作进行讨论并达成一致意见。2003 年 10 月，第 2 版修订稿发送给 OECD 的测试指南国家协调工作组（WNT）征求意见。2004 年 10 月，在美国马里兰州贝塞斯达再次举行专家咨询会，成功地处理了收到的评价意见，对指南草案做了相当广泛的修订。

该指南的编制用了 7 年时间，期间举办了数次研讨会和多轮修订，并听取了许多专家的观点和意见。2005 年 8 月，OECD 发布并采纳了《指南》[2]（以下简称 GD34），作为

OECD 检测评估指南系列的一部分。GD34 阐述了危害评估测试方法的验证和国际接受程序，对于安全性评价中动物试验替代方法的验证和国际接受具有重要的指导意义。《指南》内容全面、详尽，逻辑清楚，具有科学性、权威性和实用性。目前在欧盟成员国及美国、日本、韩国、巴西等国家得到广泛实施，多个国家的卫生、农业、食品药品监督管理、环境保护等政府管理部门、行业风险评估机构以及相关企业都以此作为体外与预测毒理学方法的研究、验证和接受的指导文件。

我国体外与预测毒理学试验方法研究始于 3R 原则的践行，逐渐在化学品、化妆品、食品等多个领域推进了相关的研究和应用工作。经过 10 余年的发展，全国诸多实验室陆续开展了替代方法的研究工作，许多体外方法也不断进入法规应用的通道。但由于我国起步较晚，与欧美等发达国家和地区相比在标准体系上仍不完善，且至今为止尚无替代方法验证机构。我国在体外与预测毒理学测试方法的研究、验证和法规接受方面尚未形成一个完善的体系，新方法采纳的速度和国际间协调还有待加强。目前中国食品药品检定研究院已制定了《化妆品替代方法验证及转移工作规划》《化妆品替代方法研究与验证工作组工作章程》等规范性文件，相信随着规范性文件的逐渐完善、新方法不断被采纳以及工业界的应用逐渐普及，我国体外与预测毒理学方法的法规接受管理将日渐成熟。

第二节　法规接受的管理和要求

一、法规接受的管理

验证通常是一种新试验方法申请法规接受的前提条件。试验方法经验证成功后递交给管理机构进行审核、批准，这一过程即为法规接受，主要是管理机构评价、判断试验方法是否适合某一特定目的（如风险评估或安全性评价）的过程[3]。体外与预测毒理学测试方法的法规接受通常由国际组织、国家或地区的政府管理机构或相关部门负责。法规接受首先要求审核正式验证试验的试验方案以及按该方案开展试验所获得的全部结果，同时还包括对验证试验评议的每份独立文件。这些材料应形成一份正式的综合报告，递交给合适的管理机构，如 OECD 以及美国消费产品安全委员会（CPSC）、EPA 和 FDA 等，管理机构按一定的流程和原则进行评判。

在某些情况下，一些机构或个人可能会在试验方法获得法规接受之前就已经应用该方法，如研究人员可能对替代方法涉及的具体领域感兴趣，有些制药公司可能将替代方法作为内部研究方法用于新药研究，或者管理机构将试验方法的试验方案作为管理指导原则的草案并附以实际操作规程。这些非正式的接受虽然不具有法律效力，但一定程度上可推动或促进试验方法的法规接受，因为这些个人或单位对替代方法的接受并应用有可能为该方法提供更多的支持性数据。管理机构对验证成功的试验方法进行审核接受后，可能会出具一份正式文件，签署表明该方法所具有的科学效力。

体外与预测毒理学方法作为一类替代方法，其法规接受同样受多种因素的影响，例如各个国家或地区的法规条例、方法的使用目的及其适用性（如化妆品，化学品，农药、药品等）、可参考的现有数据库、产业化水平等[4]。因此，法规接受的策略在需要科学化、透明化管理的同时，还需要具有一定的灵活性，以适应不同的需求。例如，方法的使用目的可分为几个不同的层次：①为监管机构所接纳的企业内部安全测试方法；②用于法规监管部门进行安全评审的测试方法；③法规注册中正式或强制要求执行的测试方法。在不同层次的应用中，验证工作的内容也不一样。用于产品开发决策的测试方法、用于制定优先级策略的测试方法和用于机制研究的测试方法所需要的验证内容比用于管理风险和风险评估决策的方法要少。对于较简单的体外高通量筛选方法，科学验证可能就足够了，而对于更复杂的测试系统和（或）测试策略（IATA 或 DA）来说，则可能还需要生物学验证和法规验证。

法规监管除了考虑科学性，还需要考虑资源利用和经济效益等问题。目前全球的安全风险评估框架都将倾向于以分层的方式构建，即首先尝试计算机和相对简单的体外模型，最大限度地利用现有数据库和生物学机制等信息进行权重分析，逐渐合理地增加测试的复杂性。此外，国际间协调可以促进不同地区建立协调统一的方法标准化体系，同时为体外方法的优化和法规监管提供更透明化的标准，这对体外与预测毒理学方法的验证和采纳至关重要。需要看到，现有的 GD34 仅仅是体外与预测毒理学方法应用于法规监管的第一步，随着体外与预测毒理学方法体系和测试体系的逐渐发展，以及法规应用适用性的不断细化完善，针对不同需求的验证工作细则仍有很多改进空间 [5-6]。

二、法规接受的要素

法规接受涉及多种要素，其中验证是法规接受前的关键。但在实际工作中，验证和法规接受存在很多交叉。下面分别以两个案例进行分析阐述，并介绍本领域的一些前沿进展。

（一）证据权重的验证与法规接受

证据权重（weight-of-evidence, WoE）是一种策略，用来分析存在不确定因素的情况下，如何论证一项论点或其证据是否有比较优势。在方法验证研究中，前瞻性研究并不总是必要的，如果已有证据足够对特定用途的替代方法性能进行评估，则不必开展额外的实验室工作；有时通过回顾性验证研究收集的信息具有不确定性或存在矛盾，有时新的体外方法缺乏足够的体内数据作为基准；此外，未来的测试方法或测试策略将越来越多地直接越过传统动物实验方法转而采用全新的体外和预测等非动物测试技术。WoE 将最大限度地利用已有信息进行组织化、系统化、独立、透明的回顾，可整合回顾性研究（基于现有数据）和（或）前瞻性地（基于新的数据）来进行更加经济高效的科学性评估，在方法验证研究中有着重要的应用前景。

2006 年 ECVAM 第 58 次研讨会提出了采用 WoE 方法进行验证的原则和标准，并提供了此类验证的执行指南。会议指出 WoE 中关于测试方法或策略的信息应包括：① 与目标物种（例如人类或其他目标物种）有关的数据；② 描述用于进行方法或策略准确性评估的参考物质的来源和质量；③实验室原始记录和生成的数据；④ 数据质量评估（是否遵循 GLP、GCP、GCCP 等标准体系，以及是否具有内部和外部质量控制）；⑤ 对未采纳相关数据的理由给出阐释。理想情况下，证据应该以同行评议的出版物的形式提供。然而，在某些情况下，如果是已公开发布的信息，公司报告也可以被接受。注意采取措施以避免在数据发布中存在任何潜在的偏见（例如只发布阳性发现的文献）[7]。有关 WoE 验证研究的 OECD 指南性文件尚未出版，但 OECD 已于 2019 年发布了《化学品评估证据权重的指导原则和关键要素》(测试和评估系列第 311 号文件)，相信对 WoE 验证研究应用的国际化协调起着积极的作用 [8]。

(二) 定量结构效应关系的验证与法规接受

结构效应关系及定量结构效应关系统称为（定量）结构效应关系［(quantitative) structure-activity relationship，(Q) SAR]，是关于化学结构与理化性质、环境参数或生物活性关系的理论模型。这样的模型可以为检测终点提供有用的预测信息，因而减少用于危害评估所需的实验数据。根据 OECD 于 2007 年发布的《(定量) 结构效应模型验证指南》(第 69 号文件)，(Q) SAR 作为非测试数据在法规中的应用应遵循以下原则：① 有明确的终点，这里终点是指任何可测量的物理化学、生物或环境效应。理想状态下，(Q) SAR 模型应采用来自同一方案、同一条件下产生的数据集，而现实中数据通常来自不同试验方案和不同试验条件，有必要确保模型测试终点的透明性。②有清晰的算法，在商业开发的模型中，这些信息并不总是公开的，但此类信息的缺失可能会导致法规采纳障碍和预测结果的可重复性差。③有明确的适用范围，(Q) SAR 模型不可避免地受化学结构类型、理化性质、作用机制不清的限制。因而必须明确其适用范围以确保预测结果的可靠性。④有适当的拟合优度、稳健性和预测性。需要提供两种类型的信息：其一是模型的性能（由拟合优度和稳健性表示)；其二是模型的预测性，通过适当的测试集来表征。⑤尽可能阐释其机制，确保模型和预测的终点之间的关联性，恰当的机制阐述还有助于确定模型的应用范围 [9]。

(Q) SAR 模型验证同样遵循 GD34 的验证原则，但其可靠性和相关性的考察更为复杂。这是因为 (Q) SAR 模型的数据来自不同实验室，其结果的重现性以及其他性能指标信息并不完善，所以 (Q) SAR 模型更强调对不同类别化学物质预测的准确性，而不是实验室间的重现性。另外，由于不同测试方法对不同化学物质的生物学效应得出的结果可能是相似的，因此在应用 (Q) SAR 模型进行预测的时候，应考虑分子间相互作用和毒性作用通路，这是实验测试方法和 (Q) SAR 模型之间的重要区别。因此，(Q) SAR 模型更强调方法的适用范围，即第三条原则，建立终点、毒性通路、特定化学物质类别之间的相关性以提高模型的可靠性 [10]。

(三) 发展动态

自 2005 年 OECD 发布 GD34 以来，已有数十种体外与预测毒理学方法获得了科学性的验证和法规接受。近年来，随着体外生命科学与计算毒理学等技术和法规框架体系的不断发展，体外与预测毒理学方法的法规接受越来越得到重视。针对近年来“新方案方法论”(new approach methodologies，NAMs) 的发展和应用，国际生命科学研究院健康与环境科学研究所于 2020 年提出了 NAMs 的概念和评估体系，以作为 GD34 的补充来评估 NAMs 在化学品评估和法规决策中的应用价值。该建议将 NAMs 的验证工作分为 3 个步骤：① 确定 NAM 的应用目的。明确新方法是用于优先级排序、危害筛查，还是风险评估。优先级排序主要是对需要进一步研究的物质按一定的规则进行筛查排序；危害筛查可采用计算机或体外的方法来评估其潜在的危害；风险评估通常采用定量分析的方法，结合暴露水平和剂量信息来进一步评估筛查物质对某一特定人群的危害。②阐释 NAM 的核心要素，包括准确性、透明性、局限性、适用范围等。③ 评估 NAM 适用性的指标，包括化学品应用范畴、标准操作程序（SOP）、方法描述、验证数据集的质量、方法适用性的验收标准、独立的同行评议、预测的终点或毒理学通路、机制阐释、方法的稳健性、数据的可及性、与体内数据（动物或人体）的生物学相关性、统计学方法、预测置信度和不同亚群的生物学变异性。该建议充分考虑了近年来体外与预测毒理学发展的新进展，提出了一些建设性的建议。例如，强调有害结局路径在新方法验证中的作用，以提高验证工作的效率和人体生物学的相关性；将体外数据与暴露相关信息结合，以更精准地描述方法的适用性和促使人体试验的外推；基于基因组学、高通量筛选等方法的逐渐成熟，应采用大量的参考化学物来进行稳健性的评估，而不是开展大规模的实验室间验证；考察不同人群亚群之间的生物学变异性来更好地确定新方法的适用性。此外，这些评估指标并不是大而全地应用于所有的 NAMs，而是根据 NAM 的应用目的（优先级排序、危害筛查、风险评估）有所侧重地进行评估，这样更符合体外与预测毒理学发展的趋势和法规体系建设的需要[11]。

需要看到的是，目前提出的 NAM 验证程序是对 GD34 的补充而不是替代，NAM 验证程序的建立工作还有待成熟完善。NAMs 的法规应用对验证工作提出了不少挑战，如目前验证通过的体外毒理学方法集中在化学法、单层细胞培养和少量 3D 模型方面，而进入 21 世纪以来，体外毒理学技术进入新的阶段，组学技术、高通量筛选、微流控技术等新方法得到快速发展，但用于评价体外测试方法开发和操作质量的《良好体外方法规范》（Guidance Document on Good In Vitro Method Practices，GIVIMP）[12] 尚不能很好地评价这些新方法，而且新方法对仪器和操作人员的要求更高，这使得方法验证中的性能指标如重现性、可转移性等要求需要被进一步明确。高通量方法对参考化学品具有更高的需求，而如何建立和管理这样的数据集需要大量细致的工作。NAMs 中的许多新技术有其独特的特性，需要更为详细的验证指导建议。

近年来，ECVAM 及美国 EPA 已开始探索体外转录组学技术法规应用的可靠性和相关性[13]，欧洲化学品生态毒理学和毒理学中心（European Centre for Ecotoxicology and Toxicology of Chemicals）于 2017 年发表了几篇调研报告来讨论组学技术的验证和法规采纳[14-15]。此外，NAM 通常由不同国家、不同科研机构或企业开发，考虑其法规应用，如何在确保透明性的基础上实现国际间协调也是一项具有挑战性的工作。试验方法的验证方法和程序是一个动态发展的过程，随着生命科学技术的发展，将不断提升其法规适用性。

三、国际间协调

验证成功后的体外与预测毒理学测试方法并不意味着会被管理机构自动接受，而且不同管理机构对体外与预测毒理学测试方法的法规接受可能存在不同要求。以美国为例，毒物和疾病登记处、消费产品安全委员会、国防部、能源部、内务部、运输部、环境保护局（EPA）、食品药品监督管理局（FDA）、国家卫生研究院、国家职业安全与健康研究院、职业安全与健康管理局以及农业部等政府部门或有关机构均可受理体外与预测毒理学测试方法的法规接受申请，但这些部门管理的对象范围不同，对体外与预测毒理学测试方法的接受要求和过程都有可能存在差异，造成不同监管机构对同一体外与预测毒理学测试方法法规接受的差别。另一方面，不同国家对同一体外与预测毒理学测试方法的法规接受也可能存在不同要求。例如，法规接受政策因国家而异，美国 FDA 接受的方法不一定能获得欧洲国家的接受。因此，国际协调是推动体外与预测毒理学测试方法获得国际范围内的法规接受和应用的重要措施。

随着体外与预测毒理学研究的快速推进，新的方法不断出现。为尽快通过验证而被政府监管部门或国际组织接受，很多发达国家和地区都成立了替代方法验证中心，积极推进替代试验的研究和验证工作，如美国ICCVAM、欧盟EURL-ECVAM以及日本JaCVAM等。有些国家虽未设立专门的研究中心，但其政府部门有专门的科研经费和基金用于动物替代试验相关的研究，或通过跨国合作的方式与美国、欧盟的替代试验研究中心合作，进行替代方法的验证和研究，或通过网络平台分享和交流动物替代方法。为加快方法的验证，2009年美国、加拿大、日本和欧盟共同成立了ICATM，2011年韩国也加入了该组织，2015年巴西等成为观察员。ICATM主要在测试方法的验证、独立的同行评议、起草正式的文件以推荐法规应用等领域进行国际间合作，促使替代方法及其测试策略在全球范围的法规接受。至此，非动物测试方法的开发、验证已经形成较为成熟的全球协作机制，推动全球化妆品、化学品、农药、医药等各领域替代方法的法规采纳。在国际协调范围内，这些验证机构是推动替代方法发展、验证与法规接受的核心力量[1]。

OECD是目前受理体外与预测毒理学测试方法法规接受非常重要的国际组织之一。20世纪90年代初，国际社会对测试方法的验证还存在争议。虽然当时OECD内部还没有成立专门的替代方法验证机构，但在积极协调成员国的立场和推动全球范围内体外与预测毒理学测试方法的接受方面做了大量的工作。直到2005年，OECD发布了GD34，它所提出的标准作为法规接受的指导性原则为成员国和其他国家所接受。欧盟、美国、日本、韩国和巴西等国际组织和国家的替代方法验证中心开展新的替代方法验证，或根据美国、加拿大、日本和欧盟签署的替代方法国际合作协议，组成国际协作组织开展联合验证，在验证后都会将验证结果提交给OECD，以期在获得本国法规接受的同时，也取得国际的多边共同接受。这有利于体外与预测毒理学测试方法在国际上广泛使用，达到结果互认的目的。

美国政府明确要求管理机构应通过有关国际组织（如OECD）制定经国际协调的法规或指导原则。同时，美国政府还鼓励管理机构积极参与国际协调，与其他国家或地区合作，共同制定相互接受的指导原则。多年来，FDA一直在积极推动新技术的开发使用和国际协调，如神经发育毒性、Ames试验、维A酸信号通路、转基因基因突变试验、光毒性、非遗传毒性致癌性、皮肤致敏、皮肤刺激和腐蚀、眼部刺激和腐蚀、毒物动力学方法等。2019年，FDA成立替代方法工作组来为替代方法的开发实施提供公共平台，工作范围涵盖体内、体外、计算机、系统毒理学模型等领域。此外，工作组还力求探索新方法、新技术的发展机会和可行性，以支撑FDA治疗产品的科学研究和法规监管。一个新的工作小组——“新方案方法论”（NAMs）工作组的设立已在讨论中。该工作组将计划与植物安全联盟（Botanical Safety Consortium，BSC）生殖发育毒性小组合作，促使替代方法在各种法规框架体系下的应用[16]。

人用药品注册技术要求国际协调会（International Conference on Harmonization of Technical Requirements for Registration of Pharmaceuticals for Human Use，ICH）是当前体外与预测毒理学测试方法验证和法规接受国际协调的另一重要组织机构。尽管ICH的协调范围主要是欧盟、美国和日本，但ICH的指导原则及有关政策越来越受到国际范围内的接受，被其他国家或机构广泛接受和采纳。此外，除了OECD和ICH之外，经过验证的试验方法还可以申请纳入国际化妆品监管合作组织（International Cooperation on Cosmetics Regulation，ICCR）或其他国家、地区的法规标准，在世界范围内被广泛接受。

此外，世界卫生组织（World Health Organization，WHO）、欧洲自由贸易协会（Europe Free Trade Association，EFTA）、加拿大卫生部、国际制药工业协会联合会（International Federation of Pharmaceuticals Manufacturers Associations，IFPMA）等机构也在体外与预测毒理学方法的国际协调中发挥重要作用[3]。

四、法规政策体系

体外与预测毒理学方法的法规接受源自 3R 原则在全球立法体系中的贯彻，兴于各项配套法规和指南性文件的完善和实施。2013 年 1 月 1 日，欧盟 27 国开始实施新的保护实验用动物指令 2010/63/EU，即《保护用于科学目的的动物的欧盟议会和理事会指令》，取代实施了 26 年的 86/609/EEC。指令提出的最终目的是完全替代科研和教学中的动物实验，呼吁委员会和成员国推广替代方法，鼓励成员国参与替代方法的验证等[17]。2006 版 REACH（《化学品的注册、评估、授权和限制管理》）法规强调了大力推动替代方法的发展，各国以及工业界应把发展替代方法作为首要任务，尽量采用经验证的替代方法来避免动物实验，鼓励研究新的非动物试验的试验方法并在将来的法规中根据 3R 原则进行修改。REACH 法规的条款 1 明确指出，要推动替代方法在化学品危害评估中的应用。条款 13 指出人体毒性的数据应通过替代方法获得，而不是由脊椎动物试验产生。为了落实 REACH 法规要求的各成员国以及工业界应用替代方法的责任，欧洲化学品局（ECHA）发布了许多文件，指导和推动替代方法的研发和使用。REACH 法规条款 117（3）还规定，为了实现促进非动物测试方法的目标，ECHA 需每 3 年向委员会提交一份关于非动物测试方法和测试策略的实施和使用状况报告，并进行风险评估以满足本法规的要求。这不仅为监管部门提供了替代方法应用的清楚分析，也为潜在的替代方法发展方向提供了指导[18]。

《关于物质和混合物的分类、标签和包装法规》[Regulation（EC）No. 1272/2008—Classification，Labeling and Packaging of Substances and Mixtures（CLP）] 提出[19]："CLP 鼓励使用替代测试和非测试方法。由于替代测试和非测试方法的结果可能不直接与分类标准相对应，因此可根据权重分析法引入专家评估。"欧盟生物杀虫剂法规（No. 528/2012）指出[20]："为了避免进行动物试验，应仅在不得已的情况下对本法规适用的产品进行脊椎动物试验。就本规例而言，不得重复对脊椎动物进行测试。"欧盟植物保护产品法规 [Regulation（EC）No. 1107/2009] 指出[21]："应该促进非动物试验方法的开发，以产生与人类有关的安全数据，并取代目前使用的动物研究。"

2009 年欧洲议会和欧盟理事会在修订和完善化妆品指令第七次修正案（2003/15/EC）和欧盟化学品注册、评估、许可和限制的 1907/2006 /EU 指令（简称 REACH 法规）的基础上，提出了欧盟的第一部化妆品法规（1223/2009/EC）[22]，其中规定未使用欧盟和 OECD 验证并接受的替代方法，而利用动物试验对化妆品成品、化妆品成分或成分组合进行安全性评价的，禁止进入欧盟市场。法规鼓励第三国对欧盟开发的动物替代方法的接受。为实现该目标，欧盟委员会和各成员国应采取一切适当措施，推动 OECD 接受这类方法。欧盟委员会还应在欧盟合作协定的框架范围内，推进采用动物替代方法获得的安全性测试结果的接受，避免第三国要求使用动物重复上述的试验。同时明确提出，将逐步建立通过欧盟内验证或 ECVAM 接受以及被 OECD 采纳的非动物试验对化妆品成分进行安全性评估的方法，在征询消费者安全科学委员会有关验证替代方法在化妆品领域内的应用范围的意见后，欧盟委员会应即刻公布认为适用于这类成分评估的验证或批准方法。

2010 年，欧洲药品管理局成立了一个药品开发应用 3R 测试方法的特设联合工作组。2016 年，欧洲药品管理局发布《监管机构接受 3R（替代、减少、优化）测试方法的原则指南》，以促进 3R 测试方法在人用药和兽药非临床研究中的法规应用。根据该指南，新的 3R 测试方法可直接采纳进入法规测试指南或欧洲药典，也可以作为非法规标准化的个案应用于法规决策中 [23]。

2016 年签署的《劳滕伯格 21 世纪化学物安全法》是对 1976 年《有毒物质控制法案》（The Toxic Substances Control Act，TSCA）进行的全面改革，新法案要求在科学、合理、可行的情况下，减少并替换脊椎动物在化学物或混合物试验中的使用 [24]。美国 EPA 于 2019 年 9 月宣布一项新指令，宣告毒理试验将有限考虑减少动物试验，并推行替代方法。EPA 宣告到 2025 年将对哺乳动物研究的需求和资金减少 30%，到 2035 年取消所有的哺乳动物研究要求和资金。有了立法和各项政策法规的倾斜，体外与预测毒理学方法逐渐成为科研和法规应用中优先采纳的方法，与其验证和应用相关的配套指南性文件日益成熟。GD34 从方法的定义、验证方法、验证的设计实施、同行评议、法规接受等方面阐述了危害评估中新测试方法的验证和国际接受程序，是成员国接受体外与预测毒理学测试方法的指导性原则。

但是仅有 GD34 还不足以支撑新方法的开发和验证工作。自 2007 年美国国家研究委员会（NRC）发布了《21 世纪毒性测试：愿景与策略》以来 [25]，诸如 Tox21 和美国 EPA 的 ToxCast 之类的项目就试图利用新兴技术，例如高通量筛选（high-throughput screening，HTS）和高内涵筛选（high-content screening，HCS）分析来生成数据，这些方法也被称为“下一代”的体外测试方法 [26]。但一项制约因素在于这些新方法缺乏基于传统测试方法的验证标准性文件。这可能和新方法的某些特征有关，如这些方法常常需要特殊设备（如机器人工作站），从而使方法的可转移性受限。而体外毒理学方法的应用不仅仅是法规决策，还包括科研和新方法及理论的开发，因此学术界和监管机构考虑体外毒理学方法的适用性时，可采用非法规性指南性文件指导此类方法的法规应用和国际间协调。2014 年，OECD 分子筛选及毒理基因组学咨询小组（Advisory Group on Molecular Screening and Toxicogenomics，EAGMST）起草并发布《用于描述非法规性体外方法的指南》，其目的是指导方法开发人员对新的体外方法进行科学化、透明化的描述，以促进新方法所产生的数据在法规决策中的潜在应用 [27]。

除了验证方法和验证程序，如何确保体外毒理学方法在实验室实践的科学性成为新方法验证和法规采纳的一个重要环节。2018 年 OECD 公布《良好体外方法规范》[Guidance Document on Good In vitro Method Practices（GIVIMP）] [28]，旨在通过应用所有必要的良好科学、技术和质量规范，对监管应用目的的体外方法从开发到实施的整个过程进行指导，以减少基于细胞和组织的体外方法在预测中的不确定性，从而提升法规监管部门对体外安全评估方法的接受度。

此外，提交给监管部门的新方法研究报告采取统一的模板有助于对结果的解读和评估。OECD 自 2004 年起开发了系列 OECD 协调模板（OECD harmonised templates，OHT），旨在提供一个化学品风险评估标准报告数据格式，同时也为政府和工业界提供了便捷高效的电子储存方式，制定的协调统一的模板促进了不同法规部门对新方法的法规采纳。OHTs 在国际统一化学品信息数据库（IUCLID）中得到实施，是一些法规程序要求的报告格式，如 REACH 法规明确要求按照 IUCLID 的推荐格式向 ECHA 提交所需的数据。OECD 协调模板 201（中间效应 - 机制信息）则更加针对 NAMs 报告进行了国际协调统一，旨在收集通过新方法（如体外方法或计算机方法等）获得的有关分子、亚细胞、细胞、组织或器官的机制信息（例如通过定义的方法、整合测试和评估策略、证据权重分析、有害结局路径等方法）。OECD 近年来还开展了开发转录组学、代谢组学报告框架的工作以促进 NAMs 在法规中的应用[29]。

2010 年，美国 EPA 提出了有害结局路径（AOP）的概念[30]，将现有的方法与系统生物学联系起来，收集和评估相关化学、生物学及毒理学信息，为替代方法的开发和法规采纳指明了方向。AOP 为开发和优化毒性测试方法提供了一种基于机制的研究，是与人体生物学更相关、更全面的安全风险评估方法体系。此基础上，2012 年 OECD 启动 AOP 项目，以确认新的体外生物学标志物及其体外测试方法，开发整合测试评估方法（integrated approaches to testing and assessment，IATA）或整合测试策略（integrated testing strategies，ITS），促使 QSAR 工具箱中交叉参照（read-across）的应用[31]。OECD 于 2013 年发布了《有害结局路径研发和评估指导文件》（No. 184）[32]。2016 年，OECD 公布利用既定方法进行整合测试与评估策略报告的指南（No. 255）[33]，以及利用既定方法和个例信息对皮肤致敏进行整合测试与评估策略报告的指南（No. 256）[34]。这些文件为体外与预测毒理学测试方法更加精准高效的整合应用提供了方法学依据和法规指导，作为规范性文件为体外与预测毒理学测试方法的法规接受提供了指引。

第三节　法规接受的实施

一、法规接受过程

体外与预测毒理学替代方法的管理和采纳主要来自 3 个平台：① OECD 测试指南项目；②各国替代方法验证中心；③ OECD AOP 发展计划项目。

（一）OECD 测试指南项目

《经济合作与发展组织（OECD）化学品测试准则》是用于测试各类化学品（如工业化学品、农药、医药和个人护理产品等）安全性的一系列试验方法，主要用于监管安全性评估以及随后的化学物质申报和注册，由 OECD 负责制定。OECD 化学品测试准则遵循化学品评价数据相互接受（mutual acceptance of data，MAD）原则，依据 OECD 测试指南和 OECD 良好实验室规范（good laboratory practices，GLP）产生的数据为所有 OECD 成员国所接受。OECD 测试指南项目（Test Guidelines Programme，TGP）旨在确保测试方法满足法规监管的需求并及时跟进最新科学进展。

来自 OECD 成员国的国家协调员（national co-ordinators，NCs）、遵循 MAD 的非成员国经济体和欧盟委员会（European Commission，EC）是 TGP 的主要参与者，由它们提出新方法或修订的方法，由测试指南国家协调工作组（Working Group of National Co-ordinators of the Test Guidelines Programme，WNT）负责管理。其流程简单概括如下[35]。

1．新方法或修订的提案　按照标准项目提交表（Standard Project Submission Form，SPSF）填写项目计划，项目来源可以是成员国 NCs、EC、企业、非政府组织、学术团体、秘书处及一些学术研讨会。最终由成员国 NCs、EC 或秘书处负责列入工作计划。提交的截止日期为每年 11 月 15 日，计划项目将在下一年 4 月的年度 WNT 会议上进行讨论。

2．方案的评议　由 NCs 准备一份国家立场文件（National Position Paper，NPP），秘书处会广泛收集意见。除会员国外，还包括 OECD 工商咨询委员会、OECD 国际动物保护理事会（International Council on Animal Protection in OECD Programmes，ICAPO）、科研团体或其他接受机构及非政府组织。

3．OECD 研讨会、咨询和专家会议　根据上述评议结果，秘书处组织恰当的会议以讨论需要解决的问题。

4．批准、签署及采纳　提案可通过 WNT 会议或书面程序得到充分一致的意见，NCs 批准后，提案将被提交至联席会议（Joint Meeting）评审和签署，随后秘书处提交至环境政策委员会（Environment Policy Committee，EPOC），由 EPOC 拟请理事会正式采纳并发布。

WNT 每年开会一次，通常在 4 月。OECD 成员国委派国家协调员遵循数据互认的原则参与工作，提名研究和法规领域的专家及科学家共同开发相关测试工具和指南。此外，还从工商咨询委员会（Business and Industry Advisory Committee，BIAC）、环境非政府组织和 ICAPO 收集专业意见。各国广泛的参与促使 OECD 能确保法规采纳方法的科学性和国际协调性[36]。

体外毒性测试方法验证过程遵循 GD34 文件，大多数验证和同行评议过程将由验证中心或同行评审机构共同制定，使验证过程更有效，避免进行额外的试验工作或统计分析。

（二）各国替代方法验证中心

体外与预测毒理学方法的验证和法规采纳主要由各国的验证中心组织。尽管各国的法规体系不同，试验方法发展的进程也不尽相同，但全球 3R 原则和验证原则的国际协调化发展对于确保新方法在不同国家的法规应用和数据互认发挥了积极的作用。各国验证和法规采纳工作依照相似的流程，且常常依托于 OECD 的 TGP 项目或与之紧密合作（表 16-1）[37]。

表16-1　各替代方法验证中心部分体外方法验证和法规采纳流程

验证中心	验证流程	法规采纳
EURL ECVAM	1．提交测试评估（报告） 2．验证研究（报告） 3．ESAC 同行评议 4．ECVAM 建议的草案和评议 5．最终建议稿	通常通过 OECD 的 TGP 项目，采纳为 OECD TGs，然后转化为欧盟的测试方法和法规

续表

验证中心	验证流程	法规采纳
ICCVAM/NICEATM	正在研讨中的验证流程： 1．测试方法的提名和提交 2．验证研究（报告） 3．同行评议 4．ICCVAM 建议的草案和评议 5．ICCVAM 最终建议稿，相关机构响应	方法的法规接受必须符合国家或联邦机构的需要。OECD 层面的验证工作不是强制的，而是附加的
JaCVAM	1．JaCVAM 指导委员会根据提交的资料，审议如何选择/接受验证方法 2．指导委员会建立验证管理工作组 3．指导委员会设立同行评议小组，验证完成后进行同行评审，类似于 EURL ECVAM 和 ICCVAM/NICEATM 4．指导委员会向法规验收委员会提交报告阐释方法的科学性和有效性 5．JaCVAM 向监管机构提供声明	通过 OECD 的 TGP 项目
KoCVAM	1．由 KoCVAM 提交候选方法和评估 2．建立验证管理工作组，负责协调和实施验证研究（提交验证研究报告） 3．KoCVAM 建立同行评议小组（提交同行评审报告） 4．KoCVAM 建立法规推荐小组 5．同行评审报告由法规推荐小组进行评审（提交推荐草案） 6．由 KoCVAM 将最终建议稿提交给监管部门	通过 OECD 的 TGP 项目
Health Canada	不适用	通过 OECD 的 TGP 项目，加拿大卫生部和环境部共同承担法规采纳工作。加拿大在 OECD 的国家协调员来自卫生部

（三）OECD AOP 发展计划项目

2007 年美国国家研究委员会（NRC）发布的 TT21C 报告是毒性测试现代化的理论基础，明确指出未来的毒性测试和风险评价策略应以“毒性通路”为基础，通过使用计算生物学新方法和以人类生物学为基础的体外测试组合评价关键毒性通路中有显著生物学意义的干扰。2012 年 OECD 启动 AOP 项目，以确认新的体外生物学标志物及其体外测试方法，开发 IATA/ITS，促使 QSAR 工具箱中交叉参照的应用等。2014 年 OECD 联合欧洲委员会联合研究中心（European Commission Joint Research Center，JRC）、美国 EPA、美国陆军工程师团研究和发展中心（U.S. Army Engineer Research and Development Center，ERDC）上线 AOP wiki，构建了一个通过公开和众包模式协调全球研究者进行 AOP 开发的公共平台，为替代方法的开发提供了源源不断且详实的科学依据。

OECD AOP 发展计划项目主要是为了支撑 4 个领域工作的需要：①支持 WNT 的 OECD 测试指南项目（TGP），确认新的体外生物学标志物，确立新的体外测试方法以开发 OECD 测试指南，同时支持数据互认；②指导 OECD QSAR 项目，确认化学物分组的新方法或分析工具，以及 QSAR 工具箱中交叉参照的应用；③协助危害评估特别工作组（Task Force on Hazard Assessment，TFHA）开展 OECD 危害评估工作，开发整合测试与评估方法（IATA）或整合测试策略（ITS）；④支持 OECD 成员国内的危害评估项目，利用已有数据建立早期生物学效应、细胞、组织、器官以及机体内的有害结局与群体效应间的关联[38]。

AOP 发展计划项目主要由分子筛选和毒理基因组学扩展咨询小组（Extended Advisory Group on Molecular Screening and Toxicogenomics，EAGMST）管理，EAGMST 的成员由各自的国家协调员举荐，在 AOP 开发过程中起着重要作用。EAGMST 还负责指南的制定等工作。WNT 主要负责 AOP 在 OECD 测试指南中的应用。TFHA 则主要负责 AOP 在法规中的应用，特别是整合测试与评估方法。

二、接受后方法的应用

通过国际协调的方式，经有关国际组织，如 OECD，以指南的形式对体外与预测毒理学方法予以接受是推动体外与预测毒理学方法在国际范围内应用的重要措施。在与人类生活和健康息息相关的产品质量检验与评价中，要使用体外测试方法替代现行法规中确定的动物试验方法，则该方法一定是经过有关管理部门接受的体外测试方法。因为对社会来讲，只有接受后的方法才具有权威性、公正性和科学性，否则将给人类生活和健康带来安全隐患。当然，对于某一实验室或某一研究项目，因某种目的而需要使用未经验证或接受的体外测试方法则是允许的，因为这种情况一般处于研究阶段，或是为了说明某一个（类）科学问题，而不涉及安全问题。

近年来，体外与预测毒理学测试方法发展十分迅速，已经涵盖了急性毒性、靶器官毒性、遗传毒性、致癌性、刺激性和过敏性等多种毒性终点。多种方法经过验证，并由 OECD 以发布技术指南的方式给予接受并推广应用。但是，即使是经 OECD 接受的体外测试方法，各国政府或同一国家不同管理部门所采取的做法也不尽相同。

OECD 技术指南规定的体外与预测毒理学测试方法是否可以在不同国家和地区的不同实验室直接使用，这既是一个管理问题，也是一个技术问题。不同实验室所面对的管理制度不同，其实验室条件以及承担的工作内容也不相同。OECD 接受的同一体外与预测毒理学测试方法在不同实验室中使用也存在风险。要将 OECD 接受的方法在各自实验室中使用，除了考虑试验设备和特殊试验材料等可及性之外，方法本身也需要经历“技术转移”这一过程，也就是说对于 OECD 以技术指南形式发布的体外与预测毒理学测试方法，要将其直接派人到相关实验室学习后转而应用到自己的实验室，还需要在技术人员、专用设备、试验材料、实验室条件以及对方法的掌握程度方面做大量的研究工作，使该方法能够完整、准确地在自己实验室得以“复制”。如 2004 年 OECD 将 3T3 成纤维细胞中性红摄取光毒性试验（OECD TG 432）写入化学物检测技术指导原则，成为 OECD 在国际范围内接受的第一个体外与预测毒理学试验方法。2009—2011 年我国由中检院等组织 10 余家实验室开展 OECD 的方法转化，2016 年国家食品药品监督管理总局组织起草了《化妆品用化学原料体外3T3中性红摄取光毒性试验方法》，经化妆品标准专家委员会全体会议审议通过，以“总局关于将化妆品用化学原料体外3T3中性红摄取光毒性试验方法纳入化妆品安全技术规范（2015年版）的通告（2016年第147号）”的形式予以发布，并作为第18项毒理学试验方法纳入《化妆品安全技术规范》（2015年版）第六章。

目前，由OECD接受的体外与预测毒理学测试方法主要应用于化妆品和化学品的毒性测试，包括皮肤刺激性或腐蚀性试验、眼刺激性或腐蚀性试验、皮肤致敏性试验、皮肤光毒性试验、遗传毒性试验和急性毒性试验等50多项技术指导原则。

三、再评估

体外和体内试验之间存在着很大的不同，体外测试方法要替代动物体内试验，其可信性和相关性尤为重要。然而，这一“外”和“内”的差异，还有许多科学问题摆在我们的面前亟待解决。体外测试方法应用的最终目的是要能够预测动物试验结果，如果体外测试方法不能对受试物的动物体内生物学效应做出可靠的预测，那么这个体外测试方法是不可信的。反之，体外测试方法获得的数据能够转化为动物或人体生物学效应的作用终点，显示出很好的相关性，该方法才具有科学意义和使用价值。在采用体外测试方法（即使是OECD接受的体外方法）时，我们也应该时刻意识到“可信性”和“相关性”风险的存在。由此带来的问题是，体外测试方法需要不断地改进和完善，使其逐步接近动物或人体的真实生物学效应。

体外测试方法与动物试验之间不是简单的“一对一”关系，不能期待单一的体外测试试验能够完全代替动物体内试验。另外，体外测试方法能够提供的信息量有限，其结果仅能反映机体活动的某一阶段（或过程）。因此，考虑将多个生物学效应的测试方法进行“组合”联合使用（即试验组合策略），以弥补体外测试方法单独使用时的不足。

随着生物化学、分子生物学、细胞生物学和免疫学等传统生物学学科的快速发展，它们与化学、计算机科学、数学、物理学等其他不同学科呈现越来越紧密的交叉融合，形成了基因组学、蛋白质组学、生物信息学等多个新兴学科，以及高通量筛选技术、生物芯片和3D打印等多种新型技术，为体外毒性测试方法的创新提供了强有力的理论和技术支持。这些成果的出现，从技术层面上讲，可以进一步促进体外测试技术体系的完善，推动体外测试方法应用；从管理层面上讲，也使我们能够再次利用新理论、新知识、新材料和新技术，重新审视已推出和拟推出的体外测试方法（包括OECD已批准应用的、正在开发和验证的体外测试方法），对这些方法做出评估，使其不断完善，这也是体外测试方法法规接受工作的重要组成部分。

从管理机构的角度，应对体外与预测毒理学方法实施过程进行跟踪，在其使用过程中定期收集和汇总有关该方法的使用效果数据，包括方法的可信性和相关性，方法的稳定性、重复性和精准性，以及方法操作的便捷性、材料的可及性等。应建立对体外测试方法的评估机制，开展对方法的科学评估，认识方法实施的现状，找出方法与体内试验结果之间存在的差异，明确方法改进和质量控制的关键点，从而提升体外测试方法的科学水平。

第四节　国内外进展

一、国际政策和法规进展

随着科技进步以及动物福利和 3R 原则的提出与实施，如何减少、优化、替代动物实验已成为全世界关注的焦点，特别是化妆品安全性测试领域，某些动物实验逐步被体外与预测毒理学测试方法所代替。欧盟规定：自 2009 年 3 月 11 日起禁止欧盟成员国使用动物进行化妆品急性毒性、眼刺激和过敏试验，自 2013 年 3 月 11 日起全面禁止在动物身上进行化妆品和原料的安全性测试，不允许成员国从外国进口和销售违反上述禁令的化妆品，并列入 WTO 双边协议。2014 年 6 月，印度在化妆品检测标准中废除了动物实验，到 2014 年 11 月，印度禁止进口进行过动物实验的化妆品。2015 年 3 月，新西兰通过了在国内禁止化妆品动物实验的法规，并推动禁止销售进行动物实验化妆品的法令。2015 年 3 月，美国提出并积极推进人道化妆品法案，将在 1 年试行期后终结化妆品动物实验，然后在 3 年内逐步淘汰经过动物实验化妆品的销售。2015 年 4 月，中国台湾食品药物管理机构规定非动物替代试验方法为优先采纳的安全性试验方法。新西兰于 2015 年 5 月起禁止在化妆品及成分研发、制造、测试和教学中使用动物实验。2015 年 6 月 18 日，加拿大参议院提出议案 BILL S-234，要求修改《食品和药品法》(零残忍化妆品)，拟在加拿大境内禁止进行化妆品动物实验，并禁止销售经动物实验测试的化妆品原料和成品。2015 年 12 月 31 日，韩国国会通过了《化妆品法部分修改法案》，韩国化妆品产业开始实行禁止动物实验，经过动物实验生产制造的化妆品及化妆品原料产品，将不得流通及销售。关于禁止化妆品动物实验问题，日本发起了与政界、立法界和相关企业的高层对话。2016 年 6 月，澳大利亚参议院通过了《2017 年工业用途化学物质法案》，从 2017 年 7 月起禁止销售进行过动物实验的化妆品。自 2015 年以来，巴西圣保罗州、南马托格罗索州、巴拉那州、亚马逊州、帕拉州、里约热内卢州相继通过化妆品动物测试禁令，美国加州、弗吉尼亚州、伊利诺伊州、内华达州通过测试及销售的部分禁令。此外，俄罗斯、南非、阿根廷等国家和地区也在积极推进禁止化妆品动物实验[39]。

体外与预测毒理学的发展对产业升级换代、协调全球经济一体化，以及消除贸易壁垒有着重要作用。为此，许多国家都把替代动物测试技术的体外与预测毒理学方法的研究和应用上升为国家科技发展战略，带动了研究机构和研究资金的大规模投入。2015 年英国发布《英国非动物测试技术：发展蓝图、战略和愿景》[40]，把非动物测试技术作为未来英国经济发展的系列驱动力之一，提出至 2030 年的发展蓝图和六大战略主题。2016 年荷兰发布《荷兰向非动物测试研究的转型》[41]，提出到 2025 年荷兰将建设成为不使用动物进行创新研究的全球领导者。2018 年美国 ICCVAM 发布的《为评估美国化学品及医疗产品安全性建立新方案的战略发展蓝图》[42]，采纳了来自 16 个联邦机构成员、多个跨部门工作组成员以及公众的意见，提出从顶层设计上促使联邦政府和工业界紧密合作，加强新方法向法规应用的转化。为加快方法的验证和法规接受，该文件还提出加强国际合作，促进各个国家验证组织之间的对话，继续高度参与 OECD 技术指导原则的制定项目等措施。这些具有发展战略意义的指导性文件的制定与发布，为体外与预测毒理学的研究提供了清晰的发展策略和科学路径，必将推动体外与预测毒理学的快速发展；与此同时，也为在新的发展模式下体外与预测毒理学方法法规接受模式的创新和持续发展提供思路。此外，2018 年美国 EPA [43]、FDA[44] 及 Tox21[45] 项目均公布了相关策略及规划来促使体外与预测毒理学方法的法规应用。

二、全球项目进展

（一）OECD 健康效应相关的测试指南项目最新进展

OECD 的化学品检测准则（TGs）旨在收集国际公认的最相关的方法描述新的和现有的潜在危险化学物质及化学制剂 / 混合物。涵盖的测试内容包括物理化学性质、环境影响、环境命运（退化和积累）以及对人类健康的影响。测试准则的制定由 WNT 工作组负责监督，该工作组就测试准则做出决定（批准和更新测试准则），并决定工作计划中包含的项目建议。WNT 每年开会一次，通常在 4 月。国家协调员代表 OECD 成员国和遵守 MAD 的国家的监管部门，并提名来自研究和监管领域的专家及科学家共同开发工具和指南。此外，工商咨询委员会（BIAC）、环境非政府组织和国际动物保护理事会（ICAPO）也提供了专业知识和意见。对 TGs 开发工作的广泛参与有助于确保测试方法的健全科学和国际监管接受。在 OECD 2019 年提出的测试指南计划中，有多个工作计划项目涉及体外与预测毒理学方法在化学物健康效应评价中的应用 [46]。

（二）EURL ECVAM 项目进展

自 2010/63/EU 指令生效以来，EURL ECVAM 大力支持替代方法的开发和应用，以及相关化学品和产品政策，涵盖了工业化学品、植物保护和生物杀灭剂、用于人类和兽医的医药产品和化妆品等，联合相关监管机构、科研机构、学术团体等进行了大量的科研创新工作，以推进替代方法在各领域的全面发展和推陈出新。目前 ECVAM 的工作重点为：复合暴露和化学混合物评估，整合测试与评估策略（IATA），内分泌干扰，支持安全评价和替代方法进展的信息系统，替代方法的标准和国际协调 [47]。

（三）ICCVAM/NICEATM 最新项目进展

ICCVAM/NICEATM 从测试方法、测试策略及法规多方位支持替代方法的开发和应用，包括发布战略路线图，支持 EPA 减少农药注册测试中的动物使用，减少疫苗测试中的动物使用，支持 IATA 的开发项目等工作。关注的毒性终点包括急性毒性（例如 EpiAirway 重组人肺上皮细胞急性吸入毒性试验）[48]、协同急性毒性 [例如协同急性毒性模型组合（collaborative acute toxicity modeling suite，CATMoS）] [49]、生殖发育毒性 [例如斑马鱼毒理学应用的系统评价项目（systematic evaluation of the application of zebrafish in toxicology，SEAZIT）] [50]、内分泌干扰测试（例如 CertiChem MDA-Kb2 雄激素受体激动剂 / 拮抗剂试验）[51]、眼和皮肤刺激（例如 OptiSafe 眼刺激试验）[52]、皮肤致敏 [例如用于皮肤致敏的亲电过敏原筛查试验（electrophilic allergen screening assay，EASA）] [53] 等领域。

传统毒性试验方法的缺点可以通过使用人体细胞、生化和（或）计算方法来预测化学毒性来规避。但由于毒性机制的复杂性，通常需要综合考虑几种方法的数据来预测毒性效应。IATA 是“一种结构化的策略，对所有相关数据进行战略性整合和权重分析，以制定关于潜在危害和（或）风险以及（或）进一步针对性测试的监管决策，从而优化并可能减少测试的数量”。IATA 为法规决策提供了一套解决方案以综合考虑各项因素。定义的方法（defined approach，DA）即按照固定的数据解读过程，对一组信息来源明确的数据（如体外测试、交叉参照等）进行评价。DA 可单独使用，也可与 IATA 中其他数据信息联合使用。ICCVAM/NICEATM 在 IATA/DA 领域开展了许多重要项目：

- NICEATM 通过公私合作伙伴（public-private partnership ）的模式与同行共同开展眼刺激方法的研究，目前正在评估 7 种体外眼刺激性或腐蚀性测试方法对农药的适用性，并开发一种 DA 用于农药检测。
- NICEATM 联合其合作者开发皮肤致敏物的测试策略研究。NICEATM 和美国国家毒理学规划处联合宝洁公司，将已发布的具有知识产权的 IATA 开发成一个开源版本 [54]。NICEATM 和 ICCVAM 用非动物测试方法、交叉参照以及物理性质整合开发了用于预测皮肤致敏性及其效力的 DA 方法。此外，NICEATM 还与欧洲化妆品行业协会合作，对已提交至 OECD 的皮肤致敏 DA 方法进行评估 [55-56]。2018 年 4 月，美国 EPA 发布了一份科学政策草案 [57]，通过使用 DA 方法来识别潜在的皮肤致敏物质，从而减少动物使用。该政策草案是 ICCVAM、NICEATM、欧洲化妆品行业协会、欧盟参考实验室和加拿大卫生部害虫管理监管机构联合推动的结果。
- NICEATM 还参与了内分泌干扰物检测方法研究，验证了 EPA 开发的一种 DA 方法。该方法将 18 个高通量筛选试验的数据与计算模型相结合，以识别可能与雌激素受体相互作用的化学物质 [58]。该 DA 方法已被美国 EPA 接受，在其内分泌干扰物筛选项目中适用。类似地，NICEATM 和 EPA 还开发了一种 DA 方法以识别与雄激素受体相互作用的化学物质。该方法将 11 个高通量筛选试验的数据与计算模型相结合，EPA 正在评估其适用性 [59]。

ICVAM/NICEATM 还通过基金项目的方式支持替代方法的研究和开发活动，其官网公告上列出了支持替代测试方法开发的资助机会 [60]。

（四）KoCVAM 最新项目进展

韩国自 2013 年起用于替代方法开发的预算资金大幅增加（2013 年为 160 万美元，2014 年为 220 万美元，2015 年为 220 万美元）。目前，KoCVAM 正在验证的方法有：两个“me too”皮肤刺激试验（MCTT KeraSkin MCTT KeraSkin 和 Tego Neoderm-ED），用 IL-1α 和 IL-6 检测皮肤致敏的方法，用于测试生殖毒性的小鼠胚体（mEBT）试验，3D 重组人角膜眼刺激试验 MCTT HCE ™ -EIT（前验证已经完成，现进行方案优化以评估其重复性和可靠性）。此外，韩国 MFDS 还发起了使用 22Rv1/MMTV GR-KO 细胞反活化法检测（抗）雄激素样化合物，目前 OECD 正在审评中，原计划于 2020 年和 AR STTA 及 AR- calux 方法一起被纳入 TG 458 中 [14]。

（五）JaCVAM 最新项目进展

正在进行的验证研究包括：①体外重组人全皮 LBL 模型用于检测皮肤刺激，由 JSAAE

资助其验证工作。② 光毒性测试组合（酵母生长抑制光毒性测定红细胞光致溶解试验），目前 JaCVAM 法规验收委员会建议进行一些补充性工作。③眼刺激细胞毒性 SIRC CVS 试验，JaCVAM 同行评议正在进行中。④ Vitrigel-SST 胶原膜皮肤致敏试验，日本农林水产部资助的验证工作等待审核中。⑤ IL-2 Luc 测试以评价化学物质的免疫毒性，JaCVAM 同行评议正在进行中。⑥ IL-1β Luc 测试以评价化学物质的免疫毒性，JaCVAM 验证研究正在进行中。⑦生殖毒性 Hand-1 Luc 胚胎干细胞试验，日本经济产业部资助的验证工作已经完成，2017 年已被纳入 OECD 计划。该项目的第一步是起草一份详细报告以评价其应用价值，第二步是对制定测试指南进行可行性研究 [61,47]。

三、中国的发展现状

为推动我国体外与预测毒理学方法研究和验证体系建设，加强和完善依法实施科学监管的技术支撑保障体系，积极稳妥地推进经过验证的体外与预测毒理学方法的应用，我国有关研究和产品质量检验机构，以及政府监管部门从不同的层面和角度做了大量富有成效的工作。

2009 年底，国家质量监督检验检疫总局参考 OECD 的《化学品测试方法指南》第四部分（OECD Guidelines for the Testing of Chemicals，Section 4），陆续发布了多项针对化学品及化妆品动物替代试验和检验相关规范的行业标准（中华人民共和国出入境检验检疫行业标准）。2011 年 11 月，国家食品药品监督管理局（National Medical Products Administration，NMPA；原国家食品药品监督管理总局）启动了“化妆品动物实验替代方法体系研究”（食药监保化函 [2011]352 号）工作。中国食品药品检定研究院（NIFDC）等有关单位组建了专家组，在调研和反复论证的基础上，提出了《我国化妆品动物实验替代方法体系建设》研究报告，编写了《关于加快推进化妆品替代毒理学方法研究与验证体系建设的指导意见》（讨论稿），提出了研究制定“动物实验替代方法有效性评价技术规范和动物实验替代方法接受管理办法”，推动方法的国内和国际法规接受。2012 年 2 月，NMPA 对化妆品用化学原料体外 3T3 中性红摄取光毒性试验方法面向社会公开征求意见。

2013 年 12 月，国家食品药品监督管理总局发布了《关于调整化妆品注册备案管理有关事宜的通告》（2013 年第 10 号通告），明确国产非特殊用途化妆品“风险评估结果能够充分确认产品安全性的，可免予产品的相关毒理学试验”。2015 年，国家食品药品监督管理总局起草了《化妆品安全风险评估指南》（征求意见稿），其中指出化妆品安全风险评估能有效地反映出化妆品的潜在风险，一定程度上可以替代终产品的毒理学试验。

2016 年 11 月，NMPA 发布了《关于将化妆品用化学原料体外 3T3 中性红摄取光毒性试验方法纳入化妆品安全技术规范（2015 年版）的通告》（2016 年第 147 号），将该方法作为第 18 项毒理学试验方法纳入《化妆品安全技术规范》，这是我国首个纳入《化妆品安全技术规范》的替代方法，标志着动物替代试验方法正式进入我国化妆品技术法规体系。2017 年 8 月，NMPA 发布了《关于将化妆品用化学原料离体皮肤腐蚀性大鼠经皮电阻和皮肤光变态反应 2 个试验方法纳入化妆品安全技术规范（2015 年版）的通告》（2017 年第 136 号），将皮肤腐蚀性大鼠经皮电阻法和皮肤光变态反应纳入《化妆品安全技术规范》，限于化妆品用化学原料的安全性测试。

2018 年 2 月和 6 月，国家食品药品监督管理总局化妆品标准专家委员会秘书处组织制定了“化妆品用化学原料体外皮肤变态反应：直接多肽试验方法”“化妆品用化学原料兔角膜上皮细胞短时暴露体外试验（STE）方法”“皮肤变态反应：小鼠局部淋巴结试验（LLNA:DA）”和“皮肤变态反应：局部淋巴结试验（LLNA: BrdU-ELISA）”等方法的征求意见稿，向社会公开征求意见。这对进一步完善我国化妆品安全技术法规体系，在技术方法上与《化妆品安全技术规范》已有方法形成互补，实现与有关国际条约尽快接轨，推进我国动物替代试验研究工作的开展和我国体外与预测毒理学方法法规接受，以及为促进我国未来的化妆品贸易提供技术支持与保障具有重大意义。

生态环境部颁布的《新化学物质环境管理登记办法》(生态环境部令第12号，2021年1月1日起施行）及与该管理办法配套发布的《新化学物质环境管理登记指南》对新化学物质环境管理登记的健康毒性申请数据要求指出，在确保风险评价质量的前提下，考虑3R原则。在评估方法上，全面接受经OECD认证的替代方法。

尽管我国目前还不是OECD成员国，但自2007年5月起，我国已成为OECD的重要合作伙伴，作为观察员参与了替代方法相关的多个国际计划（OECD TGP、ICATM)。2018年4月24日，广东省疾病预防控制中心与OECD签署了战略合作备忘录。备忘录的签署表明中国实验室与OECD建立起新型战略合作关系。双方将在化学品、化妆品、食品安全性评价及体外替代试验方法等领域开展技术合作，将国际先进的毒理学研究技术，特别是替代测试方法“引进来”，以适应中国毒理学安全性评价和风险评估领域的要求。同时，备忘录将促进双方对OECD测试指南方法研究的相互了解和协调，加快中国相应法规与国际接轨，促进中国的毒理学方法和标准向国际化发展。

此外，2018年1月《国家食品药品监督管理总局重点实验室总体规划（2018—2020年)》中提出：“围绕化妆品安全监管工作中的共性关键技术需求……统筹和推进动物替代实验技术的开发和验证，逐步完善化妆品动物实验替代技术体系……规划在化妆品理化检测技术、安全风险物质检测与评估技术、快速检测技术、化妆品动物替代实验技术等4个领域建设重点实验室。”在推动技术体系建设方面，2017年国家认证认可监督管理委员会（简称国家认监委）设立了认证接受科技支撑计划项目“体外方法实验室接受评价关键技术的研究”(2017RJWKJ10，2017.7—2020.7)，从体外方法实验室接受发展战略、体外方法验证（确认）技术、体外方法验证（确认）实验室接受评审关键技术和体外方法检测实验室接受关键技术等4个方面开展研究。该项目的立项和实施对建立我国体外实验室接受制度，推动我国体外实验室能力建设和规范运行，实现体外与预测毒理学方法的法规接受和数据国际互认具有重要意义。

2018年9月，由中检院牵头，涵盖化妆品检验机构、科研机构在内的15家单位组成了化妆品替代方法研究和验证工作组，邀请国内外知名化妆品替代试验验证领域专家，组成专家顾问组。其目的旨在逐步完善各个毒理学终点中已成熟的替代方法的验证转移，充分利用社会资源，组织相关机构共同推进替代试验方法在化妆品领域的验证研究和推广，为化妆品安全监管提供技术支撑。

2019年浙江省食品药品检验研究院国家药监局化妆品动物替代试验技术重点实验室入选为国家药监局首批重点实验室，其研究方向为国际方法的转移与应用、新试验模型的开发与验证以及新方法的研究与标准制定。所有这些举措呈现出我国有关部门在推进体外与预测毒理学方法法规接受中的积极态度和这一领域良好的发展态势。

推进化妆品毒理学体外替代方法的研究、标准化和有效性验证，我国检验检疫系统、疾病预防控制系统和国家药监局的检验机构积极与国际相关机构［如体外科学研究所（Institute for In Vitro Sciences，IIVS）］的合作，开展体外与预测毒理学测试方法的技术交流和人员培训，组织药检系统和疾病预防控制系统等检验机构开展体外与预测毒理学测试方法的研究性验证等，推动体外与预测毒理学测试方法的法规接受进程。

在过去的近10年中，我国已有众多科技专家对体外与预测毒理学测试方法的发展、评价、验证和国际协调以及OECD相关指导原则的推广应用做出了重要努力。但是从整体上讲，目前我国在体外与预测毒理学测试方法的研究、验证和法规接受方面尚未形成一个完善的体系，方法的研究和验证工作呈现“碎片化”的无序状态，法规接受的进度与OECD等国际组织相比还比较滞后。相信随着我国体外与预测毒理学方法研究与验证体系的建立和明晰，体外与预测毒理学测试方法的法规接受也将不断完善。

第五节　展　望

一、挑战与机遇

与欧盟、美国、日本等发达国家和地区相比，我国在体外与预测毒理学检测方法的研究和应用方面目前还处于起步阶段。体外与预测毒理学方法的法规接受存在诸多方面的管理政策和技术难题。目前在我国化妆品管理法规和技术规范整体框架中，还没有专门针对化妆品毒理学安全性评价动物实验替代方法的技术法规和技术规范。2011年国家食品药品监督管理总局发布了《关于加快推进国家食品药品监督管理局保健食品化妆品重点实验室建设的指导意见》（国食药监许[2011]133号），其中提出要加强动物替代实验方法的技术研究，但是在随后的几年中有针对性的举措不多。因此，在注重分析研究和学习借鉴国外化妆品法律法规和技术规范的同时，结合我国目前体外与预测毒理学方法研究的水平和发展需求，制定有利于推进化妆品体外与预测毒理学安全性评价方法研究与验证体系建设的管理法规和技术规范，加快成熟的体外与预测毒理学方法的法规接受，推动体外与预测毒理学方法的应用，有效应对技术性国际贸易壁垒，促进经济发展和贸易发展是非常必要的。

根据《国家食品药品监督管理总局重点实验室总体规划（2018—2020年）》，建设化妆品动物替代试验技术研究重点实验室，联合社会优质检验资源构建动物实验替代方法研究与验证的技术网络，建成适应化妆品安全监管和化妆品毒理学安全性评价技术发展需要的动物实验替代方法体系，这是体外与预测毒理学方法法规接受的技术保障。与此同时，通过机构接受等手段，对我国开展体外与预测毒理学方法研究和验证的实验室，以及利用体外与预测毒理学方法开展检测的实验室的管理和技术能力进行评审和接受，提升从事体外与预测毒理学方法研究与验证的实验室权威性，也是亟须研究解决的问题。

在全球化的背景下，为了消除贸易壁垒，体外与预测毒理学方法和体系的建立要遵循全球统一的标准。因此，加快吸收和转化国际标准（如OECD技术指南），实现与国外先进方法的同步接轨，也是我们面临的一个挑战和机遇。等同转化国际标准不是简单地翻译，如OECD技术指南中的“化学品（包括混合物）”不等同于“化妆品”，化妆品形态多样，会影响细胞试验的检测结果，而原料中的有色物质也会影响结果观察，动植物性提取物等原料是否适用于替代检测也待验证。方法验证也不是一个简单的转移过程，还存在方法适用性等问题。这些问题的解决是推动体外与预测毒理学方法法规接受的前提和关键。

二、发展对策

从体外与预测毒理学方法的发展趋势看，自欧盟发布化妆品动物实验禁令以来，紧随欧盟实施全面或有限禁止化妆品动物测试的国家和地区在不断增加，体外与预测毒理学方法的基础研究受到高度重视；体外与预测毒理学方法的验证过程呈现出新的模式；体外与预测毒理学方法接受机构加快了新方法推出的速度；体外与预测毒理学测试方法的转化应用工作也方兴未艾。因此，通过对比分析我国与发达国家体外与预测毒理学的发展，借鉴有益经验，在兼顾国际进展和适应当前中国国情并引领未来发展的基础上，研究并提出有利于我国体外与预测毒理学方法研究、验证和法规接受的发展战略非常重要。

（一）做好顶层设计，营造法规接受的良好发展环境

围绕药品和化妆品等创新产品的发展以及科学监管的战略需求，以进一步加强和完善质量监管技术支撑体系为目标，以积极、稳妥、有序地推进体外与预测毒理学方法应用为导向，以体外与预测毒理学政策法规支撑体系不断完善为基础，提出我国体外与预测毒理学发展的总体规划，在此基础上做好顶层设计，解决体外与预测毒理学方法研究、验证与法规接受中的基础性、关键性、战略性技术问题。研究制定加快推进体外与预测毒理学发展的政策和法规，如加快推进体外与预测毒理学方法研究与验证体系建设的指导意见等，研究制定有关标准和体外与预测毒理学被政府采信的相关政策及管理办法，积极、稳妥、有序地推进体外与预测毒理学方法的法规接受和应用。

（二）建立和完善技术体系，提供法规接受的有力技术保障

作为现代毒理学一部分的体外与预测毒理学方法，在政府监管部门以法规或标准的形式接受之前，科学严格的验证是必不可少的关键环节和技术要求。因此，借鉴其他发达国家的经验，尽快建立我国体外与预测毒理学方法验证体系，对推进体外与预测毒理学方法的法规接受非常重要。除此之外，在全面系统地研究国内外有关法律法规、技术标准和管理技术及规范的基础上，针对我国体外与预测毒理学发展现状与需求，推动《化妆品安全技术规范》的补充和修订，研究制定相配套的法规和技术规范，如“体外与预测毒理学方法有效性评价技术规范”“体外与预测毒理学方法验证或转移技术规范”和“体外与预测毒理学方法法规接受指南”等，以及信息与数据共享管理办法等，为体外与预测毒理学方法的法规接受提供技术保障。

（三）加快我国替代方法研究、验证与应用的技术主体能力建设

以强化监管技术支撑为目标，按照《“十三五”国家食品安全规划》《“十三五”国家药品安全规划》有关要求，根据《国家食品药品监督管理总局重点实验室管理办法》相关规定和《国家食品药品监督管理总局重点实验室总体规划（2018—2020年）》，科学高效地推进重点实验室建设，统筹和推进动物替代试验技术的开发和验证，加快完善化妆品动物实

验替代技术体系；结合国家认监委认证接受科技支撑计划项目“体外方法实验室接受评价关键技术的研究”（计划编号：2017RJWKJ10。起止时间：2017.7—2020.7），加强我国体外与预测毒理学方法研究与验证（确认）技术主体的建设，逐步提升体外与预测毒理学检测方法研究和验证的实验室以及利用体外检测方法开展体外检测的实验室的管理和技术能力。提升技术主体支撑能力不仅是体外与预测毒理学关键技术发展的需要，也是做好体外与预测毒理学方法法规接受的基础和必备条件。

（四）积极推进国内外学术交流与技术合作

建立体外与预测毒理学方法科技信息和数据共享平台，提供国内外动物替代试验新技术、新方法研究与验证的相关信息、基础数据和技术标准，建立动物实验替代方法研究基础数据库，实现信息和数据资源的共享。建立体外与预测毒理学方法技术培训和学术交流平台，建立动物实验替代方法的技术培训和学术交流制度，加强人才队伍建设，推动替代方法研究技术的发展，为解决动物实验替代方法研究与验证的技术难题提供支撑。

经过长期发展，一些国际组织和欧美等发达国家在体外与预测毒理学方法的基础研究、有效性验证、法规接受和推广应用方面已形成了一整套的模式，制定了一些具有引领作用的法律法规、技术规范、相关策略及发展规划，值得我们借鉴。因此，我国在加强整体和顶层设计的同时，应特别重视和积极支持开展体外与预测毒理学方法前沿领域的研究合作，与发达国家开展联合研究活动，或共同发起替代方法前沿领域科技攻关的国际合作计划。加大国际技术交流与合作力度，充分利用国际资源，探索建立国际合作实验室或联合研究中心，形成在国际合作平台上实现自主创新的工作模式。在分析国际上替代方法研究与应用现状和发展趋势的基础上，将主动跟进法定检验中已接受替代方法的转化和应用与建立具有自主知识产权的原创性方法有机结合起来，开展与国际组织（如欧洲 ECVAM、美国 ICCVAM、日本 JaCVAM 等）之间的对话与合作，推动我国体外与预测毒理学方法的法规接受。

（贺争鸣[1,4] 瞿小婷[2] 郭家彬[3]）

参考文献

[1] 瞿小婷，程树军 . 全球化妆品非动物测试法规进程及国内现状 . 日用化学品科学，2017（12）：1-9.

[2] OECD. Guidance Document on the Validation and International Acceptance of New or Updated Test Methods for Hazard Assessment：ENV/JM/MONO（2005）14. Paris：OECD，2005.

[3] 贺争鸣，李根平，李冠民，等 . 实验动物福利与动物实验科学 . 北京：科学出版社，2011.

[4] Corvi R，Ahr HJ，Albertini S，et al. Validation of toxicogenomics-based test systems：ECVAM-ICCVAM/NICEATM considerations for regulatory use. Environ. Health Perspect，2006，114：420-429.

[1] 中国食品药品检定研究院。
[2] 云策咨询。
[3] 解放军疾病预防控制中心。
[4] 通讯作者，E-mail：zhengminghe57@163.com。

[5] Piersma AH，Burgdorf T，Ezendam J，et al. Workshop on acceleration of the validation and regulatory acceptance of alternative methods and implementation of testing strategies. Toxicol in Vitro，2018，50：62-74.

[6] Piersma AH，van Benthem J，Kienhuis AS，et al. Validation redefined. Toxicol in Vitro，2018，46：163-165.

[7] Balls M，Amcoff P，Bremer S，et al. The principles of weight of evidence validation of test methods and testing strategies：the report and recommendations of ECVAM Workshop 58. ATLA，2006，34（6）：603-620.

[8] OECD. Guiding Principles and Key Elements for Establishing a Weight of Evidence for Chemical Assessment：ENV/JM/MONO（2019）31. Paris：OECD，2019.

[9] OECD. Guidance Document on the Validation of（Quantitative）Structure-Activity Relationship [（Q）SAR] Models，Paris：OECD，2014.

[10] Pattersona EA，Whelan MP，Worth AP. The role of validation in establishing the scientific credibility of predictive toxicology approaches intended for regulatory application. Computational Toxicology，2021，17：1-8.

[11] Parish ST，Aschner M，Boobis A，et al. An evaluation framework for new approach methodologies（NAMs）for human health safety assessment. Regul Toxicol Pharmacol，2020，112：104592.

[12] OECD. Guidance Document on Good In Vitro Method Practices（GIVIMP）：ENV/JM/MONO（2018）19. Paris：OECD，2018.

[13] Harrill J，Shah I，Setzer RW，et al. Considerations for strategic use of high-throughput transcriptomics chemical screening data in regulatory decisions. Curr Opin Toxicol，2019，15：64-75.

[14] Sauer UG，Deferme L，Gant TW，et al. The challenge of the application of 'omics technologies in chemicals risk assessment：background and outlook. Regul Toxicol Pharmacol，2017，91（Suppl 1）：S14-S26.

[15] Bridges J，Sauer UG，Pemberton M，et al. Framework for the quantitative weight-of-evidence analysis of omics data for regulatory purposes. Regul Toxicol Pharmacol，2017，91（Suppl 1）：S46-S60.

[16] U.S. Food and Drug Administration（FDA）. Advancing New Alternative Methodologies at FDA. https：//www.fda.gov/media/144891/download.

[17] EC. Directive 2010/63/EU of the European Parliament and of the Council of 22 September 2010 on the protection of animals used for scientific purposes. Off J Eur Communities，2010，L276：33-79.

[18] EC. Regulation（EC）No 1907/2006 of the European Parliament and of the Council of 18th December 2006：concerning the Registration，Evaluation，Authorisation and Restriction of Chemicals（REACH）establishing a European Chemicals Agency，amending Directive 1999/45/EC and repealing Council Regulation（EEC）No 793/93 and Commission Regulation（EC）No 1488/94 as well as Council Directive 76/769/EEC and Commission Directives 91/155/EEC，93/67/EEC，93/105/EC and 2000/21/EC. Official Journal of the European Union，2006，L 396：1.

[19] EC. Regulation（EC）No 1272/2008 of the European Parliament and of the Council of 16 December 2008 on classification，labelling and packaging of substances and mixtures（CLP）. Official Journal of the European Union，2008，L353：1.

[20] EU. Regulation（EU）No 528/2012 of the European Parliament and of the Council of 22 May 2012 concerning the making available on the market and use of biocidal products. Official Journal of the European Union，2012，L 167：1.

[21] EC. Regulation（EC）No 1107/2009 of the European Parliament and of the Council of 21 October 2009 concerning the placing of plant protection products on the market. Official Journal of the European Union，2009，L309：1.

[22] EC. EU Regulation（EC）No 1223/2009 of the European Parliament and of the Council of 30 November 2009 on cosmetic products. Official J Eur Union，2009，L342：59.

[23] Beken S，Kasper P，van der Laan JW. Regulatory Acceptance of Alternative Methods in the Development and Approval of Pharmaceuticals[J]. Adv Exp Med Biol. 2016，856：33-64.

[24] U.S.A Congress. Frank R. Lautenberg Chemical Safety for the 21st Century Act，Public Law No. 114-182. https：//www.congress.gov/bill/114th-congress/house-bill/2576.

[25] Kewwski D，Acosta D，Andersen M，et al. Toxicity testing in the 21st century：a vision and a strategy. Toxicol Environ Health B Crit Rev. 2010，13：51-138.

[26] Thomas RS，Bahadori T，Williams AJ，et al. The next generation blueprint of computational toxicology at the U.S. Environmental Protection Agency. Toxicol Sci，2019，169（2）：317-332.

[27] OECD. Guidance Document for Describing Non-guideline In Vitro Test Methods：ENV/JM/MONO（2014）35. Paris：OECD，2014.

[28] OECD. Guidance Document on Good In Vitro Method Practices（GIVIMP）：ENV/JM/MONO（2018）19. Paris：OECD，2018.

[29] Zuang V，Dura A，Whelan M，et al. Non-animal Methods in Science and Regulation. Luxem bourg：Publications Office of the European Union，2021.

[30] Ankley GT，Bennett RS，Erickson RJ，et al. Adverse outcome pathways：a conceptual framework to support ecotoxicology research and risk assessment. Environ Toxicol Chem，2010，29：730-741.

[31] 瞿小婷，程树军，秦瑶，等. 有害结局通路指南及毒性测试应用分析. 日用化学品工业，2016，46（8）：473-478.

[32] OECD. Guidance Document on Developing and Assessing Adverse Outcome Pathway：ENV/JM/MONO（2013）6，Paris：OECD，2013：45.

[33] OECD. Guidance Document on the Reporting of Defined Approaches to be Used within Integrated Approaches to Testing and Assessment. Paris：OECD，2016.

[34] OECD. Guidance Document on the Reporting of Defined Approaches and Individual Information Sources to be Used within Integrated Approaches to Testing and Assessment（IATA）for Skin Sensitization. Paris：OECD，2016.

[35] OECD. Guidance Document for the Development of OECD Guidelines for Testing of Chemicals（1993；reformatted 1995）. Paris：OECD，2009.

[36] OECD. National Co-ordinators of the Test Guidelines Programme. https：//www.oecd.org/chemicalsafety/testing/national-coordinators-test-guidelines-programme.htm.

[37] Barroso J，Ahn IY，Zuang V，et al. International Harmonization and Cooperation in the Validation of Alternative Methods. Adv Exp Med Biol，2016，856：343-386.

[38] OECD. Adverse Outcome Pathways，Molecular Screening and Toxicogenomics. https：//www.oecd.org/chemicalsafety/testing/adverse-outcome-pathways-molecular-screening-and-toxicogenomics.htm.

[39] 瞿小婷，程树军，刘超，等 . 国际化学品安全评价动物替代测试法规趋势 . 日用化学品科学，2016，39（2）：11-16.

[40] NC3Rs，Innovate UK，BBSRC，et al. A Non-animal Technologies Roadmap for the UK. https：//nc3rs.org.uk/sites/default/files/documents/NonAnimalTechCO082_RYE_4_nrfinal2.pdf.

[41] Netherlands National Committee for the protection of animals used for scientific purposes. Transition to Non-animal Research. https：//www.ncadierproevenbeleid.nl/documenten/rapport/2016/12/15/ncad-opinion-transition-to-non-animal-research.

[42] ICCVAM（Interagency Coordinating Committee on the Validation of Alternative Methods）. A Strategic Roadmap for Establishing New Approaches to Evaluate the Safety of Chemicals and Medical Products in the United States. https：//ntp.niehs.nih.gov/go/iccvam-rdmp. https：//dx.doi.org/10.22427/NTP-ICCVAM-ROADMAP2018.

[43] U.S. Environmental Protection Agency（EPA）. Strategic Plan to Promote the Development and Implementation of Alternative Test Methods Within the TSCA Program. https：//www.epa.gov/sites/production/files/2018-06/documents/epa_alt_strat_plan_6-20-18_clean_final.pdf.

[44] U.S. Food and Drug Administration（FDA）. FDA's Predictive Toxicology Roadmap. https：//www.fda.gov/science-research/about-science-research-fda/fdas-predictive-toxicology-roadmap.

[45] Thomas RS，Paules RS，Mendrick DL，et al. The US Federal Tox21 Program：a strategic and operational plan for continued leadership. ALTEX，2018，35（2）：163-168.

[46] OECD. https：//www.oecd.org/env/ehs/testing/ENV_JM_WRPR_2019__TGP-work-plan. pdf [R]. 2019.

[47] Zuang V，Dura A，Whelan M，et al. EURL ECVAM Status Report on the Development，Validation and Regulatory Acceptance of Alternative Methods and Approaches（2019）. Luxembourg：Publications Office of the European Union，2020.

[48] Jackson GR Jr，Maione AG，Hayden PJ，et al. Prevalidation of an acute inhalation toxicity test using the EpiAirway in vitro human airway model[J]. Appl In Vitro Toxicol，2018，4（2）：149-158.

[49] Kleinstreuer NC，Karmaus A，Patlewicz G，et al. Predictive models for acute oral systemic toxicity：a workshop to bridge the gap from research to regulation. Comput Toxicol，2018，8（11）：21-24.

[50] Hamm JT，Ceger P，Allen D，et al. Characterizing sources of variability in zebrafish embryo screening protocols. ALTEX. 2019，36（1）：103-120.

[51] ICCVAM. https：//ntp.niehs.nih.gov/iccvamreport/2019/confidence/assay/ar-erta/index.html.

[52] Choksi N，Lebrun S，Allen D. Validation of the OptiSafe ™ eye irritation test. Cutan Ocul Toxicol，2020，39（3）：180-192.

[53] Strickland J，Gordon J，Kleinstreuer N，et al. Phase 1 Validation of the Electrophilic Allergen Screening Assay. [S.L.]：2018 ASCCT Annual Meeting，2018.

[54] Pirone JR，Smith M，Jaworska JS，et al. Opensource software implementation of an integrated testing strategy for skin sensitization potency based on a Bayesian network. ALTEX，2014，31（3）：336-340.

[55] Hoffmann S，Kleinstreuer N，Petersohn D，et al. Non-animal methods to predict skin sensitization（I）：the Cosmetics Europe database. Crit Rev Toxicol，2018，48（5）：344-358.

[56] Kleinstreuer NC，Hoffmann S，Petersohn D，et al. Non-animal methods to predict skin sensitization（II）：an assessment of defined approaches. Crit Rev Toxicol，2018，48（5）：359-374.

[57] EPA. Interim Science Policy：Use of Alternative Approaches for Skin Sensitization as a Replacement for Laboratory Animal Testing：EPA-HQ-OPP-2016-0093-0090. https：//www.regulations.gov/document/EPA-HQ-OPP-2016-0093-0090.

[58] Ceger P，Allen D，Huang R，et al. Performance of the BG1Luc ER TA method in a qHTS format. *ALTEX*，2015，32（4）：287-296.

[59] Lynch C，Sakamuru S，Xia M. Identifying environmental chemicals as agonists of the androgen receptor by using a quantitative high-throughput screening platform. Toxicology，2017，385：48-58.

[60] NICEATM. Funding Opportunities for Test Method Developers. https：//ntp.niehs.nih.gov/whatwestudy/niceatm/resources-for-test-method-developers/funding-opportunities/index.html.

[61] JaCVAM. Annual report on the Japanese Center for the Validation of Alternative Methods（JaCVAM）in 2019. http：//www.jacvam.jp/files/report/annual_report2019_en.pdf.

第十七章　食品安全性评价

摘 要

本章主要阐述了体外与预测毒理学方法在食品安全性评价中的应用进展。重点介绍了致癌性体外试验方面的转基因小鼠模型、新生小鼠模型、启动/促进模型技术，在生殖发育毒性评价中应用的胚胎干细胞试验、微团检测法、全胚胎培养技术、斑马鱼模型、生殖毒性计算预测模型等技术，以及神经发育毒性和食物过敏方面的体外与预测毒理学技术。计算毒理学方法作为一类非动物测试技术，近年来也在食品毒理学研究与风险评估中得到越来越广泛的应用，如定量结构效应关系、交叉参照、毒理学关注阈值等在建立健康指导值中的应用等，本章简述了食品添加剂、农药和兽药残留、转基因食品、新食品原料、营养素等安全性评价内容。最后对体外与预测毒理学技术进行了展望。

第一节　概　述

一、基本概念

食品安全有两方面的含义：一是国家或社会的食物保障概念，即是否具有足够的食物供应；二是食品中有毒、有害物质对人体健康影响的公共卫生问题。消费者对“食品应当无毒、无害”会理解为食品不能存在危害健康或造成健康损害的可能性，而事实上，食品会有一些可能影响人体健康的成分。有些有害成分是食物本身所固有的，如有毒蘑菇中的各种毒素、四季豆中的皂素和植物血凝素。如果在食用时不加以注意，就会对人体健康造成损害，甚至发生食物中毒，但更多的有害成分是食品在生产、加工、储存、运输、销售、烹调等某个或多个环节中被一些有毒、有害因素污染所致。我们需要判断食品中哪些物质或成分属于“有毒、有害物质”，以及控制在什么水平以下才不会对人体健康造成危害或损害[1]。

毒理学对某一物质毒性的确定是与剂量有关的，“任何物质都有毒性，剂量决定毒性”。在目前的科学技术水平下，一些有毒、有害因素难以得出“健康影响”和“有害效应”的结论，但随着人们认识的发展、科学技术水平的提高，食品安全问题就会有新的发现，如长期低剂量接触某些有毒、有害物质会在多年后出现对健康的损害。尽管这些有毒、有害效应一直存在，但目前的技术手段还不能识别这些效应，或目前的检测技术还不能够发现有毒、有害物质。这就是说，人类消费任何一种食品要保证绝对安全是不可能的。既然食品中总是存在能够引起健康损害的物质，也就总是存在危害，但存在危害并不意味着就一定会产生健康风险，危害和风险并不总是随时发生的。科学家和管理者的作用就是尽量识别和减少这种危害，防止危害带来实际的风险。

二、食品毒理学评价试验

食品毒理学是应用毒理学方法，研究食品中可能存在或混入的有毒、有害物质对人体健康的潜在危害及其作用机制的一门学科。随着食品毒理学由宏观到微观，由整体到细胞，进而到分子的演变，一些新发展的技术，如基因重组、核酸杂交技术、PCR 技术、DNA 测序技术、荧光原位杂交技术、流式细胞技术、转基因技术等，已广泛应用于各项食品毒理学研究中。风险评估需要按危害识别、危害特征描述、暴露评估和风险特征描述 4 个步骤完成，评估的科学基础之一就是毒理学技术。

食品安全性毒理学评价是针对某种食品的食用安全性展开的评价，包括新食品原料、保健食品及其新原料、食品添加剂、转基因食品、食品容器和包装材料的迁移物及食品中各种化学性和生物性等的污染物。通过对其急性毒性、遗传毒性、亚慢性毒性、慢性毒性、致畸性和致癌性的评估，为其是否能够安全食用、政府审批和上市或制定食品中污染物限量标准并进行监督和管理提供科学依据。中国的食品毒理学评价试验标准是与社会进步和科学研究同步发展的。我国于 1983 年颁布了《食品安全性毒理学程序》试行草案，并于 1994 年以国家标准形式颁布了《食品安全性毒理学评价程序和方法》（GB15193—1994），2003 年对 21 项标准（GB15193—2003）进行修订，2014—2015 年又公布了再次修订的 24 项标准（GB15193—2014）。标准的修订加强了毒理学标准体系的建设，毒理学检验方法更加完善。各项检验方法与国际主流毒理学试验指导原则，如经济合作与发展组织（OECD）《化学品测试方法》、美国国家环境保护部（EPA）《健康效应测试指南》、美国食品药品监督管理局（FDA）《红皮书 2000：食物成分安全性毒性评价原则》等基本保持一致，在借鉴、参照国际主流毒理学试验指导原则的同时，兼顾我国毒理学发展的实际需求，既有科学性、法规标准的一致性，也有可操作性。

三、计算毒理学

传统的体内毒性测试存在从动物外推到人类、从高剂量外推到低剂量等诸多不确定因素，难以准确预测化学品对人体和生态健康的毒性效应。尽管 21 世纪毒性测试方法学的变革在一定程度上推动了毒理学的发展，但当前的毒理学测试体系仍不能满足化学品风险评价的需求，这些需求促进了计算毒理学（亦称预测毒理学）这一新兴研究领域的发展。计算毒理学是融合计算化学、化学 / 生物信息学和系统生物学等学科资源，通过构建多水平、多尺度的预测模型，来实现化学品环境暴露、危害与风险的高效模拟预测[2]，可显著减少毒性测试所需的动物数量、成本和时间。在计算毒理学领域，主要由定量结构效应关系（quantitative structure-activity relationship，QSAR）模型提供大量化学品的暴露和效应模拟所依赖的基础参数。

（一）定量结构效应关系

QSAR 是将化合物生物活性与化学结构及理化特性联系起来的数学方法，基于特定（毒性）终点的先验数据，使用规则、模型与算法，预测新的化合物分子是否具有相似的（毒性）倾向[3]。

构建 QSAR 模型需要一组包括化学品理化性质、环境行为、毒理效应参数的数据集；一组表征分子结构或结构相关特性的数据集，亦称为分子结构描述符；一种能够关联两组数据集的方法（如多元统计分析或机器学习方法）。得到初步的数学模型之后，还需进一步验证模型的稳健性并表征其应用域。按照 OECD 对 QSAR 模型有效性评估的原则，具备以下 5 项信息的 QSAR 模型是有效的：明确的终点、清晰的算法、界定的应用域、恰当的统计方法、机制的解释（如有可能）。QSAR 模型的建立流程见图 17-1[4]。

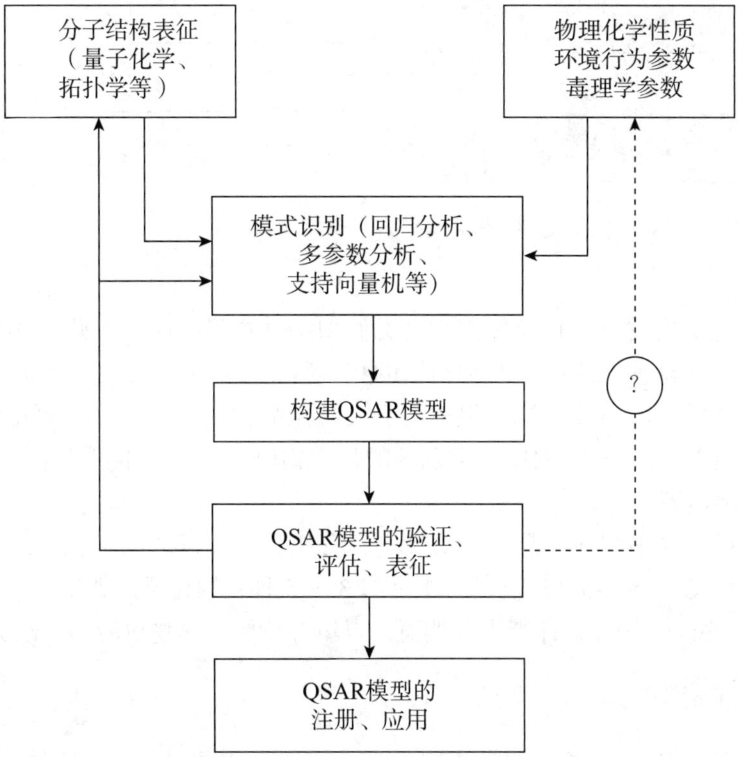

图 17-1　QSAR 模型的建立流程

基于已有模型或者修改现有模型进行定量构效关系预测的基本过程包括决策背景、数据的收集、模型的筛选及使用、报告。图 17-2 表述了 QSAR 操作的具体步骤。

（二）交叉参照

交叉参照（read-across，RA）是指用一种或一类化学物质（源化学物）的毒性终点信息预测另一种或另一类结构相似的化学物质（目标化学物）相同毒性终点的技术。它是一个需要专家判断、不断迭代自检的多步骤复杂过程。基于构效关系的交叉参照方法包括类

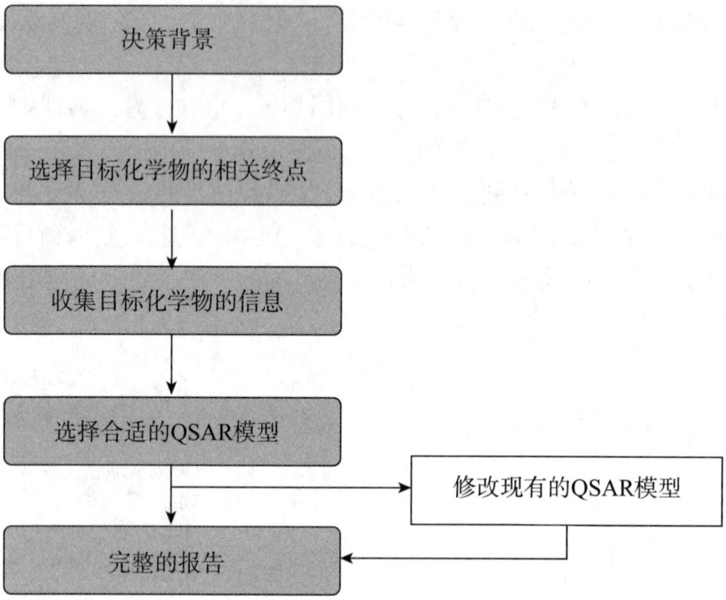

图 17-2　QSAR 的操作流程

似物法和类别法（化学物质分组）两种方式。类似物法是指只有一个源化学物和一个目标化学物的交叉参照。在这种方法中，两种物质的相关特征没有趋势变化。类别法是将被认为在某种程度上相似的化学物质分成一组进行交叉参照的方法，含有多个源化学物和一个（或多个）目标化学物。在这种方法中，类别内的化学物质可能会（也可能不会）表现出一定的毒理学特征变化趋势。

进行交叉参照前，先根据化学品的相似性进行分组，进而读取同组化学品中相似度最高的源化学品数据，或综合相似度最高的若干（如 3 ~ 5 种）源化学品数据，依据某种算法（如均值法、原子中心碎片法等）计算出调整值，以填补目标化学物对应的空缺数据项 [5]。

（三）毒理学关注阈值

在传统的风险评估中，对于毒理学资料缺乏或者不足，无法制定健康指导值或毒性分离点的物质，无法开展风险评估。因此，需要进行相关的毒理学试验，获得其健康指导值或毒性分离点。在这种情况下，人们引入了毒理学关注阈值（threshold of toxicological concern，TTC）的概念来对食品中的化学物质进行筛选评估。

TTC 概念的基本观点是：所有膳食中的化学物质都有一个安全的暴露阈值，即使毒性未知，（经口）终生暴露于该化学物也不会引起可预见的健康风险。TTC 方法基于化学物质的毒性与其结构相关这一假设。可以通过各种化学物质的现有数据来推测毒性未知化学物质的潜在毒性。使用 TTC 方法的关键是化学结构已知，且不能低估暴露量。TTC 方法是对传统风险评估方法的补充 [6]。

目前共有 5 类不同的 TTC 阈值。DNA 反应性致突变物和（或）致癌物（排除高潜能致癌物）的 TTC 阈值为 0.15 μg/d。Cramer Ⅰ、Ⅱ和Ⅲ类化学物的 TTC 阈值分别为 1800、540 和 90 μg/d。有机磷和氨基甲酸酯类化学物的 TTC 阈值为 18 μg/d。为便于将 TTC 方法用于包括婴儿和儿童在内的整个人群，考虑到婴儿和儿童的体重对暴露量的影响，目前规定，不同类别化学物的 TTC 阈值以千克体重（kg bw）为单位表示。不同类别化学物的 TTC 阈值具体见表 17-1 [7]。

表17-1　不同类别化学物的TTC阈值

TTC类型	TTC值（μg/d）	TTC值（μg/kg bw）
DNA 反应性致突变物和（或）致癌物	0.15	0.0025
有机磷和氨基甲酸酯类	18	0.3
Cramer Ⅲ类	90	1.5
Cramer Ⅱ类	540	9
Cramer Ⅰ类	1800	30

注：体重以 60 kg 计。

TTC 决策树途径不是对传统风险评估方法的替代，而是作为一种初步筛选的方法。适用于确定优先评估的化学物，或者确定哪些化学物对人体的不良作用很小，不需要引起关注。TTC 决策树途径并非适用于所有化学物的初步筛选。未在构建 TTC 阈值的数据库内的物质或不在适用范围内的物质，以及具有特殊性质的物质，不适合采用 TTC 方法。

使用 TTC 决策树会得出 3 种结论：当化学物的暴露水平低于 TTC 值时，不需要引起健康关注；致癌风险可以忽略［终生致癌风险超过 $1/10^6$ 的概率很低，适用于潜在的 DNA 反应性致突变物和（或）致癌物］；或者是暴露量高于相应的阈值，需要对此化学物进一步进行毒性评价和个案评估。

一般而言，TTC 方法适用于全部人群。然而，婴儿和儿童每千克体重摄入食物量比成年人大，而且还有其他饮食习惯和食物偏好；此外，一般认为婴儿和儿童比成人对一些毒物更敏感（例如小于 16 周龄的婴儿代谢能力和肾功能低于成人的 1/3 ~ 1/2）。因此，对于 16 周龄以下的婴儿，在应用 TTC 方法进行暴露评估时应考虑这些因素。TTC 方法的通用流程见图 17-3 [8]。

四、健康指导值

健康指导值（HBGV）是人类在一定时期内（终生或 24 小时）摄入某种（或某些）物质，而不产生可检测到的健康危害的安全限值。它在不同的评估领域所用的名词描述不同，包括每日容许摄入量（ADI）、耐受摄入量（TI）、急性参考剂量（ARfD）等。

对于人为加入食品中的一些物质（食品添加剂、农药和兽药残留等），健康指导值被定义为 ADI，它是指人类终生每日摄入正常使用的某化学物质，不产生可检测到的健康危害的量，以每千克体重可摄入的量表示，即 mg/kg bw。对于食品中通常不可避免的污染物，健康指导值被定义为 TI，它是指人类在一段时间内或终生暴露于某化学物质，不产生可检测到的健康危害的量，同样以 mg/kg bw 表示。对于具有急性毒性的物质，还会考虑制定 ARfD，它是指人类在 24 小时或更短的时间内摄入某种化学物质（如农药），而不产生可检测到的健康危害的量。需要指出的是，无论是 ADI、TI 还是 ARfD，都不是一成不变的。随着科学认识的进步、技术的发展，健康指导值会发生改变。

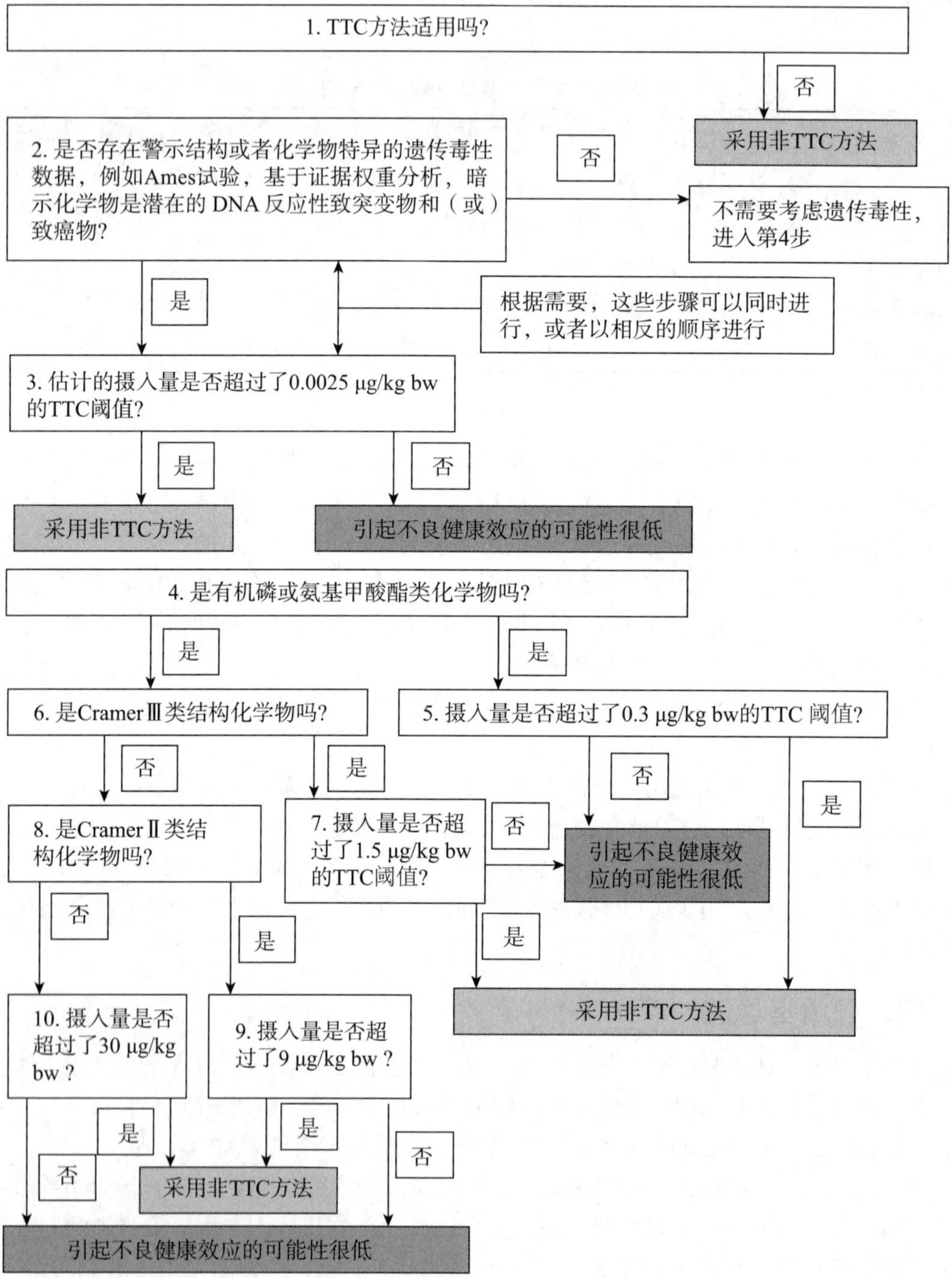

图 17-3　TTC 方法的通用流程

健康指导值计算公式：HBGV=POD/UFs。此公式中，POD 为“中分离点”（point of departure），是从人群资料或实验动物的敏感观察指标的剂量 - 反应关系得到的，用于外推健康指导值的剂量值，如未观察到不良作用剂量（NOAEL）和基准剂量（BMD）等。UFs 为“不确定系数”或“安全系数”，它取决于毒物的性质、已有毒理学数据的数量和质量等。默认的 100 倍不确定系数代表两个独立的 10 倍系数的乘积，即实验动物的变异（10）和人群反应的变异（10）。根据毒理学数据的质量和实验资料的充分程度，还有不同的调整系数。健康指导值的制定可为风险管理者提供风险评估的量化信息，可使评估的科学结果转化为管理者的卫生决策。

第二节　食品安全风险评估

经典的风险评估包括危害识别、危害特征描述、暴露评估和风险特征描述 4 个部分。危害识别是风险评估 4 个步骤中的第一步，也是评估工作的基础。它是根据待评估物质所有现有毒性和作用模式数据的研究结果，对不良健康效应进行证据权重评价。危害识别基于对多种数据的分析，这些数据主要包括人类和家畜的观察性研究、动物实验研究、实验室体外研究以及化学物结构 - 活性分析，从而确定待评估物质的毒性、不良健康效应的属性以及毒作用的靶器官或靶组织。风险评估的结果主要基于体内试验数据，而近年来体外试验数据也逐渐纳入风险评估的过程中。体外试验的数据质量是食品安全风险评估需要关注的重点。欧洲替代方法验证中心（ECVAM）于 2008 年开发了 ToxRTool 项目，ToxRTool 工具针对体内、体外试验，提供了透明、统一的评价标准，主要用于毒理学数据可靠性的评价 [9]。其中体外试验 ToxRTool 工具的评价标准包括受试物的鉴定、试验体系的特征、试验设计的描述、试验结果的记录以及试验设计和结果的可信性。通过对数据可靠性的评价，筛选出可靠的数据用于食品安全风险评估中 [10]。此外，随着信息科学、计算机与互联网技术的发展，定量结构 - 活性技术（如 QSAR）也用于待评估化学物质毒性的预测、评价和筛选，为进一步开展风险评估提供基础数据 [11]。本节重点从致癌性、生殖发育毒性等有害结局角度，介绍食品安全风险评估中常用的几类体外与毒性预测方法。

一、致癌性试验

待评估化学物致癌性试验剂量通常是潜在人体暴露水平的很多倍，实验周期几乎涵盖实验动物的整个生命周期。已经被认可的啮齿动物致癌实验包括大鼠 2 年致癌实验、小鼠 1.5 ～ 2.0 年致癌实验、仓鼠 18 个月致癌实验以及转基因小鼠实验等。传统动物致癌实验需要使用大批实验动物，同时整个实验周期耗时也较长。目前，已经建立了一些致癌性替代试验，试验中肿瘤的发生得到促进，试验持续时间缩短，准确性也进一步提高。

（一）转基因小鼠模型

通过选择性的基因活化或敲除，可以获得具有特殊遗传性状的小鼠，使其对致癌作用更加敏感。国际生命科学学会健康与环境科学研究所（ILSI-HESI）认为，可替代长期致癌实验的转基因小鼠模型有 6 种，这 6 种模型在 ILSI-HESI 关于致癌性评价替代模型的协作项目中得到了评价[12]。

1．肿瘤抑制基因敲除小鼠模型（p53$^{+/-}$转基因小鼠模型）　该模型是将小鼠中的*TP53*抑癌基因的一个等位基因敲除，从而失去其抑癌作用。在胚胎干细胞的基因靶点将*p53*基因断裂，p53$^{+/-}$转基因小鼠正常生长的同时，自身对肿瘤诱发的敏感性增加。在ILSI-HESI的评估中，对于16种人类或啮齿动物的遗传毒性致癌物，该模型对其中12种试验结果为阳性；对于22种啮齿动物的非遗传毒性致癌物，有2种试验结果不能确定。因此，认为该模型对遗传毒性致癌物敏感。

2．TG.AC模型　该模型是将含有*v-Ha-ras*致癌基因的病毒整合到FVB/N小鼠胚胎Zeta-球蛋白11号染色体的启动子中，导致12和59位密码子发生点突变，在增生的细胞中过量表达突变型基因。TG.AC模型可以对各种具有遗传毒性的物质做出反应，已被大量应用于局部用药的检测。将受试物施加于小鼠去毛的背部皮肤上，一般6个月内即可出现皮肤恶性肿瘤。此外，该模型对不具有遗传毒性的皮肤致癌物质也可做出反应。但是，该模型用于替代慢性小鼠实验还不够敏感，因为7种非遗传毒性的小鼠致癌物中有5种试验结果为阴性。

3．XPA$^{-/-}$模型　该模型是敲除小鼠XPA等位基因的3和4外显子，表现为所有细胞在DNA修复过程中核苷酸切除异常。XPA$^{-/-}$小鼠频繁暴露于紫外线时会产生皮肤肿瘤，并且对经口给予遗传毒性致癌物敏感。为了进一步提高XPA$^{-/-}$模型对致癌性检测的灵敏性和特异性，将XPA$^{-/-}$和p53$^{+/-}$小鼠杂交，形成XPA$^{-/-}$/p53$^{+/-}$双敲除小鼠。与对应的单敲除小鼠相比，双敲除小鼠暴露于致癌物后更早地产生肿瘤并且发生率较高，经该双敲除小鼠模型识别为阳性的化学物与人类的致癌性数据之间有较好的关联性。

4．Tgras H2模型　该模型是将人类*c-Ha-ras*癌基因整合到CB6F1小鼠基因组成串联排列，在12和61位密码子产生点突变，该模型鼠的所有组织中*ras*编码的p21蛋白是正常水平的2～3倍。该模型对于遗传毒性致癌物和非遗传毒性致癌物都敏感，当给予致癌物质时，恶性肿瘤可以迅速发生，并且发生率较高。Tgras H2模型比TG.AC模型更为常用，但不用于皮肤实验。因此，在Tgras H2转基因鼠自发形成肿瘤前，可以用于致癌实验。

5．K6/ODC模型　研究显示K6/ODC模型暴露于遗传毒性致癌物后会产生皮肤肿瘤，因此，该品系小鼠可能不适合作为替代试验模型。

6．其他模型　其他转基因模型目前应用不广泛，且缺乏足够的验证[1]。

（二）新生小鼠模型

该模型中，通常采用CD-1品系的新生小鼠，在其出生后的第8天和第15天，经灌胃染毒受试物并观察1年。试验结束后，可以忽略自发性肿瘤的发生。该模型仅对遗传性致癌物有反应，对未知化学物的检测效用受到限制[12]。

（三）启动/促进模型

该模型以致癌作用的启动和促进过程为基础，通过摄入受试物后再给予所研究靶器官的促进剂，进而检测受试物是否为启动剂，或者在摄入受试物之前先给予靶器官的启动剂来检测受试物是否为促进剂[12]。在使用该模型研究化学物致癌性时，由于这些模型假设所加入的促进剂或启动剂与相应的受试启动剂或促进剂之间具有生物学相关性，因此需要谨慎地对数据进行解释。

二、生殖发育毒性评价

生殖发育毒性试验可用来评估化学物的暴露对生殖和发育过程的危害和风险。目前，被欧洲替代方法验证中心完成验证的替代方法有胚胎干细胞试验、微团检测法和全胚胎培养技术。这三种方法评价的终点都是胚胎毒性，但侧重点有所区别。

（一）胚胎干细胞试验

胚胎干细胞（ESCs）与原代细胞和永生细胞相比，其分化的细胞种类全面，基因型正常且不具有供体差异性。ESCs 在体外的分化途径和机制与体内胚胎细胞的分化途径和机制虽然不完全相同，但是在分子水平上有很多相似之处，而且在不同哺乳动物种属间差异较小。ESCs 理论上能够分化为 200 多种细胞和组织，但是现阶段对心肌细胞、肝细胞和神经细胞分化的研究发展较充分。ESC 的细胞分化过程一般包括 ESCs 的聚集，产生拟胚体，随后开始某种组织（如类似肝、心肌）自然发育的过程，最后根据不同阶段的基因表达特点添加外源分化因子，定向诱导形成某种分化器官组织。目前对于分化的筛选、纯化，主要是通过细胞形态学方法和基因表达谱完成。ESCs 试验也有一些局限性：①试验过程相对费时，价格较为昂贵。②评价终点多为形态学终点，需要根据经验判断；同时，对于某种分化组织如心肌，不适用于对心肌收缩有直接影响或有直接心肌毒性的受试物。③假阳性和假阴性率较高。④缺少母体因素，无法预测因母体生理改变对发育毒性的影响。⑤动物细胞预测致畸性无法与人直接相关 [13-14]。

（二）微团检测法

胚胎细胞微团培养是介于单细胞培养和器官培养之间的短期体外试验系统。微团培养试验用大鼠、小鼠或鸡胚胎细胞进行高密度培养，根据对原胚胎细胞体外分化的影响，定性及定量评价化学物质的致畸作用。试验中最常用的是大鼠发育肢芽或中脑。大鼠肢芽微团增殖和分化成软骨细胞，分裂过程可用于评估化学物可能存在的致畸毒性。微团培养也有一定的局限性：①微团培养为体外模型，缺少体内代谢环境和母体因素，与体内试验存在差异；②仅能综合评价对器官的毒性效应，不适用于有特殊靶器官的化合物的毒性初筛；③判断标准差异性大，精确性及预测性有限 [13-15]。

（三）全胚胎培养技术

体外全胚胎培养技术是一种将动物的完整胚胎移植到体外进行培养的实验技术，主要是利用哺乳动物（啮齿动物和实验兔）胚胎，将早期器官发生期胚胎与受试物共培养，培养结束时，评价胚胎发育和生长情况。全胚胎培养是一种直观、动态、短期、快速、高预测性的体外发育毒性替代法，具有其他试验无法替代的优点。但是目前它还不能完全替代体内生殖发育毒性试验，其与体内试验相比仍然存在一些差异，主要包括：①预测模型的终点相对简单；②隔离了母体影响，无法呈现母体 - 胎儿相互作用；③无法选择在某一特定的妊娠期暴露孕体；④发育暴露窗比较窄，对一些生殖毒性较难捕捉到；⑤样本与血清来源不同会增加变异性 [15-16]。

（四）斑马鱼模型

现有的生殖发育毒性替代方法主要针对啮齿动物，如大鼠、小鼠，然而啮齿类与人类间种属差异较大。继人和小鼠之后，斑马鱼模型（zembra fish embryo toxicity test，ZET）已被列为第三大模式生物，与人类基因具有高达 87% 的同源性，其信号转导通路、生理结构与功能等均与哺乳动物高度相似。斑马鱼在心血管有严重畸形的情况下还可以存活并继续发育较长时间，且试验成本低、试验周期短、对致畸物反应较为敏感，是评价发育毒性的有效模型之一。利用斑马鱼对化学物发育毒性进行评价时，在处理斑马鱼胚胎后，结合活体染料、抗体、荧光示踪等方法，研究者可以直接观察原肠期的血液循环、心跳、脑区形成、体轴形成和细胞运动等胚胎发育事件 [17-18]。应用 31 种化合物对斑马鱼发育毒性试验开展验证，共验证出 18 种化合物为致畸物，13 种为非致畸物，结果表明 87% 的结果与体内研究一致，13% 为假阳性或假阴性。

（五）生殖毒性计算预测模型

尽管全胚胎培养技术、微团检测法和胚胎干细胞试验方法用于检测化合物的胚胎毒性显示出良好的预测能力，但仍存在一定的局限性：①胚胎毒性的体外试验只能检测结构改变，不能检测功能改变；②单独的体外试验不可能模拟整个生殖周期来检测化合物在胚胎生殖发育过程中的毒性，而且每项测试仅能作为有限的检测窗口；③体外细胞、组织、器官以及胚胎的代谢能力有限，体内、体外代谢动力学参数不完全一致。因此，生殖毒性计算预测模型已经成为研究化合物毒性的一个很重要的辅助手段。它涵盖毒理学、生物统计学、系统生物学、计算机科学和一些其他的相关学科，整合了从分子到器官水平的所有信息，建立计算机模型来预测化合物对人体健康可能的毒性，例如虚拟胚胎项目。建立这些预测模型的目的是将体外试验的单个毒理学终点与机制研究相结合，提高危害识别能力以及风险预测水平 [17-19]。

以计算毒理学技术为基础的预测模型的发展，为生殖发育毒性检测策略提供了新的思路和方向，即组合体外测试、体内测试、计算毒理学方法及其他替代方法和工具的联合检测体系，正确判断候选化合物的毒副作用，并描述化学物完整的毒性特征谱及毒性作用机制，从而实现生殖发育毒性评价新的发展和突破。

三、神经发育毒性评价

体外试验体系评价化学物的神经毒性影响是以细胞培养、组织培养等实验方法为基础，利用生物化学、分子生物学、电生理学、形态学检验以及各种组学技术对毒物暴露所致的神经系统结构或功能损伤进行研究的评价体系。目前，有两类模型系统作为神经发育毒性实验的替代模型：体外细胞模型和非哺乳动物模型。体外细胞模型可用于研究神经发育过程中的关键事件，包括增殖和凋亡、胚胎干细胞分化、神经细胞迁移、轴突树突生长和突触发生、神经胶质细胞分化和髓鞘形成、神经递质合成与功能发挥以及血 - 脑屏障形成。常用模型有神经元细胞系和胶质型细胞系，以及从神经系统不同发育阶段分离的细胞组织。

简单生物体构成的非哺乳动物模型可以用于评价完整的生物效应，为神经发育毒性研究提供可行的替代方法，这其中线虫、果蝇和斑马鱼等模型已广泛用于神经发育机制的研究。虽然这些模型的神经发育与哺乳动物有明显的差异，但其神经发育的基础进程与人类相似，而且所表达的基因与人神经发育疾病相关的基因高度同源，说明这些模型可以用于检测化学物对人发育中的神经系统的潜在毒性作用。目前，通过基于模式生物的毒理学替代方法评价模型获得毒理学基础数据，进而建立和完善健康风险评估与预警关键技术体系，是替代试验的一个重要研究领域。

四、食物过敏评价

食物过敏是由食物引起机体免疫系统的异常反应，它可影响呼吸系统、胃肠系统、中枢神经系统、皮肤、肌肉和骨骼等，甚至可能导致过敏性休克危及生命。食物过敏反应的物质基础包括食物过敏原和特异性 IgE。食物过敏原的致敏性评价方法分为血清学方法和细胞学方法两类。根据过敏评价方法开展场所的不同，可以分为体内法、体外法和生物信息学对比法。

（一）体内法

体内法是利用极微量的食物过敏原刺激机体后，根据机体有无过敏反应的症状或检测机体内 IgE 的水平，进而评价食物过敏原的致敏性。体内法包括有双盲安慰剂对照的食物激发试验、皮肤试验和动物模型。双盲安慰剂对照的食物激发试验利用可疑的食物刺激患者，再根据患者的症状确定该食物是否具有致敏性，它是诊断食物过敏的金标准，可用于测定致敏性食物的阈值。皮肤试验则是利用抗原、抗体在皮肤内或皮肤上的反应进行免疫学检测，包括皮肤点刺试验和皮内试验。动物模型是模拟人体的过敏反应，根据动物体内的特异性抗体和细胞因子的变化情况，或过敏反应临床症状的强弱，评价食物过敏原的致敏性强弱。常用的动物模型有鼠、狗和猪，但是在选择时需要明确每种动物模型的操作特点、局限性和不同环境下的可靠性。

（二）体外法

体外法是利用体外检测方法评价食物过敏原的潜在致敏性。体外检测方法从血清学和细胞学的角度评价食物过敏原的潜在致敏性。常用的血清学方法主要包括放射过敏原吸附抑制试验、酶标记过敏原吸附抑制试验、免疫印迹法和酶联免疫吸附试验。细胞学方法包括组胺释放试验、嗜碱性粒细胞活性测试与脱颗粒试验、T 细胞反应分析等。

（三）生物信息学对比法

生物信息学对比法一般用于转基因食物中过敏原的致敏性评价。该方法不是预测分析，不能用于判断一种蛋白质是否会成为过敏原，但是可以判断该蛋白质是否与已知过敏原或者是否能与已知过敏原发生交叉反应。当一个蛋白质与已知过敏原的总体序列有大于 70% 的相似度时可发生 IgE 交叉反应，相似度低于 50% 则不会发生 IgE 交叉反应。同时，在软件中使用 80 个氨基酸滑动窗口检测时，有 35% 的序列相同或者至少有 6 个连续的氨基酸相同，则认为该蛋白质有相似的致敏性。如果生物信息学检测得到的相似性超过上述标准，还需要结合更严格的血清学方法或其他方法的验证，进而判断该蛋白质是否具有致敏性。

第三节　应用案例

一、食品添加剂的安全性评价

尽管各国对食品添加剂安全性评价资料的要求有所不同，但都需要满足世界卫生组织（WHO）和联合国粮食及农业组织（FAO）组成的食品添加剂联合专家委员会（JECFA）的资料评估要求。JECFA食品添加剂安全性评价的内容包括化学资料评价（与申报的添加剂相关的化学资料、对食品成分的影响、质量规格）以及毒理学安全性评价。不同添加剂需要的毒性资料取决于其人群暴露水平、化学结构预测毒性和是否有食用历史等因素。我国食品添加剂进行毒理学试验的原则主要根据该食品添加剂的相关信息，以及在其他国家的批准应用情况、质量规格、来源等，并根据《食品安全国家标准　食品安全性毒理学评价程序》（GB15193—2014）的规定，开展添加剂的香料、酶制剂以及其他食品添加剂的毒理学试验[20]。

（一）食品添加剂的香料

- 凡属WHO已建议批准使用或已制定日容许摄入量者，以及香料生产者协会（FEMA）、欧洲理事会（COE）和国际香料工业组织（IOFI）4个国际组织中的两个或两个以上允许使用的，一般不需要进行试验。
- 凡属资料不全或只有一个国际组织批准的，先进行急性毒性试验和遗传毒性试验组合中的一项试验，经初步评价后，再决定是否需要进行进一步试验。
- 凡属尚无资料可查、国际组织未允许使用的，先进行急性毒性试验、遗传毒性试验和28天经口毒性试验，经初步评价后，决定是否需要进行进一步试验。
- 凡属用动、植物可食部分提取的单一高纯度天然香料，如其化学结构及有关资料并未提示具有不安全性的，一般不要求进行毒性试验。

（二）酶制剂

- 由具有长期安全食用历史的传统动物和植物可食部分生产的酶制剂，WHO已公布日容许摄入量或不需规定日容许摄入量者或多个国家批准使用的，在提供相关证明材料的基础上，一般不要求进行毒理学试验。
- 对于其他来源的酶制剂，凡属毒理学资料比较完整，WHO已公布日容许摄入量或不需规定日容许摄入量者或多个国家批准使用的，如果质量规格与国际质量规格标准一致，则要求进行急性经口毒性试验和遗传毒性试验。如果质量规格与上述标准不一致，则需增加28天经口毒性试验，根据试验结果考虑是否进行其他相关毒理学试验。
- 对于其他来源的酶制剂，凡属新品种的，需要先进行急性经口毒性试验、遗传毒性试验、90天经口毒性试验和致畸试验，经初步评价后，决定是否需进行进一步试验。凡属一个国家批准使用，WHO未公布日容许摄入量或资料不完整的，进行急性经口毒性试验、遗传毒性试验和28天经口毒性试验，根据试验结果判定是否需要进一步的试验。
- 通过转基因方法生产的酶制剂，按照国家对转基因食品管理的有关规定执行。

（三）其他食品添加剂

- 凡属毒理学资料比较完整，WHO 已公布日容许摄入量或不需规定日容许摄入量者或多个国家批准使用的，如果质量规格与国际质量规格标准一致，则要求进行急性经口毒性试验和遗传毒性试验。如果质量规格与上述标准不一致，则需增加 28 天经口毒性试验，根据试验结果考虑是否进行其他相关毒理学试验。
- 凡属一个国家批准使用，WHO 未公布日容许摄入量或资料不完整的，则可先进行急性经口毒性试验、遗传毒性试验、28 天经口毒性试验和致畸试验，根据试验结果判定是否需要进一步的试验。
- 对于由动、植物或微生物制取的单一组分、高纯度的食品添加剂，凡属新品种的，需要先进行急性经口毒性试验、遗传毒性试验、90 天经口毒性试验和致畸试验，经初步评价后，决定是否需进行进一步试验。凡属国外有一个国际组织或国家已批准使用的，则进行急性经口毒性试验、遗传毒性试验和 28 天经口毒性试验，经初步评价后，决定是否需进行进一步试验。

在开展食品添加剂安全性评价的基础上，根据《中华人民共和国食品安全法》及其实施条例、《食品添加剂新品种管理办法》、《食品添加剂新品种申报与受理规定》和《食品安全风险评估工作指南》，参照国际食品法典委员会（CAC）、JECFA 等国际组织的食品添加剂风险评估相关程序和规范，基于暴露评估所需食品添加剂及其有关副产物和杂质在食物或食品添加剂中的含量数据，以及可能含有被评价物的食物消费量数据，开展食品添加剂风险评估[21]。在缺少常规的毒性资料而化学结构明确，且能够有效估计人体摄入量的前提下，目前 TTC 方法已成为香料风险评估的主要方法，被 JECFA、欧洲食品安全局（EFSA）、欧洲药品评价局（EMEA）、国际化学品安全规划署（IPCS）等机构认可并采纳。其基本思路为：将被评价香料的化学结构按照 TTC 原则进行归类，按其所属类别选择相应结构类别的 TTC，依据该香料的人体摄入量与相应 TTC 值相比较的结果进行风险评估[22]。

没有一个固定的评价模式能够适用于所有不同功能和不同结构的食品添加剂，因此对不同的食品添加剂，安全性评价应采用个案处理原则，综合考虑其潜在毒性、暴露水平、是否在食品中天然存在、是否是机体正常成分、是否有传统使用历史以及对人体的健康影响等因素，以决定其安全性评价资料要求。随着食品工业的发展，如果食品添加剂的质量规格改变、发现新的杂质、发现新的特征和生物学特性、摄入量水平和模式改变，或者安全性评价标准改进，均需要对上市后的添加剂进行再评估。

二、农药和兽药残留的安全性评价

食品中农药和兽药残留的急性大剂量或长期低剂量暴露可能造成人体急性和慢性中毒，对健康造成危害。农药和兽药残留的安全性问题取决于残留量、毒性特征以及食物摄入等因素，因此需要从规范化使用、残留范围及毒作用特点、暴露特征、膳食结构等方面综合考虑、全面评估[22-25]。为防止食品中的农药和兽药残留危害人体健康，国际社会普遍的做法是在农药和兽药残留安全性评价的基础上，制定每种农药和兽药在不同类别或品种食品中的最大残留限量值（MRL），即产品中农药和兽药残留的法定最大允许量[26-27]。例如，我国食品中农药残留限量标准的制定是根据农药使用的良好农业规范（GAP）和规范农药残留试验，得到推荐农药最大残留水平，并参考农药毒理学资料、人群流行病学资料、膳食结构等，最终确定最大残留限量。从安全性角度考虑，只要是残留含量在MRL标准以下的食品都是安全并可长期食用的 [28]。

科学开展农药和兽药生物安全性评价并严格控制各类食品中农药和兽药残留MRL标准，是保障农药和兽药合理合规使用、降低农药和兽药残留对人类健康危害最重要的途径 [28-29]。新农药和兽药登记注册需要提供毒理学试验研究数据和风险评估报告，毒理安全性数据是制定农药残留、兽药残留限量值食品安全国家标准的基础和支撑 [24,28,30-31]。

传统的毒性试验测试成本高、周期长，加之出于“替代、优化、减少”3R原则和动物福利的考虑，近年来毒性测试开始由传统动物实验逐渐向以动物实验优化、体外细胞或组织培养、亚细胞器测试、高通量测试、基于分子起始事件分析的不良结局路径预测（AOP）及以计算模型预测为基础的替代试验方法转变，替代与转化毒理研究逐渐成为业界共识和21世纪毒性测试新方法研究的重要方向 [32-34]。

世界各国政府管理机构都支持替代试验方法发展与国内转化工作。我国政府在“十三五”期间，持续加大在食品安全性评价方法、检测方法、风险监测预警等方面的科研投入，鼓励计算毒理学模型、组织和器官芯片等新技术的研发和应用。OECD、国际兽用药品协调委员会（VICH）、欧洲替代方法中心（EVCAM）以及美国替代方法验证部门间协调委员会（ICCVAM）等作为该领域重要的国际合作和区域性组织，其制定的化学品或农药、兽药安全性评价领域的替代方法和相关指导原则也被国际社会广泛采纳。如OECD相关指导原则 [35] TG 420、TG 423、TG 425作为传统急性经口毒性试验的替代，TG 437牛角膜混浊和透气性试验用于严重眼刺激性和眼腐蚀性测试，TG 439体外重组人表皮细胞测试用于皮损刺激性预测，TG 442C直接多肽结合试验（DPRA）基于AOP预测皮肤致敏性，TG 432基于中性红摄取（NRI）体外细胞活性分析方法开展光毒性测试，TG 458稳定转染细胞系人体雄激素受体转录激活体外方法（ARTA）用于雄激素受体激动或拮抗活性物检测。此外，基于体外细胞（3T3、NHK细胞）筛选经口毒性起始剂量，局部淋巴结检测（LLNA）用于皮肤致敏性预测，以及基于ELISA分析的高通量测试等多种体外生物学检测方法应用于早期毒性预测和筛选中；利用海洋发光费氏弧菌进行急性毒性研究的新技术（Microtox测试）被应用于多种化学农药的毒性测定。为实现对传统胚胎及发育毒性试验研究的替代，ECVAM对基于鼠源胚胎干细胞（mEST）及人源胚胎干细胞（hEST）的体外评价方法进行多中心验证，并提出ReProTect项目，拟开发用于全面评估发育毒性的体外研究系统 [33,36]。这些替代方法的应用均能显著减少实验动物数量，降低研究成本，提高实验效率。

化学品的潜在毒性可能来源于多个方面，既可能源于化合物本身，也可能来源于产品生产工艺或储藏过程中形成的产物或外来杂质，以及其体内代谢产物等，一些体外分析方法在高通量筛选方面表现出明显优势 [29,37]。

近年来基于数学、生物信息学、计算机建模的计算毒理学的应用也成为替代毒理学发展的一个重要方向。定量结构效应关系（QSAR）分析方法、有害结局路径分析（AOP）方法、权重分析（WoE）、体外到体内外推模型（IVIVE），以及生理药代动力学分析模型（PBPK）等多种计算机模型分析方法被开发成功并用于化合物毒性预测和筛选 [20,37-39]。欧盟食品安全局（EFSA）及联合研究中心（JRC）也致力于替代方法和应用指南的开发 [32,40-42]，包括 QSAR、TTC 等多种计算机分析方法被开发和应用于农药和兽药残留及其代谢产物的膳食风险评估过程中。比如，ESFA 基于 TTC 的分析方法，对有机磷及氨基甲酸酯类农药设置的安全限值为 0.3 μg/（kg bw · d），而对于具有潜在遗传毒性预警结构的物质设置了更低的安全限值［0.0025 μg/（kg bw · d）］。有关地表水农药毒性风险分析的水生藻类、水生植物、水生无脊椎动物、鱼类等各种 QSAR 分析模型也逐渐得到应用 [25,38]。

2019 年美国环境保护部（EPA）宣布，计划在 2025 年以前将对哺乳动物研究的申请和资助减少 30%，并在 2035 年以前取消所有对哺乳动物研究的申请和资助。最近一年多以来，EPA 已经开始并应用体外试验和计算机预测等"新方法学"（new approach methodologies，NAMs），从而通过采用 NAMs 以满足对农药等化学品进行人类健康风险评估的需要。EPA 于 2020 年 12 月 22 日发布了 NAMs 研讨会的会议纪要和 NAMs 方法应用的最终报告。目前 EPA 正在评估报告内容，然后将确定下一步工作计划。EPA 正在考虑采用 16 种有机磷化合物的体外试验数据来优化风险评估中采用的默认参数，以减少评估结果中的不确定性，从而获得更加准确的评估结论。EPA 的研发部（ORD）正致力于开发一种可用来评估神经发育毒性的 NAM，并将有机磷酸化合物作为案例研究。当前 ORD 已经完成了对神经细胞模型获得数据的初步分析，并在可能的情况下与体内试验结果（体外至体内外推）进行比较。NAMs 研讨会和方法应用最终报告由 EPA 下属的联邦杀虫剂、杀菌剂和杀鼠剂法（FIFRA）科学顾问小组（SAP）主导。FIFRA SAP 作为 EPA 化学安全与污染预防办公室（OCSPP）的重要科学同行评审机构，其目的在于就与农药有关的健康与安全问题向 EPA 提供独立的科学建议和意见。此外，尽管目前还面临很多的局限和挑战，基于整合毒理学（IATA）、人工智能（AI）、多组学技术（Toxico-omic）等的融合，开发并应用毒性预测和危害分析的新方法也成为一种发展趋势 [34,43-44]。

综上可以看出，基于体外和计算毒理学等替代方法的构建对于揭示原料风险物质结构与其特定毒作用机制的关系、风险预警、制定风险优先级等都具有重要意义。各类体外测试和预测毒理学方法也将有助于突破食品原料及其产品中包括农药和兽药残留、重金属、真菌毒素等重要污染物质毒性高通量筛查和评价的技术瓶颈，为食品安全性评价和风险评估提供新的技术支撑。

三、转基因食品安全性评价

国内外有关转基因生物（GMOs）的安全性问题，涉及诸多方面，一直备受各国政府及消费者的高度关注；然而就转基因食品而言，自问世以来，还从未发生过一起被证实的对人体健康有危害的事件 [45-48]。我国目前权威的转基因食品定义是指利用转基因生物生产的食品和食品添加剂，包括转基因动植物、微生物产品，转基因生物直接加工品，以及以转基因生物或其直接加工品为原料生产的食品和食品添加剂等 3 大类，即凡是食品原料中含有转基因生物及其直接加工品的食品就是转基因食品（genetically modified food，GMF）。

国际食品法典委员会（CAC）于 2003 年起先后通过了 4 个有关转基因生物食用安全性评价的标准 [46]。对于食用安全性而言，基于实质等同性原则开展研究是目前国际上对转基因生物的食用安全性进行评价的重要考量，主要从营养学评价、新表达物质毒理学评价、致敏性评价等方面进行评估。各国安全性评价的程序和方法虽然有所不同，但都基于 CAC 和 EFSA 的标准制定 [40,46,49-50]，包括科学原则、比较分析原则、个案分析原则等。

国际上对转基因技术产品普遍采取了风险分析的策略，现已成为开展转基因食品风险性评价、制定风险性评价标准和管理办法及开展风险性信息交流的基础和通用方法[40,46,48-50]。有关转基因食品安全性的重要内在因素是来源生物转入了什么基因，对转入的基因开展安全风险评价是重要的考量因素。转基因食品安全性评价内容主要包括4个部分：第一部分是基本情况，包括供体与受体生物的食用安全情况、基因操作、引入或修饰性状和特性的叙述、实际插入或删除序列的资料、目的基因与载体构建的图谱及其安全性、载体中插入区域各片段的资料、转基因方法、插入序列表达的资料等；第二部分是营养学评价，包括关键成分和抗营养因子的分析；第三部分是毒理学评价，包括急性毒性试验、亚慢性毒性试验等；第四部分是过敏性评价，主要依据FAO/WHO提出的过敏原评价决策树依次评价，禁止转入已知过敏原。另外，对转基因生物及其产品在加工过程中的安全性、转基因植物及其产品中外来化合物的蓄积情况、非预期作用等方面还要进行安全性评价。

我国政府十分重视转基因生物安全管理工作，目前在国产和进口转基因生物安全管理方面均已经形成了一套适合我国国情并与国际接轨的法规、技术和管理体系，依法实施安全管理，取得了显著成效[51-53]。目前我国在转基因生物安全性评价方法上借鉴了国家对新资源食品和药品的安全性评价方法，实行分级分阶段安全评价制度。安全评价包括实验研究、中间试验、环境释放、生产性试验、申请安全证书5个阶段。此外，转基因生物在通过安全性评价获得安全证书后，国家还进一步通过信息公开、监督检查等措施加强转基因生物商业化运作中的系统安全管理。

基因残留和外源蛋白质表达产物的毒理安全性相关工作主要在不同阶段开展和完成[45,49,54]。近年来，随着新的基因编辑技术的不断涌现，转基因生物构建方式、方法及效率都有了很大进步。对残留基因的检测是安全性评价的重要环节，各种PCR检测仍然是残留基因检测的重要手段。随着二代基因测序（NGS）技术的不断成熟，NGS也逐渐成为转基因食品基因功能和稳定性研究的重要的高通量检测方法[55-56]。

对致敏原的检测可以通过体外、体内多种方法开展。任何新方法的应用都应该进行充分的研究以确认方法满足预期用途的可靠性、准确性、稳定性及适用性要求。生物信息学分析被广泛用于评估蛋白质的潜在过敏原性[57]。根据FAO/WHO推荐的外来蛋白质过敏原参考目录，基于蛋白质序列分析的致敏原风险物质蛋白质序列数据的同源性分析，在表达蛋白特别是已知过敏原中，如果没有获得序列同源性，则由于相关过敏原的结构缺失，不能确定是否涉及同源过敏原。利用ELISA高通量测试的技术，结合血清学检测方法，可用于转基因食品中致敏原物质的筛查，比如采用来自鸡蛋过敏患者的血清，预测卵清白蛋白等类似结构转基因产物的致敏风险等。此外，食物引起的过敏反应通常是由组胺、白三烯等介质的释放介导的，这是特异性IgE与嗜碱性细胞或肥大细胞上受体结合引发的一种交联反应。因此，利用以细胞为基础的体外免疫检测方法，从效应细胞的激活和介质释放的角度来了解食品的生物活性具有较好的应用前途。近年来一些筛选过敏原的动物模型也被开发，使用动物模型产生的研究数据，可以帮助研究者获得用于评估潜在的过敏表达蛋白的相关信息[57]。动物模型被用于评估不常见的机制，例如理解IgE介导疾病的机制，或确定新蛋白质的过敏原性[57]。

转基因食品安全性评价的其他特殊毒性和常规靶器官毒性试验，在方法学上与一般毒理学评价方法基本类似，其不同之处主要在于受试物（供试品）形式和前处理。毒性试验应主要根据研究目的来确定，通常需要评价的是转基因生物最终的产品。毒理学研究的基本设计思路和研究方法与新食品原料、新食品添加剂，以及农药和兽药残留的评价方法类似。EFSA 也高度重视替代毒理学方法在食品安全性评价和风险评估中的应用[40,58-59]。基于 3R 原则，近 10 年以来通过方法改良，在实现减少实验动物的使用、优化动物实验设计（例如整合毒理学试验研究方法逐步为各界所认同），以及研发动物实验替代方法等方面都有了很大进步。如本书其他章节所介绍，基于细胞、生物或化学反应系统，或基于计算机模型的多种体外研究方法［体外（*in vitro*）、基因芯片（*in silico*）］逐渐被开发、研究和确认，很多已经通过国际多中心验证的替代方法已被国际机构所采纳并推广应用于实践[33,38,44,58,60]。

四、新食品原料安全性评价

根据 2013 年国家卫生计生委发布的《新食品原料安全性审查管理办法》中的定义，新食品原料是指在我国无传统食用习惯的物品，包括动物、植物和微生物，从动物、植物和微生物中分离的成分，原有结构发生改变的食品成分和其他新研制的食品原料。在一些地区和国家，如欧盟和加拿大，新食品原料还包括转基因生物和由转基因生物生产的食品及食品成分。新食品原料应当具有食品原料的特性，符合应当有的营养要求，且无毒、无害，对人体健康不造成任何急性、亚急性、慢性或者其他潜在性危害。我国的新食品原料上市前安全性评估主要从成分分析、卫生学和毒理学评价、微生物耐药性和产毒能力、食用历史、暴露评估等方面提供安全性的依据及意见。

毒理学评价的资料来源包括国内外毒理学安全性评价相关技术报告、毒理学文献及未公开发表的内部资料，人群临床试验和干预研究等流行病学资料，以及人群食用的不良反应资料等。对于主要成分（生物活性成分）、天然有害物质和主要杂质，还应尽可能提供吸收、分布、代谢、排泄资料，急性毒性、（亚）慢性毒性、遗传毒性、致畸性、致癌性和生殖发育毒性等毒性研究资料，人群食用的不良反应资料以及健康指导值资料。

对不同的新食品原料进行的毒理学试验项目需符合《新食品原料申报与受理规定》的要求。国内外均无传统食用习惯的（不包括微生物类），原则上应进行急性经口毒性试验、三项遗传毒性试验、90 天经口毒性试验、致畸试验和生殖毒性试验、慢性毒性和致癌试验及代谢试验；仅在国外个别国家或国内局部地区有食用习惯的（不包括微生物类），原则上进行急性经口毒性试验、三项遗传毒性试验、90 天经口毒性试验、致畸试验和生殖毒性试验；若有关文献材料及成分分析未发现有毒性作用，且人群有长期食用历史而未发现有害作用，可以先进行急性经口毒性试验、三项遗传毒性试验、90 天经口毒性试验和致畸试验；已在多个国家批准广泛使用的（不包括微生物类），在提供安全性评价材料的基础上，原则上进行急性经口毒性试验、三项遗传毒性试验、28 天经口毒性试验。

暴露评估及风险特征描述是根据食用人群的食用量或推荐食用量，对（特定）人群摄入申报物品或其主要成分、主要杂质、天然有害成分、化学污染物和微生物的水平进行估计，采用暴露边界法（MOE）或健康指导值比较对其安全性进行描述。

根据《新食品原料安全性审查管理办法》，我国安全性评估意见由有资质的风险评估技术机构出具，按照危害识别、危害特征描述、暴露评估、风险特征描述的原则，对申报物品和可能含的风险物质进行评估。当安全性评价的相关材料经评审委员会审议后，认为出现具有毒性、毒理学评价或安全性评估意见表明存在潜在安全风险、检测结果不符合食品安全标准及有关规定、生物活性明显、不适宜普通人群广泛食用、工艺不合理或不明确、难以控制质量和食用安全性、食用依据不足、无法做出安全性判断、存在潜在生态环境危害等安全性问题的情形时，该新食品原料不予以批准[61-63]。

五、营养素安全性评价

营养素是指食物中可给人体提供能量，构成机体和组织修复，以及具有生理调节功能的化学成分，以满足机体的正常生长发育、新陈代谢和工作劳动的需要，包括蛋白质、脂肪和碳水化合物等宏量营养素和维生素、矿物质等微量营养素。近年来随着营养素补充剂、强化食品、保健食品生产及上市数量的增加，营养素过量摄入的问题开始受到科学界的关注。可耐受最高摄入量（UL）是用于评估和管理过量摄入的风险指标，当个体摄入量超过UL时，对机体产生健康影响的风险增加。对于营养素物质，UL法已经成为国际上广泛接受的风险评估方法。为阐明营养素风险评估原则，建立统一的风险评估框架，WHO/FAO在2005年5月起草了《营养素和相关物质摄入上限水平的模型》报告，概述了在确定营养素UL方面所采用的模型。该模型遵循危害识别、危害特征描述、膳食摄入评估及风险特征描述4个步骤进行风险评估，在评估侧重点、数据利用及统计分析上结合营养素的特点进行UL的推导和风险的确定描述，为风险管理者提供相关科学信息[64]。

危害识别和危害特征描述通过广泛的文献检索收集营养素的人群流行病学研究、动物毒理学研究、体外试验及定量结构效应关系的研究资料，利用证据权重法识别某营养素对人体健康可能产生的不良作用和高敏感个体。确定重要不良作用是制定UL的重要依据，也是评估的关键。对于某一营养素，重要不良作用在不同性别、年龄或生理状况的人群中可表现不同。剂量 - 反应评估是确定UL的主要步骤，即在确定重要不良作用的未观察到不良作用水平（NOAEL）、观察到不良作用的最低水平（LOAEL）或基础摄入量（BI）的基础上，根据不确定性系数（UF）进行校正，确定UL水平（UL=NOAEL/UF）。针对每种营养素进行个案分析，考虑其种族、个体、数据质量等因素，并结合不同年龄、性别、生理状况人群的生理特点，进而调整UF的大小。

膳食摄入量评估是利用所关注人群的膳食消费量数据和食物营养成分的含量数据资料，对营养素的摄入量水平和分布特征进行估计和分析。在评估时要充分考虑来自食物的消费资料、食物成分数据和统计处理方法中的不确定性对结果的影响。

风险特征描述包括对阈值水平的性质、剂量 - 反应关系、重要不良作用的性质（严重程度、可逆性和罕见性）的描述和说明，与膳食摄入评估结果结合，对易感人群的风险、所评估人群的摄入量超过UL的比例及其分布特征、不确定性进行分析。风险特征的描述要针对评估中需要解答的问题，其结论应能满足评估管理者需求并有助于其做出决策。

采用UL法的前提是该营养素或相关物质具有已知的不良作用，能得出LOAEL或NOAEL，因此UL法不适用于目前尚未发现不良作用的营养素物质。对于某些营养素物质，即使在最高的使用或观察剂量下，仍未见产生不良健康作用。这种情况下，如果风险管理者出于管理需求，需对摄入量上限提出科学建议，FAO/WHO营养素风险评估技术小组建议采用所观察到的最高摄入量（HOI）给予指导。HOI指研究中所报道的未出现不良健康作用的营养素物质的最高摄入量，即现有充分资料表明，摄入量达到HOI都不出现不良健康作用。文献中出现的所观察到的安全水平（OSL）与HOI含义相似，指有足够证据表明安全的最高摄入量。数据足够充分时，OSL-HOI 方法可用于一些维生素（如维生素 B_1、维生素 B_2、维生素 B_{12}、生物素、泛酸）、非必需营养素即生物活性成分（包括肉碱、辅酶 Q10、硫酸软骨素、氨基葡萄糖、肌酸、叶黄素和番茄红素）及氨基酸（牛磺酸、L- 谷氨酰胺、L- 精氨酸等）的风险评估 [65-66]。

第四节　结语与展望

作为食品行业的物料基础，新食品原料、食品添加剂新品种、食品接触材料新品种、转基因食品、保健食品新原料等在进入市场前，都需要经过安全性评价。传统的以动物实验为主的毒理学评价仍然是目前的主要评价手段，但基于 21 世纪毒性评估的技术和策略是时代发展的趋势。食品安全性评价作为政府进行食品管理和保障公众饮食安全的科学支撑，在保障国民身体健康方面发挥着重要的作用。我们有理由相信，随着安全性评价技术，特别是毒理学研究和测试技术及策略的应用，以替代毒理学、计算毒理学、基于人群证据基础和模型等有害结局路径和毒性通路评估策略为代表的 21 世纪毒性测试理论及技术的发展和完善，食品安全性评价和风险评估将进入全新的局面。

管理措施和标准制定是基于科学的安全性评价技术和由此产生的风险评估结果，而毒性分离点是其核心之一。每一次评估理念的更新和毒理学技术的进步，都是以新的毒理学发现为基础的，都体现在毒性分离点的更新上，进而影响政府的标准制定和管理措施的变化。在毒性分离点制定、定量风险评估方面，目前基于整体动物实验，以器官毒性、致突变、致癌、生殖发育为观察终点的毒性参数体系会被定量构效关系、分子起始事件、毒性通路研究指标所替代，可以更早、更灵敏地发现毒物的毒理学参数，使毒性分离点的制定更科学、更精准，从而最大限度地保障人群健康。

（曹　佩[1]　梁　江[1]　于　洲[1]　隋海霞[1]　朱从会[2]　徐海滨[1,3]）

参考文献

[1] 刘兆平，李凤琴，贾旭东，等 . 食品中化学物风险评估原则和方法 . 北京：人民出版社，2012.

[2] 左平春，于洋，张楠，等 . 农药环境风险评估中常用的计算毒理学模型软件 . 生态毒理学报，2017，12：98-109.

[3] Chen J，Huo J，Jia Z，et al. Effects of atrazine on the proliferation and cytotoxicity of murine lymphocytes with the use of carboxyfluorescein succinimidyl ester-based flow cytometric approaches. Food Chem Toxicol，2015，76：61-69.

[4] 陈景文，李雪花，于海瀛，等 . 面向毒害有机物生态风险评价的（Q）SAR 技术：进展与展望 . 中国科学（B 辑：化学），2008，6：461-474.

[1] 国家食品安全风险评估中心。
[2] 中国检验检疫科学研究院。
[3] 通讯作者，E-mail：hbxu1231602@vip.sina.com。

[5] 王中钰，陈景文，乔显亮，等. 面向化学品风险评价的计算（预测）毒理学. 中国科学：化学，2016，46：222-240.

[6] 隋海霞，张磊，毛伟峰，等. 毒理学关注阈值方法的建立及其在食品接触材料评估中的应用. 中国食品卫生杂志，2012，24：109-113.

[7] European Food Safety Authority，World Health Organization. Review of the Threshold of Toxicological Concern（TTC）approach and development of new TTC decision tree. [S.L.]：EFSA Supporting Publications，2016.

[8] More SJ，Bampidis V，Benford D，et al. Guidance on the use of the Threshold of Toxicological Concern approach in food safety assessment. EFSA Journal，2019，17：5708.

[9] Schneider K，Schwarz M，Burkholder I，et al. "ToxRTool"，a new tool to assess the reliability of toxicological data. Toxicology Letter，2009，189：138-144.

[10] 吴俊，俞萍，吕中明，等. 毒理学数据质量评价体系的研究进展. 毒理学杂志，2018，032：419-424.

[11] Chen B，Zhang T，Bond T，et al. Development of quantitative structure activity relationship（QSAR）model for disinfection byproduct（DBP）research：a review of methods and resources. Journal of Hazardous Materials，2015，299：260-279.

[12] 董田甜，任雁，邹莉波，等. 转基因小鼠模型在致癌实验中的应用进展. 环境与职业医学，2011，28：509-511.

[13] Faqi AS. A Comprehensive Guide to Toxicology in Preclinical Drug Development. [S.L.]：Elsevier，2013.

[14] 张丽，张利军，郭家彬，等. ECVAM 验证的生殖发育毒性测试替代方法及其改进. 毒理学杂志，2015，6：458-461.

[15] Sogorb MA，Pamies D，de Lapuente J，et al. An integrated approach for detecting embryotoxicity and developmental toxicity of environmental contaminants using in vitro alternative methods. Toxicology Letters，2014，230：356-367.

[16] 郭隽耿，汪巨峰. 药物发育毒性体外替代方法研究进展及组合策略. 药物评价研究，2015，38：345-349.

[17] Knudsen TB，Kavlock RJ，Daston GP，et al. Developmental toxicity testing for safety assessment：new approaches and technologies. Birth Defects Research Part B：Developmental and Reproductive Toxicology，2011，92：413-420.

[18] 王明亮，丁永芳，印鑫，等. 斑马鱼在毒理学中的应用研究进展. 中国实验动物学报，2020，28：390-396.

[19] 彭双清，Carmichael PL. 21 世纪毒性测试：策略理论与实践. 北京：军事医学出版社，2016.

[20] 中华人民共和国国家卫生和计划生育委员会. 食品安全国家标准食品安全性毒理学评价程序标准：GB15193—2014. 2014.

[21] 李宁，王竹天. 国内外食品添加剂管理和安全性评价原则. 环境卫生学杂志，2008，35：321-327.

[22] 马宁，李凤琴，刘兆平. 食用香料风险评估方法与应用. 中国食品卫生杂志，2011，23：41-45.

[23] Chicoine A，Erdely H，Fattori V，et al. Assessment of veterinary drug residues in food：considerations when dealing with sub-optimal data. Regul Toxicol Pharmacol，2020，118：104806.

[24] 赵慧宇，杨桂玲，叶桂标，等. 急性膳食风险评估在农药残留限量标准制定中的应用. 浙江农业科学，2018，59：1600-1602.

[25] Li Z，Jennings A. Worldwide regulations of standard values of pesticides for human health risk control：a review. International Journal of Environmental Research and Public Health，2017，14：826.

[26] CAC. Maximum Residue Limits（MRLs）and Risk Management Recommendations（RMRs）for Residues of Veterinary Drugs in Foods：CM/MRL 2-2018. 2018.

[27] USEPA. Pesticide Tolerances. 2018.

[28] 中华人民共和国农业部. 食品中农药残留风险评估指南（农业部公告第 2308 号）. 2015.

[29] WHO. Principles and methods for the risk assessment of chemicals in food（Environmental Health Criteria 240）. 2018.

[30] Hao H，Sander P，Iqbal Z，et al. The risk of some veterinary antimicrobial agents on public health associated with antimicrobial resistance and their molecular basis. Frontiers in Microbiology，2016，7：1626.

[31] Pouokam GB，Foudjo B，Samuel C，et al. Contaminants in foods of animal origin in Cameroon：a one health vision for risk management "from farm to fork". Frontiers in Public Health，2017，5：197.

[32] Czaja K，Strucinski P，Korcz W，et al. Alternative toxicological methods for establishing residue definitions applied for dietary risk assessment of pesticides in the European Union. Food Chem Toxicol，2020，137：111120.

[33] Union E. EU Reference Laboratory for alternatives to animal testing. 2020.

[34] DHHS U. Computational Toxicology Projects，US national toxicology program. 2020.

[35] OECD. Guidelines for the Testing of Chemicals，Section 4. 2020.

[36] Ates G，Vanhaecke T，Rogiers V，et al. Assaying cellular viability using the neutral red uptake assay. Methods in Molecular Biology，2017，1601：19-26.

[37] Chen H，Chidboy MA，Robinson JF. Retinoids and developmental neurotoxicity：utilizing toxicogenomics to enhance adverse outcome pathways and testing strategies. Reproductive Toxicology，2020，96：102-113.

[38] Galimberti F，Moretto A，Papa E. Application of chemometric methods and QSAR models to support pesticide risk assessment starting from ecotoxicological datasets. Water Res，2020，174：115583.

[39] Committee ES，Hardy A，Benford D，et al. Guidance on the use of the weight of evidence approach in scientific assessments. EFSA Journal，2017，15：e04971.

[40] Devos Y，Aguilera J，Diveki Z，et al. EFSA's scientific activities and achievements on the risk assessment of genetically modified organisms（GMOs）during its first decade of existence：looking back and ahead. Transgenic Res，2014，23：1-25.

[41] EFSA. Guidance on the use of the Threshold of Toxicological Concern approach in food safety assessment. EFSA Journal，2019，17（6）：5708.

[42] Bassan A，Fioravanzo E，Pavan M，et al. Applicability of physicochemical data，QSARs and read-across in threshold of toxicological concern assessment. EFSA Journal，2011，EN-159.

[43] Hester. B N C a S D. Editorial overview：'Toxico-omic' distillation for regulatory application in human health.［J］. Current Opinion in Toxicology，2019，18：iii-vi.

[44] Hilber I，Gabbert S. Choosing the best for preventing the worst：a structured analysis of the selection of risk management options in REACH restriction dossiers. Regul Toxicol Pharmacol，2020，118：104809.

[45] Bawa AS，Anilakumar KR. Genetically modified foods：safety，risks and public concerns—a review. J

Food Sci Technol，2013，50：1035-1046.
[46] WHO. Frequently asked questions on genetically modified foods. 2018.
[47] van der Voet H, Paoletti C. Equivalence testing approaches in genetically modified organism risk assessment. J Agric Food Chem，2019，67：13506-13508.
[48] Halford NG. Legislation governing genetically modified and genome-edited crops in Europe：the need for change. Journal of the Science of Food and Agriculture，2019，99：8-12.
[49] EFSA Panel on Genetically Modified Organisms（GMO），Naegeli H，Birch AN，et al. Guidance for the risk assessment of the presence at low level of genetically modified plant material in imported food and feed under Regulation（EC）No 1829/2003. EFSA Journal，2017，15：5048.
[50] Herman RA，Huang E，Fast BJ，et al. EFSA genetically engineered crop composition equivalence approach：Performance and consistency. Journal of Agricultural and Food Chemistry，2019，67：4080-4088.
[51] 田兰芳，郭明璋，许文涛 . 转基因食品舆情现状分析及新型科普模式的探讨 . 中国农业大学学报，2017，22（04）：179-184.
[52] 王立平，王东，龚熠欣 . 国内外转基因农产品食品安全性研究进展与生产现状［J］. 中国农业科技导报，2018，20（03）：100-109.
[53] 中华任命共和国农业部 . 农业转基因生物安全评价管理办法（2017-11-30）. http//www.kjs.moa.gov.cn/zcjd/201904/t20190418_6184798.htm.
[54] Zhang D, Guo J. The development and standardization of testing methods for genetically modified organisms and their derived products. J Integr Plant Biol，2011，53：539-551.
[55] Boutigny A L，Barranger A，De Boisseson C，et al. Targeted Next Generation Sequencing to study insert stability in genetically modified plants. Sci Rep，2019，9：2308.
[56] USDA. Draft Instructions on Testing Methods：National Bioengineered Food Disclosure Standard. 2020.
[57] Huang K. Safety Assessment of Genetically Modified Foods. [S.l.]：Springer，2017.
[58] EFSA. EFSA's Scientific Committee promotes alternatives to animal testing. 2009.
[59] EFSA. Revisiting EFSA@EXPO：beyond animal testing-reinventing chemical assessment. 2016.
[60] Benfenati E，Como F，Manzo M，et al. Developing innovative in silico models with EFSA's OpenFoodTox database. EFSA Supporting Publications，2017，14：1206E.
[61] Knudsen I，SoBorg I，Eriksen F，et al. Risk management and risk assessment of novel plant foods：Concepts and principles. Food and Chemical Toxicology，2008，46：1681-1705.
[62] 王永芳 . 我国新资源食品管理现状与分析 . 中国卫生监督杂志，2011，18：20-23.
[63] 徐海滨 . 新食品原料管理的发展历程和安全性评价 . 中国现代中药，2015，17：1237-1240.
[64] 中国营养学会 . 中国居民膳食营养素参考摄入量 . 北京：科学出版社，2014.
[65] Hathcock J，Kriengsinyos W. Highest observed intake：definition，regulatory uses and provisional values. Regulatory Toxicology & Pharmacology，2011，61（1）：115-118.
[66] 刘秀英 . 营养素及相关物质风险评估 . 中国食品卫生杂志，2012，24：399-402.

第十八章　化妆品安全性评价

摘 要

确保化妆品的安全性已成为全球化妆品监管机构和化妆品企业的共识。近年来，随着体外与预测毒理学方法的发展，化妆品安全性评价和风险评估研究发展迅速。部分毒理学终点检测数据从由经典动物实验结果提供，发展成为由体外非动物测试或通过对已有毒理学数据进行证据权重评价和整合分析预测结果提供。本章主要介绍了化妆品的风险评估和国内外相关法规，重点从风险评估角度，即危害识别、剂量 - 反应关系、暴露评价及风险表征，介绍了化妆品原料的安全性评价，以及体外与预测毒理学技术方法在化妆品安全性评价中的应用进展。

第一节　化妆品的风险评估

化妆品可以提升消费者的生活质量，但由于化妆品一般可认为是各种原料的组合，原料的安全性是化妆品安全的前提条件。各国的化妆品法规都一致要求化妆品的安全性需要得到保证[1]。相关法规和化妆品安全性评价指南要求不得采用风险收益原理来证明化妆品对人体健康风险的合理性[2]。尽管化妆品很少造成严重的健康危害，但无论是使用天然的还是人工合成的化学物质，都不可能实现零风险或绝对安全，需要根据当时的最高科学技术水平，将风险降至最低。化妆品及其成分的安全性评价目标就是确保化妆品在推荐及习惯的使用条件下，不会对消费者健康产生不良影响。鉴于化妆品使用的广泛性、长期性及可能存在的敏感人群，化妆品法规一般通过综合评估化妆品成分以及成分的化学结构、毒性和暴露水平来保证化妆品的安全使用[2-5]。

一、方法和步骤

化妆品的安全性评价应对所有原料和风险物质进行风险评估。如果确认某些原料之间存在化学、生物学等相互作用，应该对相关的风险物质进行评估。风险评估是系统科学地分析接触危害因素或条件而引起的对健康有害作用的过程。化妆品安全性评价应以现有科学数据和相关信息为基础，遵循科学、公正、透明和个案处理的原则，并在实施过程中应确保风险评估工作的独立性。每一种化妆品中含有一系列的化学成分或原料，化妆品的安全风险评估工作由具有相应资质的安全风险评估人员分析每一种化学成分的相关毒理学终点，结合该产品的预期暴露，从而评价终产品配方的安全性，并出具风险评估报告。

风险评估技术在50多年间得到了不断的发展和完善，各个国家关于化妆品安全的技术指南也随之发展和完善。基于危害识别、剂量-反应分析（危害表征）、暴露评估以及风险特征描述（风险表征）4个步骤的风险评估过程（“四步法”），能够确保化妆品在正常、合理、可预见的使用条件下，不会对人体健康产生危害，控制和降低化妆品的安全风险，并为化妆品的监管决策提供科学依据。在化妆品大范围上市销售之前，对原料和终产品进行风险评估，可以保证其安全性；通过全世界范围内的这些产品的销售和安全监管数据，可以证实其评估方法的可靠性。

二、评价策略与技术

传统的毒理学终点数据经常来自于动物实验。在近年来科学发展、动物福利以及全球化妆品和化学品法规变化的驱动下，动物实验已在逐步被非动物方法所补充和替代。例如欧盟化妆品法规1223/2009号禁止了化妆产品和原料的动物实验，并禁止采用动物实验的化妆产品在欧盟销售[2]。体外测试方法和（Q）SAR、交叉参照等体外预测模型在安全评估中的应用逐步被监管机构所认可，这包括了欧盟的《化学品的注册、评估、授权和限制管理》（REACH）法规和《劳滕伯格21世纪化学物安全法》等[6-7]。在此基础上，如何应用新一代的方法进行风险评估取得了诸多进展。2007年美国国家科学院提出了21世纪毒理学测试的愿景和策略[8-9]。国际化妆品监管合作组织（International Cooperation on Cosmetic Regulation, ICCR）提出了下一代风险评估的理念，其主要原则是基于暴露和新方法，并以科学假设为导向进行风险评估[10]。在这些框架下，风险评估的数据将包含标准化的体内和体外毒理学研究、体外预测方法、公开发表的文献、国内外政府机构及权威安全评估机构、毒理学数据库、各国药典等发布的毒理学数据、监管审查信息、流行病学研究、习惯和经验研究，以及类似产品配方的上市后检测，志愿者的化妆品兼容性和可接受性的确证试验等临床研究等。

三、评估内容与检测终点

在化妆品中，危害识别是指了解化妆品每个成分，包括潜在杂质和降解产物等的各种危害，这些危害包含了急性毒性、慢性毒性、生殖发育毒性、遗传毒性、致癌性、光毒性、免疫原性（皮肤致敏性）、皮肤刺激性、肺刺激性、眼刺激性、毒物代谢动力学、人群安全资料等。第一，要评估数据的可靠性、相关性和充分性，利用证据权重原则，充分评价相关科学数据，从而得出客观、科学的结论。第二，毒理学的一个基本原则就是每种物质在特定剂量水平下和暴露途径条件下都可能是有害的，剂量把有害作用和有益作用区分开来（节选自Paracelsus提出的理论，他是早期毒理学先驱）。剂量-反应关系又称危害表征，描述了一种成分的剂量和生物学效应之间的关系，考虑不确定性，从而推算不会引起不良反应的安全值。第三，对于化妆品的暴露评估，依赖于化妆品使用的习惯与经验数据，包括人体局部和全身暴露。暴露数据应覆盖正常和合理预期的产品使用，具体包含了消费者使用的产品或者产品类型、使用途径、使用量、使用频率以及目标使用人群；并采使用所考虑的终点相关的剂量单位，计算暴露剂量。化妆品的不同产品类型（比如淋洗类和驻留类）会对皮肤上残留量的暴露产生影响。化妆品暴露假设的实例，可参考欧洲化妆品成分试验及其安全性评价的SCCS指南注释[5]。基于风险评估的目的，在进行暴露评估时，往往在最初阶段，会使用最坏情况进行保守评估。比如，一般基于经口毒性数据来估算经皮使用产品的全身暴露，默认的最坏情况假设是有关化学成分经皮肤进入体循环而被100%吸收，事实上经皮完全吸收是罕见的，一般而言，经皮吸收小于经口吸收。如果可以获得更多的有效信息，比如最终配方或者类似配方的透皮吸收数据，可以细化进而获得更为精确的暴露量估算。第四，进行风险特征描述，又称风险表征，是对以上危害识别、剂量-反应关系以及暴露评估进行综合分析、判定得出的风险结果，确定使用的特定成分和配方在人体暴露条件下是否存在足够的安全边际，从而提供安全性评价的最终结论，比如：在不限制条件下使用是安全的；在限制条件下使用是安全的，并且可能需要特殊警告或注意事项（降低风险的措施）；产品是不安全的。最终，在以上所介绍的安全性评价的基础上，除了保证上市前的化妆品安全性之外，还应当确保产品持续安全性的上市后监督。

第二节　化妆品监管法规

一、我国化妆品监管法规

（一）化妆品的定义和分类

化妆品是指以涂擦、喷洒或者其他类似的方法，散布于人体表面任何部位（皮肤、毛发、指甲、口唇等），以达到清洁、消除不良气味、护肤、美容和修饰目的的日用化学工业产品。我国化妆品按照功效宣称分为特殊用途化妆品（美白和去斑、防晒、除臭、脱毛、染发、烫发、育发、美乳、健美）和非特殊用途化妆品[11-12]。

（二）监管制度

在我国，国家药品监督管理局为化妆品主要监管机构，负责制定化妆品监管制度，负责化妆品研制和生产环节的许可、检查和处罚。市场监督管理部门负责化妆品经营环节的检查和处罚。国家海关总署负责化妆品进出口监管。我国对化妆品实施产品许可（备案）、生产许可和市场监督制度。

产品许可包括新原料的使用、特殊用途化妆品、进口化妆品的行政许可和非特殊用途化妆品的备案。对于在国内首次用于化妆品生产的新原料，需要经国家药品监督管理部门许可后方可使用。特殊用途化妆品生产或进口前应当经国家药品监督管理部门许可，非特殊用途化妆品已逐步转变为备案制度。

生产许可包括生产许可以及生产企业卫生许可。境内化妆品生产企业应当符合《化妆品生产许可工作规范》的要求，经省级药品监督管理部门审查，获得“化妆品生产许可证”后，方可生产。

市场监督由国家药品监督管理局、工商行政管理部门等依据职能开展。

（三）主要法规

国务院1989年颁布的《化妆品卫生监督条例》（以下简称《条例》）是我国化妆品基础

性法规（目前正在修订过程中）。1991 年，卫生部又颁布了《化妆品卫生监督条例实施细则》（以下简称《细则》）。《条例》和《细则》的颁布实施，是我国化妆品监管步入法制化的标志。《条例》结合相关的法规和规范性文件，建立了涵盖化妆品定义和分类、化妆品原料和配方、生产企业许可、广告和宣称、产品备案和许可、市场监督在内的化妆品管理体系。

为进一步满足化妆品监督管理的技术需求，卫生部于 1999 年又颁布了《化妆品卫生规范》。根据化妆品技术和法规的不断进展和变化，《化妆品卫生规范》进行过数次修订，目前最新版为 2015 年由国家食品药品监督管理总局完成修订并颁布的《化妆品安全技术规范》。《化妆品安全技术规范》是最重要的化妆品技术法规，包括对产品的一般要求、原料清单（禁用物质、限用物质、防晒剂、防腐剂、染发剂和着色剂准用清单）和化妆品检测方法等。在最新版的《化妆品安全技术规范》中，体外 3T3 中性红摄取光毒性试验、离体皮肤腐蚀性大鼠经皮电阻试验、直接多肽试验、兔角膜上皮细胞短时暴露体外试验和局部淋巴结试验等已被纳入毒理学试验方法部分。更多的体外测试方法正在进行积极的发展和验证，并有望在将来纳入规范。

2003 年，国家颁布了《中华人民共和国行政许可法》，规范政府许可行为。化妆品主管部门还陆续发布了《卫生行政许可管理办法》《化妆品申报与受理规定》等法规文件，对已有法规做出进一步完善，促进化妆品监管工作的科学性与规范性。2019 年，国家药品监督管理局发布《化妆品注册和备案检验工作规范》，是对原国家食品药品监督管理局发布的《化妆品行政许可检验管理办法》（国食药监许〔2010〕82 号）、《化妆品行政许可检验机构资格认定管理办法》（国食药监许〔2010〕83 号）和《国产非特殊用途化妆品备案管理办法》（国食药监许〔2011〕181 号）等规范性文件的修订，重点解决现行制度执行中检验资源配置不合理，导致企业在注册和备案检验环节耗时过长等问题。

此外，我国已建立诸多化妆品相关标准，强制性标准包括 GB 5296.3《消费品使用说明　化妆品通用标签》和 GB 23350《限制商品过度包装要求 食品和化妆品》，分别对化妆品标签标注和过度包装予以规定。其他涉及化妆品的产品标准、原料标准、检测方法标准等多为推荐性标准。

二、欧盟化妆品法规

欧洲联盟（European Union，简称欧盟）成立于 1993 年，目前包括德国、法国、意大利等 27 个国家。为了确保化妆品安全性以及便于化妆品在欧盟范围内自由流通，欧盟委员会（EC）制定了统一的化妆品管理制度和法规。现行《化妆品法规 1223/2009》于 2009 年 11 月 30 日颁布，2010 年 1 月 11 日生效，取代了 1976 年发布并经过多次修订的《化妆品指令 76/768/EC》。欧盟成员国化妆品主管部门分别负责其国内上市产品的市场监督管理 [13-14]。《化妆品法规 1223/2009》涵盖了以下化妆品管理的主要方面：

1. 明确了化妆品的定义和类别　根据《化妆品法规 1223/2009》第 2.1.a 条："化妆品"系指用于接触人体表面（表皮、头发、指甲、唇及外生殖器）或牙齿及口腔黏膜，以清洁，增加香气，改变容颜，保护、保持其处于良好状态或纠正体臭为目的的物质或混合物。

2. 规定了"责任人"及其责任　只有在欧盟范围内指定法人或自然人作为"责任人"，化妆品才能投放市场。对于投放市场的化妆品，责任人应确保履行《化妆品法规 1223/2009》中规定的各项责任和义务。

对于在欧盟范围内生产，或出口后再进口返回欧盟的化妆品，其欧盟范围内的制造商应为责任人。如果生产商不是在欧盟境内成立的，该生产商可通过书面授权在欧盟内指定一名责任人。对于进口化妆品，进口商应为责任人。

3．建立了化妆品原料的清单管理体系 欧盟化妆品成分法规主要是基于化妆品禁用成分清单、限用清单和许用清单（具体包括防晒剂、染发剂、防腐剂、着色剂许用清单）。欧盟消费者安全科学委员会（Scientific Committee on Consumer Safety，SCCS）对化妆品成分安全性进行持续性评估。这些原料清单是定期更新的，以涵盖最新的数据及科学进展。

4．制定了《化妆品安全性评价指南》 《化妆品安全性评价指南》（The SCCS Notes of Guidance for the Testing of Cosmetic Ingredients and Their Safety Evaluation）提出了化妆品安全性评价的原则性要求、产品信息文件的要求、采样和分析的可重复性要求、产品通报的基本要求等，为化妆品生产企业对化妆品原料和产品的毒理学安全性评价做出了指导。同时，禁止化妆品成分和终产品的动物实验：自 2009 年 3 月 11 日起，除了重复给药毒性、生殖毒性和毒代动力学的动物实验外，进行其他动物实验的化妆产品及其成分禁止在欧盟销售，并于 2013 年 3 月 11 日起全面禁止动物实验。

5．规定了化妆品标签标注信息 化妆品标签应包括上市公司名称和地址、产品功能、使用注意事项和警示语、标称含量、保质期、批号、成分等内容。

6．规定了备案条款 《化妆品法规 1223/2009》要求欧盟上市的化妆品进行统一备案，并要求建立完善的“产品信息文件”（Product Information File，简称 PIF）并及时更新，以备监管部门查验。

三、美国化妆品法规

《联邦食品、药品和化妆品法》是美国化妆品监管机构——美国食品药品监督管理局对化妆品和药品进行监督管理的主要法律基础。它对化妆品的具体范围做出了界定：化妆品为“预计以涂抹、喷洒、喷雾或其他方法使用于人体，能起到清洁、美化、增进魅力或改变外观目的的物品（不包括含碱性脂肪酸盐且不宣称清洁之外其他功效的肥皂）”。有些在其他国家被认为是化妆品的产品，如防晒产品、去屑产品等，在美国是被当作非处方药进行管理的（OTC 药物）。OTC 药物是指包含了确定安全的药物活性成分，消费者无需医生的处方就可以直接在零售渠道购买，并可以自己使用的产品。由于 OTC 药物的活性成分是安全有效的，企业无需再对其进行重复性的验证试验[13-14]。

除了上面提到的化妆品和药品的定义范围外，该法还对化妆品的质量、安全和有效性等方面做出了原则性要求，比如化妆品需要保障产品安全，不能掺假伪劣和错误标示等。如果产品含有污秽、腐烂的物质，添加了不安全或非法的色素，标签虚假误导消费者，或者在不卫生的条件下生产等情况，这些产品将会被认为掺假伪劣和错误标示，被禁止在美国各州进行销售。为了使这些原则性要求更加具有可操作性，美国食品药品监督管理局还制定了更加细致的规章、指南等。例如，《联邦规章法典》第 21 篇（食品与药品篇）就对化妆品和 OTC 药物等产品中禁用和限用物质、允许使用的色素、产品标签的设计及信息等做出了具体的要求。此外，美国对化妆品进行监管的法律还有《良好包装和标签法》《防晒创新法案》《消费者安全改进法》等。

美国食品药品监督管理局基本实行信息规范和事后监督的方式来规范引导化妆品企业，

企业对化妆品质量安全负完全责任。企业需要按照法律法规的要求对化妆品成分、化妆品标签、生产条件等方面进行管理。

（一）化妆品成分

根据美国《联邦食品、药品和化妆品法》要求，当化妆品中含有以下物质时会被认为掺假伪劣：①可能引起危害的有毒有害物质（煤焦油类的染发剂除外）；②污秽、腐烂或被分解的物质；③不安全或者非法添加的色素添加剂。因此，企业需要对产品及成分安全性进行评估，以确保产品的安全性。但不强制要求具体的评估方法，也不要求企业提交相应的资料。

美国食品药品监督管理局还发布了几种在化妆品中禁止或者限制使用的成分。这些成分包含硫氯酚（硫双二氯酚）、汞化合物、氯乙烯、卤代 N- 水杨酰苯胺、雾化锆化合物、氯仿、二氯甲烷、氯氟烃挥发剂，以及禁止使用的牛源性材料、六氯酚等。

与为数不多的禁用和限用物质相比，允许使用的着色剂则数量庞大得多。《联邦规章法典》（第 21 篇第 70、80 章）将共计 65 种着色剂分为两大类：免除认证的着色剂和必须经过检测认证的着色剂。其中，免除认证的着色剂有 29 种（《联邦规章法典》第 21 篇第 73 章 C 部分），而必须经过检测认证的着色剂有 36 种（《联邦规章法典》第 21 篇第 74 章 C 部分）。化妆品生产企业在使用新着色剂时需要进行注册，通过审批后才能使用。具体着色剂清单可见美国食品药品监督管理局网站。

另外，在美国防晒产品被归为 OTC 药物类别，相关成分的使用需要满足防晒产品专论的要求，故而防晒剂成分需要从已有成分清单中进行选择。防晒产品专论中共收录有 16 种有效原料（《联邦规章法典》第 21 篇第 352.10 章）。

（二）化妆品标签

《联邦食品、药品和化妆品法》规定，没有按照法规要求标注的产品以及带有误导性宣称的产品都会被认为是错误标识，不允许在美国销售。以下情况会被认为是错误标识：标签虚假或者具有误导性，标签必要信息不全，包装或者标签违反了《防止有毒包装法》等。另外，为了对化妆品以及 OTC 药物的标签做出具体要求，美国食品药品监督管理局还发布了《化妆品标签指南》以及 OTC 药物的标签法规。例如，OTC 药物标签上需要明确标注药物成分和非活性成分，同时药物成分需要和其他非活性成分分开列出。对于用于身体局部的产品，还需要标注“仅供外用”等警示用语（《联邦规章法典》第 21 篇第 201、701 章）。

（三）化妆品的上市前自愿登记

化妆品与 OTC 药物一样，都是基于企业自律基础之上，无需上市前的审批环节。企业可以自愿在美国食品药品监督管理局网站上进行登记。美国食品药品监督管理局也依据产品功效宣传用语和预期用途，列举了化妆品自愿注册产品分类目录，如：护肤类、芳香类、眼部及眼部外修饰物、头发护理类（染发剂、香波）、除臭剂、面部修饰剂、婴儿用产品（香波、洗液及爽身粉）、沐浴液、口腔清洁剂及防晒制品等。

（四）化妆品的生产条件

美国对生产化妆品的工厂没有生产许可证的要求。同时，美国食品药品监督管理局的法规中也没有要求生产企业必须遵守良好生产操作规范（GMP）。美国食品药品监督管理局曾于 1997 年 2 月 12 日发布过化妆品 GMP 指南草案。该指南曾在 2008 年和 2013 年进行过两次修订。但该指南并没有强制力，企业可以自己选择是否遵循。但对于 OTC 药物，生产企业需要严格遵守 GMP，不遵循 GMP 的 OTC 药物将被认为是伪劣产品。

四、日本化妆品法规

在日本，产品依据功效划分为一般化妆品和医药部外品。化妆品和医药部外品均由日本厚生劳动省医药食品局管理，通过《医药品、医疗器械等品质、功效及安全性保证等有关法律》（原《药事法》）明确了化妆品和医药部外品的定义和具体功效宣称范围，结合其他相关补充规定对此类产品进行管理[13-14]。

（一）定义

化妆品是指“以清洁人体、美化和增加魅力、改变容貌，或保持皮肤或毛发的健康为使用目的，而在身体上涂抹、散布或采用其他与此类似的方法的产品，是对人体作用缓和的产品”。医药部外品是指“以以下所载的内容为目的，且对人体作用缓和的、非机械器具等及符合这些标准的、厚生劳动大臣指定的产品”，具体包括腋臭防止剂、生发剂、除毛剂、染发剂、烫发剂、药用化妆品等。

（二）主要管理规定

对于宣称去屑、除臭、抗菌、预防粉刺、美白、染发、烫发的医药部外品，需要经厚生劳动大臣或道府知事审查许可后方可上市，审查内容包括产品及其功效成分的安全性和功效性，以及剂型和用法用量等综合考量。

对于符合功效宣称要求的化妆品，配方应当符合化妆品标准，包括原料清单（否定目录、限制目录以及防晒剂、防腐剂和着色剂的许可目录）以及标签标注的要求，产品上市前不需要审批。法规对化妆品和医药部外品的不良反应上报制度也有明确规定。

对于化妆品中使用的新原料，1987 年厚生省发布的《含有新原料的化妆品制造进口申报所需的安全性评价资料范围（草案）》明确了新原料申报时需提交的资料。其中安全性数据包括 9 个评估项目（急性经口 / 经皮毒性、单次皮肤刺激性、多次皮肤刺激性、眼刺激性、皮肤变态反应、光毒性、光敏性、遗传毒性、人体皮肤斑贴）的资料。

第三节　原料的安全性评价

化妆品一般由各种化妆品原料组合而成，通常可以通过分析比较每种原料的相关毒理学终点与预期使用相关的暴露，来评估化妆品配方的安全性。欧盟、美国、东南亚、中国以及日本的化妆品监管部门和行业协会分别制定相应的评估指南来协助、指导化妆品行业进行原料的安全性评价。一般而言，化妆品原料的安全性评价基于化学物质风险评估过程的通用原则和实践经验[5]。以下按照风险评估的4个步骤，即危害识别、危害特征描述（包括剂量-反应关系）、暴露评估和风险表征分别进行介绍。

一、危害识别

危害识别，即识别一种物质能引起机体、系统或（亚）人群发生不良反应的类型和属性的过程。化学物危害识别的目的是：根据所有的现有毒性和作用模式（mode of action）的数据评估结果，对不良健康效应进行证据权重评价。它主要解决两个问题：①物质是否可能对人体健康造成危害；②可能出现一种明确危害的条件[15]。危害识别基于对多种数据的分析，这些数据来源包括体内或体外的毒理学试验、流行病学研究、临床研究、上市后监测（PMS）和计算机方法的数据等。另外，还需考虑被评估原料的理化性质。对于许多毒理学试验终点评估，最好采用证据权重方法，对所有可用的研究数据中相同或功能相关的体液、细胞、组织或器官获得的试验数据进行研究。

证据的权重是基于对所有可用数据的充分性（力度）和一致性的组合分析。这就需要严格评议所有可用的流行病学研究、实验动物毒理学试验、体外试验和（Q）SAR分析等结果的质量和性质，以及有关毒理机制的信息。后者对评估与人类的相关性方面尤为重要。不同研究中的相似结果以及剂量-反应关系证据增加了危害特征描述的权重。证据权重法涉及评估在先前步骤中检索和收集到的各种不同可用信息的相对数值或权重。为此，需要为每条信息指定一个数值。可以通过正式的程序或专家判断，以客观的方式指定这些权重或数值。给予可用证据的权重将受到以下因素的影响，例如数据质量、结果或数据的一致性、效应的性质和严重性、与特定法规毒理学终点的相关性。通常来说，此方法赋予不同研究的权重按以下顺序排列：流行病学研究＞动物毒理学研究＞体外试验＞（Q）SAR分析。在所有情况下，都必须考虑到研究数据的可靠性、相关性和充分性。目前可用来识别数据可靠性的工具有Klimisch分类、ToxRToll软件（针对毒理试验）以及Hills准则（针对流行病学研究）[16]。而相关性和充分性评价主要依靠专家判读，专家判读常用的权重方法目前尚没有充分的文献报道。

在化妆品原料的危害识别中，应考虑以下不同的毒理学终点。

（一）急性毒性

急性毒性是指某种生物单次接触或24小时内多次接触某一化学物质所引起的毒效应，甚至包括死亡。然而，对评估消费者使用的化妆品成分的安全性来说，急性毒性数据并不是强制要求的。急性毒性数据对原料的危害识别或风险评估一般没有帮助，因为与引发急性毒性的暴露水平相比，人体暴露剂量通常很低且持续时间很长。其他类型毒性的发生一般在远低于急性毒性剂量的水平，而恰恰是这些其他类型的毒性对于风险评估通常是至关重要的。因此，如果已有体内急性毒性数据，则应提供这些数据。否则，根据证据权重方法提供的资料可能就足够了，例如来自化学分组或交叉参考、（Q）SAR、体外试验或重复剂量试验的合理结论。但是，在某些情况下，例如原料或其污染物有可能导致潜在的急性效应，则需要对急性毒性进行评价。

急性毒性试验可以分为两类。一类是以死亡为终点，以检测受试物急性毒性上限指标为目的的试验，这类试验主要是要求得到 LD_{50}；另一类急性毒性试验检测非致死性指标。原料的急性毒性试验包括经皮、经口或吸入途径。原先用于测试经口急性毒性的法规测试方法（OECD TG 401）已被替代方法取代，包括仍需要动物测试的固定剂量法（fixed dose method，OECD TG 420）、急性毒性试验的阶层法（acute toxic class method，OECD TG 423）和上下增减剂量法（up-and-down procedure，OECD TG 425）以及体外测试法（3T3 中性红摄取细胞毒性试验）。

目前没有经过验证的体内急性皮肤毒性试验的非动物替代方法，但经过更新的 OECD TG 402 测试指南的固定剂量程序更符合 3R 原则。目前也还没有经过验证的非动物替代方法来取代急性吸入毒性试验（OECD TG 403）。此外，OECD TG 436 是 OECD TG 403 的减少和优化法，而 OECD TG 433 是急性吸入固定浓度程序测试方法 [5]。

（二）皮肤刺激性或腐蚀性

不管物质是否可以被机体吸收，它都有可能会导致首次接触部位（皮肤、眼睛、呼吸系统和胃肠道的黏膜）产生不良效应，这些效应被称为局部毒性。单次接触后，根据所观察到的效应的严重程度和是否可逆，导致局部毒性的物质又可以进一步区分为刺激性物质和腐蚀性物质。

皮肤刺激性是指皮肤接触受试物后局部产生的可逆性组织损伤。而皮肤腐蚀性是指皮肤接触受试物后局部引起的不可逆性组织损伤，即可见的表皮至真皮的坏死。腐蚀性的典型表现为溃疡、出血、血痂，在观察期 14 天后皮肤出现色素沉积、斑秃和瘢痕。在生产错误或产品误用之后，偶尔会导致皮肤腐蚀。但具有腐蚀性的原料不一定不能在化妆品中使用。一个例子是氢氧化钾，其腐蚀性取决于最终浓度、pH、“中和”物质的存在、使用的赋形剂以及暴露途径等 [9]。

化学物质的刺激性或腐蚀性评估目标是：

- 通过化学物质的理化数据、非测试方法数据、体外测试数据、动物测试数据或人体接触数据，证实该物质是否可能具有腐蚀性或刺激性。
- 评估反应发作时间、反应的程度以及可逆性。

传统的皮肤刺激性或腐蚀性试验需要使用实验动物，但在欧洲和许多其他地区，Draize 试验（OECD TG 404）已被禁止用于测试化妆品及其原料。基于替代、减少、优化的 3R 原则和动物福利的考虑，目前有 3 种 OECD 接受的体外皮肤腐蚀性测试方法——经皮电阻试验（OECD TG 430）、重组表皮模型腐蚀试验（OECD TG 431）和膜屏障试验（OECD TG 435），以及 1 种 OECD 接受的体外皮肤刺激性测试方法——重组表皮模型刺激试验（OECD TG 439），包括 4 种商业化的皮肤模型 [Episkin™、EpiDerm™ 、SkinEthic™ 和 LabCyte EPI-MOEL24 SIT]。OECD TG 439 已被验证可作为传统动物皮肤刺激性试验的独立替代方法或分层测试策略中的部分替代试验，用以评价化合物的皮肤刺激性 [5]。

（三）严重眼损伤或眼刺激性

严重眼损伤被定义为将受试物施用于眼睛前部表面进行暴露接触，引起了眼部组织损伤，或出现严重的视觉衰退，且在暴露后的 21 天内尚不能完全恢复。而眼刺激性被确定为将受试物施用于眼睛前部表面进行暴露接触后，眼睛发生的改变，且在暴露后的 21 天内出现的改变可完全消失，恢复正常。

传统的眼刺激性或腐蚀性试验需要使用实验动物，但在欧洲和许多其他地区，Draize 试验（OECD TG 405）已被禁止用于测试化妆品及其原料。基于 3R 原则和动物福利的考虑，目前有 5 种 OECD 接受的体外测试方法可用于严重眼损伤测试和(或)识别不需严重眼损伤或眼刺激分类的化学物：①器官模型测试法［OECD TG 437（牛角膜混浊和通透性试验，BCOP）和 OECD TG 438（离体鸡眼试验，ICE)］。还有 2 种已经完成研发的器官模型测试法，即离体兔眼和鸡胚尿囊膜试验，并未被 OECD 测试指南收录。但是，它们可提供支持性证据来识别严重眼损伤。②基于细胞毒性和细胞功能的体外测试［OECD TG 491（短时间暴露体外试验，STE）和 OECD TG 460（荧光素漏出试验，FL)］。③基于重组人组织模型测试法［OECD TG 492（重组人角膜样上皮细胞试验，RhCE)］。

到目前为止，没有一种单一体外试验方法可作为传统动物眼刺激试验的独立替代方法。因此，为了替代或减少活体兔眼试验的使用，建议使用结合具有单个体外试验方法优势的测试策略来评估可能的刺激强度和（或）化学品的范围。特别推荐按照图 18-1 所示的两个分层试验方法来识别严重眼损伤和眼刺激性[17]：

- 自上而下的方法（top-down approach），首先使用具有较少假阳性和最高准确度的、可识别导致严重和（或）不可逆眼损伤的受试物（UN GHS Cat.1）的体外测试方法。

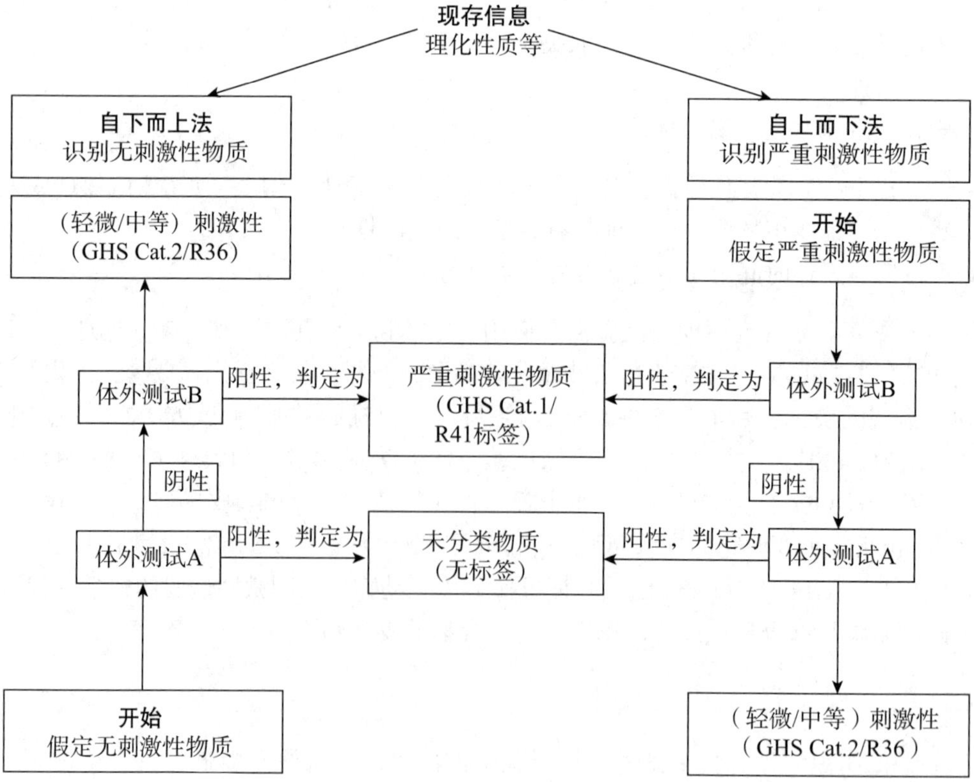

图 18-1　自上而下法和自下而上法的体外眼刺激测试策略

- 自下而上的方法（bottom-up approach），首先使用具有较少假阴性和最高准确度的、可识别不需对眼损伤进行分类的受试物（UN GHS No Cat）的体外测试方法。

为更进一步指导如何综合利用已有信息和采用必要替代方法生成新的信息来对化学品的眼刺激性进行危害识别，OECD 发布了眼刺激的测试和评估综合方法（integrated approaches for testing and assessment）指南（OECD TG 263）[18]。另外，在 2008 年欧洲化妆品协会的科学会议上，与会各方回顾了评估眼刺激的替代方法使用，并建立了一个决策树法，将替代方法整合到化妆品成分的危害和安全评估的分层测试策略中[19]。此外，皮肤和眼刺激被认为是“阈值效应”，即物质浓度低于某阈值时，效应不会表现出来。然而，根据 OECD 测试指南，使用固定量纯物质进行的皮肤和眼刺激研究，不可能得到可用于定量风险评估的参考点或分离点。

（四）皮肤致敏性

皮肤过敏是一种Ⅳ型过敏反应。皮肤致敏剂是一种经皮接触后，渗透到表皮，并能诱导特异性免疫反性的物质。一旦过敏，随后经皮接触到足够浓度的致敏物，就会引起过敏性接触性皮炎。传统的皮肤致敏性测试需要通过实验动物反复接触受试物后出现的过敏反应来预测人群暴露是否出现过敏反应。

目前，有 3 种用于测试动物皮肤致敏性的 OECD 测试指南，即豚鼠最大化试验（GPMT，OECD TG 406）、Buehler 试验（OECD TG 406）和小鼠局部淋巴结试验（LLNA，OECD TG 429）。豚鼠最大化试验和 Buehler 试验可以提供诱导和激发结果；而小鼠局部淋巴结试验及其改进方法只能提供诱导结果，但它可提供更为精确的定量风险评价，并减少了实验动物的数量和暴露时间[5]。

接触致敏的免疫机制已了解得很清楚，并且这些机制信息被整合为一个 AOP，该 AOP 描述了从分子启动事件到不良结局（过敏性接触性皮炎）的关键级联事件，并被认为是开发新的体外测试方法的重要发展方向[5]。目前已有多个皮肤致敏的体外试验方法被 OECD 接受，包括：检测 AOP 中蛋白质共价结合关键事件的化学方法（OECD TG 442C，包括 DPRA 和 ADRA 两种方法）、ARE-Nrf2 荧光素酶测试方法（OECD TG 442D，包括 KeratinoSens™ 和 LuSens）以及检测 AOP 树突状细胞活化关键事件的体外测试方法（OECD TG 442E，包括 h-CLAT、U-SENS ™以及 IL-8 报告基因试验）。关于致敏的体外测试方法的具体进展详见其他相关章节。

（五）光毒性

皮肤可能会暴露于光辐射，包括来自太阳的紫外光（UV）、可见光和红外光以及人工光源和热源。一般来讲，到达地球的太阳辐射最能诱发皮肤改变的是波长 290 ～ 700 nm 的紫外和可见光谱。皮肤表皮的厚度、发色团和水分含量等均可影响光的吸收。黑色素是皮肤的一个重要的发色团，它能吸收 UV-B（波长 290 ～ 320 nm）光谱。皮肤中其他的发色团有氨基酸，主要是色氨酸和很少一部分是酪氨酸，及其降解产物（如咪唑丙烯酸），它们能吸收 UV-B 范围的光。从生物学角度来说，最重要的发色团是 DNA，因为它的损伤将对目标细胞的遗传信息产生持久的影响[20]。

光毒性测试的目标是检测在光照情况下的化妆品及其成分引发的不良反应。当化学物质能吸收紫外线或可见光时，可能会发生光毒性反应。在光毒性测试中应关注以下4个不同终点：光毒性（photo-irritation）、光敏性（photo-sensitization）、光致突变性（photo-mutagenicity）和光致癌性（photo-carcinogenicity）。本章着重介绍光毒性测试。光毒性是一种急性光致反应，发生在光活性化学物质被太阳光激活时，并转化为对皮肤细胞有细胞毒性的产物（机制见图18-2）[21-22]。光毒性的症状包括皮肤刺激、红斑、瘙痒和水疱，这些反应与过度晒伤很相似。

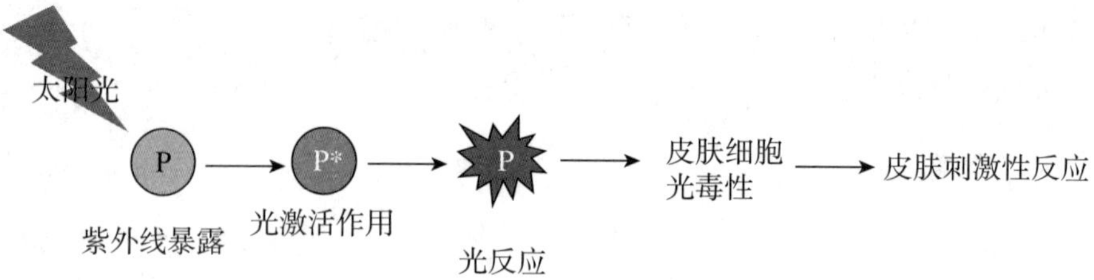

图18-2　光毒性作用机制

根据ICH指南，在光毒性测试之前，应先考虑待测物对290～700 nm波长光的吸收情况。并且如果物质对波长290～700 nm之间的任何光波的摩尔吸收系数小于1000 $L \cdot mol^{-1} \cdot cm^{-1}$，那么可认为该物质不会导致直接光毒性。

目前，OECD没有收录用于光毒性测试的动物实验方法。"3T3中性红摄取光毒性试验"（3T3 NRU PT，OECD TG 432）是经过验证的体外测试方法，该方法通过比较暴露于化学物质的细胞在有光照和无光照条件下细胞活性相对降低的值评价光细胞毒性。在某些情况下，3T3 NRU PT测试可能会产生假阳性结果。因此，可采用第二层级测试法，用具有一定屏障性能的重组人皮肤模型来进一步评价光生物效应[5]。

（六）遗传毒性

遗传毒性泛指对基因组的毒性，对基因组的毒作用可引起致突变性及其他各种不同的效应，如原发性DNA损伤等。这些效应可能转变或固定为突变，也可能被修复。遗传毒性试验可以分类如下：

- 检测已知为遗传改变前体的各种DNA损伤类型（例如DNA加合物形成或DNA链断裂）或细胞对DNA损伤的反应（例如非程序性DNA合成）的遗传毒性试验。
- 检测已表达的遗传损伤（例如基因突变、染色体重排或缺失、染色体片段或整条染色体丢失或增加，后者也被称为非整倍体）的致突变试验。

根据专家组的推荐，评估化妆品原料的致突变性应包括以下终点的信息：①基因水平的致突变性；②染色体断裂和（或）重排（致断裂性）；③染色体数值畸变（非整倍体）。为此，原料的遗传毒性测试应检测不可逆的突变终点（基因或染色体突变）。检测DNA损伤而不考虑这种主要损害后果的指标性测试可以提供确证性证据，但不应作为独立测试使用。

注意，在进行任何测试之前，应对待评估物质的现有数据进行彻底审核[5]。

此外，有证据显示细菌回复突变试验和体外微核试验的测试组合能够检测所使用数据库中存在的所有相关遗传毒性致癌物和体内遗传毒物。基于此，SCCS推荐用下面2项测试来对化妆品原料的遗传毒性进行开始阶段试验：检测基因突变的细菌回复突变试验（OECD TG 471）、指示染色体结构（致断裂性）和数目畸变（致非整倍性）的体外微核试验（OECD TG 487）。如果这两个测试的结果都明确是阴性的，那么该物质很可能没有致突变性。同样，如果两次测试的结果都明显为阳性，那么受试物很可能具有致突变性。在这两种情况下，都不需要进一步测试。如果两个测试中的一个结果是阳性的，则该受试物被认为是体外致突变剂，需要进一步测试以排除该受试物的潜在致突变性［和（或）致断裂性］[5]。在选择合适的体内试验时，需要考虑体外试验的结果以及有关该物质毒代动力学和毒效动力学的信息，然后针对个案具体分析。对于能被机体充分吸收利用的物质，一般利用啮齿动物的造血细胞或肝细胞进行试验。对于有直接活性、效应期短的物质，选择首先接触部位的组织进行试验。如果初步的体内试验结果为阴性，需要考虑可用数据的质量、靶组织暴露的证据及其他相关信息，然后针对个案具体确定是否需要进行进一步的体内试验[15]。

当体外基因突变试验得到阳性结果时，适当的研究体细胞突变的体内试验有：

- 转基因啮齿动物和生殖细胞基因突变试验（OECD TG 488）。
- 体内哺乳动物碱性彗星试验（OECD TG 489）。

基于3D重组人皮肤模型的彗星试验是可用于进一步验证体外基因突变阳性物质的替代方法[5]。

另外，EFSA不再推荐进行哺乳动物体内肝细胞非程序DNA合成（UDS）试验（OECD TG 486）。

此外，适当的研究体内细胞染色体结构或数目突变的试验有：

- 哺乳动物红细胞染色体畸变试验（OECD TG 474）。
- 哺乳动物骨髓染色体畸变试验（OECD TG 475）。
- 体内哺乳动物碱性彗星试验（OECD TG 489）。

基于3D重组人皮肤模型的微核试验是可用于进一步验证体外染色体结构或数目突变阳性物质的替代方法[5]。

（七）重复剂量毒性

重复剂量毒性试验是为了研究受试物种在每天重复接触某受试物或在预期寿命的特定时间段内接触某受试物，所发生的一般全身毒性（排除生殖、遗传毒性或致癌性）[5]。

重复剂量毒性试验依据各种毒性作用终点对某种受试物的效应进行评价，这些终点包括观察性、功能性、生物化学及病理学终点。这些试验的目标是确定受试物作用于哪些器官以及如何产生作用。OECD已经制定了标准化的重复剂量毒性试验指南，详见OECD iLibrary（https：//www.oecd-ilibrary.org/environment/oecd-guidelines-for-the-testing-of-chemicals-section-4-health-effects_20745788/datedesc?page=1）。目前，尚无经过验证的替代方法可用于重复剂量毒性测试。

啮齿动物的28天和90天重复经口毒性试验是最常用的重复剂量毒性试验，并且通常能很好地指示靶器官和全身毒性的类型。应尽量在化妆品成分的安全性评价中使用染毒期限为90天或更长时间的研究。如果只有28天重复剂量研究，则在MoS计算中，需额外的默认评估因子3来涵盖从亚急性试验（28天）外推至亚慢性试验（90天）因试验周期短所致的不确定性[5]。

（八）生殖发育毒性

对生殖的不良作用可以表现为由于形态、生化、遗传或生理的干扰而使亲代或子代的生育或繁殖能力下降。对发育的不良作用可以表现为由于突变或生化、生理的紊乱而使生存、生长发生改变或出现结构、功能异常。化学物导致的对发育的不良作用可能会立即表现出来，或者也可能会延迟，有时会推迟多年才表现出来，例如经胎盘致癌物[15]。

一般而言，对生殖的影响通过多代繁殖试验进行评价，例如OECD TG 416（两代生殖毒性试验）。大鼠是多代型试验的常用种属，而且由于受到此类试验周期、成本和复杂性的影响，一般只选用一个品系进行试验。另外，还有其他几种方法可对生殖和发育的各方面进行评价，例如OECD TG 443（扩展一代生殖毒性试验）、OECD TG 421（生殖/发育毒性筛选试验）、OECD TG 422（重复染毒与生殖/发育毒性筛选复合试验）、OECD TG 414（孕期发育毒性试验）和OECD TG 415（一代生殖毒性试验）。

对于发育毒性毒物，其表现的效应取决于化学物染毒的剂量水平、受孕时间，以及染毒持续时间。因此，某物质在给定的某一剂量水平上可能会导致发育迟缓，而在更高水平上可能会导致胚胎死亡和吸收。有时这些效应的剂量-反应曲线的斜率很大。对关键窗口期这一概念的认识对发育毒性至关重要，即某一发育阶段的暴露可能不会产生效应，而另一发育阶段的暴露则可能会导致很严重的结果，这是因为正在发生的发育事件的进展使靶组织处于一个异常敏感的状态。另外，由于发育速度和毒代动力学的差异，不能期望将某一特殊的试验结果进行跨种属的精确转化。因此，某一物质虽然能够在小鼠中引发肢体畸形，但并不一定会在人体中产生同样的结果（出于人类风险评估的目的，通常假设其具有产生某种发育毒性表现的潜在能力）。由于这些结果都是不良效应，所以在对这些试验进行评价时，最重要的考虑不应是观察到了何种效应，而应是在何种剂量水平上这种不良效应表现明显，以及是否也存在任何母体毒性作用的证据[15]。

目前尚无经过验证的替代方法可用于覆盖生殖周期所有不同阶段的生殖毒性试验。由于生殖毒性领域非常复杂，因此预计不能使用一种替代方法模拟各种阶段，并且需要进行组合测试。已经开发了3种仅限于胚胎毒性领域测试的替代方法：全胚胎培养试验、微团试验和胚胎干细胞试验[5]。

（九）致癌性

在实验动物中检测化学物致癌性的目的是识别化学物对人类潜在的致癌危害。试验剂量通常是潜在人体暴露水平的很多倍，试验周期几乎涵盖实验动物的整个生命周期。在这些试验条件下，未发生癌症表明很可能没有人体致癌的危害。另外，需要从作用模式、背景发生率和反应方面可能的种间差异，以及高剂量向低剂量的外推等方面对阳性结果进行谨慎解释[15]。

目前被广泛接受的两种致癌作用机制为：涉及致癌物与 DNA 之间发生化学反应的遗传毒性机制，涉及其他细胞内及细胞外效应的非遗传毒性机制。这些不同的作用方式对于危害特征描述具有重要影响，因为生物学阈值被认为是存在于非遗传毒性机制中的，而且可以建立一个不会产生显著风险的人体暴露水平。作为一种预防性的方法，认为直接作用（烷基化）的遗传毒性化学物可能不存在阈值，或者如果阈值存在，它可能低于人体暴露水平。因此，任何水平的人体暴露都可能产生某种程度的风险。相反，在没有使 DNA 发生潜在的不可逆变化继而导致突变的情况下，某些形式的遗传损伤（遗传毒性）可能存在一个阈值。

通常使用 2 年动物试验来评估物质的致癌可能性（OECD 451，致癌性研究）。还可以使用慢性毒性与致癌性联合试验，来识别致癌性和大多数慢性效应，并确定长期和反复接触后的剂量 - 反应关系（OECD 453，慢性毒性与致癌性联合试验）。目前，尚无已验证的替代体外方法可用于确定物质的致癌性。然而，在整体证据权重方法中，有一些新的体外方法可能有助于表明潜在的遗传毒性和非遗传毒性致癌（NGC）物质。对于遗传毒性物质，体外致突变性试验方法已得到很好的发展。由于突变与癌症之间的联系，这些遗传毒性试验也可被视为对致癌性的预筛 [5]。对于非遗传毒性物质，可通过 90 天重复染毒中有无肿瘤发生指征进行初步判断。

二、剂量 - 反应关系

风险评估的主要指标之一是确定是否存在因果关系。如果有充足的证据显示存在因果关系，这时就需要剂量 - 反应数据，而且剂量 - 反应关系分析主要是根据剂量和毒性反应之间的关系，确定危害特征描述的参考点或分离点（point of departure，POD），例如未观察到不良反应水平（NOAEL）或基准剂量（BMD），后者是出现较轻的但可测量的不良反应的剂量。

（一）剂量与暴露

当进行剂量 - 反应分析时，要对现有剂量 - 反应数据中的“剂量”类型有一个清晰的认识，这一点至关重要。科学研究中的剂量有 3 种基本类型：①给予剂量或外剂量；②内（吸收）剂量；③靶剂量或组织剂量。外剂量是指在一种受控试验条件下，按特定途径、以特定频率给予试验动物或人体某种试剂或化学物质的剂量。内剂量是指系统可利用的剂量，也可看作是被机体吸收进入血液循环的那部分外剂量。内剂量受机体对化学物质吸收、代谢和排泄的影响，可根据适当的毒代动力学质量平衡试验进行推导。靶剂量是指吸收后到达靶组织，可与特定器官或细胞交换作用的外源化合物和（或）其代谢产物的剂量 [15]。

暴露频率和暴露期限是确定剂量的两个重要时间参数。暴露可以是急性的、亚慢性的或者慢性的。剂量的描述应该体现暴露程度、暴露频率和暴露期限，例如重复全身毒性剂量常以 mg/（kg · d）来描述，而局部毒性剂量常以 μg/cm^2 或浓度来表述 [5]。

（二）有阈值和无阈值效应

剂量 - 反应关系涉及低剂量区域的另一个重要问题是阈剂量概念。目前，一般认为一般毒性（器官毒性）、神经毒性、免疫毒性、生殖发育毒性和非遗传毒性致癌物的量效反应关系是有阈值的，而遗传毒性致癌物和致突变物的量效反应关系是没有阈值的。

（三）不同情况的剂量 - 反应关系评估

1．有阈值　建立健康指导值以防止有阈值的效应，最常用的方法有 NOAEL 法和 BMD 法。NOAEL 法相对简单，但易受到试验剂量组数、试验组剂量设计及每个剂量组的实验动物数等的影响；且 NOAEL 只是剂量 - 反应关系中的一个点值，不能反映全部剂量 - 反应关系信息。而 BMD 法则能在统计分析中使用完整的剂量 - 反应数据，并可对数据中的不确定性进行量化 [15]。

对于化妆品原料的安全性评价，NOAEL 主要来自 90 天重复剂量毒性研究或来自发育毒性研究。如果毒性研究的给药方案是每周给药 5 天，则应使用因子（5/7）来校正 NOAEL 进行 MoS 计算。如果没有 90 天重复剂量毒性研究，则 28 天重复剂量毒性研究中的 NOAEL 也可用于化妆品成分的 MoS 计算，但须使用额外的评估因子（默认为 3）。如果无法从已有数据中识别出 NOAEL，也可以使用 LOAEL。然而使用 LOAEL 时，须考虑重复剂量毒性试验中的剂量间距、剂量 - 反应曲线的形状和斜率，来确定可高达 10 的额外评估因子 [18]。

在计算健康指导值时，为了提供一个保守的安全边界而引用了不确定系数概念。不确定系数一般使用默认系数来表明不确定性与变异性。在过去，从某个实验动物研究获得的 NOAEL 转换为人类暴露的健康指导值时，通常使用的不确定系数是 100。默认的 100 倍不确定系数代表两个独立的 10 倍系数的乘积，分别是：①用于推导 POD 的实验动物的平均反应与一般人群反应之间的差异；②高敏感人群与一般人群反应的变异性。当考虑使用一个合适的不确定系数时，须考虑多方面因素，如种属差异、个体变异、试验中的暴露持续时间、效应的性质和严重程度、剂量 - 反应曲线和已有数据的不完整性等 [23]。

另外，在可能的情况下，可引入化学特异性调节因子的概念，利用种属或人群在毒代动力学或毒效动力学方面的差异或变异的特定数据，推导出来源于数据的不确定系数，而不是使用默认系数 [15]（表 18-1）。

表18-1　可被化学特异性调节因子取代的不确定系数

不确定性来源	默认的不确定系数		组合系数
	毒代动力学	毒效动力学	
种间差异	4.0	2.5	10
人群个体间差异	3.16	3.16	10

2．无阈值　对于那些遗传毒性致癌物质，传统观点认为它们没有阈值剂量，并且在任何暴露水平都有不同程度的风险。因此，这些物质通常被认为不适合用于化妆品中。对动物致癌性试验中可观察到的试验剂量范围内肿瘤发生率的剂量 - 反应关系进行分析，是为了获得一些有用的参考点或分离点，如 T_{25} 或 $BMDL_{10}$。T_{25}［以 mg/（kg bw · d）计］为对自发肿瘤发生率进行校正后，诱发某种实验动物某部位肿瘤的概率为 25% 时的剂量。$BMDL_{10}$［以 mg/（kg bw · d）计］为对自发肿瘤发生率进行校正后，导致 10% 肿瘤发生率的基准剂量的 95% 置信区间下限。T_{25} 和 $BMDL_{10}$ 均作为起始点来确定外加的终身癌症性风险（LCR）或用于计算暴露边界（MoE），其表示参考点与预测的人体暴露剂量之间的比值 [15,24]。

三、暴露评估

暴露评估是估算或测量对某个物质的暴露程度、频率和持续时间以及暴露人群的数量和特征的过程；在理想情况下，它描述评估中的暴露源、途径、通路和不确定性。虽然长久以来，安全性评价是危害驱动的，但是现在转向以暴露驱动的方法。在安全性评价中，尽早估算人体暴露量是至关重要的。这是因为在暴露驱动的范例中，暴露评估将确定需要危害数据的程度以及指导生成更多数据。例如，在暴露水平很低的情况下，使用毒理学关注阈值（TTC）等基于暴露免除的技术，可足以确保安全性。计算内部暴露浓度可能有助于识别风险最高的靶器官，并将指导为了风险评估而可能进行的体外试验的待测试浓度。除化妆品原料自身外，也可能需要表征原料中任何相关杂质和（或）代谢物的暴露[25]。

对化妆品原料进行暴露评估时应考虑含该原料产品的使用部位、使用量、使用频率以及持续时间等因素。暴露可使用迭代分层法来估算，包括从筛选级别的暴露评估到既考虑外暴露（施用剂量）又考虑内暴露（系统暴露）的精细暴露评估。用于人体安全性评价的暴露数据可能是确定性的或概率性的，并可以描述来自单一产品的暴露，或来自多个产品或源的联合暴露（集料暴露）。作为第一步，使用基本工具可进行筛选级别暴露评估（例如，简单暴露计算、默认值、保守假设、确定性方法）。基于筛选级别暴露评估的结果，有必要通过优化输入数据和暴露假设，或使用更先进的模型如离体皮肤吸收试验和使用数学模型的概率性消费者暴露评估来进一步评估。概率模型依赖于数据分布而不是点值，因此，可更好地表征消费者实际暴露的分布[25]。不同类型产品的局部暴露量和全身暴露量的具体计算模型及暴露参数可参考 SCCS 指南[5]。

四、风险表征

风险表征的定义为“在危害识别、危害特征描述和暴露评估的基础上，对特定人群发生已知的或潜在的不良健康效应的可能性和严重程度进行定性和（或）定量估计，包括对随之产生的不确定性的描述”。

对于有阈值效应的全身毒性风险表征，可通过计算安全边界（margin of safety，MoS）完成：MoS = 系统终点的起始点（PODsys）/ 系统暴露剂量（systemic exposure dose，SED）。当 MoS ≥（UFs × MF）时，一般认为原料在指定化妆品中的使用是安全的。UFs 为不确定系数，MF 为修正系数。计算安全边界时，需要考虑 UFs 和 MF[23]。

对于那些遗传毒性致癌物质，传统观点认为它们没有阈值剂量，并且在任何暴露水平都有不同程度的风险。对遗传毒性致癌物质进行风险表征，建议采用以下方法：推荐的暴露量应在合理、可行的前提下尽可能低（ALARA），以及采用暴露边界法、低剂量线性外推法和毒理学关注阈值（TTC）法[24]。一般认为，ALARA 法的建议价值不大，因为没有考虑到人群暴露或致癌潜力，风险管理者也无法优先考虑不同的污染物或采取有针对性的风险管理措施。

暴露边界法主要通过计算来自实验动物致癌性试验的 POD 与 SED 的比值 [MoE = $BMDL_{10}$（T_{25}）/ SED] 来表征。EFSA 认为，当 MoE ≥ 10 000（以 $BMDL_{10}$ 计算）或 MoE ≥ 25 000（以 T_{25} 计算）时，致癌物对公众的健康风险很小，而不需采取风险管理行动。

低剂量线性外推法通常在以下两种不同情形下使用：①致癌作用机制数据表明低于

POD 区域的剂量 - 反应曲线预计为线性的。在该区域通常被认为是线性的物质包括有 DNA 反应性和有直接诱变活性的物质。②当对所有已知数据的证据权重分析不足以确定致癌性的作用机制时，线性外推可作为默认方法来使用，因为线性外推通常被认为是非常保守的，而所得出的实际安全剂量是一个偏于保护性的剂量。

线性外推即对自发肿瘤进行校正后，从来自试验数据的 POD 画一条直线到原点（零剂量 = 零反应）。这意味着在低剂量区域（远低于 POD 的剂量范围）的剂量 - 反应关系是线性的。该线的斜率又称为斜率因子，表示每增加单位剂量时风险的上限估计值，可用于估计不同暴露水平的风险概率。美国 EPA 根据 10% 肿瘤发生率所对应的 BMDL 进行线性外推，而 ECHA 和 SCCS 推荐使用 T_{25} 法。可接受致癌风险水平的选择取决于每个国家的风险管理决策，但许多管理机构都认为低于 10^{-5} 的风险水平对普通人群的健康影响可忽略不计。

毒性是化学物结构和暴露程度共同作用的结果，这是 TTC 概念的基础。TTC 方法可用于化妆品中含量很低，且缺乏或无毒理学资料物质的风险评估。该方法的基础是可以确定化学物的人类暴露阈值，在此阈值之下，任何可预见的人类健康风险极低。TTC 方法要用人类暴露阈值和暴露水平数据进行比较，因此需要对人类化学物的暴露水平做合理的估计。近年来，TTC 概念已不断发展和细化 [26-28]。

Munro 等绘制了 600 种化学物质 NOELs 的分布图，其中包括食品添加剂、药物、工业化学污染物及农药，并按照 Cramer 等提出的 3 种结构分类进行排列。他们还计算了这三类结构各自 NOELs 分布的第 5 百分位数的值，并将每类物质的第 5 百分位数的值除以 100 倍不确定系数，转化为人类的暴露阈值，即 TTCs。Cramer Ⅰ类、Ⅱ类、Ⅲ类化学物质的 TTC 值分别为每人 1800 μg/d［相当于 30 μg/（kg bw・d）］、540 μg/d［相当于 9 μg/（kg bw・d）］和 90 μg/d［相当于 1.5 μg/（kg bw・d）］[24]。另外，目前认为现有数据库不支持Ⅱ类的 TTC 值，而这些物质应归为Ⅲ类。Kroes 等（2004 年）将可能具有遗传毒性警示性结构的化合物的 TTC 值［每人 0.15 μg/d（相当于 0.0025 μg/（kg bw・d）］纳入 TTC 决策树中 [24]。并且 SCCS 也认为每人 0.15 μg/d 可用于具有遗传毒性结构的化学物。对于化妆品原料，TTC 方法应基于其全身暴露剂量。因此，当 TTC 方法应用于化妆品原料时，必须考虑数据库中化学物经皮和经口吸收的情况，用以调整 TTC 值。目前正在进一步开展该领域的工作 [5]。

化妆品大多是经皮局部施用的，因此，还必须考虑原料的局部毒性（刺激性和致敏性）及其在特定暴露水平和条件下的风险。皮肤和眼刺激以及吸入刺激性是有阈值的，且通常与浓度相关。但是现有的体外和体内试验仅能提供定性（是或否）或半定量（强度）信息（例如，接触 3 分钟或 4 小时后具有腐蚀性，较高或较低的红斑、水肿和其他刺激性效应的评分）。关于如何对局部刺激性进行定量与定性风险评估，请另外参考 ECHA 指南。此外，还可通过产品或原料的人体试验来更加准确地评估局部刺激性风险。

另外，还需要对具有致敏性的原料进行致敏的风险评估。皮肤致敏，又称为过敏性接触性皮炎，通常包括诱导和触发两个阶段。在皮肤致敏的诱导和触发阶段，都可观察到明显的剂量 - 效应关系，也即认为都是有阈值的事件。因而，可以通过确定一定的暴露水平，来确保致敏性原料不会诱导致敏。而触发的阈值取决于诱导时的暴露量等复杂因素，风险评估主要通过避免诱导从而避免后续的触发 [29]。

皮肤致敏的定量风险评估，是基于传统动物实验和人体测试获得致敏物的证据权重预期无诱导致敏剂量（WoE NESIL，以 $\mu g/cm^2$ 计），然后再根据个体差异、产品类型、使用部位皮肤状况、使用频率或持续时间，确定合适的致敏评估因子（SAF），通过公式计算可接受暴露水平（AEL = WoE NESIL/SAF）。当可接受暴露水平（AEL）≥消费者暴露水平（CEL）时，可认为该原料在指定的暴露条件下不会诱导致敏[30]。

第四节　化妆产品的安全性评价

化妆品一般由化妆品原料按照一定的配方组合而成，化妆产品的配方可视为单个化妆品组成成分的组合，因此其安全性评价应以产品中全部成分的安全性评价为基础。在已知的毒理学信息基础上，根据化妆产品的暴露水平（由其使用方式、剂量、残留等因素共同决定），对产品中的全部成分进行安全性评价。评价内容应包含所有主动添加的物质，以及原料带入或生产过程中带入的杂质，还应包含所有与产品使用方式相关的毒理学终点，包括系统毒性和局部毒性。对已有毒理学数据的分析应科学、全面，根据产品的暴露方式、暴露量进行综合评估。

以上化妆产品的安全性评价方式可能无法确定化妆产品的局部相容性（如眼刺激、皮肤刺激、黏膜刺激等），因为产品的局部相容性受到配方中各成分的特性、刺激物或刺激缓和物的存在、配方 pH、黏度等理化性质的复杂影响，难以通过成分数据简单预测。一般情况下，应综合考虑已有的数据，如相似配方的局部相容性试验数据和本配方中的成分数据，对产品的局部相容性进行全面评估，必要情况下还需要进行产品局部相容性试验。

一、局部相容性评估

化妆产品的局部相容性评估一般参考以下数据。

（一）本产品或配方相似产品的相关毒理学数据

此类数据包括根据法规要求进行的产品毒理学试验数据，或相关的体外试验数据。在本书第二十四章、二十五章等章节中有相关的试验方法及其适用性的详细叙述，此外也可参考 OECD 收录的其他相关动物实验替代方法。

值得注意的是，目前的体外测试方法，如 OECD 指南中的眼刺激、皮肤刺激等体外方法，均是对原料进行验证，国际上尚未对化妆产品或复杂混合物进行过系统的方法验证。理论上，一些局部相容性相关的体外测试方法可以用于测试产品，在实际应用中也发现它们可以提供有价值的数据。但具体试验条件可能需要根据化妆品的类别（如淋洗类还是驻留类）、配方中主要成分、使用方法等进行优化和调整。

另外，目前的体外测试方法大多是以动物数据为基准来进行验证的，如皮肤腐蚀性和皮肤刺激性体外测试方法 OECD TG 430、431、439 等，是旨在替代急性皮肤刺激性或腐蚀性的动物测试方法 OECD TG 404 而设计的。而化妆品的暴露在很多情况下是长期、重复的，针对单次使用急性皮肤刺激性的测试方法得出的数据可能具有局限性。在应用体外方法测试产品的探索中，如何选取适当的试验条件和参考基准是需要考虑的。例如，在优化试验条件时，可考虑以配方的人体数据作为基准，或综合使用动物数据和人体数据，以获得与人体实际使用情况更为相关的预测结果。

（二）临床研究或人体试用试验数据

当已有体外数据或动物数据不足以得出评估结论时，应在合理的范围内进一步进行临床研究或人体试用试验。临床研究或人体试用试验等人体研究应遵循伦理学原则，事先对受试产品进行全面的安全性评价，以保证在该产品可预见的使用条件下不会引起明显的不良反应。可参考与受试产品或其配方相似产品的临床研究或人体试用试验数据。试验方法应与化妆产品可能的暴露方式相关，以确保试验数据具有参考意义。

（三）上市后监管数据

若与其配方相似的产品已上市，可适当参考其上市后不良反应统计数据作为证据权重分析的一部分。

二、安全性评价的其他考量

（一）微生物

人体的皮肤和黏膜是一道天然机械屏障，具有各种防御机制，以抵御外界的侵袭，包括微生物的侵袭。然而，有时该防御屏障可能不足以完全防止微生物的感染，因此应对化妆产品的防腐体系和微生物指标进行充分的评估，以确保产品的安全性。具体来说，应在产品的研发阶段进行微生物实验以评估产品的防腐效能。

如果产品本身属于低微生物风险类产品，可不进行微生物实验，应在安全性评价报告中予以说明。这类产品包括但不限于乙醇含量＞ 20% 的产品、以有机溶剂为主的产品、高或低 pH 产品、一次性产品和包装不能开启的产品（所用包装允许产品在不与空气接触的情况下使用）等。

如果产品与已有产品的防腐体系相同且配方体系类似，可通过科学评估，在已有数据的基础上对相关测试进行减免，并在安全性评价报告中予以说明。

（二）理化性质及稳定性

化妆产品的理化性质及稳定性是保证产品安全性的重要因素，应对此进行分析或测试，并制定相应指标，确保产品不会由于物理状态或化学成分的变化而产生安全隐患。首先，应确认原料之间是否存在化学、生物学相互作用，若有相互作用，是否存在安全风险；同时应确保产品的物理稳定性，包装在运输、储存的过程中不会引发影响质量或安全性的变化。其次，需考虑与内容物接触容器的物理稳定性以及和产品配方的相容性，除直接采用稳定性实验数据外，在配方体系相似、包装材质类似的情况下，可通过科学评估，在已有数据的基础上对相关测试进行减免，并在安全性评价报告中予以说明。

（三）安全警示用语

在化妆产品的安全性评价过程中，如果发现产品可能存在一些公认的可接受的风险（例如可能引起一些可接受的眼部刺激），应该在产品的标签上标注相应的注意事项或警示用语，以起到提示消费者的作用。

（四）物理伤害评估

此外，还应结合具体情况对化妆产品的包装可能引起的物理伤害进行评估，包括但不仅限于尖锐边角导致割伤、压力罐导致意外喷溅等，必要时应通过相应的科学测试来确定是否影响产品的安全性。若配方或包装的固有特征导致某些安全隐患无法完全消除（如易燃或高压类气雾产品），应通过适当的警示用语（如远离火源、避免高温、避免阳光直射等），确保消费者使用该产品的安全性。

三、上市后监管

上市后监管是整个化妆产品安全性评价中的一个重要环节，在产品上市后，化妆品公司及有关政府监管部门应对发生的不良反应事件进行监测、记录并归档。化妆品不良反应监测体系是化妆品安全监管体系中的重要组成部分，是上市后监管的主要手段和形式。如果上市后监管数据表示产品的安全性评价需要更新，应及时更新安全性评价内容并根据需求采取必要的措施。

我国不良反应监测体系是由行政机构、不良反应监测中心、监测哨点为主体的，政府主导、各方参与的监测体系。各级食品药品监督管理局组织化妆品不良反应监测中心和监测哨点医院的认定工作。这些监测机构和监测哨点在承担化妆品不良反应监测任务时，承担了政府的部分行政职能。

根据《化妆品卫生监督条例》等相关条款，化妆品上市后的不良反应监测和管理主要侧重在以下几个方面：

- 政府主管部门的监测和管理，以及对重大化妆品不良反应的仲裁鉴定。
- 各级医疗机构对化妆品人体不良反应的监测和上报。
- 化妆品生产企业对其产品不良反应的监测和记录。

在化妆品不良反应的监测和评估中，根据具备科学依据的确凿证据评估产品与不良事件之间的因果关系是非常重要的。评估因果关系的单位应选择经过培训，且具备适当背景的专业人员负责评估工作。评估结果可设定为5个水平：“极其可能”“很可能”“无明显因果关系”“不太可能”和“排除因果关系”。

第五节　展　望

随着科学技术的发展，化妆品安全性评价和风险评估的方法也不断进步。近年来重要的进展领域之一就是化妆品安全性评价中体外方法的研究和应用。欧盟、美国、日本等地区和国家对体外方法开展了深入的研究，并通过法规实施相应的技术要求（如欧盟化妆品动物实验禁令）。近年来，我国政府主管部门对体外方法的研究给予了极大的支持，并取得了长足的进展。体外3T3中性红摄取光毒性试验、体外微核试验、离体皮肤腐蚀性大鼠经皮电阻试验、直接多肽试验、兔角膜上皮细胞短时间暴露体外试验和局部淋巴结试验等方法已被纳入《化妆品安全技术规范》。同时，还有多个方法正处于研究验证阶段。2020年《化妆品安全评估技术导则》征求意见稿采用了国际先进的安全性评价原则和方法，标志着我国化妆品安全性评价由单一动物实验走向更为全面、科学的综合评估。

目前对于皮肤刺激性、眼刺激性、皮肤致敏性、光毒性和遗传毒性等毒理学终点，已有的体外方法能基本或部分满足评估需求。但由于大多数的单一体外方法不能准确预测刺激性或致敏性，需要将具有不同优势的体外方法进行组合发展整合测试策略，以提高预测的准确性和扩大适用范围。而对于重复剂量毒性和生殖发育毒性等毒理学终点，尚没有可用的非动物测试方法。这些终点的评估目前通过（Q）SAR、化学分组和交叉参照，或是通过基于暴露评估中应用 TTC 等方式实现。2018 年第 10 版 SCCS 指南提出，经过验证的非动物替代方法，以及有充足实验数据证明其相关性和可靠性的非动物替代方法的数据均可用于化妆品风险评估 [5]。同时，指南对包括（Q）SAR、化学分组、交叉参照和 PBPK 模型等在内的计算机模拟预测方法的应用做出了建议。这些方法在危害识别中可提供有价值的证据权重，并对体外试验的组合计划做出指导。目前这些计算机模拟预测方法尚未经过 OECD 等机构验证，根据模型构建的具体情况，其预测适用范围和准确度可能存在局限性。因此，计算机模拟预测方法的使用应基于专家评估，并与其他数据（如体外试验数据）整合应用进行证据权重分析，以提高评估结果的准确性 [5, 31-32]。

此外，对化妆产品和复杂混合物目前也没有可用的非动物测试方法。例如 OECD 和我国研究验证的非动物测试方法主要适用于化妆品原料的测试，并未对产品或复杂混合物的测试进行过验证。化妆产品不仅组成成分复杂，并且有各种不同的产品类型，未必符合现有非动物测试方法标准化的试验条件。探索适用于化妆产品的体外测试方法是我国化妆品安全性评价中面临的机遇和挑战。如本章第四节所述，化妆产品的安全性评价以化妆品主要成分的安全性评价为基础，兼顾产品的局部相容性数据。所以，化妆产品体外测试方法的研究重点应考虑为局部相容性毒理学终点（例如眼刺激、皮肤刺激等）。有关方法的验证与进展，读者可参考本书其他章节的内容。

随着体外科学的迅速发展，越来越多的测试方法和预测模型可为化妆品安全性评价和风险评估提供数据来源。如何将这些数据科学合理地应用于化妆品安全性评价和风险评估是至关重要的。美国国家科学院和欧洲化学品管理局（European Chemicals Agency，ECHA）等机构曾在一系列文件和工作会议中提出了毒理学安全性评价中体外数据的应用前景、当前的局限和挑战 [8-9, 33]。在此基础上，国际化妆品监管合作组织（ICCR）提出了下一代风险评估（NGRA）的理念，并提出了将新方法（NAMs）应用于整合策略进行化妆品风险评估的 9 个原则。这些原则包括：下一代风险评估应以人体安全性为总体目标、以暴露为引导、以假设为导向，应根据避免生物学有害效应设计，应合理评估所有已知信息，采用分层迭代的方式，使用可靠和相关的方法及策略，识别并分析不确定性，并且所使用方法的逻辑需要清晰、透明地记录 [10]。这些原则可用于安全性评价中的指导和参考。

（高 原 [1] 李 津 [2] 杨 颖 [3,4] 陈 聪 [1] 高 雪 [1]
李正涛 [1] 王 莹 [1] 叶婷婷 [1] 朱婷婷 [1]）

[1] 北京宝洁技术有限公司，中国。
[2] 联合利华安全与环境保障中心，英国。
[3] 广东省疾病预防控制中心。
[4] 通讯作者，E-mail：Yang 99063@126.com。

参考文献

[1] Nohynek GJ，Antignac E，Re T，et al. Safety assessment of personal care products/cosmetics and their ingredients. Toxicol Appl Pharmacol，2010，243（2）：239-259. doi：10.1016/j.taap.2009.12.001

[2] EU．Regulation（Ec）No 1223/2009 of the European Parliament and of the Council Of 30 November 2009 on Cosmetic Products. 2009.

[3] 王钢力，邢书霞．化妆品安全性评价方法及实例 . 北京：中国医药科技出版社，2020.

[4] 秦钰慧．化妆品管理及安全性和功效性评价 . 北京：化学工业出版社，2007.

[5] SCCS．The SCCS' s Notes of Guidance for the Testing of Cosmetic Ingredients and Their Safety Evaluation. 10th Revision. [S.l.]：SCCS，2018.

[6] EU. Regulation（EC）No 1907/2006 of the European Parliament and of the Council of 18 December 2006 Concerning the Registration，Evaluation，Authorisation and Restriction of Chemicals（REACH）. 2006.

[7] Pine Chemicals Review Group．The Frank R. Lautenberg Chemical Safety for the 21st Century Act. 2016.

[8] Gibb S. Toxicity testing in the 21st century：a vision and a strategy. Reprod Toxicol，2008，25（1）：136-138.

[9] Krewski D，Acosta D Jr，Andersen M，et al. Toxicity testing in the 21st century：a vision and a strategy. J Toxicol Environ Health B Crit Rev，2010，13（2-4）：51-138.

[10] Dent M，Amaral RT，Da Silva PA，et al. Principles underpinning the use of new methodologies in the risk assessment of cosmetic ingredients. Computational Toxicology，2018，7：20-26.

[11] 卫生部．化妆品卫生监督条例 . 1989.

[12] 国家食品药品监督管理局总局化妆品标准专家委员会．化妆品安全技术规范 . 2015.

[13] 秦钰慧．化妆品安全性及管理法规 . 北京：化学工业出版社，2013.

[14] 王钢力，张庆生．全球化妆品技术法规比对 . 北京：人民卫生出版社，2018.

[15] FAO．Principles and Methods for the Risk Assessment of Chemicals in Food. 2011.

[16] ECHA．Guidance on information requirements and chemical safety assessment. Chapter R.4：Evaluation of available information. 2011.

[17] Scott L，Eskes C，Hoffmann S，et al. A proposed eye irritation testing strategy to reduce and replace in vivo studies using Bottom-Up and Top-Down approaches. Toxicol In Vitro，2010，24（1）：1-9.

[18] OECD．OECD GD 263 IATA for serious eye damage and eye irritation 2nd ed（20190725）. 2019.

[19] McNamee P，Hibatallah J，Costabel-Farkas M，et al. A tiered approach to the use of alternatives to animal testing for the safety assessment of cosmetics：eye irritation. Regul Toxicol Pharmacol，2009，54（2）：197-209.

[20] Klaassen CD. Casarett & Doull' s Toxicology：the Basic Science of Poisons. 8th ed [S.L.]：McGraw-Hill，2013.

[21] Kim K，Park H，Lim KM. Phototoxicity：its mechanism and animal alternative test methods. Toxicol Res，2015，31（2）：97-104.

[22] Administration，H.F.a.D.，International Conference on Harmonisation；S10 Photosafety Evaluation of Pharmaceuticals；guidance for industry；availability. Notice. 2015.

[23] ECHA．Guidance on Information Requirements and Chemical Safety Assessment. Chapter R.8：

Characterisation of dose［concentration］-response for human health. 2010.

[24] Barlow S，Renwick AG，Kleiner J，et al. Risk assessment of substances that are both genotoxic and carcinogenic report of an International Conference organized by EFSA and WHO with support of ILSI Europe. Food Chem Toxicol. 2006，44（10）：1636-1650.

[25] ICCR. Joint Regulators-Industry Working Group：Integrated strategies for safety assessment of cosmetic ingredients-part I. 2017.

[26] SCCS，SCHER，SCENIHR，Opinion on Use of the Threshold of Toxicological Concern（TTC）Approach for Human Safety Assessment of Chemical Substances with Focus on Cosmetics and Consumer Products. 2008.

[27] Yang C，Barlow SM，Muldoon Jacobs KL，et al. Thresholds of Toxicological Concern for cosmetics-related substances：new database，thresholds，and enrichment of chemical space. Food Chem Toxicol，2017，109（Pt 1）：170-193.

[28] Hennes EC. An overview of values for the threshold of toxicological concern. Toxicol Lett，2012，211（3）：296-303.

[29] van Loveren H，Cockshott A，Gebel T，et al. Skin sensitization in chemical risk assessment：report of a WHO/IPCS international workshop focusing on dose-response assessment. Regul Toxicol Pharmacol，2008，50（2）：155-199.

[30] Ulrike B，Laurent B，Chaudhry Q，et al.，Opinion on skin sensitisation Quantitative Risk Assessment for fragrance ingredients（QRA2）- Submission I: SCCS/1589/17-Final Opinion. 2019.

[31] SCCS. Minutes of the 7th Plenary Meeting of the SCCS. 2018.

[32] Ulrike B，Laurent B，Leonardo C，et al.，Memorandum on the use of in silico methods for assessment of chemical hazards. 2017.

[33] ECHA. New Approach Methodologies in Regulatory Science Proceedings of a scientific workshop. Helsinki: European Chemicals Agency，2016.

第十九章　化学品安全性评价

摘 要

化学品安全性评价关注化学品的健康效应和生态系统效应，应用传统的体内试验开展安全性评价工作面临巨大挑战。本章系统概述了国内外新化学物质管理法规中毒理学接受和应用的体外毒理学方法和非测试方法及其验证要求，以及良好实验室规范原则在体外开展毒理学测试中的应用。以超敏反应为例，介绍了皮肤致敏的体外评价方法及综合测试策略的应用；系统总结了近年来全身性重症超敏反应强关联遗传易感性，并归纳其有害结局路径。以水生毒性为例，介绍了鱼胚胎试验、鱼细胞试验在生态毒理学评价中的应用；同时介绍了测试新物种四膜虫在水生毒性测试或哺乳动物替代方面的前景和标准化现状。此外，本章还展望了高通量、可视化、自动化、智能化是化学品体外毒理学研究的发展方向。

第一节　概　述

经济合作与发展组织（OECD）发布的《化学品测试指南》（Guidelines for the Testing of Chemicals）是我国化学品安全性评价的主要参考文件，但在 OECD 框架中，“Chemicals”是一个广义的概念，而本章谈及的化学品是狭义的“化学品”，即作为化学工业原料或者中间体的化学物质，不包括作为产品的药物、农药、兽药、食品添加剂、化妆品、消毒剂等。工业化学品在生产、进出口、存储、销售、运输、处置等过程中，会对人类健康和生态环境产生不利影响。化学品种类繁多，应用传统的体内试验开展安全性评价工作面临巨大挑战，建立体外替代方法是发展趋势。

一、经济合作与发展组织（OECD）测试指南中的体外方法

现行有效的 OECD 测试指南共分 5 个系列 [1]：系列 1 为物理化学性质，共 23 个测试方法；系列 2 为生态系统效应，共 48 个测试方法；系列 3 为环境命运和行为，共 22 个测试方法；系列 4 为健康效应，共 79 个测试方法；系列 5 为其他，共 9 个测试方法。经典的化学品毒理学测试方法主要应用动物体内实验，因此在 79 个健康效应测试方法中，48 个为动物体内实验方法，占比 61%。随着对动物保护和替代观念的深入理解与采纳，同时伴随细胞与分子生物学技术的迅速发展，体外测试方法的研发和应用得到不断重视和推广。对于生态系统效应，主要应用非哺乳动物和低等生物开展评价，仅 5 个方法应用了生物体外试验系统。表 19-1 汇总了现行有效的 OECD 化学品体外测试方法。

表19-1 现行有效的OECD化学品体外测试方法

方法编号	名称	发布或修订日期
TG 212	鱼类胚胎和卵黄囊仔鱼阶段的短期毒性试验	1998-09-21
TG 236	鱼类胚胎急性毒性试验	2013-07-26
TG 248	非洲爪蟾胚胎甲状腺试验	2019-06-18
TG 319A	用冻存虹鳟肝细胞测定体外固有清除率	2018-06-27
TG 319B	用虹鳟肝 S9 亚细胞组分测定体外固有清除率	2018-06-27
TG 428	皮肤吸收：体外试验方法	2004-04-13
TG 430	体外皮肤腐蚀：经皮电阻试验方法	2015-07-28
TG 431	体外皮肤腐蚀：人体皮肤模型试验方法	2016-07-26
TG 432	体外 3T3 中性红摄取光毒性试验方法	2004-04-13
TG 435	体外皮肤腐蚀：膜屏障试验方法	2015-07-28
TG 437	鉴别眼腐蚀和严重刺激的牛角膜混浊和通透性试验	2020-06-29
TG 438	鉴别眼腐蚀和严重刺激的离体鸡眼试验	2018-06-27
TG 439	体外皮肤刺激：重组人表皮试验方法	2020-06-29
TG 442C	皮肤致敏化学法：直接多肽结合试验	2020-06-29
TG 442D	皮肤致敏：基于 ARE-Nrf2 通路的荧光素酶试验	2018-06-27
TG 442E	皮肤致敏：树突状细胞激活试验	2018-06-27
TG 455	稳定转染人雌激素受体转录活性试验：雌激素激动活性法	2016-07-26
TG 456	H295R 甾体生成试验	2011-07-28
TG 458	稳定转染人雄激素受体转录激活试验	2020-06-29
TG 460	鉴别眼腐蚀与严重刺激的荧光素漏出试验	2017-10-09
TG 471	细菌回复突变试验方法	2020-06-29
TG 473	体外哺乳动物细胞染色体畸变试验方法	2016-07-26
TG 476	体外哺乳动物细胞基因突变试验方法	2016-07-26
TG 487	体外哺乳动物细胞微核试验方法	2016-07-26
TG 490	应用 TK 基因的体外动物细胞基因突变试验	2016-07-26
TG 491	化学品严重眼损伤短时间暴露体外鉴别方法	2020-06-29
TG 492	化学品眼损伤重组人角膜上皮细胞试验	2018-06-27
TG 493	人重组雌激素受体结合试验	2015-07-28
TG 494	玻璃胶眼刺激性试验	2019-06-18
TG 495	光反应性活性氧试验	2019-06-18
TG 496	严重眼损伤体外大分子试验方法	2019-06-18

二、预测毒理学方法

2012 年美国环境保护部（EPA）的内分泌干扰物筛查项目（Endocrine Disruptor Screening Program，EDSP）证实计算毒理学应用于化学品风险评估的可行性 [2]。早在 2010 年 EPA 就已建立了整合计算毒理学在线资源（aggregated computational toxicology resource，ACToR），在多个数据库资源整合的基础上提供标准化数据信息以及专家评述。同年欧盟正式将定量结构效应关系（QSAR）模型及交叉参照作为危害识别及风险评估分级方法引入《关于化学品注册、评估、许可和限制的法规》（简称 REACH 法规）。欧盟联合研究中心（JRC）现已开发多种类型计算工具，包括化学物毒性分类工具如 Toxtree，分组评估工具如 QSAR 和 Toxmatch，决策分析工具如 DART、基准剂量水平（benchmark dose，BMD）建模及预测工具 PROAST 等 [3]。2017 年 JRC 提出有害结局路径（adverse outcome pathway，AOP）框架及 AOP 数据库，进一步推动了计算毒理学模型的建立和发展。

2007 年 6 月生效的 REACH 法规旨在保护人类和环境免受化学品使用的不利影响。REACH 法规提倡使用虚拟预测（例如 QSAR 和交叉参照）作为动物实验的替代方法，使用要求包括：结果需来源于已建立科学有效性的 QSAR 模型，物质应属于 QSAR 模型的适用范围，模型应具有适当的拟合度、稳健性和可预测性，需提供所用方法的可靠文件。除了要求使用有效的 QSAR 外，欧洲化学品管理局（ECHA）还要求申请者提供可靠的 QSAR 预测方法。这意味着 QSAR 数据需要与其他体内和体外试验证据相结合。当实验数据缺失或不足时，申请者需要采用“总体证据”或证据权重（WoE）方法 [4] 考虑一个性质或终点的多个数据源。

三、良好实验室规范原则在化学品体外测试中的应用

化学品法规毒理学测试的质量控制体系为良好实验室规范（GLP）。2004 年 OECD 发布了第 14 号 GLP 系列文件，对体外毒理学测试中 GLP 原则的应用提出具体要求。该文件主要规范了机构负责人、项目负责人、试验人员在体外试验中的职责和不同于传统体内试验的关注点，体外试验质量保证工作的要点，以及设施、设备、材料、试验系统等条件要求。2008 年我国采用该文件技术内容，发布了国家标准《良好实验室规范建议性文件：良好实验室规范原则在体外研究中的应用》（GB/T 22273—2008）。

四、中国新化学物质登记要求

为适应国内管理需求并紧跟国际发展，我国的化学品测试一直紧跟发达国家测试技术标准和指南，已经初步建立了我国的化学品测试标准体系，由全国危险化学品管理标准化技术委员会（SAC/TC251）归口管理。另外，为了支撑我国新化学物质的环境管理，2004 年环境保护部组织国内学者撰写了《化学品测试方法》（第 1 版），并于 2013 年推出第 2 版 [5-6]，包括理化特性和物理危险性、生态系统效应、降解蓄积、健康效应共 4 卷本，解决了近年来标准立项难、完成周期长的问题，加快了国际公认的新技术方法在我国的应用。2020 年 4 月，生态环境部公布了新修订的《新化学物质环境管理登记办法》（生态环境部令第 12 号），以及与该管理办法配套发布的《新化学物质环境管理登记指南》，并于 2021 年 1 月开始实施。在体外测试方面，OECD 发布的 31 个测试方法在我国的采用情况见表 19-2。

表19-2 我国对OECD化学品体外测试方法的采用情况

测试类别	方法编号	国家标准	《化学品测试方法》
生态毒性	TG 212	√	√
	TG 236		
	TG 248		
	TG 319A		
	TG 319B		
皮肤吸收	TG 428	√	√
皮肤刺激性或腐蚀性	TG 430	√	√
	TG 431	√	√
	TG 435	√	√
	TG 439		√
眼刺激性或腐蚀性	TG 437		√
	TG 438		√
	TG 460		√
	TG 491		
	TG 492		
	TG 494		
	TG 496		
皮肤致敏	TG 442C		
	TG 442D		
	TG 442E		
光毒性	TG 432	√	√
	TG 495		
遗传毒性	TG 471	√	√
	TG 473	√	√
	TG 476	√	√
	TG 487	√	√
	TG 490		
内分泌干扰	TG 455	√	√
	TG 456		√
	TG 458		√
	TG 493		

（一）健康效应测试的体外方法

我国根据发达国家测试指南制定的化学品体外健康效应测试方法国家标准见表 19-3，行业标准见表 19-4。

表19-3　现行有效的化学品健康效应体外测试方法国家标准

标准号	标准名称	实施日期	方法来源
GB/T 21786—2008	化学品 细菌回复突变试验方法	2008-09-01	OECD TG 471
GB/T 21794—2008	化学品 体外哺乳动物细胞染色体畸变试验方法	2008-09-01	OECD TG 473
GB/T 21769—2008	化学品 体外 3T3 中性红摄取光毒性试验方法	2008-09-01	OECD TG 432
GB/T 27818—2011	化学品 皮肤吸收 体外试验方法	2012-08-01	OECD TG 428
GB/T 27828—2011	化学品 体外皮肤腐蚀 经皮电阻试验方法	2012-08-01	OECD TG 430
GB/T 27830—2011	化学品 体外皮肤腐蚀 人体皮肤模型试验方法	2012-08-01	OECD TG 431
GB/T 27829—2011	化学品 体外皮肤腐蚀 膜屏障试验方法	2012-08-01	OECD TG 435
GB/T 35519—2017	化学品 稳定转染人雌激素受体转录活性试验 雌激素激动活性法	2018-07-01	OECD TG 455
GB/T 21793—2008	化学品 体外哺乳动物细胞基因突变试验方法	2008-09-01	OECD TG 476
GB/T 27820—2011	化学品 体外哺乳动物细胞姊妹染色单体交换试验方法	2012-08-01	OECD TG 479
GB/T 27831—2011	化学品 遗传毒性 酿酒酵母菌基因突变试验方法	2012-08-01	OECD TG 480
GB/T 27832—2011	化学品 遗传毒性 酿酒酵母菌有丝分裂重组试验方法	2012-08-01	OECD TG 481
GB/T 35520—2017	化学品 胚胎毒性 胚胎干细胞试验	2018-07-01	ECVAM DB-ALM INVITTOX 113
GB/T 21768—2008	化学品 体外哺乳动物细胞 DNA 损伤与修复 / 非程序性 DNA 合成试验方法	2008-09-01	OECD TG 482
GB/T 28646—2012	化学品 体外哺乳动物细胞微核试验方法	2012-12-01	OECD TG 487
GB/T 27819—2011	化学品 体外哺乳动物细胞转化试验方法	2012-08-01	REACH B21
GB/T 27821—2011	化学品 细菌 DNA 损伤或修复试验方法	2012-08-01	USEPA OPPTS 870.5500：1998
GB/T 35521—2017	化学品 胚胎毒性 植入后大鼠全胚胎培养法	2018-07-01	ECVAM DB-ALM INVITTOX 123

表19-4　现行有效的化学品健康效应体外测试方法行业标准

标准号	标准名称	实施日期	所属行业
GBZ/T 240.8—2011	化学品毒理学评价程序和试验方法 第 8 部分：鼠伤寒沙门氏菌回复突变试验	2012-03-01	国家职业卫生标准
GBZ/T 240.9—2011	化学品毒理学评价程序和试验方法 第 9 部分：体外哺乳动物细胞染色体畸变试验	2012-03-01	国家职业卫生标准

续表

标准号	标准名称	实施日期	所属行业
GBZ/T 240.10—2011	化学品毒理学评价程序和试验方法 第10部分：体外哺乳动物细胞基因突变试验	2012-03-01	国家职业卫生标准
GBZ/T 240.31—2011	化学品毒理学评价程序和试验方法 第31部分：大肠杆菌回复突变试验	2012-03-01	国家职业卫生标准
GBZ/T 240.32—2011	化学品毒理学评价程序和试验方法 第32部分：酵母菌基因突变试验	2012-03-01	国家职业卫生标准
GBZ/T 240.34—2011	化学品毒理学评价程序和试验方法 第34部分：枯草杆菌基因重组试验	2012-03-01	国家职业卫生标准
GBZ/T 240.35—2011	化学品毒理学评价程序和试验方法 第35部分：体外哺乳动物细胞程序外DNA合成（UDS）试验	2012-03-01	国家职业卫生标准
GBZ/T 240.37—2011	化学品毒理学评价程序和试验方法 第37部分：体外哺乳动物细胞姊妹染色单体交换试验	2012-03-01	国家职业卫生标准
SN/T 2246—2009	化学品 体外皮肤腐蚀 经皮电阻试验	2009-09-01	出入境检验检疫标准
SN/T 2497.4—2010	进出口危险化学品安全试验方法 第4部分：酿酒酵母有丝分裂重组试验	2010-09-16	出入境检验检疫标准
SN/T 2497.6—2010	进出口危险化学品安全试验方法 第6部分：哺乳类动物细胞姐妹染色单体互换体外试验	2010-09-16	出入境检验检疫标准
SN/T 2497.23—2010	进出口危险化学品安全试验方法 第23部分：细胞器的分离实验方法	2010-09-16	出入境检验检疫标准
SN/T 2497.24—2010	进出口危险化学品安全试验方法 第24部分：细胞免疫功能体外检测方法	2010-09-16	出入境检验检疫标准
SN/T 3527—2013	化学品 胚胎毒性测试 植入后大鼠全胚胎培养法	2013-09-16	出入境检验检疫标准
SN/T 3948—2014	化学品 体外皮肤刺激：重组人表皮试验	2014-11-01	出入境检验检疫标准
SN/T 4150—2015	化学品 离体鸡眼试验	2015-09-01	出入境检验检疫标准
SN/T 4153—2015	化学品 牛角膜混浊和通透性试验	2015-09-01	出入境检验检疫标准

（二）生态系统效应测试的体外方法

化学品生态系统效应测试的对象是生态系统中所有生物，包括非人类生物的个体、群体或群落，常应用于测试的物种包括鱼、溞、藻、蚯蚓、蜂、两栖类、浮萍等。由于鱼类属于脊椎动物，也受到动物保护和替代研究者的关注。目前OECD发布的两项体外测试方法都是应用鱼类胚胎。我国2008年采用了TG 212技术内容，制定了国家标准《化学品 鱼类胚胎和卵黄囊仔鱼阶段的短期毒性试验》（GB/T 21807—2008）。

（三）计算与预测方法

我国新化学物质登记接受 QSAR 和交叉参照等非测试数据。QSAR 模型预测过程要求公开透明，提交资料需提供详细的过程文档，内容包括分子结构参数、模型算法、应用域、模型拟合度、模型稳定性和预测能力等模型构建和验证过程文档，以及模型使用方法和预测结果的过程文档等。对于交叉参照资料，应提交类似物相似性评估、交叉参照假设、交叉参照数据质量评估、不确定性分析，以及能充分了解交叉参照的整个过程的足够信息。对于生殖发育毒性等特殊毒性，非测试资料需要包括两种以上基于科学、合理原则的 QSAR 模型预测报告。目前，我国制定了《化学品 水生环境危害分类指导 第 6 部分：定量结构活性关系（QSAR）》（GB/T 36700.6—2018）。

五、验证要求

1993 年，英国、法国和意大利等 15 个国家联合成立了欧洲替代方法验证中心（ECVAM）。2005 年，OECD 公布替代方法验证指南（第 34 号文件），为全球替代方法的开发应用提供了一个统一的技术框架和平台。目前我国采用发达国家体外方法和非测试方法的验证与要求，已经发布的标准见表 19-5。

表19-5　我国化学品体外试验和非测试方法验证标准

标准号	标准名称	实施日期
GB/T 34713—2017	化学品 体外毒性试验替代方法的验证程序和原则	2018-05-01
SN/T 3526—2013	化学品 体外毒性试验替代方法验证的基本要求	2013-09-16
GB/T 24779—2009	化学品性质（Q）SAR 模型的验证指南 卫生毒理性质	2010-07-01
GB/T 24780—2009	化学品性质（Q）SAR 模型的验证指南 理化性质	2010-07-01
GB/T 24781—2009	化学品性质（Q）SAR 模型的验证指南 生态毒理性质	2010-07-01

第二节　健康效应评价示例

超敏反应是化学品暴露可能引起的健康危害之一，可分为皮肤致敏和全身性超敏反应两种主要危害结局。经典的超敏反应体内试验方法是豚鼠皮肤致敏试验（TG 406），常用最大值试验和局部封闭涂皮试验，该方法的缺点是使用动物数量多、试验周期长。小鼠局部淋巴结试验（TG 429，TG 442A/B）减少了动物使用数量，缩短了试验周期，不仅可进行危害识别，还能进行危害特征分析，确定剂量 - 反应关系。近数十年来，随着化学致敏机制研究的深入，OECD 报告了蛋白质共价结合启动皮肤致敏的 AOP，并针对该 AOP 中的关键事件（KE）发布了体外测试方法（TG 442C/D/E）。对全身性重症超敏反应的预测和评价一直存在诸多难题，同时也缺乏有效的动物体内试验方法。近年来，全身性重症超敏反应从人群到机制的研究也取得突破性进展，有望建立不同于皮肤致敏反应的 AOP，以期研发出可行的体外测试方法。

一、皮肤致敏评价体外方法

（一）直接肽反应试验（DPRA，TG 442C）

DPRA试验是一种化学方法，针对皮肤致敏反应AOP的分子起始事件（MIE），定量检测受试物与含半胱氨酸或赖氨酸肽溶液在25℃ ±2.5℃孵育24小时后的剩余氨基酸浓度。使用高效液相色谱梯度洗脱和紫外检测器在220 nm检测相对肽浓度，计算半胱氨酸或赖氨酸肽平均百分耗竭值，判别受试物致敏级别（分为4个活性等级）[7-9]。

（二）ARE-Nrf2荧光素酶试验（TG 442D）

转录因子NF-E2相关因子2（Nrf2）是细胞氧化应激反应中的关键因子，是细胞抗氧化还原的中枢调节者。Nrf2通过与抗氧化反应元件（antioxidant response element，ARE）相互作用，诱导编码抗氧化蛋白和Ⅱ相解毒酶的表达，在细胞的防御保护中发挥重要作用[10]。该试验应用稳定转染选择性质粒的永生化贴壁人角质细胞系HaCaT，该细胞系含有已知接触致敏物上调基因ARE元件的融合荧光素酶基因，荧光素酶信号反映了致敏物对内源性Nrf2的激活情况。细胞暴露于亲电受试物后，应用已建立好的荧光素酶发光底物作为Nrf2转录因子活性指示剂，能够定量检测（使用化学发光测定）荧光素酶基因诱导。

（三）树突状细胞激活试验（h-CLAT，TG 442E）

h-CLAT方法是一种体外检测细胞表面标志物表达变化的方法。人单核细胞白血病细胞系（THP-1）暴露于受试化学品24小时后，检测细胞表面CD86和CD54的表达量[11]。这些表面分子是THP-1活化的典型标志物，可以较好地模拟T细胞启动中起关键作用的树突状细胞的激活情况。对CD86和CD54表面分子进行荧光染色抗体标记，使用流式细胞术检测这些表面分子的变化。同时开展细胞毒性试验，以评估表面标志物上调表达是否发生在亚细胞毒性浓度。表面标志物的相对荧光强度与溶剂对照比较，进一步应用预测模型进行计算，以判别该受试化学品归属致敏物或非致敏物。

二、皮肤致敏的整合测试策略

皮肤致敏性评估可以使用非测试方法，主要是基于QSAR模型和专家系统。QSAR模型是将物理化学或结构特性与计算方法相结合，将一个分子分配至某个类别或生物活性中。在虚拟模型中，既可以包括如亲电性等的机制知识（如Derek Nexus、Toxtree、TIMES-SS），也可以完全基于模型训练集中确定的结构片段的统计评估（如CASE Ultra，Vega，TOPKAT）。

OECD在AOP Wiki发表其开发的皮肤致敏AOP的关键事件，由AOP描述一系列由化学物质触发的KEs（图19-1）。每个AOP都从一个MIE开始，它代表由化学物质引起并最终导致有害结局的干扰事件，以及之后的细胞、器官或有机体水平上的几个关键事件。皮肤致敏的MIE是化学物质或其代谢物与皮肤蛋白质共价结合后形成免疫原性结合物。结合物可能触发两个细胞事件，即KE2和KE3。致敏物质的亲电特性将导致角质形成细胞激活

（KE2），并促进炎性细胞因子和趋化因子的释放以及抗氧化反应的激活。上述介质是产生适应性免疫反应的重要成分。免疫原性结合物被皮肤树突状细胞（DCs）和（或）朗格汉斯细胞（Langerhans cells）摄取后造成上述细胞活化并迁移至引流淋巴结（KE3）。树突状细胞呈现与 T 细胞结合的表位，导致 T 细胞的活化和增殖及获得性免疫记忆（KE4），最终引起免疫系统敏感的有害结局。上述 AOP 是一个复杂生物过程的简化，它提供了锚定评估 MIE 或其他 KE 的试验方法和虚拟工具。AOP 可同时用于从机制角度支持针对特定法规需求的化学品测试和评估策略的制定。

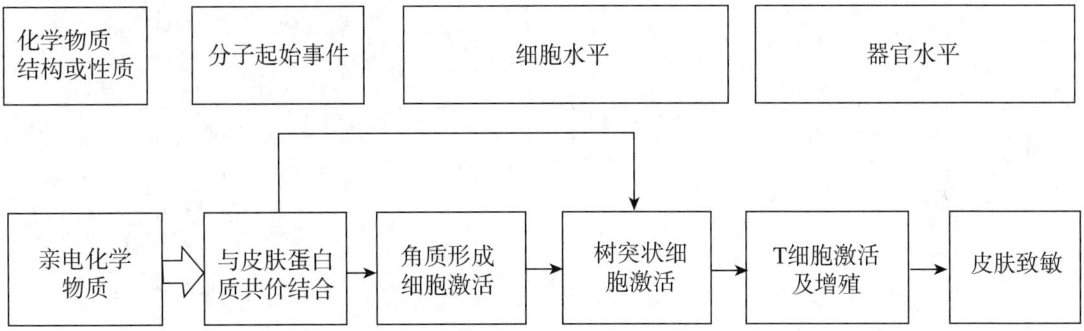

图 19-1　皮肤致敏有害结局路径

三、全身性重症超敏反应

全身性重症超敏反应发生率低，但病情严重，易致多器官衰竭，病死率高。随着基因检测技术的发展，人群遗传易感性关联研究取得突破性进展，研究发现化学品暴露所致全身性重症超敏反应与人类主要相容性复合体（MHC）人类白细胞抗原（HLA）Ⅰ类分子具有超强关联。目前已报道的特异化学品关联 HLA 基因情况见表 19-6 [12-17]。

表19-6　已报道的全身性重症超敏反应关联基因

化学品	结构	易感HLA基因	人群
阿巴卡韦	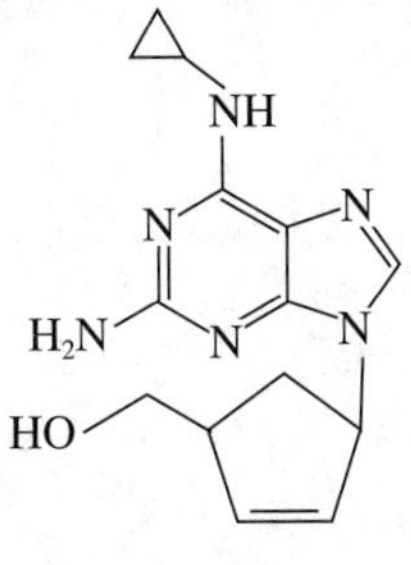	*HLA-B*57: 01*	白种人群 西班牙裔

续表

化学品	结构	易感**HLA**基因	人群
氟氯西林	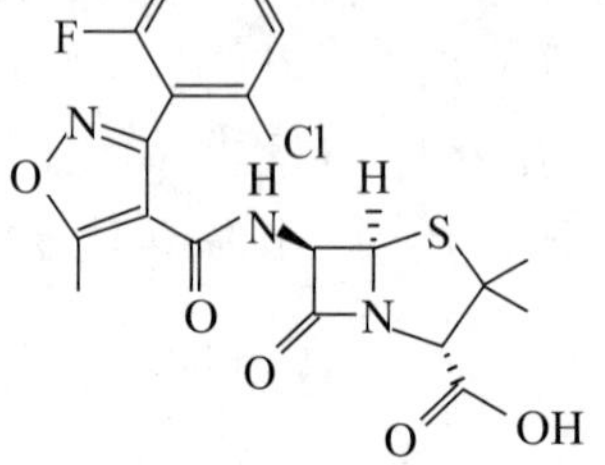	*HLA-B*57: 01*	欧洲人群
卡马西平	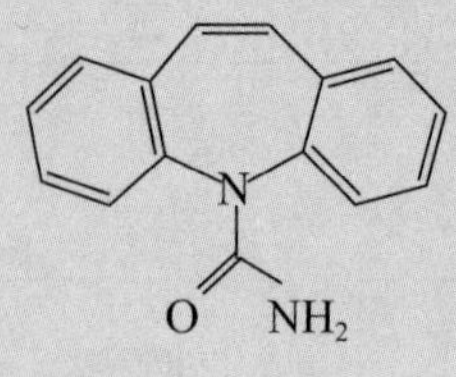	*HLA-B*15: 02* *HLA-A*31: 01*	台湾地区汉族 香港地区汉族 泰国人群 印度人群 马来人群 韩国人群 日本人群 欧洲人群
拉莫三嗪	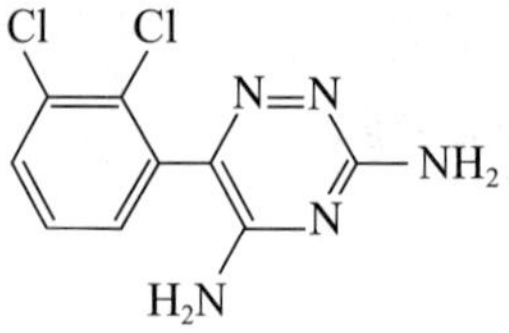	*HLA-B*15: 02*	香港地区汉族
苯妥英	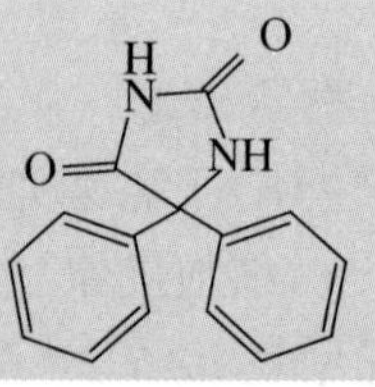	*HLA-B*15: 02*	香港地区汉族 泰国人群
奥卡西平	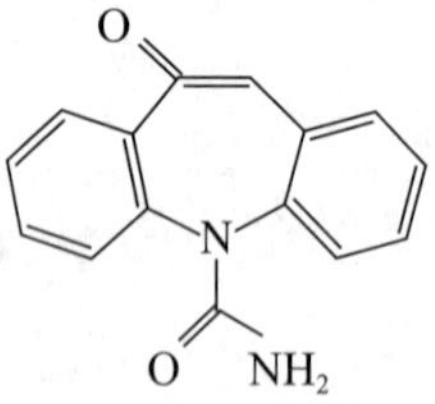	*HLA-B*15: 02*	台湾地区人群 泰国人群
别嘌呤醇	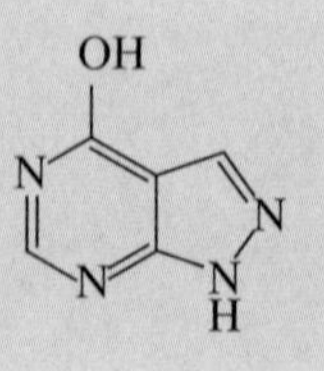	*HLA-B*58: 01*	台湾地区汉族 泰国人群 韩国人群 欧洲白种人群 葡萄牙人群
雷尼酸锶	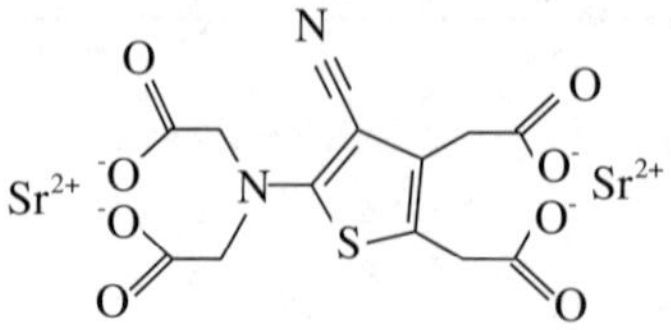	*HLA-B*58: 01*	中国汉族

续表

化学品	结构	易感HLA基因	人群
醋甲唑胺	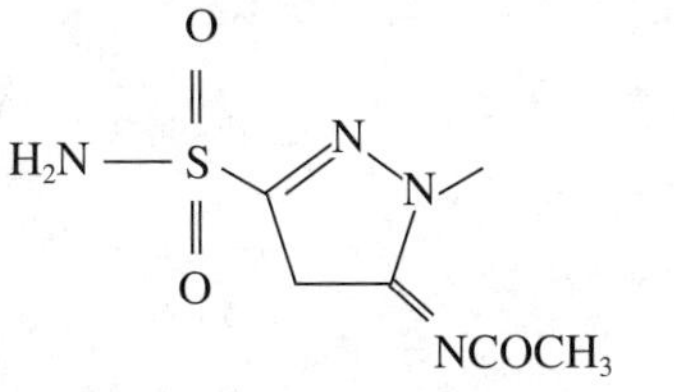	*HLA-B*59: 01*	中国汉族 韩国人群
氨苯砜	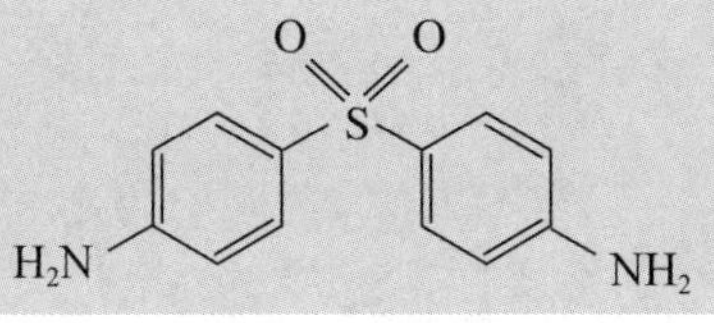	*HLA-B*13: 01*	中国人群 泰国人群
柳氮磺胺吡啶	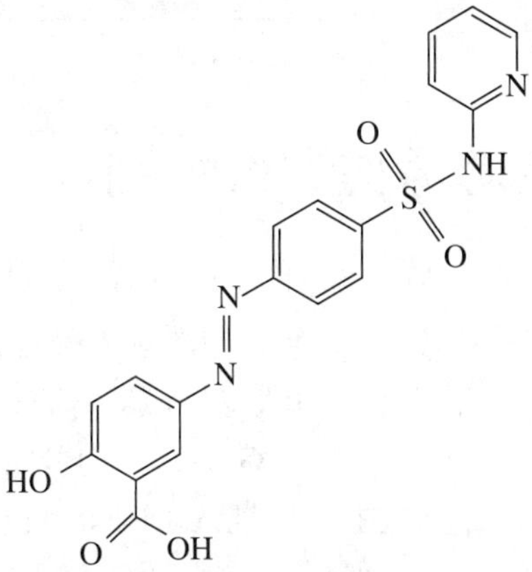	*HLA-B*13: 01*	中国汉族
三氯乙烯	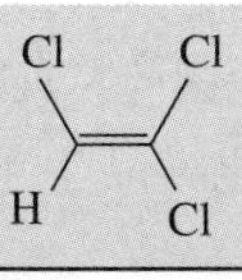	*HLA-B*13: 01*	中国人群

由于此类化学品暴露所致全身性超敏反应在启动了T细胞病理反应到疾病发生的有害结局之间，具有和T细胞介导免疫病理机制相同的路径（例如具有与移植物抗宿主病类似临床表现和结局)，因此推测该类化学品与免疫细胞之间的MIE具有特定机制，与化学品通过蛋白质共价结合启动皮肤致敏的AOP不同。近年来，学术界提出了化学品直接以非共价结合方式连接T细胞受体与抗原提呈细胞表面的HLA分子（P-I作用）或改变抗原肽谱[18-20]的作用机制。表19-7比较了半抗原、P-I作用、改变抗原肽谱3种作用机制的特性。这种非共价结合方式是基于化学品分子、T细胞受体、HLA分子立体结构特异性的。

已有研究报道，通过构建表达可溶性HLA-B*15: 02的人B淋巴母细胞，进行抗原肽分析，可鉴别卡马西平代谢物卡马西平-10,11-环氧化物的作用[21]。也有研究者应用携带不同HLA-B等位基因的人外周血T细胞对化学品进行筛选[22]。当然，如能建立高通量体外分子结合筛选试验，在化学品应用前开展危害识别筛选，保护易感者（药物或职业暴露)，可以实现对此类重症疾病的有效预防。另外，分子对接等结构预测技术也可开发成极具实用性的评价工具[23-25]。

表19-7 半抗原、P-I作用、改变抗原肽谱的典型实验发现

特性	半抗原	P-I作用	改变抗原肽谱
结合方式	共价	非共价	非共价
结合位点	肽	T细胞受体、肽MHC复合物或肽结合槽	MHC肽结合槽
结合定位	无特定定位	细胞表面	胞内
提呈依赖性	是	否	是
代谢依赖性	是	否	否
时间	迟发	即刻	迟发
HLA参与	否	是	是
结合稳定性	是	否	是
天然免疫和B细胞参与	是	否	否

第三节 生态毒性评价示例

水环境危害被列为全球化学品统一分类和标签制度（GHS）的28类危害之一，鱼、溞、藻类是水环境生态毒性的基础测试生物。作为脊椎动物的鱼类被应用于急性毒性试验（TG 203）、14天延长毒性试验（TG 204）、早期生活阶段毒性试验（TG 210）、幼体生长试验（TG 215）、短期繁殖试验（TG 229）、性发育试验（TG 234）、内分泌干扰效应短期筛选试验（TG 230）、生物富积试验（TG 305）等测试中。法规认可的鱼类包括青鳉、虹鳟、斑马鱼、黑头呆鱼等，我国常用剑尾鱼、稀有鮈鲫和红鲫。为了保护本国生态环境，我国制定了应用本土特有物种的国家标准《化学品 稀有鮈鲫急性毒性试验》（GB/T 29763—2013，2014年3月20日实施）。应用体外方法来替代鱼类的使用是化学品生态毒性评价体现3R原则的主要方面。

一、鱼胚胎试验

欧盟法规86/609/EEC申明被保护的实验动物为“任何活的非人类脊椎动物，包括自由生活的幼体和（或）育苗期的幼体，但不包括胎儿或胚胎”，2010/63/EU则进一步修正为哺乳动物的胎儿也在保护之列。因此，鱼胚胎毒性试验（fish embryo toxicity，FET）成为急性鱼类毒性试验（acute fish toxicity，AFT）的体外替代方法。2002年德国批准斑马鱼胚胎试验替代急性鱼类毒性试验，以用于污水检测。目前，OECD发布的测试指南中2项应用了鱼类胚胎（TG 212、TG 236）开展生态毒性评价工作。

（一）鱼胚胎毒性试验

斑马鱼胚胎暴露于含一定浓度范围受试物溶液的24孔培养板中，每个浓度设置20粒受精卵，持续暴露96小时。试验过程温度控制在26℃ ±1℃，溶液中受试物浓度不稳定时可采用半静态暴露。使用24孔培养板进行试验，其中20孔每孔放置2 ml受试溶液和1粒受精卵，剩余4孔每孔放置2 ml稀释水和1粒受精卵，作为对照进行质量控制。如果使用

助溶剂，则多设置1块24孔培养板，作为助溶剂对照。对照和助溶剂对照的胚胎存活率应大于90%。一般设置5个受试浓度，理想的最高浓度达到死亡率100%，最低浓度为无可观察效应浓度（no observed effect concentration，NOEC）。将胚胎自溶、体节形成的不规则行为、尾分离和缺乏心跳作为胚胎死亡的观察终点。根据各浓度组试验结果计算半数致死浓度，确定最低可观察效应浓度（lowest observed effect concentration，LOEC）和NOEC。

为评价鱼胚胎毒性试验（FET）对急性鱼类毒性试验（AFT）的预测价值，ECHA收集了1415个化学品的FET数据。尽管由于数据质量控制、测试物种差异等原因，仅有123个化学品的FET和AFT数据被用于比较分析，但结果显示2项试验数据具有强相关性，FET可以作为AFT的体外替代试验[26]。

（二）鱼类胚胎和卵黄囊仔鱼阶段的短期毒性试验

将胚胎-卵黄囊阶段的鱼苗暴露于一定浓度范围的受试物水溶液中，试验方式为半静态或流水式。一般设置5个受试浓度，每一浓度30粒受精卵，平分到3个平行试验容器中。试验从受精卵放入试验容器中开始，直至任一幼体的卵黄囊完全被吸收前或对照组鱼因饥饿开始死亡前结束试验。统计参数为累积死亡率、试验结束时健康鱼数、开始孵出及全部孵出时间、每天孵出仔鱼数、存活个体的长度及重量、畸形或异常表征的仔鱼数、呈现异常行为的仔鱼数。计算致死和亚致死效应，并与对照组比较确定LOEC和NOEC。

二、鱼细胞试验

鱼类细胞培养始于20世纪60年代，目前已建立超过300个鱼细胞系，包括淡水鱼类、海水鱼类和溯河鱼类，组织来源包括性腺、心脏、肝、脾、肾、鳍条、鳔、鳃上皮、皮肤、吻端、内分泌组织、血液、肌肉、骨骼等[27-28]。最初鱼类细胞培养主要应用于鱼类病毒分离、鉴定和疫苗制备中，1968年研究者首次将体外培养鱼细胞应用于环境污染物水生毒性检测，近10余年来，其在环境毒理学研究领域的应用日益受到重视。体外培养的鱼细胞试验在化学品毒理学评价中有三方面应用：细胞毒性测试、遗传毒性测试、细胞特异性功能的影响测试。因此，鱼细胞试验不局限于作为生态毒性体外测试方法，也可作为健康效应的体外测试方法。在细胞机制方面，鱼细胞与哺乳动物细胞具有许多相似功能，但也具有独特优势：鱼类为变温动物，耐温范围大，能在室温和大气中培养；能在4℃长期保存，无需冻存和复苏；耐渗透压范围大，能暴露于不同渗透压的含受试样品水环境中。应用于体外试验的常用鱼细胞系见表19-8。

表19-8　体外试验常用鱼细胞系

细胞系	物种来源	组织来源	细胞形态
RTG-2	虹鳟	性腺	成纤维细胞
RT-gill W1	虹鳟	鳃	多角形或上皮样细胞
FHM	黑头呆鱼	肌肉	上皮样细胞
BF-2	蓝鳃太阳鱼	尾柄	成纤维细胞
PLHC-1	食蚊鱼	肝	上皮样细胞

续表

细胞系	物种来源	组织来源	细胞形态
ZEF	斑马鱼	胚胎	成纤维细胞
ZC-7901	草鱼	吻端	纤维细胞
SPS	鲈鱼	脾	上皮样细胞

有研究认为鱼细胞不如成体鱼对化学品敏感，对毒性较低的受试物溶液或污水的假阴性结果较多。短期内鱼细胞试验仅作为筛选试验，还不能完全替代鱼类急性毒性测试。对于生物富集试验，研究者正在开发具有代谢能力的鱼细胞系及原代培养鳃上皮细胞以期替代体内代谢研究。

三、四膜虫的应用

纤毛虫是一类大小在几十至几百微米的单细胞真核生物，因其个体小且世代周期短，受到毒理学家的关注。四膜虫是第一种进行实验室无菌培养并且实现细胞同步化的纤毛虫[29]。国家重点研发计划项目"化学品健康危害快速分级与确证技术研究"建立了四膜虫培养、传代、保种的标准操作程序，确定了最佳接种密度、孔板数和培养时间，构建了基于四膜虫化学品毒性评价的标准化实验操作程序；完成了阻燃剂类等 4 类共 41 种化学品对四膜虫的急性毒性试验，同时比较了四膜虫、大型溞和人细胞系（Hela）对化学品的敏感性。以前基于四膜虫的化学品毒性测试中，均使用了体积更大的培养容器（例如三角烧瓶）和大体积的培养基（例如 20 ml 或 50 ml），整个毒性测试过程烦琐，成本更高，限制了四膜虫毒性测试的通量。项目建立的化学品毒性测试方法耗时更短，操作更为简便，一个化学品仅需一个培养板就可以同时检测 8 个浓度，且能够一次性获得四膜虫种群密度、种群活性和形态变化 3 个类型的毒性参数。项目证明了四膜虫是较为敏感的化学品毒性测试物种。对比四膜虫、大型溞和人细胞系的毒性数据，4 类化学品对人细胞系的急性毒性均弱于对四膜虫的毒性，说明四膜虫比人细胞系更为敏感。针对不同的化学品，大型溞和四膜虫的敏感性排序不尽相同，有些化学品的暴露引起了四膜虫较高的急性毒性[30-32]。因此，四膜虫有望成为新的化学品毒性测试的标准模型，缩短化学品的毒性测试时间，减少费用，增加敏感性。

第四节 展 望

高通量、可视化、自动化、智能化是化学品体外毒理学研究的发展方向。细菌回复突变是应用最广泛的致突变试验方法，操作烦琐，重复性操作多，国内外尚未见自动化检测设备的报道。国家重点研发计划项目"化学品健康危害快速分级与确证技术研究"研发了全自动细菌回复突变检测仪，填补了国际空白，体现了检测自动化、无人化的发展方向。目前在国内外，对体外微核、细胞基因突变等试验也有研究团队致力于人工智能、图像识别等技术研发。大数据、区块链等信息技术的突飞猛进为计算毒理学的发展提供了强劲动力。在不远的将来，人工智能助力下的体外和预测毒理学必将颠覆经典毒理学的大厦。

致谢：国家重点研发计划项目（2017YFF0211200）资助。

（李海山[1,2] 崔 颖[1] 谢文平[1]）

参考文献

[1] OECD. Guidelines for the Testing of Chemicals. http：//www.oecd.org/chemical safety/testing/ oecdguidelinesforthetestingofchemicals.htm.

[2] Ruiz P，Sack A，Wampole M，et al. Integration of in silico methods and computational systems biology to explore endocrine-disrupting chemical binding with nuclear hormone receptors. Chemosphere，2017，178：99-109.

[3] Parthasarathi R，Dhawan A. In silico approaches for predictive toxicology//Dhawan A，Kwon S. In Vitro Toxicology. [S.L.]：Elsevier，2018.

[4] ECHA. Practical guide：How to use alternatives to animal testing to fulfil your information requirements for REACH registration. https：//echa.europa.eu/documents/ 10162/13655/practical_guide_how_to_use_alternatives_en.pdf/148b30c7-c186-463c-a898-522a888a4404.

[5] 环境保护部化学品登记中心 . 化学品测试方法健康效应卷 . 北京：中国环境出版社，2013.

[6] 环境保护部化学品登记中心 . 化学品测试方法生态系统效应卷 . 北京：中国环境出版社，2013.

[7] Zhang F，Erskine T，Klapacz J，et al. A highly sensitive and selective high pressure liquid chromatography with tandem mass spectrometry（HPLC/MS-MS）method for the direct peptide reactivity assay（DPRA）. J Pharmacol Toxicol Methods，2018，94：1-15.

[8] Cho SA，An S，Park JH. High-throughput screening（HTS）-based spectro photometric direct peptide reactivity assay（Spectro-DPRA）to predict human skin sensitization potential. Toxicol Lett，2019，314：27-36.

[9] Cho SA，Choi M，Park SR，et al. Application of Spectro-DPRA，KeratinoSens and h-CLAT to estimation of the skin sensitization potential of cosmetics ingredients. J Appl Toxicol，2020，40：300-312.

[10] Choi YH. Activation of the Nrf2/HO-1 signaling pathway contributes to the protective effects of coptisine against oxidative stress-induced DNA damage and apoptosis in HaCaT keratinocytes. Gen Physiol Biophys，2019，38：281-294.

[11] Otsubo Y，Nishijo T，Miyazawa M，et al. Binary test battery with KeratinoSens and h-CLAT as part of a bottom-up approach for skin sensitization hazard prediction. Regul Toxicol Pharmacol，2017，88：118-124.

[12] Li H，Dai Y，Huang H，et al. HLA-B*13: 01 as a biomarker for genetic susceptibility to hypersensitivity dermatitis induced by trichloroethylene among workers in China. Environ Health Perspect，2007，115：1553-1556.

[13] Tempark T，Satapornpong P，Rerknimitr P，et al. Dapsone-induced severe cutaneous adverse drug reactions are strongly linked with HLA-B*13: 01 allele in the Thai population. Pharmacogenet Genomics，2017，27：429-437.

[14] Yang F，Xuan J，Chen J，et al. HLA-B*59: 01：a marker for Stevens-Johnson syndrome/ toxic epidermal

[1] 中国检验检疫科学研究院。
[2] 通讯作者，E-mail：lihs@aqsiqch.ac.cn。

necrolysis caused by methazolamide in Han Chinese. Pharmacogenomics J，2016，16（1）：83-87.

[15] Fan WL，Shiao MS，Hui RC，et al. HLA association with drug-induced adverse reactions. J Immunol Res，2017，2017：3186328.

[16] Mullan KA，Anderson A，Illing PT，et al. HLA-associated antiepileptic drug-induced cutaneous adverse reactions. HLA，2019，93：417-435.

[17] Chen CB，Hsiao YH，Wu T，et al. Risk and association of HLA with oxcarbazepine-induced cutaneous adverse reactions in Asians. Neurology，2017，88：78-86.

[18] Pichler WJ，Beeler A，Keller M，et al. Pharmacological interaction of drugs with immune receptors：the P-I concept. Allergol Int，2006，55：17-25.

[19] Yun J，Cai F，Lee FJ，et al. T-cell-mediated drug hypersensitivity：immune mechanisms and their clinical relevance. Asia Pac Allergy，2016，6：77-89.

[20] Wei CY，Chung WH，Huang HW，et al. Direct interaction between HLA-B and carbamazepine activates T cells in patients with Stevens-Johnson syndrome. J Allergy Clin Immunol，2012，129（6）：1562-1569.

[21] Simper GS，Hò GT，Celik AA，et al. Carbamazepine-mediated adverse drug reactions：CBZ-10，11-epoxide but not carbamazepine induces the alteration of peptides presented by HLA-B*15：02. J Immunol Res，2018，2018：5086503.

[22] Usui T，Faulkner L，Farrell J，et al. Application of in vitro T cell assay using human leukocyte antigen-typed healthy donors for the assessment of drug immunogenicity. Chem Res Toxicol，2018，31：165-167.

[23] Ramsbottom KA，Carr DF，Jones AR，et al. Critical assessment of approaches for molecular docking to elucidate associations of HLA alleles with adverse drug reactions. Mol Immunol，2018，101：488-499.

[24] Van Den Driessche G，Fourches D. Adverse drug reactions triggered by the common HLA-B*57：01 variant：virtual screening of DrugBank using 3D molecular docking. J Cheminform，2018，10：3.

[25] Watanabe H，Watanabe Y，Tashiro Y，et al. A docking model of dapsone bound to HLA-B*13：01 explains the risk of dapsone hypersensitivity syndrome. J Dermatol Sci，2017，88：320-329.

[26] Dang Z，van der Ven LTM，Kienhuis AS. Fish embryo toxicity test，threshold approach，and moribund as approaches to implement 3R principles to the acute fish toxicity test. Chemosphere，2017，186：677-685.

[27] Fryer JL，Lannan CN. Three decades of fish cell culture：a current listing of cell lines derived from fish. J Tissue Culture Methods，1994，16：87-94.

[28] Lakra WS，Swaminathan TR，Joy KP. Development，characterization，conservation and storage of fish cell lines：a review. Fish Physiol Biochem，2011，37：1-20.

[29] Maurya R，Pandey AK. Importance of protozoa tetrahymena in toxicological studies：a review. Sci Total Environ，2020，741：140058.

[30] Cheng S，Liu H，Sun Q，et al. Occurrence of the fungus mycotoxin，ustiloxin A，in surface waters of paddy fields in Enshi，Hubei，China，and toxicity in tetrahymena thermophila. Environ Pollut，2019，251：901-909.

[31] Yuan S，Li H，Dang Y，et al. Effects of triphenyl phosphate on growth，reproduction and transcription of genes of Daphnia magna. Aquat Toxicol，2018，195：58-66.

[32] Hao H，Dang Y，Chen S，et al. Effects of triphenyl phosphate on ciliate protozoa Tetrahymena thermophila following acute exposure and sub-chronic exposure. Ecotoxicol Environ Saf，2020，200：110757.

第二十章　纳米材料安全性评价

摘 要

纳米科学、信息科学和生命科学被并列为21世纪三大支柱科学领域。随着纳米材料的迅速发展和广泛运用，其安全性问题正引起世界范围的关注。近几十年来，关于纳米材料的毒理学研究取得了一定的进展，但仍缺乏对纳米材料的毒性表型和分子机制的全局认识。本章综述了纳米材料的特性、风险评估策略及毒性效应机制，并重点介绍了体外毒理学研究方法在纳米材料安全性评价中的应用，展望了该领域今后的发展方向和亟待研究的重要问题。

第一节　概　述

纳米材料（nanomaterials，NMs）是指在三维空间范围内，至少一个维度的尺寸在0.1 ~ 100 nm之间的材料总称。纳米技术则是针对纳米材料、纳米材料产品以及相关器件的生产与加工技术。随着纳米技术的不断发展，纳米材料及纳米技术在生物医药、化工、化妆品、电子技术等众多行业中得到广泛应用。纳米材料相对其他材料而言，存在一定的特殊性质，如表面效应、宏观量子隧道效应、量子尺寸效应[1]等，这在一定程度上赋予了不同形态纳米材料不同的物理化学性质，如力学性质、光敏性质、热传导性质、磁性、导电性质、光催化性质等。这些性质可能会导致纳米材料与生物系统和环境之间的有害相互作用，进而引发毒性效应。

一、理化特性

（一）力学特性

超微颗粒和多界面特征使得纳米材料出现一些不同于常规材料的力学性能。纳米晶体的强度与晶粒尺寸的关系就是一个具有代表性的实例。大多数纳米金属的室温硬度比相应粗晶高2 ~ 6倍，纳米材料的强度是普通材料的10倍。

（二）热学特性

由于纳米颗粒粒径小、表面能大、表面原子数多，这些表面原子近邻配位不全、活性大并且体积远小于块体材料，因此纳米材料熔化时所需增加的内能很小，这就使得其熔点急剧下降。例如，直径为 10 nm 的铁、金和铝的熔点分别由其粗晶熔点的 1500℃、1263℃和 700℃降到 35℃、30℃和 20℃。

（三）光学特性

纳米材料的表面效应和量子尺寸效应对纳米材料的光学性质有很大的影响，主要表现为宽频带强吸收、吸收带蓝移、量子阻塞效应等新现象。这使得纳米颗粒对可见光的反射率显著降低，例如纳米铂金的反射率为 1%。利用这一特性，纳米金属有可能用于制作红外线检测元件、隐身飞机上的雷达波吸收材料等，还可以运用到生物技术领域，比如激光检测仪、电子显微镜等。

（四）储氢特性

氢能的利用随着环境污染、矿能减少而逐渐受到重视，氢能的储备能力尤为重要，但普通金属储氢达不到实用要求。纳米碳纤维表面具有微孔，内部具有直径大约 10 mm 的中空管，比表面积大，而且可以合成石墨层面垂直于纤维轴向或与轴向成一定角度的鱼骨状结构，大量氢气可以凝聚在纳米碳纤维中，因而具有很强的储氢能力。

（五）表面活性及敏感性

随着纳米颗粒粒径减小、比表面积增大、表面原子数增多，以及表面原子配位不饱和性导致大量的悬键和不饱和键等，使纳米颗粒具有很高的表面活性。由于其具有大的比表面积，高的表面活性，及与气体相互作用强等因素，纳米颗粒对周围环境如光、温度、气氛、湿度等十分敏感，因此可用于制作各种传感器。

（六）化学反应特性

纳米颗粒的粒径小，表面原子所占比例很大，吸附能力强，表面反应活性高。如刚制备的金属纳米颗粒在空气中会燃烧，即使是耐热、耐腐蚀的氮化物材料，其纳米颗粒也变得不稳定，例如纳米氮化钛的平均粒径为 45 nm 时，在空气中加热即燃烧成为白色的纳米二氧化钛。

二、特殊效应

（一）表面与界面效应

随着颗粒粒径的减小，其比表面积大大增加，位于表面的原子数目将占相当大的比例。例如粒径为 5 nm 时，表面原子的比例达到 50%；粒径为 1 nm 时，表面原子比例数达到 99%，几乎所有原子都处于表面状态。庞大的表面使纳米颗粒的表面自由能大大增加，出现了许多活性中心，特别容易吸附其他原子或与其他原子发生化学反应，导致纳米颗粒的化学性质与化学平衡体系有很大差别。这些差别及其作用就称为纳米颗粒的表面效应。

（二）量子尺寸效应

量子尺寸效应是指当粒子尺寸下降到某一数值时，费米能级附近的电子能级由准连续变为离散能级或者能隙变宽的现象。当能级的变化程度大于热能、光能、电磁能的变化时，导致了纳米材料磁、光、声、热、电及超导特性与常规材料有显著不同。

（三）小尺寸效应

当超细颗粒的尺寸与光波波长、德布罗意波长以及超导态的相干长度或透射深度等物理特征尺寸相当或更小时，晶体周期性的边界条件将被破坏，非晶态纳米颗粒的颗粒表面层附近的原子密度减少，导致声、光、电、磁、热、力学等特性呈现新的物理性质的变化，称为“小尺寸效应”。

（四）宏观量子隧道效应

量子隧道效应是从量子力学的粒子具有波粒二象性的观点出发，解释粒子能够穿越比总能量高的势垒，这是一种微观现象。微观粒子具有贯穿势垒的能力称为“隧道效应”。近年来，人们发现一些宏观量，例如微粒的磁化强度和量子相干器件中的磁通量等也具有隧道效应，称其为“宏观量子隧道效应”。

（五）介电限域效应

随着纳米晶粒粒径的不断减小和比表面积的不断增加，其表面状态的改变将会引起颗粒性质的显著变化。例如，当在半导体纳米材料表面修饰一层某种介电常数较小的介质时，相对裸露于半导体纳米材料周围的其他介质而言，被包覆的纳米材料中电荷载体的电力线更易穿过这层包覆膜，从而导致它与裸露纳米材料的光学性质有较大的差异，这就是介电限域效应。

三、毒性影响因素

大量的细胞和动物研究证据表明，纳米材料的毒性取决于它们的理化性质，包括尺寸、形状、组成、表面电荷、表面修饰和聚集或分散性[2]。

（一）尺寸

纳米材料的尺寸在其与细胞或机体的反应中具有关键作用。首先，尺寸会影响细胞对纳米颗粒的摄入。研究显示纳米二氧化铈的尺寸大小与细胞摄取之间在一定范围内呈线性关系，相同浓度条件下，较大颗粒的细胞摄取显著高于较小颗粒。其次，纳米材料的尺寸会影响其对细胞的毒性作用。研究发现，纳米银颗粒在不同细胞系中，在诱导的细胞活力下降、活性氧（reactive oxygen species，ROS）生成、细胞超微结构变化等细胞毒性方面具有尺寸依赖性。除了氧化应激，研究还表明纳米羟基磷灰石在人肝癌细胞系中诱导的细胞凋亡高度依赖于颗粒尺寸。此外，纳米颗粒的大小也会影响其在体内的去除。研究显示无机纳米颗粒越小，肾的清除率越高。

（二）形状

具有相同成分的纳米材料可具有多种形状，例如球形、管状、纤维状、环形和平板状等。研究表明，颗粒进入细胞的途径、循环时间、穿过生物屏障的能力以及其他性质在很大程度上取决于颗粒形状。有学者研究了 4 种不同形状的纳米金颗粒：球形颗粒、棒状颗粒、中空颗粒和二氧化硅壳 - 金核颗粒。结果表明，不同形状颗粒的细胞摄取不同，其中球形颗粒的吸收率最高，空心颗粒的吸收率最低。另外，在流体动力学中，形状在流体内颗粒的运输中起着重要作用，例如长径比或几何结构可以影响细胞与颗粒之间的相互作用。有研究报道，与棒状纳米金颗粒相比，尺寸相似的球形纳米金颗粒更容易被 Hela 细胞摄取，尺寸为 14 或 75 nm 的球形颗粒的细胞摄取量是尺寸为 75 nm × 14 nm 的棒状颗粒的 2.75 ～ 5 倍。

（三）组成

纳米材料的组成包括化学组成和晶体结构。纳米材料的化学组成对其与细胞或机体的相互作用具有本质影响。例如，不同金属纳米材料诱导氧化应激的能力不同。研究发现纳米钴颗粒能够诱导人肺癌细胞发生氧化应激并且损伤 DNA，而纳米二氧化钛不会产生类似作用。另外，不同晶体结构会引起不同的细胞毒性反应。国外有研究合成了 3 种具有不同形态和结晶度的羟基磷灰石的纳米粉末，并探讨其对人类癌细胞体外生长的抑制作用。结果发现在 11 ～ 22 nm 的范围内，尺寸的减小将显著增加对细胞生长的抑制作用，并且不同结晶度和形态的纳米羟基磷灰石对细胞的作用具有很大差异。

（四）表面电荷

表面电荷会影响离子和生物分子的吸附，进而改变细胞或机体对颗粒的反应。例如，研究探讨了几种介孔纳米硅颗粒的表面化学和表面电荷对不同细胞的影响，发现带负电荷的亲水性和疏水性介孔纳米硅颗粒的 ATP 消耗和遗传毒性比带正电荷的胺修饰的亲水性介孔纳米硅颗粒更小。有学者研究了纳米颗粒聚合物（罗丹明 B）的毒性。用羧甲基壳聚糖和壳聚糖盐酸盐修饰罗丹明 B，分别形成带负电荷和正电荷的修饰罗丹明 B，发现带有轻微负电荷的纳米颗粒在肿瘤中积聚得更多。此外，表面电荷是胶体行为的主要决定因素，通过形成聚集体或团块改变纳米材料的形状和尺寸，进而影响生物体反应。

（五）表面修饰

在纳米材料中，不同的表面修饰会引起不同的生物效应及毒性。例如，国外有研究使用小鼠脑神经瘤细胞系（Neuro-2A）作为模型，检测了粒径和表面涂层对体外镍铁氧体细胞毒性的影响，发现对于通过球磨而不使用油酸制备的镍铁氧体颗粒，细胞毒性与给定质量浓度和表面积内的颗粒尺寸无关。对于涂覆有油酸的纳米镍铁氧体，当涂覆一层或两层油酸时，细胞毒性显著增加，并且具有油酸涂层的大颗粒的细胞毒性比较小颗粒更高。该研究还注意到，如果油酸分子以单体形式存在，则它们没有细胞毒性。然而，如果它们形成胶束或涂覆在镍铁氧体颗粒表面，其官能团在空间的分布排列会导致细胞毒性。

（六）聚集或分散性

纳米颗粒表面的高反应性会导致纳米材料在生理环境中发生聚合或团聚，使其在生物微环境中的尺寸和形状发生改变，进而影响纳米材料的毒性。最近关于人体肺细胞体外摄取氧化物纳米颗粒的研究表明，纳米颗粒的聚集效应与颗粒尺寸大小有关。研究报道不同尺寸和表面特征的磁性纳米颗粒可引起不同的细胞反应，特别是在聚集的磁性纳米颗粒中，更大的颗粒尺寸会导致更多的细胞摄取。

第二节　表征方法与风险评估策略

安全性评价的第一步是对待评价的纳米材料进行充分和明确的识别。对于非纳米材料的识别，明确化学性质和分子结构就足够了，但对于纳米材料，需要对其物理和化学特征进行全面表征。国际标准化组织（International Organization for Standardization，ISO）对纳米材料的定义和表征制定了详细的标准（ISO/TC 229）。依据该标准，纳米材料的理化表征参数包括粒径和粒径分布、比表面积、组成、表面电荷、形状、溶解性或分散性、表面化学、附聚成聚合。

一、纳米材料的表征

（一）化学表征

1．化学成分　化学成分是对纳米材料的基本表征。某些技术仅适用于某些类型材料的表征，如有机或无机材料，因此要考虑纳米材料（杂质）的（预期）组成并仔细选择测定方法。目前常用的颗粒组分表征方法包括电感耦合等离子体发射光谱或质谱法和 X 线光谱法。电感耦合等离子体发射光谱或质谱法是定量检测方法，可用于表征有机和无机纳米材料，但不适用于复杂样本的分析并且无法提供晶体结构信息。能量色散 X 线光谱法特别适用于检测纳米材料的空间原子分布，但不适用于复杂聚合物和大聚集体的纳米颗粒的检测。

2．表面化学　表面化学是指表面的化学性质，即元素和官能团的构成。目前对表面化学的表征可以在已知纳米材料特征的条件下，通过一个或多个处理步骤获得某些特定的表面化学信息，但还不能通过表征了解全部的表面化学性质。通常采用的表征方法包括：X 线光电子能谱和飞行时间二次离子质谱。X 线光电子能谱通常用于确定纳米材料 0 ~ 10 nm 表面层的元素组成，并且要求检测的材料在超高真空下能保持稳定状态。飞行时间二次离子质谱是一种用于分析固体表面和薄膜组成的非常灵敏的定性技术，但这种技术不能定量，也无法区分颗粒核心和表面的性质，主要用于识别痕量元素。

（二）物理表征

1．粒径和粒径分布　粒径和粒径分布的测量是纳米材料物理化学表征的第一步。为了便于测量，需要先将纳米材料充分分散在一些介质中。分散介质的选择要考虑到对后续表征可能产生的影响。另外，纳米颗粒容易发生聚集，因此选择表征方法的粒径范围要达到 100 nm 以外的粒径范围。通常粒径和粒径分布采用的表征方法包括动态光散射、扫描电子显微镜、透射电子显微镜等。动态光散射是粒径分布最常用的测量方法，仅适用于单峰和分散相对狭窄的粒径分布的稳定颗粒悬浮液。其结果基本取决于分散性，因此还应在结果中给出多分散指数。扫描电子显微镜、透射电子显微镜主要用于固体形态的非有机或生物样品的粒径及粒径分布表征。而小树枝状大分子等有机材料主要通过扩散有序光谱核磁共振表征。扫描移动粒子分析仪用于表征银、二氧化钛、二氧化铈和氧化锌等气溶胶状态的纳米材料及其附聚物、聚集体的粒径信息。

2．比表面积 比表面积决定了纳米材料与生态、生理环境相互作用的强度。目前主要用于比表面积表征的方法为气体等温吸附法，其被广泛用于富勒烯、单壁碳纳米管、多壁碳纳米管、银、金、二氧化钛、二氧化铈、氧化锌、二氧化硅和纳米黏土等纳米材料的比表面积测量。该方法主要适用于不吸收所用气体的纳米材料，如干燥的固体样品，而不适用于树枝状大分子及悬浮于液体中的纳米材料。

3．形貌 纳米材料的形貌会影响细胞对其吞噬的方式和效率，因此具有表征意义。目前许多纳米材料都没有明确的、均匀的形貌，因此形貌的评估难以量化。ISO 对纳米材料的形貌及图像分析制定了一些标准（ISO 9276-6、ISO 26824）。此外，对于某些材料，通常还会测量其长径比。目前用于表征形貌的技术主要为电子显微镜，因为其拍摄的照片质量稳定且分辨率高。另外，原子力显微镜能够提供 2.5 维的图像，但是由于具有尖端效应而容易出错，且昂贵又耗时，因此不适合日常使用。

4．Zeta 电位 Zeta 电位是指分散介质和附着在分散颗粒上的固定液体层之间的电位差，它与分散在液体介质中的纳米颗粒的表面电荷有关，这取决于颗粒本身和周围的介质。它是控制分散体稳定性的主要因素之一，因此它可能影响纳米材料在环境中的命运和行为。电泳光散射或电泳迁移率法是主要的表征方法，适用于各种纳米材料，但不适用于水性介质中的疏水性纳米材料和高电导率介质中的纳米材料。ISO 制定了适用于所有可分散在液体中的纳米材料的相关表征标准（ISO / TS 12025）。

5．溶解性或分散性 溶解性通常被认为是决定纳米材料分布的因素之一，例如环境转归。因此，对其进行表征是必要的。纳米材料的溶解也取决于溶剂，因此表征时需指明溶剂。此外，溶解可能受许多其他因素影响，如温度、杂质浓度等，因此要控制好混杂因素。此外，纳米材料溶解或分散的动力学信息对于毒性研究也很重要，因为它可能随时间变化而改变纳米材料的毒性特征。用于确定粒径和粒径分布的许多技术（例如动态光散射）也适用于测量系统分散状态的变化，粒径和粒径分布表征的是纳米材料未发生凝聚时的初级粒径分布，而溶解性或分散性表征的则是凝聚物或系统的总体粒径分布。

6．附聚或聚合 纳米颗粒系统的分散状态表明颗粒聚集的程度。聚集状态主要取决于实验条件，例如培养基和 pH。而分散稳定性会影响纳米材料的物理性质，进而影响其环境转归和危害特性。此外，附聚或聚合状态也与毒性评估相关，因为评价结果受分散稳定性的影响，而分散稳定性又与纳米材料的附聚或聚合有关。用于确定粒径和粒径分布的许多技术也适用于纳米颗粒系统附聚或聚合程度的表征。

二、风险评估策略

风险评估主要包括危害识别、危害特征描述、暴露评估和风险表征，旨在评估某种暴露条件下发生特定危害的可能性。纳米材料风险评估的关键步骤与其他类型化学品风险评估的关键步骤相同，例如识别可能对健康造成危害的纳米材料特性，确定关键靶器官和细胞的剂量 - 反应关系和毒性机制。此外，还应评估不同纳米材料与进入部位及其他部位的细胞成分的反应潜力。为了评估这些物质在体内的易位或分布，还应该评估它们穿过内部屏障的能力，如血 - 脑屏障、血 - 胎盘屏障、血 - 睾屏障等。对于暴露评估，无论是散装样品的表征还是工作场所空气中的检测和测量，不同材料的健康风险评估都需要使用经过验证的分析方法。目前风险评估的最终目标是提供风险的定量预测，从而实现基于证据的风险管理。

（一）纳米材料风险识别

纳米材料风险识别需要考虑的一个重要问题是在纳米产品的整个生命周期中可能产生的暴露。当纳米材料嵌在聚合物中时，大部分纳米产品都不太可能会引起暴露。但当纳米材料经进一步处理，如变成废物或被回收时，其暴露情况就可能会发生改变，因此需要对其进行彻底的生命周期分析。另外，对大气中具有高度动态性的纳米气溶胶的释放和传输机制的研究也十分重要，因为这与纳米材料的暴露密切相关。对纳米气溶胶的来源和传输过程进行研究发现，这些纳米结构的附聚物可能会在传输过程中发生破碎[3]。空气中纳米材料的聚集或附着于天然气溶胶可能会改变纳米材料的粒径和其他特征，但分离和识别大气气溶胶中的纳米材料是工作场所和其他环境中纳米材料监测及表征所面临的艰巨任务。因此，目前纳米材料的风险识别面临的最大挑战就是对空气中纳米材料的表征，以及还不能对工作场所环境中的纳米材料进行完全的监测、测量和表征。

（二）纳米材料危害表征

纳米材料的危害表征就是表征纳米材料的各种健康效应，目前的研究主要涉及纳米材料在体内的吸收分布、对肺及循环的影响、遗传毒性和可能的致癌作用。首先，对于纳米材料的吸收分布，研究发现多种类型的纳米材料都可以通过呼吸暴露进入体循环，然后分布到脑、肝、肾、免疫系统和血管壁等靶器官[4]，因此探索不同纳米材料通过不同途径进入机体的能力十分重要。其次，多项研究均发现不同途径暴露的纳米材料均可诱导肺部炎症及致癌作用。此外，研究发现了多种纳米材料可能具有潜在的遗传毒性，但机制仍有待确定。动物体内实验还发现多壁碳纳米管可能在胸膜间皮中诱发间皮瘤。最后，研究发现纳米材料还有一些其他健康效应，如某些特定类型的纳米材料可通过吸入进入体循环，然后对微循环产生干扰。

（三）评估纳米材料暴露程度

通常通过对工人呼吸带中存在的纳米材料进行监测和测量，以获得有关空气中纳米材料的数量、粒径分布、形貌、成分和化学反应性等信息。因此，纳米材料监测的重点是选择纳米材料与健康最相关的抽样指标，但目前国际上对评估纳米材料暴露风险的指标尚未达成共识。此外，纳米材料的检测指标、暴露途径的多样性，以及暴露源和暴露群体间传输途径的不明确性，使建立和定义典型的纳米材料暴露场景变得十分重要。只有对可能的暴露情况进行评估并收集和分析足够的数据，才能够反映纳米材料的真实暴露水平，进而确定纳米材料的特征和健康影响之间的关联 。

（四）风险评估

目前还没有纳米材料特定的风险评估范例。在欧盟，REACH 法规（2006）只是纳米材料风险评估的暂时规定。纳米材料风险评估的主要问题是评估纳米材料暴露的测量技术和指标缺乏一致性，以及缺乏纳米材料特定的毒性终点，这些终点与纳米材料的特殊特征有关并可用于纳米材料的危害表征。比如很少有人将碳纳米管最主要的靶器官定为肺部。另外，由于缺乏可用的研究数据，使得表征纳米材料对肺部的风险也很困难。尽管有几项关于碳纳米管对肺部危害识别的研究，但只有一项长期呼吸暴露研究中的大鼠通过吸入途径接触了实际剂量的多壁碳纳米管。这项研究也没能表明多壁碳纳米管的 NOAEL，而对于其他纳米材料，多数情况下研究数据之间的差距更大。

第三节 毒性效应与分子机制

一、氧化应激

适当含量的活性氧有助于调节信号系统、增殖反应、氧化还原反应以及细胞基因表达。但是活性氧含量过高也会带来多种负面影响，如诱导氧化应激和脂质过氧化的产生，造成蛋白质和 DNA 损伤。纳米材料诱导活性氧产生的关键因素包括：①纳米材料反应性表面上的促氧化官能团；②过渡金属基纳米材料表面的氧化还原循环；③颗粒与细胞的相互作用。纳米材料还可诱导内源性活性氧产生，线粒体是纳米材料的主要靶标。纳米材料通过扩散或内吞作用进入细胞，聚集在线粒体周围，导致线粒体功能失调，这将破坏活性氧产生和消耗之间的平衡，引起活性氧累积，诱导氧化应激发生，进一步扰乱细胞的正常生理功能，最终导致细胞死亡[5]。有研究报道，纳米材料引起的氧化应激可触发特定分子和信号转导途径的激活，如 DNA 损伤反应途径、p53 激活、MAPK 通路、NF-κB 通路以及半胱天冬酶（caspase）激活途径等，引发不同的细胞反应。例如暴露于纳米银颗粒的人胚胎上皮细胞可产生活性氧，并使细胞外信号调节激酶（ERK）和 c-Jun 氨基末端激酶（JNK）磷酸化；低浓度纳米氧化锌处理的细胞出现 p53 活化，同时伴有抗氧化基因如 SOD2 和 GPx1 的表达，使细胞内的氧化稳态得以恢复，而暴露于高浓度纳米氧化锌的细胞出现活性氧水平升高，进一步通过 p53 诱导凋亡；纳米银颗粒可通过激活 κB 的抑制剂激酶（IKK）进而上调 NF-κB 通路，引起人脐静脉内皮细胞的功能障碍，通过添加抗氧化剂 N- 乙酰 -L- 半胱氨酸（NAC）可以拮抗纳米银颗粒诱导的反应，表明细胞暴露于纳米银颗粒时发生氧化应激。使用液相色谱 - 串联三重四级杆飞行时间高分辨质谱非靶向脂质组学方法研究纳米氧化铜暴露对人结肠癌细胞系（HCT-116）的影响，发现三酰甘油、磷脂酰胆碱、鞘脂和溶血脂等脂质以及谷胱甘肽氧化物水平的增加，提示纳米氧化铜诱导了氧化应激发生。

二、炎症反应

炎症反应是免疫系统被活化以识别并清除入侵的病原微生物的过程，包括免疫细胞的活化以及向病变部位的聚集。通过内吞作用进入免疫细胞的纳米材料，可通过刺激免疫细胞产生促炎因子（IL-1、TNF-α、IFN-γ 等）和趋化因子（IL-8、MCP-1 等），诱导和加剧炎症反应。纳米材料还可通过不同的损伤相关分子触发炎症级联反应，包括染色质相关高迁移率族蛋白 B1（HMGB-1），ATP、ADP 和腺苷介导的嘌呤能信号转导，IL-1α 预警素和 NLPR3 炎性小体激活。近年的研究发现，多壁碳纳米管以及纳米金颗粒可影响人肺泡上皮细胞中高迁移率族蛋白 B1 的分泌，其与不同的细胞受体相互作用，例如晚期糖基化终产物受体（RAGE）或Toll样受体4（TLR-4），进一步触发NF-κB途径，从而导致促炎因子和（或）趋化因子的产生以及释放增加。纳米二氧化硅和纳米二氧化钛可通过连接蛋白诱导人类THP-1巨噬细胞中内源性ATP的快速或主动释放，导致炎性小体激活和IL-1β分泌。一些纳米材料，如氨基修饰的纳米聚苯乙烯、纳米银颗粒以及纳米氢氧化铝等，可以活化NLRP3炎性小体，产生促炎因子IL-1，诱导细胞发生炎症[6]。

三、自噬

自噬是一种通过降解非必需或者功能失调的细胞组分，使细胞组分得到有序降解和循环使用的调节过程。自噬可以被某些应激条件激活，如营养匮乏、氧化应激、缺氧和炎症。越来越多的研究表明纳米材料可通过吞噬或非吞噬途径进入细胞，被溶酶体内化，进而诱导自噬的发生以清除异物。但纳米材料具有生物持久性，不易被降解，其在细胞内的累积可能导致自噬功能障碍，引起细胞毒性。有研究直接或间接通过与蛋白质聚集体共定位提示纳米材料可导致泛素化发生，表明纳米材料可经类似入侵病原体的p62-LC3 Ⅱ途径诱导细胞自噬。研究结果还表明纳米材料可诱导自噬信号转导途径改变，包括：①诱导氧化应激依赖性信号转导（例如内质网应激、线粒体损伤）；②抑制Akt-mTOR信号转导途径；③改变自噬相关的基因或蛋白质表达。富勒烯诱导的HeLa细胞自噬依赖于光活化，并被抗氧化剂N-乙酰基-L-半胱氨酸、还原型谷胱甘肽和L-抗坏血酸抑制，说明纳米材料可能通过氧化应激导致氧化损伤蛋白的积累，以及随后的内质网应激或线粒体损伤，进而诱导自噬发生。纳米金颗粒通过阻断自噬底物p62的降解进而阻断自噬通量，最终引发自噬体累积。碳纳米管可诱导人肺腺癌细胞自噬体累积，使用自噬抑制剂3-甲基腺嘌呤（3-MA）以及自噬基因ATG6的敲低可阻断碳纳米管相关的肺癌细胞毒性，表明自噬途径参与引起细胞毒性，进一步研究发现碳纳米管诱导的自噬是mTOR信号转导抑制的结果[7]。A549细胞和HepG2细胞暴露于高毒性的纳米银颗粒及纳米氧化锌后诱导自噬体形成，导致LC3B、atg4b、p62的上调以及atg12和atg5的下调，而暴露于低毒性的纳米二氧化钛后自噬效应不明显，说明不同纳米材料诱导自噬的能力不同。自噬与很多细胞功能相关联，包括免疫、炎症和细胞凋亡等，因此纳米材料可能通过对细胞自噬功能的抑制或激活，对细胞或机体产生毒副作用。

四、DNA损伤

纳米材料粒径范围在0～100 nm之间，能够通过扩散、穿越核孔复合体以及在细胞有丝分裂或减数分裂过程中被核膜包裹等3种途径进入细胞核，直接作用于DNA，导致DNA降解、DNA链断裂、基因突变等。另外，纳米材料释放到细胞中的金属阳离子常以表面负电荷的DNA分子为靶标，如纳米氧化铁能够释放出游离的铁离子，与表面负电荷的DNA分子结合，引起可逆或不可逆的DNA损伤，产生遗传毒性效应。纳米材料还可以通过诱导ROS水平升高导致遗传物质间接性损伤，主要包括单链或双链DNA断裂，碱基与糖链改变，基因变异、缺失、移位等。此外，还有研究使用组学技术发现纳米材料诱导DNA损伤，如对纳米石墨烯处理的HepG2细胞使用微阵列和全基因组表达分析，结果发现与DNA损伤和修复相关基因的变化（XRCC4、ERCC1、RAD51等）。不同DNA修复基因表达的变化可以提示DNA损伤的特定类型以及相应诱导的修复途径，例如OGG1和NTHL1变化提示发生碱基切除修复，ERCC1 和 XPA 变化提示核苷酸切除修复，RAD51 变化提示同源重组修复，LIG4 和 XRCC4 变化提示非同源末端连接修复等。

五、细胞凋亡

细胞凋亡是细胞程序性死亡的过程，对于组织稳态的发展和维持至关重要，可分为外在和内在细胞凋亡。纳米材料可以激活 Fas 或 TNF 受体表达，使之与特定受体结合，通过 3 种主要的致死信号级联诱导外在细胞凋亡发生：①死亡受体信号转导以及激活 caspase-8（或 caspase-10），触发 caspase-3 级联反应；②死亡受体信号转导以及激活 caspase-8、BH3 相互作用域死亡激动剂（BID）、线粒体外膜渗透（MOMP）、caspase-9 和 caspase-3 级联；③配体剥夺诱导的依赖性受体信号转导以及激活 caspase-9 和 caspase-3 级联。纳米材料还可通过 DNA 损伤、氧化应激等细胞内应激引发内在细胞凋亡。研究发现纳米铜颗粒在小鼠肾细胞中通过增加活性氧和活性氮物质的产生，调节 Bcl-2 家族蛋白表达，从线粒体释放细胞色素 C 到细胞质以及激活 caspase-3，从而诱导内在细胞凋亡；同时也观察到 FAS、caspase-8 和 BID 的激活，表明外在细胞凋亡的发生。也有研究提出纳米二氧化硅诱导凋亡的主要途径为：①可能引起氧化应激，激活肿瘤坏死因子 -α（TNF-α）和肿瘤坏死因子受体 1（TNFR1），进而诱导 caspase-8 以及 BID 生成，随后 BID 迁移到线粒体引起细胞色素 C 释放，激活 caspase-9、caspase-3、caspase-6、caspase-7 导致细胞凋亡；②可直接损伤线粒体诱导细胞色素 C 释放，或通过产生活性氧上调促凋亡蛋白（Bax）以及下调抗细胞凋亡蛋白（Bcl），从而导致线粒体凋亡的发生；③引起的持续 DNA 损伤可以通过 p53 激活 Bax，后者迁移到线粒体并导致细胞色素 C 释放，激活 caspase-3，进而诱导细胞凋亡；④可以促进诱导型一氧化氮合酶产生一氧化氮，引起线粒体膜脂质过氧化，细胞色素 C 释放，从而引发一系列导致细胞凋亡的事件。定量蛋白质组学研究发现人结肠癌细胞暴露于 100 nm 含柠檬酸盐涂层的纳米银颗粒后，丝氨酸 / 苏氨酸蛋白激酶（PAK）以及丝裂原活化蛋白激酶（MAPK）上调。PAK 和 MAPK 均参与信号级联反应，分别导致 caspase 依赖性以及非依赖性的细胞凋亡，提示了纳米材料可诱导细胞凋亡的发生。

第四节　体外与预测毒理学评价

体外评价方法通常包括器官水平、细胞水平及亚细胞水平的研究。除此之外，定量结构效应关系模型也是常用的体外与预测毒理学评价方法之一。

一、器官水平

器官水平的毒理学体外试验主要包括离体脏器灌流及离体脏器切片。由于纳米材料的毒性评价刚起步不久，目前在纳米材料体外毒性评价中离体组织切片培养的应用较少，多以离体脏器灌流为主。离体脏器灌流术是通过离体灌流术将含有受试物的液体灌注心、肝、肺、肾、脑、肠等离体器官，观察受试物对该器官的损害作用及其代谢情况。离体脏器灌流保持了组织结构和功能的完整性，最接近体内状态，但又不受复杂调节系统和其他器官影响，可针对性地研究某一脏器对受试物的反应，同时还可精确控制受试物的浓度，适合进行短期的代谢动力学试验。纳米材料在工业、医疗及食品等领域的广泛应用增加了人群通过皮肤、血液、消化道等途径暴露的概率，因此离体脏器灌流如心脏、胎盘、皮肤灌流等已用于评估纳米材料暴露的健康风险[8-10]。例如具有良好抗菌性能的纳米银颗粒可作为某些药物载体，但有研究通过心脏灌流纳米银颗粒发现，在患有糖尿病的小鼠中，纳米银颗粒的心脏毒性显著增加。此外，研究发现纳米材料能够穿过人体血-脑屏障及胎盘屏障，由此可能导致进一步的毒性。

二、细胞水平

细胞学检测是目前用于纳米材料体外毒性评价的主要方法，通常采用从动物或人的器官分离的原代细胞或传代细胞系（株）。此方法一方面可对受试物对机体的毒作用或致癌性进行初筛，另一方面可研究受试物的代谢并探讨毒作用机制。一般纳米材料的体外评估方法是：在加或不加血清的传代细胞或原代细胞的培养基中，加入一定剂量的纳米材料，然后观察细胞反应。主要采用的细胞类型包括吞噬细胞、肝细胞和血液细胞、上皮或内皮细胞和肿瘤细胞。

（一）细胞模型

1．吞噬细胞　纳米材料的毒性与细胞摄取情况有关，并且白细胞和免疫调节细胞参与了多种暴露途径下对纳米材料的早期摄取反应。由于吞噬细胞（如单核细胞和巨噬细胞）能够吞噬纳米材料，引起细胞因子的信号级联反应或导致ROS生成，因此它们可作为评价纳米材料被细胞吞噬的早期反应的细胞模型。实验通常选用的原代吞噬细胞包括外周血单核细胞、腹腔或肺部巨噬细胞和骨髓转化单核细胞，传代细胞系主要有小鼠单核巨噬细胞（RAW264.7和J774A.1）、腹膜巨噬细胞（IC-21）、人髓系单核细胞（THP-1）、人T淋巴细胞（Jurkat）、人单核细胞（Mono-Mac-6）和大鼠肺泡巨噬细胞（NR8383）。

2．肝细胞和血液细胞　通过注射、口服或气道吸入进入血液循环的纳米材料会立即接触到高浓度的血小板和红细胞，并且还会经常接触到肝的血液过滤细胞和单核巨噬细胞系统[11]。肝在循环颗粒的清除中具有重要作用，其中起主要作用的是肝巨噬细胞而不是肝细胞。通常作为肝毒性模型的细胞系为人肝癌细胞（Hep2G）和大鼠正常肝细胞（BRL3A）。其他相关细胞模型包括内皮细胞（如牛主动脉血管内皮细胞、人脐静脉血管内皮细胞）、红细胞、血小板和白细胞。聚苯乙烯颗粒（200 nm、78 nm）、纳米金颗粒（25 nm）和纳米二氧化钛（< 200 nm）都能不依赖表面电荷进入红细胞，因此红细胞可模拟非吞噬性的颗粒跨膜运动。血小板模型用于研究颗粒的血液毒性，包括血小板的活化和聚集。有研究表明纳米材料可使血小板活化，并加速血栓大鼠模型中血栓的形成[12]。

3．上皮或内皮细胞　上皮和内皮组织均具有细胞生理屏障特征，阻挡外来粒子通过皮肤、黏膜、消化道或血管壁进入体内。体外试验选用的上皮细胞应与体内上皮组织相似，均有黏蛋白细胞膜层、微绒毛、桥粒和片层体。常用的上皮细胞模型主要包括肺泡上皮细胞系（A549）、肾上皮细胞系（MDCK）、结肠上皮细胞系（HT29-18-C1）和宫颈上皮细胞系（HeLa）。内皮细胞位于体内各种血液管道，是颗粒或其他成分从血液进入外周组织的屏障，如血-脑屏障。体外评价常用的内皮细胞模型包括内皮细胞衍生的二代变异细胞株、人动脉内皮细胞（HAEC）、人脐静脉内皮细胞（HUVEC）和人微血管内皮细胞（HMEC-1）。

4．肿瘤细胞　除常见的癌前期细胞外，各种致癌基因变异的癌细胞株如人肺癌细胞（MSTO211H）、人白血病细胞（HL60）、星形细胞瘤细胞（1321N1）和宫颈癌细胞（HeLa）都已用于纳米材料的体外评价。它们可用于纳米材料癌症治疗效果的预测，如N-(2-羟丙基）甲基丙烯酰胺共聚物与多柔比星的结合物，以及第4代聚酰胺树枝状聚合物琥珀酸-紫杉醇结合物，这两种药物均可被人卵巢癌细胞（A2780）摄入。

（二）基于细胞的体外毒性评价

纳米材料进入机体后会接触到复杂的生理环境，包括不同组织环境中的多种细胞类型、数千种表面活性分子和具有反应活性的病理或炎性物质。纳米材料与蛋白质或细胞间的相互作用、影响和可能的毒性都是了解和评价纳米材料相容性与毒性的关键，包括纳米材料的细胞摄取和处理，对信号转导的影响，对细胞膜的干扰，对细胞电子转移束的影响，对细胞因子、趋化因子和ROS的作用，跨细胞作用和细胞间转运，对基因调控的作用，显著毒性和潜在毒性，以及对细胞坏死或凋亡的影响[13]。

1．纳米颗粒摄取和定位的检测　纳米颗粒被细胞摄入和定位是纳米颗粒与细胞相互作用的关键环节，因此，纳米颗粒的体外摄取和定位是纳米颗粒毒理学研究的重要内容。量化纳米颗粒的细胞摄入，以及描述其在细胞中的定位，需要充分利用各种分析技术，这些分析技术简述如下。

（1）透射电镜法：透射电子显微镜（即透射电镜）既可以观察纳米颗粒在细胞或组织中的定位，又可以结合光谱分析方法分析细胞内纳米颗粒的组成成分。通常待观察的组织或细胞需先经固定、脱水、渗透、包埋、切片等过程后，再使用透射电镜进行观察。有研究使用透射电镜结合X线光谱分析观察两种不同化学修饰的纳米金颗粒的细胞内定位，发现颗粒以不同大小的聚集体存在于细胞质内可能为循环内体的囊泡结构中。但是，透射电镜法也存在一定的局限性。由于其观察样本的制备和成像分析耗时长，大大限制了分析的样本量。

（2）元素分析法：当纳米颗粒的成分含有非体内天然原料成分时，我们可以通过测定细胞内非天然元素的浓度或质量来对纳米颗粒的摄取进行定量分析。它是迄今应用最广、发展最快的痕量元素分析技术。优点包括：①适用面广，可以进行多个元素的同步分析；②具有较高的灵敏度和低本底信号，检测限可达到每升亚纳克水平；③检测和分析速度较快；④可提供同位素信息等。电感耦合等离子体发射光谱（ICP-AES）也是一种强有力的分析技术，可用于细胞摄取的纳米颗粒的定量分析。例如有研究通过感应耦合等离子体发射光谱法分析纳米金颗粒的细胞摄取量，发现其以浓度依赖性方式增加。电感耦合等离子体发射光谱法的优势是检出限低、精度高和动态范围宽。

2．细胞增殖能力测定　细胞增殖能力通常通过细胞存活率或细胞代谢来评价。细胞存活率的测定对于剂量-反应关系的定义和机制研究中亚致死浓度的确定非常重要。剂量-反应曲线的定义是推断相关毒理学参数的基础，例如最小有效浓度（MEC）、半数最大有效浓度（EC_{50}）和最大效应（E_{max}）。细胞代谢测定方法主要为以染料为基础的细胞活力测定方法，采用比色法或荧光法来比较活细胞和死细胞对染料或酶转化染料的摄入、排出和转化，如测定甲臜（MTT、MTS、WST）、中性红、台盼蓝、线粒体膜电位、腺苷酸转化激酶释放等。基于荧光的ATP含量测定也是哺乳动物细胞增殖和细胞毒性的有效评价方法，其检测快速、灵敏且适用于体外测试的高通量筛选。

3．细胞坏死测定　细胞坏死是一种通过自溶导致细胞死亡的非程序性过程，通常由感染、毒素、化学和物理创伤等外在因素引发。细胞膜损伤通常被作为细胞坏死的检测指标，其评估主要是测量细胞溶质分子乳酸脱氢酶（LDH）的释放或分子探针如台盼蓝或碘化丙啶的细胞摄入。LDH 直接测定法的原理是释放的 LDH 将丙酮酸转化为乳酸，随后将 NAD^+ 还原为 NADH。台盼蓝和碘化丙啶是带电荷的染料，能够进入受损的膜，然后从活细胞中排出，可通过荧光显微镜、共聚焦激光扫描显微镜、流式细胞仪和荧光技术等方法检测。另外，中性红染料是一种不带电荷的染料，在生理条件下其可被活细胞中的酸性溶酶体质子化，进而保留在细胞中，因此中性红摄取（NRU）也是膜损伤检测方法之一。除细胞膜受损以外，特异性蛋白质修饰如钙介导的钙蛋白酶激活、受体相互作用蛋白激酶（RIPK）1 和 3 的磷酸化以及 Jun N- 末端激酶（JNK）激活或蛋白复合物形成（即坏死体），也可作为坏死标志物。

4．细胞凋亡　细胞凋亡是指机体在一定的生理或病理条件下细胞程序性死亡的过程，对组织稳态的发展和维持至关重要。用于研究细胞凋亡的体外方法通常基于胱天蛋白酶家族（例如 caspase-3 和 caspase-7）的活化或结构细胞变化，如 DNA 片段化、膜改变。通常通过用 caspase-3 或 caspase-7 记录切割底物的荧光或发光来检测蛋白酶家族的活化。末端脱氧核苷酸转移酶（dUTP）缺口末端标记（TUNEL）检测可揭示 DNA 片段化。细胞核浓缩、染色体凝聚、DNA 片段化、细胞缩小和分解、凋亡小体的形成等是细胞凋亡的主要形态变化特征，因此可通过普通光学显微镜、荧光显微镜和透射电镜直接对染毒细胞的形态进行分析。另外，也可对主要的形态学变化——质膜磷脂酰丝氨酸外翻进行检测。具有高度荧光的膜联蛋白Ⅴ结合物提供快速可靠的检测方法，以研究细胞凋亡早期和晚期的磷脂酰丝氨酸外化。膜联蛋白Ⅴ结合物与碘化丙啶联合可用于通过流式细胞术分析同时区分坏死和凋亡细胞死亡机制。免疫分析如蛋白质印迹和 ELISA 也可用于研究细胞凋亡和突出关键蛋白质修饰（即 caspase 激活）或蛋白质复合物形成（即凋亡小体）。

三、亚细胞及分子水平

亚细胞及分子水平的毒理学体外试验通常将线粒体、溶酶体、内质网、蛋白质和 DNA 等不同的细胞器或细胞成分分离出来，用于研究受试物引起损伤的亚细胞定位、代谢改变及对体内某些生物分子的影响。目前，纳米材料的暴露浓度不会对人体造成严重的细胞毒性，但慢性接触有可能会产生不良影响，而对细胞器功能进行分析可以识别这种效应。细胞急性暴露于纳米材料可对溶酶体形态和功能造成不利影响，且溶酶体也是纳米材料累积的潜在靶标[14]。活跃的细胞摄取及内吞作用使纳米材料不断地进入细胞，随后纳米材料被递送至溶酶体并逐渐累积，进而导致溶酶体功能障碍和细胞损伤。研究发现多壁碳纳米管可通过对溶酶体膜的直接作用增加溶酶体的渗透性。另外，线粒体被认为是自由基生成和决定细胞存活或死亡的关键因素之一。有研究将线粒体分离后直接暴露于纳米钛颗粒，观察到线粒体发生肿胀并具有剂量依赖性。

四、定量结构效应关系模型

面对数量巨大且不断增加的新型纳米材料，要对它们一一进行毒性评价需要花费大量的人力、物力和财力，因此亟须建立一套快速、高通量的方法来预测和评价纳米材料的潜在毒性。将毒理学、系统生物学、生物统计学、计算机科学等学科交叉并应运而生的计算毒理学通过用数学及计算机模型来预测、阐明化合物的毒性效应及作用机制，可有效提高研究者估测人体暴露于某种毒物的相关风险或结果的能力。定量结构效应关系（quantitative structure activity relationships，QSAR）是计算毒理学的主要研究领域，借助分子的理化性质参数或结构参数，以数学和统计学手段定量研究有机小分子与生物大分子相互作用，以及有机小分子在生物体内吸收、分布、代谢、排泄等生理相关性质，预测化合物的毒性与机制[15]。

目前，已有研究使用QSAR建模来预测各种金属氧化物纳米颗粒的细胞毒性，例如已经建立的一种纳米QSAR模型，可描述17种不同类型的金属氧化物纳米颗粒对大肠杆菌的细胞毒性[16]。研究将模型预测数据与实验得到的毒性数据进行拟合，模型符合标准且能通过内部和外部验证，因此可用于预测新的未经测试的金属氧化物纳米颗粒的毒性。

第五节　结语与展望

近几十年来，纳米材料的毒理学研究取得了一定的进展。大量研究证明纳米颗粒能够穿过细胞膜，然后诱导显著的生物毒性效应，如生长抑制、结构损伤、氧化应激、遗传毒性、蛋白质修饰和代谢紊乱等。2007年美国国家研究委员会发表了TT21C报告，该报告强调了毒性测试的重点将由基于动物毒性测试的风险评估转向人类细胞、细胞系或细胞组分等替代方法的测试策略。体外与预测毒理学评价方法具有高通量、低成本、省时等优点，不仅使纳米毒理学得到了突飞猛进的发展，还为其机制研究提供了有力的保障。

目前，纳米毒理学研究仍缺乏对纳米材料的毒性表型和分子机制的全局认识。此外，纳米毒理学研究应该更加关注纳米材料所引起的特定生物学效应和分子机制。尽管纳米毒理学研究的新方法和工具发展迅速，但国内外现有研究报道仍存在一些争议。因此，需要制定用于纳米材料毒性测定的标准和技术框架来保证纳米材料生物安全性的标准化评估。在纳米医学的新时代，纳米毒理学不仅仅涉及环境问题，更关乎人类健康与环境安全等社会问题，研究者及管理部门对纳米材料毒性及安全性的研究和管理亟待提高。同时，应与国际纳米毒理学界接轨，使我国的纳米毒理学研究进入新阶段。

（刘江艳[1]　段军超[1,2]）

参考文献

[1] Batista CA, Larson RG, Kotov NA, et al. Nonadditivity of nanoparticle interactions. Science, 2015, 350(6257): 1242477.

[2] Zhang Y, Bai Y, Jia J, et al. Perturbation of physiological systems by nanoparticles. Chem Soc Rev, 2014,

[1] 首都医科大学公共卫生学院，卫生毒理与卫生化学系。
[2] 通讯作者，E-mail：jcduan@ccmu.edu.cn。

43（10）：3762-3809.

[3] Chen R，Qiao J，Bai R，et al. Intelligent testing strategy and analytical techniques for the safety assessment of nanomaterials. Anal Bioanal Chem，2018，410（24）：6051-6066.

[4] Rasmussen K，Rauscher H，Mech A，et al. Physico—Chemical properties of manufactured nanomaterials-Characterisation and relevant methods：an outlook based on the OECD testing programme. Regul Toxicol Pharmacol，2018，92：8-28.

[5] Li N，Georas S，Alexis N，et al. A work group report on ultrafine particles（American Academy of Allergy，Asthma & Immunology）：why ambient ultrafine and engineered nanoparticles should receive special attention for possible adverse health outcomes in human subjects. J Allergy Clin Immunol，2016，138（2）：386-396.

[6] Pallardy MJ，Turbica I，Biola-Vidamment A. Why the immune system should be concerned by nanomaterials? Frontiers in Immunology，2017，8：544.

[7] Firme CP，Bandaru PR. Toxicity issues in the application of carbon nanotubes to biological systems. Nanomedicine，2010，6（2）：245-256.

[8] D′Errico JN，Doherty C，Fournier SB，et al. Identification and quantification of gold engineered nanomaterials and impaired fluid transfer across the rat placenta via ex vivo perfusion. Biomed Pharmacother，2019，117：109148.

[9] Sanavio B，Librizzi L，Pennacchio P，et al. Distribution of superparamagnetic Au/Fe nanoparticles in an isolated guinea pig brain with an intact blood brain barrier. Nanoscale，2018，10（47）：22420-22428.

[10] Ramirez-Lee MA，Espinosa-Tanguma R，Mejía-Elizondo R，et al. Effect of silver nanoparticles upon the myocardial and coronary vascular function in isolated and perfused diabetic rat hearts. Nanomedicine，2017，13（8）：2587-2596.

[11] Ciappellano SG，Tedesco E，Venturini M，et al. In vitro toxicity assessment of oral nanocarriers. Adv Drug Deliv Rev，2016，106（Pt B）：381-401.

[12] Faria M，Björnmalm M，Thurecht KJ，et al. Minimum information reporting in bio-nano experimental literature. Nat Nanotechnol，2018，13（9）：777-785.

[13] Cai R，Chen C. The crown and the scepter：roles of the protein corona in nanomedicine. Adv Mater，2019，31（45）：e1805740.

[14] Banik B，Askins BW，Dhar S. Mito-magneto：a tool for nanoparticle mediated mitochondria isolation. Nanoscale，2016，8（47）：19581-19591.

[15] Puzyn T，Leszczynska D，Leszczynski J. Toward the development of “nano-QSARs”：advances and challenges. Small，2009，5（22）：2494-2509.

[16] Puzyn T，Rasulev B，Gajewicz A，et al. Using nano-QSAR to predict the cytotoxicity of metal oxide nanoparticles. Nat Nanotechnol，2011，6（3）：175-178.

第二十一章 环境内分泌干扰物评价

摘 要

内分泌干扰物的识别与控制是环境科学的重要议题。典型的内分泌干扰物包括二噁英、多环芳烃、多溴联苯醚、全氟化合物、塑化剂和农药等，可导致生殖疾病、肥胖症甚至癌症。内分泌干扰物可通过核受体介导的通路，或者影响激素生成与代谢调控等非受体介导的途径致毒。传统的内分泌干扰物评价方法包括体外高通量筛查和体内试验评估，近年来计算机辅助的筛查方法不断发展并得到广泛重视。在本章最后还介绍了美国 EPA 和 OECD 的内分泌干扰物筛选与评价体系。

第一节 概 述

近年来，大量人工合成的化学品被释放入环境。越来越多的证据表明许多释放入环境的化学品可以干扰激素生理调节过程，改变内分泌系统正常功能，从而对野生动物和人类的发育及生殖功能产生不良影响。根据美国环境保护部（United States Environmental Protection Agency，USEPA）内分泌干扰物筛选测试咨询委员会（Endocrine Screening and Testing Advisory Committee，EDSTAC）的定义，环境内分泌干扰物（environmental endocrine disruptors，EEDs）又称环境激素，是指那些在环境中低剂量作用于生物时便可具有类似生物激素活性或可对内分泌系统产生复合干扰作用，通过干扰激素正常的合成、释放、转运、结合、作用和代谢等过程，从而影响机体的内环境稳定、生殖、发育及行为的外源性化学物质[1]。

EEDs 种类繁多，存在广泛，在很低浓度时即可产生多种生物效应，对人和动物生长发育、生殖和免疫功能造成一系列影响。据统计和估算，2010 年欧盟由于 EEDs 所导致的疾病花费约为 2170 亿美元，占国内生产总值的 1.28%，而美国则达到 3400 亿美元，占国内生产总值的 2.33%[2]。因此，EEDs 的识别与控制已成为环境科学重要的议题之一，是全世界环境健康与安全领域研究的热点。为此，世界各主要工业国家和地区都已制定了 EEDs 研究和管理计划。美国设立了由政府部门组成的工作组，将 EEDs 列为优先控制污染物，研究如何控制 EEDs 的污染，建立食品中内分泌干扰物的筛选方法，并提出以分级或分层方式筛选及测试 EEDs。USEPA 1996 年成立了 EDSTAC，以建立完善的 EEDs(农药和其他化学物质)筛选和测试技术体系。日本于 1997 年和 1998 年相继公布了关于 EEDs 的报告书，欧盟也于 1999 年公布了其对 EEDs 的研究计划。我国在该领域起步较晚，对 EEDs 的研究相对较薄弱，但近年来这一领域也得到了广泛关注和日益重视。1997 年，我国派代表参加了在华盛顿召开的 EEDs 国际会议，强调了在中国建立 EEDs 甄别方法并验证其准确性是当务之急；2002 年 8 月 14 日，科技部发布了《可持续发展科技纲要（2001—2010 年）》，把开展 EEDs 污染现状及健康影响的调查与研究列为国家科技发展的重要研究领域；2015 年 4 月 16 日，国务院正式发布《水污染防治行动计划》（简称"水十条"），明确指出严格控制环境激素类化学品污染。我国开启了环境激素类物质污染分析、毒性效应与机制等方面的大规模研究。

第二节　典型环境内分泌干扰物及其危害

在日常生活中已被发现并确认的典型 EEDs 包括二噁英类、多环芳烃类、多溴联苯醚类、全氟化合物、常见的塑化剂和农药类物质等。它们可以通过不同途径进入环境和人体，因此无论是人类还是野生动物，都可能受到 EEDs 的威胁。

EEDs 威胁人体健康，可以导致男性精子的数量减少和质量降低，睾丸癌和前列腺癌发病率升高，以及生殖组织畸形等生殖组织异常；同时，EEDs 还会引起女性乳腺癌和生殖器官肿瘤发病率上升，以及多囊卵巢综合征、子宫内膜异位症、子宫肌瘤和盆腔炎等疾病 [3]。另外，EEDs 还会导致人类性早熟、神经系统障碍、记忆力下降、免疫系统缺陷和其他各种癌症。

不仅如此，EEDs 还会对野生生物和生态系统产生影响。目前，关于 EEDs 对野生动物影响的研究主要集中于无脊椎动物、鱼类、两栖动物、爬行动物、鸟类和哺乳动物。实验研究表明，EEDs 对野生动物的不良影响主要包括生殖与发育异常，导致甲状腺疾病、神经系统异常和免疫系统缺陷，种群减少等。

一、二噁英及其类似物

二噁英及其类似物是工业过程的产物，被公认为是高毒环境持久性有机污染物，它包括多氯二苯并 - 对 - 二噁英（polychlorinated dibenzo-p-dioxins，PCDDs）、多氯二苯并呋喃（polychlorinated dibenzofurans，PCDFs）和多氯联苯（polychlorinated biphenyls，PCBs）3 大类化合物。相关报道显示，二噁英及其类似物可以干扰生物体内分泌系统，部分二噁英及其类似物也能作为配体介导芳烃受体活性 [4]。

二噁英及其类似物对人体健康的影响不容小觑。乌克兰前总统维克托·尤先科的二噁英中毒事件，使得二噁英类化合物再度成为世界关注的焦点。在越南战争期间，由于军事需要，美军使用飞机、船舶、吉普车以及士兵身背的喷雾器，向越南大量喷洒了含有四氯二苯 -p- 二噁英（tetrachlorodibenzo-p-dioxin，TCDD）的落叶剂，其结果是造成大批越南人患肝癌、孕妇流产和新生婴儿畸形，这也从侧面证明了这类化合物对人体有严重的毒害作用；同时还发现，在退伍军人中，恶性肿瘤患者人数比普通美国人增加了 50%。30 多年后的今天，在美国喷过落叶剂的 10 多处重点地区，仍会看到成片的树林不长叶子。在日本 1968 年米糠油中毒事件中，受害者食用被 PCBs 污染的米糠油而中毒，表现的症状有痤疮样皮疹、黄疸、四肢麻木。经日本政府正式确认，此事件共造成 1684 名疾病患者，造成 30 多人死亡。

二噁英及其类似物对哺乳动物的影响在最近40多年里也日渐凸显。许多海洋哺乳动物遭遇种群减少的危机。同时，调查报道显示世界各大洋的海洋哺乳动物（如海豹、海狮、海豚和鲸）体内有高浓度的有机氯污染物，PCBs就是其中主要的污染物之一。由于受PCBs污染，波罗的海海域灰海豹的数量下降到了1900年的1/10。20世纪80年代，人们对处于排卵期的荷兰瓦登湖海豹喂食含有高浓度PCBs的海鱼，发现仅有30%的海豹受孕。而喂食不受PCBs污染鱼的海豹则有83%受孕，且喂食受PCBs污染海鱼的海豹血液中甲状腺激素低于正常水平，可见PCBs会严重干扰哺乳动物的内分泌系统和生殖系统。20世纪60年代，在美国密西根水貂人工养殖农场，人们发现水貂不孕，种群减少，经调查造成水貂不孕的原因是喂饲水貂的饲料（来自五大湖的鱼）。这些鱼由于受到PCBs和2,3,7,8-四氯二苯并-p-二噁英（2,3,7,8-TCDD）的毒害，体内富含PCBs和TCDD，并通过食物链传递给了水貂，造成水貂不孕。另有调查表明，从1950年到1975年，生活在荷兰的金钱海豹数量急剧下降，免疫功能下降，这与海豹体内高浓度的PCBs有极大的关系。

二、多环芳烃及其衍生物

多环芳烃（polycyclic aromatic hydrocarbons，PAHs）是一类主要来源于燃烧过程并广泛分布于自然环境中的污染物。环境中有超过100种PAHs，且通常以混合物的形式存在。其中，有16种PAHs被列入USEPA 1976年公布的129种优先控制污染物清单中。大部分研究表明，PAHs具有较弱的拟雌或抗雌活性，能够影响生物的生殖和发育[5]。其中，PAHs所引发的乳腺肿瘤主要是雌激素依赖型，雌激素异常可以直接或间接地导致垂体催乳素异常释放而致乳腺癌。这也许是因为某些PAHs的分子结构与甾体激素非常相似，且分子结构的相似度关系到它们同雌激素受体（estrogen receptor，ER）的反应和结合能力，并影响激素敏感组织中应答基因的表达。PAHs也可影响跳虫、线虫和蚯蚓的生存和繁殖，并影响高等植物的发芽和生长。苯并［a］芘（benzo［a］pyrene，B［a］P）是最为人知的PAHs，它在食物、水、香烟和汽车尾气中都有广泛检出。B［a］P对女性的生殖系统具有一定的毒性，能显著抑制类固醇的生成，导致生殖毒性。同时，B［a］P也会对鱼类的多代生长发育产生影响，显著增加斑马鱼子代的死亡率和过早孵化率。

三、多溴联苯醚及其衍生物

多溴联苯醚（poly brominated diphenyl ethers，PBDEs）根据其溴原子取代位的不同共有209种同系物，常见的商品化多溴联苯醚有五溴（四溴、五溴和六溴联苯醚为主要成分）、八溴（七溴和八溴联苯醚为其主要成分）和十溴（九溴和十溴联苯醚为其主要成分）3种类别，均是一组溴原子数不同的联苯醚混合物，因此被总称为多溴联苯醚。从普遍意义上来讲，PBDEs衍生物包括羟基化多溴联苯醚（hydroxylated PBDEs，HO-PBDEs）和甲氧基化多溴联苯醚（methoxylated PBDEs，MeO-PBDEs）两大类。

PBDEs作为良好的阻燃剂被广泛应用于电子电器设备、汽车、建筑装潢材料和纺织品中。由于PBDEs是添加型阻燃剂，不与基质材料共价结合形成化学键，所以在使用和处理时PBDEs容易从产品中溢出并进入环境，从而在大气、水、沉积物、污泥、生物体，甚至人体组织中都有检出。此外，PBDEs在生物体内易发生代谢。据报道，在青鱼、鲑鱼和海豹等生物体内已发现了HO-PBDEs和MeO-PBDEs。PBDEs具有极大的潜在环境风险，特别是对儿童的神经和身体发育具有较高的风险。许多科学文献证明，PBDEs 在儿童体内的检出浓度往往高于成人体内 [6-7]；另据报道，脐带血液内的 PBDEs 浓度与儿童 1 ~ 6 岁期间的神经和身体发育有很大关系，PBDEs 对其发育的影响在 4 岁时表现尤为突出。

四、全氟化合物

全氟化合物（perfluorinated chemicals，PFCs）因其化学稳定性、疏水疏油和表面活性等特点，在工业生产中广泛使用。因此，全氟化合物在环境介质、生物体内及人体血液中都有检出，受到人们的广泛关注。2009 年，全氟辛磺酰氟（POSF）、全氟辛磺酸（PFOS）及其盐类被列入《关于持久性有机污染物的斯德哥尔摩公约》（即 POPs 公约）附表 B 中，在缔约国限制生产使用。

流行病学研究发现，PFCs 与血液中甲状腺素、血脂、胆固醇存在相关关系。PFCs 职业暴露人群中，血液 PFOA 与自由态的 T4（fT4）呈负相关。Dallaire 等分析因纽特人血液中甲状腺素和 PFOS 的含量，发现 PFOS 与 TSH，tT3 和甲状腺素结合球蛋白呈负相关，与 fT4 呈正相关。Chateau-Degat 等发现因纽特人血液 PFOS 含量与三酰甘油呈负相关，而与高密度脂蛋白胆固醇（HDL-C）呈正相关。Steenland 等发现人体血液中 PFOA 与胆固醇和尿酸含量呈正相关。

PFCs 对哺乳动物具有肝毒性、发育毒性、免疫毒性、激素效应和生化效应，可以影响啮齿目动物体内性激素和甲状腺素的正常水平 [8]。同时，PFCs 对水生生物，如斑马鱼，具有生殖和发育毒性，能够导致生长抑制、性腺发育迟缓、性别比例异常、子代畸形与致死等不良结局。

五、典型塑化剂双酚 A、邻苯二甲酸酯及其衍生物

双酚 A（bisphenol A，BPA）是在工业上被用来合成聚碳酸酯和环氧树脂等材料的增塑剂，它是制造聚碳酸酯、环氧树脂、抗氧化剂等的前体物质，广泛应用于杀真菌剂、染料以及机械仪表、医疗器械、食品包装材料与饮料容器的生产，还是牙齿密封剂、牙科填充剂的原料之一，并在环境中广泛检出。国内外对 BPA 的研究发现，BPA 具有低等毒性，能对生物体产生广泛的不良影响，包括影响内分泌、生殖、神经系统以及促癌等，其中以对内分泌系统的影响较为突出 [9]。BPA 对雄性生殖系统有一定的损害，可使大鼠和小鼠的前列腺和输精管重量下降，精子畸形。研究证实，BPA 染毒小鼠出现精子数量减少，活动精子百分率下降，精子活力降低，精子畸形率升高，交配指数下降等现象。人群流行病学调查发现，长期接触高浓度 BPA 的男性工人尿中睾酮含量存在降低趋势。而另有报道显示，BPA 可导致女性子宫重量下降，出现囊状卵泡及改变乳腺结构而诱发乳腺癌等。由于 BPA 的内分泌干扰效应越来越受到人们的担忧，各国政府陆续禁止了含 BPA 的婴儿奶瓶的生产，我国也在 2011 年 5 月 30 日发布了禁止生产和使用含有 BPA 的婴幼儿奶瓶的公告。但是，部分作为 BPA 替代品的其他双酚类物质也陆续被报道具有潜在的内分泌干扰效应。

邻苯二甲酸酯（phthalate esters，PAEs），又称酞酸酯，是一类环境内分泌干扰物 [10]，作为增塑剂广泛用于食品包装材料、容器、医疗用品及人造革等的制造，还可作为原料用于香味剂、化妆品等。它与聚烯烃类塑料分子之间并非以化学键结合，而是由氢键或范德华力连接。因此，其结合力较弱，可由塑料内扩散到外环境中。而随着塑料工业的发展，

邻苯二甲酸酯类物质普遍存在于大气飘尘、工业废水、河流、土壤以及固体废弃物中，并已在食品、饮用水、人体体液中被检出。自1970年起，就有许多关于PAEs毒性作用的研究和报道。1975年，Aldyreva等就发现在一家工厂工作的女工由于长期职业接触PAEs，导致受孕率下降以及流产率升高。Tabacova等调查发现居住在一家塑料厂附近的孕妇尿样中PAEs含量与怀孕的并发症具有相关性。PAEs作为环境激素，对动物的内分泌系统干扰显著，尤其是对生殖和发育的不良影响尤为显著。

六、农药类

自1939年滴滴涕（dichlorodiphenyl-trichloroethane，DDT）被成功合成，农药被广泛地应用于全球各地，仅有少量条规限定其使用，因此有大量的农药被直接释放到环境介质中。部分农药蓄积于土壤及沉积物中，通过生物累积到达无脊椎动物及脊椎动物体内，并通过食物链影响上层的物种。至今，在各种环境介质及生物体内仍可检测到不同程度的农药残留，甚至在对人体血液、母乳及尿液的分析中也可测到一定浓度的农药残留。部分农药可从分子层面上干扰生命体的内分泌系统活性，从而导致其产生一系列的生态毒性，例如影响环境中的生物多样性，干扰生命体正常的生长、发育、繁殖、性别比例、免疫系统及种群繁衍等[11-12]。农药对生态环境的影响从1949年发现航空喷洒DDT的职业人员精子数下降开始逐步得到重视，其毒性效应从个体角度来说主要包括对生命体的生长、发育、繁殖及免疫系统的影响等，还包括可造成个体死亡的效应。而这些效应最终可表现为对环境中生物多样性、种群数量及性别比例的负面影响。

第三节　环境内分泌干扰物的致毒机制

EEDs导致内分泌干扰效应的致毒机制，根据与核受体（nuclear receptor，NR）的关系，可以分为受体介导和非受体介导的作用机制[13-14]。

一、受体介导的致毒机制

EEDs可以与核受体结合，干扰核受体的功能，从而直接作用于机体[15]。核受体是动物体内含量最丰富的一类转录调节因子，其结构和功能具有一定的相似性。主要的核受体包括雄激素受体（androgen receptor，AR）、雌激素受体（estrogen receptor，ER）、甲状腺素受体（thyroid hormone receptor，TR）、糖皮质激素受体（glucocorticoid receptor，GR）、盐皮质激素受体（mineralocorticoid receptor，MR）、孕酮受体（progesterone receptor，PR）和过氧化物酶体增殖剂激活受体（peroxisome proliferators-activated receptor，PPAR）等。大部分核受体都是由配体启动的转录调节因子，其功能也高度依赖于配体的结合（图21-1A）[15]。在没有配体的情况下，核受体主要以单体存在并与伴侣蛋白结合形成复合体，从而在细胞质中维持稳态。部分核受体，如AR、GR和MR，必须与配体结合才能从复合体中解离出来并通过微管转移到细胞核。而其他的核受体，如ER和PR，则即使没有配体也能进行核转移。一旦进入细胞核，受体便会二聚形成同源或异源二聚体，并结合到特定基因上的DNA反应元件上，招募共因子（coregulator）及其他转录因子从而激活或抑制转录。

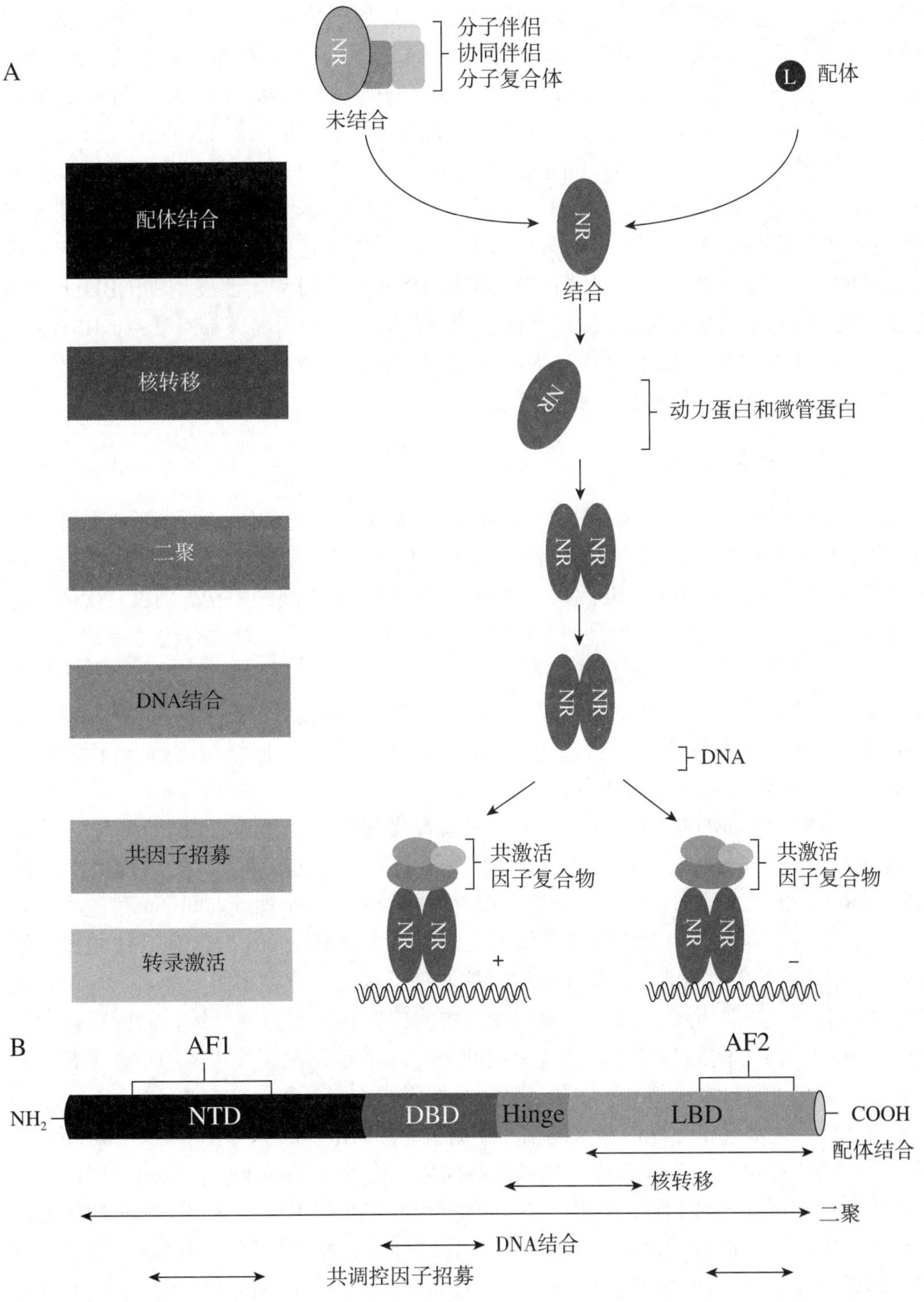

图 21-1　核受体的分子启动过程

A. 核受体激活过程示意图。B. 核受体不同功能域及其对应的功能 [15]。NR，核受体；NTD，氨基端域；DBD，DNA 结合域；Hinge，铰链区；LBD，配体结合域。

虽然核转移和二聚过程的顺序目前仍不清晰，但两者都是核受体启动的重要过程。拟性物质能诱导受体形成活性构象从而招募共激活因子（coactivator, CoA），并激活转录。相反地，抗性物质诱导受体形成非活性构象从而招募共抑制因子（corepressor，CoR）或抑制 CoA，从而抑制转录。核受体的结构通常包含 4 个功能域，即氨基端域（N-terminal domain，NTD）、DNA 结合域（DNA binding domain，DBD）、铰链区（hinge region）和羧基端的配体结合域（ligand binding domain，LBD）（图 21-1B）。两个活性区域 AF1 和 AF2 分别处于 NTD 和 LBD 中并控制受体的活性。不同功能域负责不同的功能，而共因子招募及后续的转录调节主要依赖于 NTD 和 LBD 上的 AF1 和 AF2。DNA 结合过程主要发生在 DBD 上，核转移主要依赖铰链区和 LBD 的部分区域，而二聚过程则与 4 个功能域都有联系。EEDs- 受体间的相互作用主要发生在 LBD 之中，因此 EEDs 结合于 LBD 中并主要影响受体的配体 - 受体相互作用、核转移、二聚和共因子招募等过程，从而最终影响受体的功能。

（一）配体 - 受体相互作用

配体 - 受体相互作用是核受体分子启动过程的首要步骤，与配体和受体两者本身的性质密切相关，因此配体与受体之间的相互作用是评估 EEDs 最重要的内容。配体的结合和逃逸过程是配体 - 受体相互作用的重要因素，决定了配体与受体之间的相互识别以及配体在受体中的停留时间。蛋白质结晶分析是研究配体 - 受体相互作用最有效的方法之一，然而对于 EEDs，主要的研究手段还是竞争结合实验、表面等离子体共振生物传感器以及基于计算机的分子模拟方法等。为了更好地理解和解析配体与核受体之间的相互作用，下面以 ER、AR、GR、PR 和 MR 等为代表，对蛋白质数据库中已发表的蛋白质结构进行分析和讨论，以更充分地理解核受体的分子启动过程。

1．结合 核受体 LBD 的氨基酸序列之间具有高度保守性，都具有由 11 或 12 个螺旋（helix，分别编号为 H1 至 H12）所组成的相似结构。将结合有相应激素分子的 ERα、ERβ、AR、GR、MR 和 PR 的晶体结构相互叠合后发现，不同受体的各个螺旋之间都高度重合（图 21-2A）。同样，各个不同的内源性激素配体都位于受体中由 H3、H6、H8 和 H11 组成的激素结合口袋（图 21-2A）。从结晶的受体结构也能发现外源性的化合物能与激素一样结合到受体的激素结合口袋中。此外，甾体激素在受体中的位置和形态高度一致，其中甾体激素的一端位于 H3 和 H6 之间的裂缝中，另一端则伸向 H11 的羧基端。其相似的结合形态可能是由配体和受体之间的疏水性相互作用和氢键相互作用导致的。

配体的结合由疏水性相互作用和氢键相互作用主导。ERα、ERβ、AR、GR、MR 和 PR 的激素结合口袋主要由 16 ~ 18 个疏水性氨基酸构成，因此更偏向于结合疏水性配体，然而过大的疏水性也可能导致相反的作用。此外，疏水性相互作用也会影响受体对配体的选择性。针对氢键相互作用，通过对不同激素与受体之间氢键相互作用的网络进行总结，可以发现不同激素与受体之间主要通过 3 ~ 5 个关键氨基酸产生氢键相互作用。这些关键氨基酸主要位于 H3、H6、H8 和 H11 上的 1—5 号点，且除了第 5 号点的位置略有不同外，其他 4 个点的关键氨基酸所在位置基本一致（图 21-2B）。因此，不同激素与受体之间形成的氢键网络是基本相同的。而由于不同受体的关键氨基酸数量不同，经过比较可以发现关键氨基酸的增加或减少可能是不同受体对配体选择的差异所在。此外，氢键在一定程度上也反映了配体在受体中的结合形态[16]。

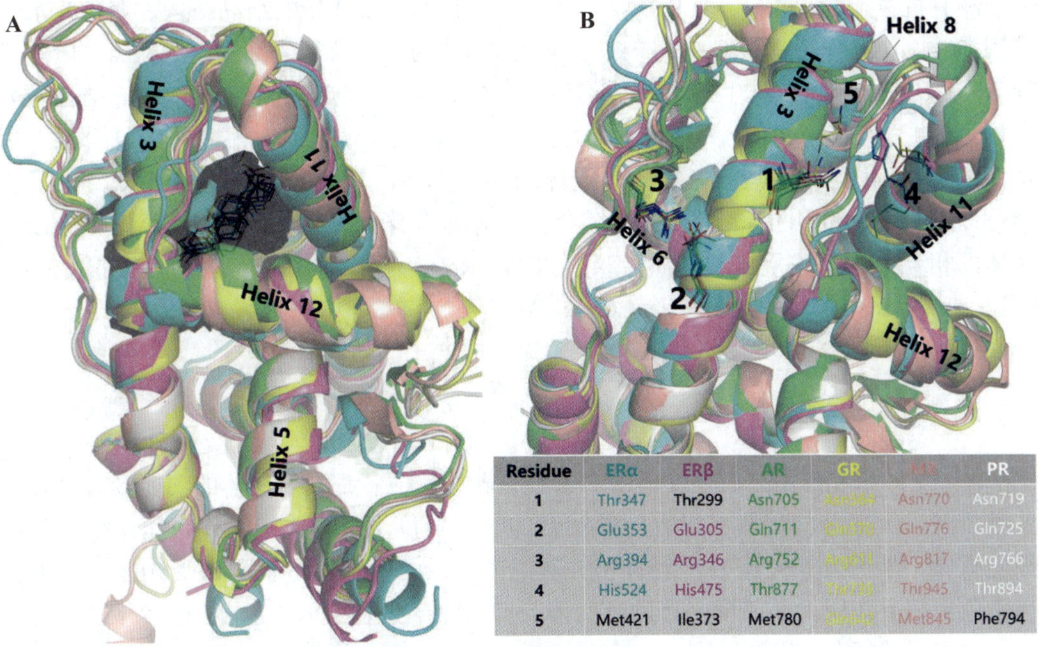

图 21-2　核受体的配体 - 受体相互作用

A．激素结合口袋和不同激素配体的结合形态。B．不同受体中形成氢键的关键氨基酸。图中为结合有拟性激素的 ERα、ERβ、AR、GR、MR 和 PR 结构的叠合，颜色分别为靛青、洋红、绿色、黄色、肉色和浅灰色 [15]。

2．逃逸　配体与受体之间的相互作用不仅包括结合过程，还包括配体从受体中逃逸的过程。事实上，结合作用和逃逸效应共同代表了配体在受体中的效力 [17]。相对结合效力（RBA）通常被用来判断配体是否足以与内源性激素竞争受体。RBA 反映的是一个稳态系统的结合力，而体内系统通常是不平衡的。因此，配体 - 受体相互作用的动力学过程，即结合和逃逸过程，都会产生一定的影响，尤其是在研究体内系统的时候。配体结合或逃逸的动力学过程可以被简单地认为是一个一步的结合和逃逸过程 [17]（式 21-1）。

$$\mathrm{R} + \mathrm{L} \underset{k_{\mathrm{off}}}{\overset{k_{\mathrm{on}}}{\rightleftharpoons}} \mathrm{RL} \qquad (21\text{-}1)$$

其中 R 和 L 分别代表受体和配体，RL 表示配体 - 受体复合物，k_{on}（$M^{-1}s^{-1}$）和 k_{off}（s^{-1}）分别为结合速率和解离速率。结合得快而解离得慢的配体即为高效力的配体。事实上，从 RBA 中计算出来的平衡常数 k_d，可以通过 k_{off}/k_{on} 计算。然而，k_d 和 RBA 都来自于稳态系统，而体内系统是动态变化的，所以受体和配体的浓度都随时间或其他因子的变化而变化。因此，当考虑到细胞、组织、器官和个体层面时，配体 - 受体相互作用的停留时间显得更加重要。结合过程（k_{on}）跟化合物的物化过程（如扩散、溶解等），而逃逸过程（k_{off}）则完全取决于配体 - 受体之间的相互作用。因此，逃逸过程是决定配体 - 受体复合体维持时间的主要因素 [18]。

3．EEDs 与核受体的相互作用　EEDs 可以与核受体结合。Blair 等选取了 188 种天然或合成的环境化合物，测试了它们与 ER 的结合能力，结果发现一些烷基酚类化合物、二苯基衍生物和有机氯化合物都能与 ER 相结合 [19]。已有的 EEDs-ER 的结晶结构表明，疏水性相互作用和氢键相互作用都是 EEDs 与核受体相互作用的重要特征。例如，双酚 A、紫外线吸收剂 BP-2（benzophenone-2）和雌激素激动剂（ferutinine）等作为具有 ER 中等结合能力的化合物，都能与 ERα 的 4 个关键氨基酸形成氢键。而较少的氢键并不意味着结合弱，因为疏水性相互作用同样可以增强 EEDs 与受体的相互作用，就像 DDT 不能与 ERα 形成氢键，但却可以通过疏水性相互作用与 ERα 结合。已有的研究也表明，逃逸过程同样对 EEDs 与核受体的相互作用至关重要。例如，双酚 A 与 ERα 相互作用的 k_{on} 与内源性激素 E2 类似，却远比 E2 结合得弱，其原因是双酚 A 比 E2 更容易从 ERα 中逃逸（$k_{off} = 2.7 \times 10^{-1}\ s^{-1}$，相比于 E2 的 $1.2 \times 10^{-3}\ s^{-1}$）[20]。

（二）受体二聚和核转移

配体 - 受体相互作用之后是受体的二聚和核转移，两者都是对受体的功能具有重要作用的关键步骤。大部分核受体在没有配体结合的时候都位于细胞质中，并在配体结合后转移到细胞核中，然后二聚并进一步调节相关基因的转录。核转移过程确保受体能进入细胞核并与染色质相互作用，而二聚则有助于受体与 DNA 结合。然而，二聚和核转移过程对不同核受体的重要性具有一定的区别。

1．核转移 核受体的转录调节过程发生于细胞核中，而信号通路却始于细胞质中配体与受体的结合。因此，核受体在作用过程中需要从细胞质中转移到细胞核内。多种分子伴侣蛋白，例如可以跟核受体结合并使之稳定的热休克蛋白，都与核受体的核转移过程相关。核受体在配体的结合下与伴侣蛋白脱离，并在动力蛋白和微管的协助下转移到细胞核中。

核转移过程可以是配体依赖的，也可以是非配体依赖的。例如，AR、GR、MR 等需要跟配体结合才能转移到细胞核，而 ER 和 PR 则不需要跟配体结合也能进行核转移。受体中有两个与核转移过程相关的区域，分别位于铰链区与 DBD 的羧基端和 LBD 上，而 ER 的非配体依赖性则是由于 ER 缺少位于 LBD 的核转移相关区域。

虽然核转移的机制目前仍较模糊，但是研究表明 EEDs 可以通过干扰核转移过程导致内分泌干扰。例如，Lynch 等采用高通量筛选方法，发现在与 AR 结合最强的 17 个 EEDs 中，有 16 个能使 AR 产生核转移并导致拟雄激素效应。此外，也有报道表明 EEDs 可以通过抑制 AR 的核转移导致抗雄激素效应。

2．二聚 核受体通常以同源或异源二聚体的形式与 DNA 上的反应元件（DNA response element）结合，从而调节转录。AR、PR 等一般形成同源二聚体，而 ER 可以以 ERα-ERα、ERβ-ERβ 的形式形成同源二聚体，也可以以 ERα-ERβ 的形式形成异源二聚体。而 TR 一般与视黄醇 X 受体（retinoid X receptor，RXR）形成异源二聚体。

虽然目前对核受体二聚作用的机制还比较模糊，但是研究表明二聚过程会受到 EEDs 的干扰。由于二聚过程对核受体与 DNA 结合从而调节转录的过程的重要性，二聚过程也被视为 EEDs 筛选的特征。Tamrazi 等通过测试超过 30 种化合物，得到了 o, p'-DDT 显著促进 ERα 二聚的结果 [21]。Tamrazi 指出，二聚的稳定性并不是简单地反映配体与受体的结合情况，而更多的是反映了配体本身的特性 [21]。也有人尝试将二聚与配体 - 受体相互作用进行拟合，然而，无论是受体的稳定性还是氨基酸之间的距离，都难以预测二聚的强弱。因此，EEDs 的结构与核受体二聚之间的关系还有待进一步探索。

（三）变构作用和共因子招募

配体-受体相互作用是一个“诱导契合”的过程。配体的结合使受体经历了显著的构象变化。由于核受体的LBD正是AF2所在的区域，构象变化对AF2表面的影响最大，并因此调节共因子的招募过程从而调节转录过程。

1．构象变化　大部分核受体都依赖于配体的启动，但其未结合状态（apo）的构象很难解析。据了解，核受体在apo状态下构象处于动态变化中，特别是其羧基端的H12动态变化显著。配体的结合能使受体稳定下来，但是H12仍然具有极强的活动性，并根据不同的配体类型呈现出不同的稳定状态[22]。在拟性物质的结合下，H12稳定于活性构象，通过激素结合状态下ERα、ERβ、AR、GR、MR和PR活性构象的比较发现，核受体的H12基本处于相同的位置（图21-3A）[15,20]。而在抗性物质的结合下，H12则处于不同类型的稳定位置（图21-3B）：首先可以处于比在拟性物质作用下的活性构象位置更偏向H3羧基端的位置；其次可能稳定于更靠近H11而远离H3的位置；最后，在有些情况下H12可能无法稳定于受体的表面上。因此，在配体结合下，核受体的H12可能稳定于3种区域（图21-3B）：A区域即为拟性物质作用下的活性区域，位于H3、H5和H11的连接处；B区域比A区域更偏向H3的羧基端；C区域位于H3氨基端部分和H11羧基端部分，或不稳定。H12的稳定位置对共因子招募过程有巨大的影响。

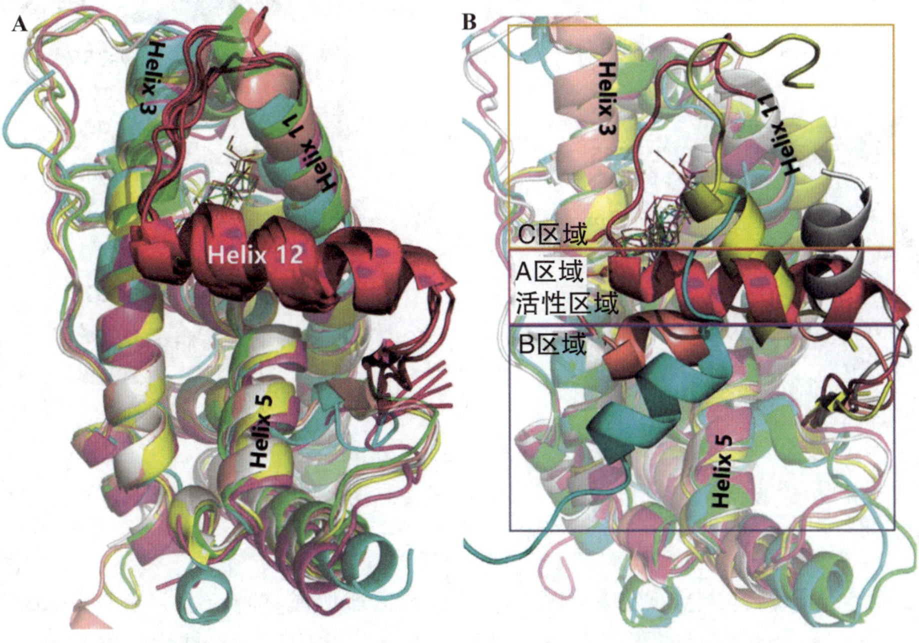

图21-3　变构作用导致H12的重定位

A．拟性物质作用下不同受体构象的叠合。B．抗性物质作用下不同受体构象的叠合[15]。

2．共因子和共因子招募　共因子包括共激活因子（CoA）和共抑制因子（CoR），由核受体招募并分别介导DNA的乙酰化和去乙酰化过程[23]。CoA能识别受体的AF2区域并通过核受体盒（nuclear receptor box），即 CoA 上的特定氨基酸序列与受体相互作用。CoA 上的特定氨基酸序列为 LXXLL，而 CoR 具有与 CoA 相似的一段特定氨基酸序列，同时又可以看作是 CoA 的延伸，为 LXXI/HIXXXI/L（图 21-4A）。在拟性物质作用下，受体形成活性构象，H12 与 H3、H4 和 H5 之间形成成熟的 AF2 表面，包括疏水性的裂缝和两端带电氨基酸形成的"电夹"结构（图 21-4B）。这样的结构与 CoA 的特定氨基酸序列契合，CoA 能与电夹结构形成氢键，同时疏水性的特定氨基酸序列能深入受体的疏水性裂缝。在抗性物质作用下，受体的 H12 会暴露 AF2 区域，"电夹"结构瓦解使 CoR 上比 CoA 多出来的一环能深入到 H3 和 H11 之间的疏水性裂缝，并与 H3 上的氨基酸残基形成氢键（图 21-4 C 和 D）。

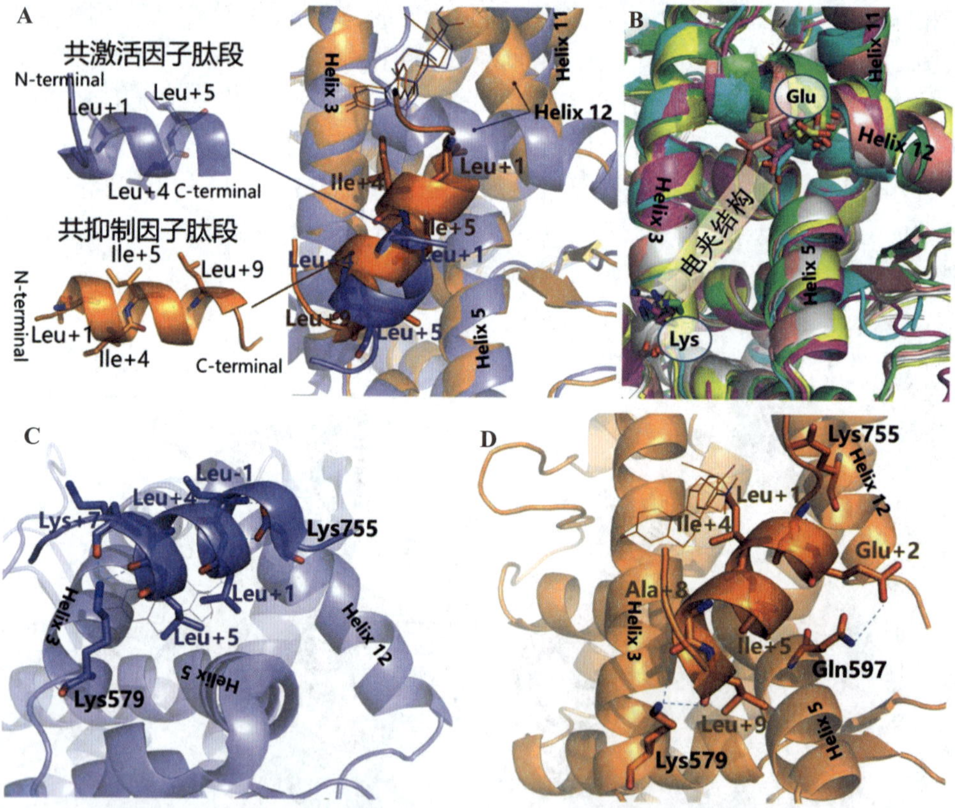

图 21-4　共因子和共因子与受体的相互作用

A. 共激活因子和共抑制因子。B. 拟性物质作用下不同受体与共激活因子的相互作用。C 和 D. 共激活因子和共抑制因子与配体相互作用的比较[15]。

3．H12 稳定位置影响共因子招募　H12 稳定于 A 区域形成空间位阻。当 H12 稳定于 A 区域时，受体处于活性状态并能招募 CoA。虽然"电夹"结构和疏水性裂缝能很好地结合 CoA，但是难以解释其对 CoA 的选择性。通过不同晶体结构的比对发现，由于 CoR 的特征性序列比 CoA 多出一环，H12 处于 A 区域时会形成空间位阻，能正好阻挡 CoR 却不影响甚至增强与 CoA 的结合（图 21-5A）。这种空间位阻现象导致 CoR 很难结合并促进了 CoA 的结合。因此，H12 稳定于 A 区域时受体能选择性招募 CoA 并产生拟性效应。

H12 稳定于 B 区域时抑制 AF2。B 区域是共激活因子结合表面和共抑制因子结合表面的重叠区（图 21-5B）。当 H12 稳定于 B 区域时，两种共因子的结合表面都被阻挡，导致受体既无法招募 CoA 也无法招募 CoR，最后导致抗性的产生，这被称为消极抗性（passive antagonist）[24-25]。

H12 稳定于 C 区域导致共因子的竞争结合。C 区域位于远离 CoA 和 CoR 结合表面的位置，当 H12 处于 C 区域时受体无法抑制 CoA 或 CoR 的招募（图 21-5C）。因此，CoA 和 CoR 将以竞争结合的方式竞争受体：受体招募 CoA 时会产生拟性效应，而招募 CoR 时则产生抗性效应。然而，有研究表明，无论是抗性物质还是拟性物质，都能使没有 H12 的 ER 更显著地招募 CoR 而非 CoA，这说明 H12 处于 C 区域时受体可能更倾向于招募 CoR 并产生抗性效应，称为积极抗性（active antagonist）[26]。

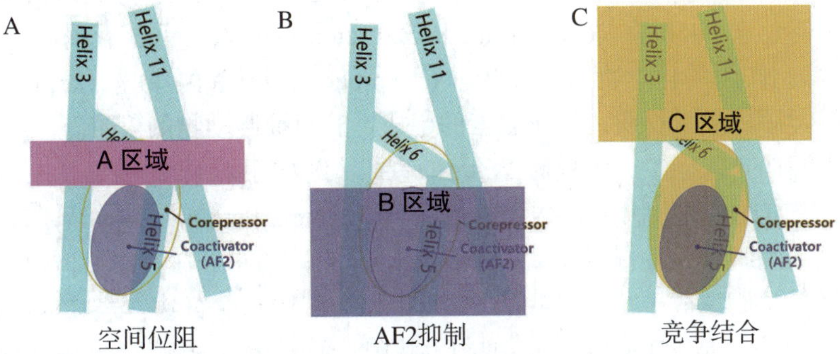

图 21-5　H12 重定位位置及其与共因子关系的解析[15]

4. EEDs 对变构和共因子招募过程的影响　研究表明，EEDs 可以通过影响受体的变构和共因子招募过程产生干扰效应。Delfosse 等的研究表明，双酚 A 和双酚 AF 诱导 ERα 的 H12 稳定于 A 区域并产生拟雌激素效应，而双酚 C 则诱导 ERα 的 H12 稳定于 B 区域导致抗雌激素效应[16]。体外试验研究也表明一些双酚类物质、有机氯化物、邻苯二甲酸酯和对羟基苯甲酸酯类物质通过诱导 ER 招募 CoA 导致雌激素效应，而双酚 A 和双酚 AF 通过诱导 AR 招募 CoR 产生抗雄激素效应。

二、非受体介导的致毒机制

除了与核受体的直接结合，EEDs 还可以通过非受体介导途径干扰激素的调节通路，包括：①与核受体以外的生物大分子结合而间接作用于机体；②影响体内激素的合成、储存、释放、转运及代谢等生物过程；③影响内分泌系统与其他系统的综合调控作用。

（一）与核受体以外的生物大分子结合

有些 EEDs，例如二噁英、呋喃和部分多氯联苯等，通过性激素受体以外的另一种信号传递途径与芳烃受体（aryl hydrocarbon receptor，AhR）结合，产生类似雌激素的效应，包括降低 ER 的结合活性、降低 ER 介导的基因表达以及增加雌激素的代谢等[27]。

AhR 在配体的结合和激活下调节多种代谢酶的表达，其信号通路与核受体信号通路有一定的相似性。AhR 含有一段碱性螺旋 - 柔链 - 螺旋（basic-helix-loop-helix）DNA 结合域和一个能与配体结合的 PAS（Per/Arnt/Sim）同源域。在没有配体时，AhR 以未激活状态存在于细胞质中，并在配体结合后转移到细胞核中，通过与芳烃受体核转位子（aryl hydrocarbon receptor nuclear translocator，AHRNT）形成异源二聚体，结合于 DNA 上并招募共激活因子，启动下游靶基因（如 CYP1A1）的转录并诱导多种毒性效应。

（二）影响体内激素的合成、储存、释放、转运及代谢

有些 EECs 能通过诱导或抑制生物合成或代谢酶的活性来改变机体内激素水平，或干扰内源性激素的释放和转运，改变内源性激素在体内的生物利用度，进而引起内分泌功能紊乱[14]。

雌激素、雄激素、孕激素、盐皮质激素、糖皮质激素五大类固醇激素的平衡与调控对于高等脊椎动物维持各种体内正常的生理活动十分重要，而这些激素在体内的生成与代谢是由一系列细胞色素 P450 酶（cytochrome P450 proteins，CYP）和羟化酶联合完成的。一些对 CYP 酶有抑制作用的化学物质，如咪鲜胺（prochloraz）和酮康唑（ketoconazole），在体内可通过干扰类固醇激素物质，如雌激素的生成，从而抑制动物的生殖。

激素在体内的转运由一系列转运蛋白完成，例如甲状腺素主要由转甲状腺素蛋白（transthyretin，TTR）和甲状腺素结合球蛋白（thyroxine-binding globulin，TBG）转运到血浆中，从而进入细胞中并发挥其激素调节作用。因此，TTR 和 TBG 的抑制会影响甲状腺素在体内的水平，从而造成干扰。已知的 EEDs，如全氟烷基化合物、羟基多溴联苯醚等，都可以通过与 TTR 和（或）TBG 结合，抑制甲状腺素的转运，导致甲状腺素干扰效应。

（三）影响内分泌系统与其他系统的综合调控作用

生物体内内分泌系统与其他系统（包括神经系统、免疫系统等）之间，既保持相对独立性，又具有一定的相互作用关系。一方面，内分泌系统的紊乱会使神经系统、免疫系统等受到损害，从而引发致癌性、免疫毒性、神经毒性等。另一方面，当神经系统、免疫系统等受到外界化合物影响后，又会导致内分泌系统异常。如 EEDs 通过影响甲状腺素受体复合物干扰其介导的转录活动，进而影响甲状腺素靶器官的生长和发育，在中枢神经系统中引起脑内多巴胺水平的变化和脑的异常发育[28-29]。

第四节　环境内分泌干扰物的筛选方法

EEDs 的主要筛选方法包括体内（*in vivo*）试验方法、体外（*in vitro*）试验方法和计算机辅助的筛选方法[30]。

一、体内试验

（一）啮齿动物子宫增重试验

子宫增重试验是用来检测和评价雌激素作用的传统体内试验方法，通过测定化合物是否具有促进摘除卵巢雌鼠的子宫增长的作用来评价其雌激素活性。该方法结合了内分泌系

统的各个方面，考虑了化合物的吸收、代谢、分布和排泄，同时也考虑了影响内分泌的其他途径，因此被认为是筛选环境雌激素的“黄金方法”。Laws 等采用子宫增重试验检测壬基酚、双酚 A 等 EEDs 的雌激素活性并评价其联合作用 [31]。

（二）鼠体赫什伯格试验

赫什伯格（Hershberger）试验是检测环境雄激素最常用的一种体内方法，通过检测大鼠雄激素依赖组织的重量，来确定外源化合物的雄激素活性。该方法同时也是目前检测雄激素化合物的一种最敏感的短期筛选方法 [31]。

（三）青春期雌性大鼠试验

青春期雌性大鼠试验用来检测和评价待测物的甲状腺素活性、拟 / 抗雌激素活性，以及对下丘脑 - 垂体 - 性腺轴（hypothalamic pituitary gonadal axis，HPGA）功能的影响。通过记录口服待测物质后其体重、第一次发情期、动情期及阴道开口年龄，测定血清中的甲状腺素水平以及子宫、卵巢、甲状腺、肝、肾、垂体和肾上腺的重量，并对子宫、卵巢、阴道和甲状腺进行组织病理学检查来判定化合物活性 [31]。Stoker 等采用青春期雌性大鼠试验研究了 BDE71 对青春期雌性大鼠内分泌功能的影响 [32]。

（四）青春期雄性大鼠试验

青春期雄性大鼠试验用于检测和评价待测物对甲状腺功能、HPGA 功能、类固醇激素的合成以及功能的影响。通过记录口服待测物质后其体重、摄入量以及包皮分离的年龄，测定血清中甲状腺素水平和腹侧前列腺、精囊腺、睾丸、附睾、甲状腺、肝、肾、垂体、肾上腺的重量，并对甲状腺、睾丸、附睾、考珀腺、肛提肌和球海绵体肌进行组织病理学检查来判定化合物的活性 [31]。

（五）鱼性腺生殖试验

鱼性腺生殖试验是通过观察暴露于化合物中的成熟雌鱼及雄鱼的存活率、行为、第二性征以及生殖与发育能力来筛选待测物的拟 / 抗雌激素 / 雄激素活性。其中测试和研究 EEDs 对鱼体 HPGA 的干扰作用是从机制上研究 EEDs 生殖毒性的重要发展 [33-34]。Zhang 等在 2008 年开发了一组基于实时 PCR 研究的 mRNA 表达阵列检测技术，可同时监测化合物对 HPGA 调控路径上多位点的干扰反应，不仅可识别 EEDs 生殖毒性的机制，而且对 EEDs 的分类具有潜在价值 [35]。Zhang 等也研究了 17α- 炔雌二醇和 17β- 去甲雄三烯醇酮对青鳉 HPGA 和肝中与繁殖相关的重要基因表达的影响，结果表明此方法可以用来筛选内分泌干扰物，并能从分子水平阐明致毒机制 [33]。在另一项对咪鲜胺（prochloraz）和酮康唑（ketoconazole）等物质对青鳉 HPGA 影响的研究中，发现雌鱼肝中 6 种基因表达和产卵量之间具有线性关系，因此基因表达量可能用来评估污染物对青鳉的生殖试验终点 [34]。

二、体外试验

（一）受体结合试验

受体结合试验通过比较外源化合物及放射性配体［E2、双氢睾酮（DHT）］与激素受体亲和力的大小来判断外源化合物的内分泌干扰活性强弱，主要包括雌/雄激素受体结合试验[36]。受体结合试验可以快速、灵敏地检测化合物与激素受体的结合能力，表征化合物的内分泌干扰潜在效应。但是，正如前面介绍的，核受体介导的内分泌干扰效应的分子机制包括多个过程，受体结合试验既不能区分激动剂和拮抗剂，也不能反映机体对化合物的代谢能力，而且测定过程容易产生放射性污染，因此应用受到很大限制。

（二）细胞增殖试验

细胞增殖试验采用对激素敏感的细胞系检测 EEDs 的内分泌干扰效应，如人乳腺癌细胞系 MCF7 可用来检测具有雌激素效应的物质。细胞增殖试验可以检测雌激素激动剂和拮抗剂，灵敏度高，操作简单，但有些促细胞裂解物质也可导致细胞增殖，对该试验的特异性有所影响。

（三）受体报告基因试验

报告基因试验是将激素受体基因、激素响应元件和报告基因转入不含有内源性激素的单细胞生物或哺乳动物细胞系中，重组为一个表达系统。当外源化合物与受体结合后，可诱导报告基因表达，以此检测受试物的激素活性。目前应用最广泛的是哺乳动物细胞受体报告基因试验，其优点在于能快速鉴别并描述受试物的内分泌干扰活性，但不能反映机体对化合物的代谢能力[37]。Wang 等采用稳定转染萤火虫荧光素酶报告基因的人乳腺癌细胞 MDA-kb2 检测甲氧基多溴联苯醚和羟基化多溴联苯醚的雄激素干扰效应，发现部分羟基化多溴联苯醚具有抗雄激素活性。

（四）卵黄蛋白原试验

卵黄蛋白原（VTG）试验被用于检测具有雌激素活性的物质。雌性动物在卵黄生成期可合成大量 VTG，而在其他生活期及雄性动物体内则不能检出。但是，在雌激素或类雌激素的作用下能诱导 VTG 基因表达，合成 VTG，通过检测 VTG 或其 mRNA 的含量即可判断化合物有无雌激素活性以及作用强度。VTG 法灵敏度高，同时采用原代细胞能保留细胞的代谢活性，可最接近地反映体内生长特性。因此该方法不仅可检测类雌激素物质，而且可通过其代谢检测类雌激素物质前体[38]。Maradonna 等采用 VTG 试验检测了邻苯二甲酸酯的内分泌干扰效应，邻苯二甲酸酯的暴露显著诱导雄性或雌性斑马鱼干细胞合成 VTG，表明其具有雌激素干扰效应。

（五）类固醇合成试验

体外类固醇合成试验用于检测对雄/雌性类固醇性激素的生成有干扰作用的物质。EPA 目前采用人类肾上腺皮质癌细胞系 H295R 类固醇合成试验，此方法不仅能检测抑制类固醇激素合成的化合物，还能检测与激素合成相关的诱导酶。通过分析雌二醇和睾酮等生成量的变化，能提供待测物诱导或抑制类固醇生成的能力。Zhang 等基于实时定量反转录聚合酶链反应（Q-RT-PCR）技术定量检测几种典型内分泌干扰物暴露 48 ～ 72 小时后对类固醇激素生成过程中关键酶基因表达的影响，发现暴露于同一作用机制干扰物中的细胞表达了相同的基因图谱，因此该技术能够综合、高灵敏度地筛选对类固醇激素生成有干扰作用的物质 [35]。

三、计算机辅助的环境内分泌干扰物筛选

在过去的十几年中，体外测试方法被合理开发并应用到各种高通量筛选中，以应对动物体内测试的巨大开销和伦理问题 [39]。然而，面对全球现有超过 1.54 亿种化合物（https：//www.cas.org），体外试验难以对化合物进行逐一筛选。因此，急需发展计算机辅助的 EEDs 筛选方法，综合体内、体外试验和计算机模拟等不同来源的数据，开发数学或计算机模型，以更好地理解或预测化合物干扰效应。近年来，计算机辅助的筛选方法得到越来越多的关注，美国 EPA 于 2005 年成立了国家计算毒理学中心（National Center for Computational Toxicology，NCCT），致力于借助计算机进行毒性评估。经济合作与发展组织（Organization for Economic Co-operation and Development，OECD）于 2008 年开发的计算毒理学软件 OECD QSAR Toolbox 如今也进入 4.3 版本，并得到各国政府、化学工业的接受和使用。目前，主要的计算机辅助方法包括构效关系和分子模拟等。

（一）构效关系

1．定量结构效应关系　定量结构效应关系（quantitative structure-activity relationship，QSAR）是最早开发和发展的计算毒理学方法，将代表化合物结构、物理和化学性质的分子描述符（molecular descriptors）与特定效应终点或有害结局（adverse outcome，AO）建立联系以达到预测的目的。目前，QSARs 已广泛应用于核受体结合、转录激活、器官和个体有害结局等不同尺度的内分泌干扰效应预测。

我国学者在内分泌干扰物的 QSAR 研究方面做了大量工作，比如 Li 等计算了 517 种有机化合物的 705 个分子描述符，并选取其中的 13 个分子描述符建立雌激素效应的 QSAR 模型，发现有机分子的雌激素活性主要与分子尺寸、形状特征、电负性和范德华体积等相关 [40]。如今，QSAR 已经发展成较为成熟的计算毒理学方法并得到 OECD 等组织的认可。而基于 QSAR 开发的毒性预测软件，如 TEST、ECOSAR、OncoLogic 等，也得到了广泛应用。然而，QSAR 往往忽略干扰物的效应机制，采用的分子描述符和人工神经网络或支持向量机等机器学习方法往往使模型难以解释，也没有直接或明确的药理学或生物学意义。

2．结构警示子　结构警示子（structural alerts，SAs）是化合物上与特定活性相关的分子结构 [41]。通常，若化合物含有一个或更多 SAs，表示该化合物为阳性。SAs 具有直觉性和易于使用等特点，是毒理学、药物研究和环境风险评估等领域十分重要的工具。同时，与 QSAR 相比，SAs 的结果更具理解性，能够快速地给化合物添加一个毒性标签，并提供致毒信息。由于 SAs 代表着化合物特殊的结构信息，可以用于化学品的风险评估，是欧洲 REACH 法规的推荐方法，也可以与其他方法结合提高预测的准确度。

较为成熟的以 SAs 为基础的预测系统是 MultiCASE，其 CASE Ultra 模型包含了广泛毒

性终点的预测模型，其中包括EEDs预测模型，如雌激素干扰模型。Hong等采用类固醇骨架、DES骨架和酚环3个结构特征为SAs，建立鉴别ER干扰物的模型，90%～95%的阳性物质都能被成功筛选。Nendza等则采用SAs方法建立了鱼类的EEDs筛选模型，并将其应用于33 000种化合物的筛选，结果表明3585（≈11%）种化合物是潜在的内分泌干扰物。

（二）分子模拟

分子对接和分子动力学（molecular dynamics，MD）模拟等方法是常见的分子模拟技术。随着生物化学和蛋白质结构解析技术的发展，越来越多的核受体晶体结构被解析出来，可以通过Protein Data Bank网站（http：//www.rcsb.org/pdb/home/home.do）进行查询和下载。不同物种的核受体晶体结构也可以通过同源建模（homology modeling）方法，基于与之相关的、已有晶体结构的蛋白质，构建原子水平的蛋白质结构模型。通过结构解析和同源建模得到核受体结构，使得基于受体结构、利用分子模拟技术开展EEDs筛选成为可能。

1．分子对接　分子对接是一种基于受体结构，预测配体与受体结合成稳定复合体时配体所处的最佳位置和方向的方法，是一种重要的虚拟筛选方法。分子对接的使用有助于加深对配体-受体相互作用机制的理解。Nose等用对接的方法从14个酚类物质中筛选出4-（1-adamantyl）phenol为拟雌激素物质，其羟基与雌激素类似，也能与ERα中Glu353和Arg394氨基酸形成氢键，而且经验证确实具有很强的雌激素活性。D'Ursi等采用柔性对接的方法探索了EEDs与ER、PR和AR的相互作用，发现这些EEDs与受体的相互作用主要取决于化合物与配体结合腔中多个氨基酸残基之间的疏水性作用，对于亲脂性内分泌干扰物，它们有能力适应甾体受体的疏水性配体结合腔（ligand binding cavity，LBC），并呈现非特异性结合模式。

由于EEDs往往能同时作用于不同受体，分子对接可用于研究干扰物与不同受体的结合强度，预测化合物的敏感受体及相关效应终点。Kolsek等针对人体14种NR，选取了18个完整、可靠的晶体结构建立对接模型，通过对接得到化合物与各个NR的结合能，判断其对哪些受体更敏感，从而判断化合物潜在的内分泌干扰效应[42]，这种方法被称为反向对接法。Wang等采用反向对接开发了一个针对39个人类NR的程序SPEN，该程序经过10种化合物的验证，具有良好的预测能力。

此外，分子对接也可以与QSAR结合，构建多维QSAR模型。Vedani等采用柔性对接和QSAR结合的方法建立了预测ER结合能力的6维QSAR模型，用于106种内分泌干扰物的筛选，得到较好的预测结果，同时将这种方法拓展到AR、TR、GR等11个NR，并建立了基于网站的预测平台VirtualToxLab。分子对接在药物开发领域也产生了一些新方法，如基于分子碎片的对接技术正在快速发展。虽然它们在内分泌干扰物筛选上还没有得到应用，但是为提高对接结果精确度提供了一种新的途径。

在实际应用中分子对接受配体种类和受体结构的影响较大，针对相同种类、数量较少的化合物，分子对接能得到较好的预测效果，对接的结合能可以很好地预测化合物与受体的结合效力；而针对大量具有不同结构的化合物时，预测效果一般，甚至比普通的QSAR模型更差。这是由于受体的LBC会受配体结构或其他条件的影响发生变化。可以针对不同种类的化合物提供不同对接模型，或通过MD模拟产生多个受体模型进行对接，以提高基于分子对接的虚拟筛选方法的预测效果。

2. MD 模拟 随着计算机技术的发展和计算能力的提升，MD 模拟逐渐成为研究生物大分子作用的新选择。MD 模拟是研究原子和分子物理运动的计算机模拟方法，所有分子和原子在给定的时间范围内相互作用，形成一个动态变化的系统，以此研究生物大分子的结构变化和生物分子之间的相互作用 [43]。

MD 模拟有助于探索干扰物作用下受体蛋白及配体本身的构象变化，探索蛋白质的特殊结构变化对其功能的影响 [44]。Li 等用 MD 模拟研究了内分泌干扰物的雌激素干扰效应，发现干扰物与 ER 在 2 ns 的模拟时间内都能达到稳定状态，并且干扰效力更强的化合物能与 ER 的 His524 氨基酸稳定形成氢键。采用 MD 模拟还能发现蛋白质的关键结构及产生活性的关键变化。Wang 等通过对 AR 骨架变构情况的比较，发现 H12 在 MD 模拟过程中具有最显著的位置变化，认为 H12 的位置变化是产生抗雄激素活性的关键，H12 在 10 ns 模拟时间内达到平衡是产生抗雄激素活性的重要特征，可用于预测 EEDs 的雄激素干扰效应 [22]。

干扰物与受体蛋白的结合是 MD 研究的重点。比如采用 MM/PBSA 或 MM/GBSA（molecular mechanics with Poisson-Boltzmann or generalized Born and surface area）方法计算配体 - 受体结合自由能 $\Delta G_{binding}$ 可用于预测配体与受体间的结合效力。此外，有学者用操纵分子动力学（steered molecular dynamics，SMD）模拟研究了配体从受体中逃逸的途径 [45]，以及配体从各逃离途径逃离配体结合腔的难易程度。

然而，除了干扰物与核受体的结合，核受体与其他蛋白质的相互作用也是影响内分泌干扰效应的重要过程 [46-47]。Chen 等的 MD 研究发现，共调节因子在化合物甲状腺素干扰活性产生过程具有重要作用；抗甲状腺素干扰物与 TR 结合能促进共抑制因子而不是共激活因子与 TR 结合，从而导致抗性的产生 [47]。因此，考虑蛋白质受体与其他调剂因子的作用过程，对生物大分子间作用，如共调节因子结合、二聚作用和与 DNA 的结合等进行模拟，是 MD 模拟在内分泌干扰物筛选上的重要发展方向。另外，在 MD 模拟中采用量子力学 / 分子力学（QM/MM）耦合的方法，将配体部分用 QM 计算，将其他部分用 MM 模拟，有助于提高模拟的精确度，并有利于更深入探索配体和受体之间的相互作用。Yang 等采用 QM/MM 的方法，探索了电中性和阴离子形态下酚类内分泌干扰物与甲状腺素运载蛋白（transthyretin，TTR）的结合，发现阴离子形态比电中性的酚类物质与 TTR 结合更强，认为对离子形态的考虑是内分泌干扰物虚拟筛选过程不可忽视的因素。

第五节 环境内分泌干扰物评估体系

目前，世界范围内主要有由 USEPA 和 OECD 发布的系统的 EEDs 筛选与评价体系。

一、美国环境保护部的筛选评价体系

EPA 于 1996 年成立了 EEDs 筛选及测定方法咨询委员会（Endocrine Disruptor Screening and Testing Advisory Committee，EDSTAC），针对环境中可能的 EEDs 进行筛选和测试，建立完善的评估模式 [48]。EDSTAC 于 1998 年提出分层策略筛选及测试 EEDs，其步骤包括最初分类（initial sorting）、优先顺位设定（priority setting）、第一阶段筛选（tier 1 screening）及第二阶段测试（tier 2 testing）。

最初分类工作（initial sorting）是将美国目前使用的近 87 000 种化学物质分成 4 大类。第一类是保留类，这类物质不具有内分泌干扰活性，因此无需做进一步的分析；第二类物质为目前没有充分资料证明可进入第二阶段测试或风险评估的物质，需经优先顺位设定后进入第一阶段筛选；第三类物质是已有充分资料显示可直接进入第二阶段测试的物质；第四类物质具有足够的资料显示其对内分泌系统的影响，可直接进行风险评估。

优先顺位设定（priority setting）是针对无足够信息和数据的第二类物质。第二类物质包括 62 000 种，需经优先顺位设定以加速后续筛选工作。EDSTAC 采用转录活性分析的快速前筛选（high throughput prescreening，HTPS）检测方法，同时将计算机辅助的筛选方法（如 QSAR 等）作为辅助工具来设定须优先进入第一阶段筛选的物质。

第一阶段筛选（tier 1 screening，T1S）是判定化合物是否为 EEDs，若有干扰作用产生，则进入第二阶段测试；反之，则归类至保留类。T1S 的测试方法分为体内和体外测试 [49]。体内测试包括 3 天子宫增重试验、鼠体 Hershberger 试验、20 天青春期雌鼠甲状腺终点试验、青蛙成长过程期间形态变化测试、鱼性腺生殖试验等。体外测试包括雌 / 雄激素受体结合试验、受体报告基因试验、类固醇合成试验、芳香酶试验等。

第二阶段测试（tier 2 testing，T2T）是评估 EEDs 可能的作用途径及剂量 - 效应关系。由于 T1S 存在假阳性等缺点，因此需用 T2T 来补充。T2T 的测试方法有哺乳动物两代生殖毒性试验，两栖类动物的生长、发育、生殖试验，鱼类生命周期试验，无脊椎动物生命周期试验，鸟类生殖试验等。

二、OECD 的筛选评价体系

OECD 于 1997 年成立了 EEDs 检测与评价工作组，其工作重点是发展检测技术和制定检测方案。2002 年 OECD 制定了 EEDs 检测与评价基本框架 [50]，框架包括 3 个阶段。

阶段 1（第 1 级）：初步评估，目的是根据化合物已有的信息，如化合物的产量和使用情况，在环境中的归趋以及毒理学数据，对化合物进行优先选择后进入下一阶段评估。

阶段 2（第 2—4 级）：筛选，目的是掌握化合物干扰内分泌系统的作用机制。第 2 级采用体外试验提供化合物的作用机制数据，包括雄 / 雌激素受体结合试验、芳烃受体结合试验、哺乳动物细胞转录激活试验、H295R 类固醇合成试验等。第 3 级采用体内筛选试验提供某一内分泌机制和化合物所产生影响的数据，主要包括大鼠雄性和雌性青春期的检测、成年雄性大鼠的完整分析、鱼类性腺的组织病理学分析、青蛙成长过程期间的形态变化的检测等。第 4 级采用体内筛选试验检测多个内分泌干扰作用机制，主要包括成年雄性大鼠完整分析、雄 / 雌性大鼠青春期检测、OECD 鱼类筛选法等。

阶段 3（第 5 级）：权威检测，目的是准确、有效地描述化合物的危害特征和风险特征。第 5 级采用体内筛选试验评估化合物的生殖与发育毒性，主要包括哺乳动物 1 代生殖毒性试验（OECD TG 415），哺乳动物 2 代生殖毒性试验（OECD TG 416），哺乳动物生殖发育筛选测试（OECD TG 421），哺乳动物结合重复剂量的生殖毒性 / 发育毒理研究筛选测试（OECD TG 422），鱼类、鸟类、两栖类及无脊椎动物部分和全生命周期生殖与发育检测等。

第六节　展　望

EEDs 是近年来环境科学的研究热点之一，目前人类对 EEDs 危害性的研究已经深入到毒理学、分子生物学、环境医学等各个领域。然而，EEDs 的评价体系仍不够完善，且需进行大量的动物实验。随着体外试验、转录组技术和计算机模拟技术等方法的发展，如何采用体外试验、转录组学技术、计算机技术等进行高通量、高灵敏度、稳定可靠的 EEDs 筛选，将成为未来研究的重要发展方向。

针对 EEDs 的风险评价还处于危害鉴定和暴露评价阶段，与人体健康直接相关的研究较少，目前研究中化合物的生殖毒性、神经毒性、免疫毒性和致癌性都没有与暴露评价联系起来，缺乏对易感人群、生命周期的关键时期及不同生活方式下的暴露评价，因此很难给出风险评价、管理和控制。此外，目前国际上的研究在野外调查方面具有较大缺陷，不能很好地将实验室的研究结果与野外现象结合。由于野外所观察到的效应是复合暴露条件下综合效应的结果，并非某一个化合物的作用效果，如何开发高通量、高灵敏度的生物标志物，特别是分子水平上的标志物，进而探索 EEDs 的生态效应成为今后关注的焦点。

目前，我国还未出台 EEDs 的控制、管理及风险评价体系，只有极少数的环境 EEDs，如六六六、滴滴涕等，被纳入常规的污染监测工作中。这主要是由于对 EEDs 的浓度、危害、作用机制及暴露了解较少，缺乏数据基础，因此针对 EEDs 基本性质、致毒机制、致毒浓度和合理的筛选方法进行深入研究是很有必要的。其研究结果将有利于现实生活中开展 EEDs 的管理，尤其是在化学品的安全管理、饮用水安全管理等方面。

（史　薇[1]　陈钦畅[1]　于红霞[1]　张效伟[1,2]）

参考文献

[1] Crisp TM，Clegg ED，Cooper RL，et al．Environmental endocrine disruption：an effects assessment and analysis. Environ Health Perspect，1998，106（S1）：11-56.

[2] Attina T M，Hauser R，Sathyanarayana S，et al．Exposure to endocrine-disrupting chemicals in the usa：a population-based disease burden and cost analysis. Lancet Diabetes Endocrinol，2016，4（12）：996-1003.

[3] Gore AC，Chappell VA，Fenton SE，et al．EDC-2：the Endocrine Society’s Second Scientific Statement on endocrine-disrupting chemicals. Endocr Rev，2016，36（6）：1-150.

[4] Völker J，Castronovo S，Wick A，et al．Advancing biological wastewater treatment：extended anaerobic conditions enhance the removal of endocrine and dioxin-like activities. Environ Sci Technol，2016，50（19）：10606-10615.

[5] Lee S，Hong S，Liu X，et al．Endocrine disrupting potential of pahs and their alkylated analogues associated with oil spills. Environ Sci Process Impacts，2017，19（9）：1117-1125.

[6] Zhang H，Yolton K，Webster GM，et al．Prenatal PBDE and PCB exposures and reading，cognition，and

[1] 南京大学环境学院。
[2] 通讯作者，E-mail：zhangxw@nju.edu.cn。

externalizing behavior in children. Environ Health Perspect，2017，746（4）：746-752.

[7] Drobná B，Fabišiková A，Čonka K，et al. PBDE serum concentration and preschool maturity of children from Slovakia. Chemosphere，2019，233：387-395.

[8] Crawford NM，Fenton SE，Strynar M，et al. Effects of perfluorinated chemicals on thyroid function，markers of ovarian reserve，and natural fertility. Reprod Toxicol，2017，69：53-59.

[9] Vandenberg LN，Hunt PA，Gore AC. Endocrine disruptors and the future of toxicology testing：lessons from CLARITY-BPA. Nat Rev Endocrinol，2019，15（6）：366-374.

[10] Hyun Kim D，Min Choi S，Soo Lim D，et al. Risk assessment of endocrine disrupting phthalates and hormonal alterations in children and adolescents. J Toxicol Environ Heal-Part A Curr Issues，2018，81（21）：1150-1164.

[11] Munier M，Grouleff J，Gourdin L，et al. In vitro effects of the endocrine disruptor p，P′-DDT on human follitropin receptor. Environ Health Perspect，2016，124（7）：991-999.

[12] Ji C，Song Q，Chen Y，et al. The potential endocrine disruption of pesticide transformation products（tps）：the blind spot of pesticide risk assessment. Environ Int，2020，137：105490.

[13] Balaguer P，Delfosse V，Bourguet W. Mechanisms of endocrine disruption through nuclear receptors and related pathways. Curr Opin Endocr Metab Res，2019，7：1-8.

[14] Buha Djordjevic A，Antonijevic E，Curcic M，et al. Endocrine-disrupting mechanisms of polychlorinated biphenyls. Curr Opin Toxicol，2020，19：42-49.

[15] Chen Q，Tan H，Yu H，et al. Activation of steroid hormone receptors：shed light on the in silico evaluation of endocrine disrupting chemicals. Sci. Total Environ.，2018，631-632：27-39.

[16] Delfosse V，Grimaldi M，Pons J-L，et al，Structural and mechanistic insights into bisphenols action provide guidelines for risk assessment and discovery of bisphenol A substitutes. Proc Natl Acad Sci，2012，109（37）：14930-14935.

[17] Tummino PJ，Copeland RA. Residence time of receptor-ligand complexes and its effect on biological function. Biochemistry，2008，47（20）：5481-5492.

[18] Copeland RA，Pompliano DL，Meek TD. Drug-target residence time and its implications for lead optimization. Nat Rev Drug Discov，2006，5（9）：730-739.

[19] Blair RM，Fang H，Branham WS，et al. The estrogen receptor relative binding affinities of 188 natural and xenochemicals：structural diversity of ligands. Toxicol Sci，2000，54（1）：138-153.

[20] Chen Q，Wang X，Tan H，et al. Molecular initiating events of bisphenols on androgen receptor-mediated pathways provide guidelines for in silico screening and design of substitute compounds. Environ Sci Technol Lett，2019，6：205-210.

[21] Tamrazi A，Carlson KE，Daniels JR，et al. Estrogen receptor dimerization：ligand binding regulates dimer affinity and dimer dissociation rate. Mol Endocrinol，2002，16（12）：2706-2719.

[22] Wang X，Yang H，Hu X，et al. Effects of HO-/MeO-PBDEs on androgen receptor：in vitro investigation and helix 12-involved MD simulation. Environ Sci Technol，2013，47（20）：11802-11809.

[23] Feng Q，O' Malley BW. Nuclear receptor modulation：role of coregulators in selective estrogen receptor modulator（SERM）actions. Steroids，2014，90：39-43.

[24] Honer C，Nam K，Fink C，et al，Glucocorticoid receptor antagonism by cyproterone acetate and RU486.

Mol Pharmacol，2003，63（5）：1012-1020.

[25] Wagner BL，Pollio G，Giangrande P，et al. The novel progesterone receptor antagonists rti 3021-012 and RTI 3021- 022 exhibit complex glucocorticoid receptor antagonist activities：implications for the development of dissociated antiprogestins. Endocrinology，1999，140（3）：1449-1458.

[26] Schoch GA，D' Arcy B，Stihle M，et al. Molecular switch in the glucocorticoid receptor：active and passive antagonist conformations. J Mol Biol，2010，395（3）：568-577.

[27] Zhang R，Zhang X，Zhang J，et al，Activation of avian aryl hydrocarbon receptor and inter-species sensitivity variations by polychlorinated diphenylsulfides. Environ Sci Technol，2014，48（18）：10948-10956.

[28] Cope RB，Kacew S，Dourson M. A reproductive，developmental and neurobehavioral study following oral exposure of tetrabromobisphenol A on Sprague-Dawley rats. Toxicology，2015，329：49-59.

[29] Crofton KM，Zoeller RT. Mode of action：neurotoxicity induced by thyroid hormone disruption during development—hearing loss resulting from exposure to PHAHs. Crit Rev Toxicol，2005，35（8-9）：757-769.

[30] Bhhatarai B，Wilson DM，Price PS，et al. Evaluation of OASIS QSAR models using Toxcast™ in vitro estrogen and androgen receptor binding data and application in an integrated endocrine screening approach. Environ Health Perspect，2016，124（9）：1453-1461.

[31] Clode SA. Assessment of in vivo assays for endocrine disruption. Best Pract Res Clin Endocrinol Metab，2006，20（1）：35-43.

[32] Stoker TE，Laws SC，Crofton KM，et al. Assessment of DE-71，a commercial polybrominated diphenyl ether（PBDE）mixture，in the EDSP male and female pubertal protocols. Toxicol Sci，2004，78（1）：144-155.

[33] Zhang X，Hecker M，Park J，et al. Time-dependent transcriptional profiles of genes of the hypothalamic-pituitary-gonadal axis in medaka（Oryzias Latipes）Exposed to Fadrozole and 17β-trenbolone. Environ Toxicol Chem An Int J，2008，27（12）：2504-2511.

[34] Zhang X，Hecker M，Jones PD，et al，Responses of the medaka HPG axis PCR array and reproduction to prochloraz and ketoconazole. Environ Sci Technol，2008，42（17）：6762-6769.

[35] Zhang X，Hecker M，Park JW，et al. Real-time PCR array to study effects of chemicals on the hypothalamic-pituitary-gonadal axis of the Japanese medaka. Aquat Toxicol，2008，88（3）：173-182.

[36] Liu Z hua，Ito M，Kanjo Y，et al. Profile and removal of endocrine disrupting chemicals by using an ER/AR competitive ligand binding assay and chemical analyses. J Environ Sci，2009，21（7）：900-906.

[37] Hartig PC，Bobseine KL，Britt BH，et al. Development of two androgen receptor assays using adenoviral transduction of MMTV-Luc reporter and/or HAR for endocrine screening. Toxicol Sci，2002，66（1）：82-90.

[38] Burki R，Krasnov A，Bettge K，et al. Pathogenic infection confounds induction of the estrogenic biomarker vitellogenin in rainbow trout. Environ Toxicol Chem，2012，31（10）：2318-2323.

[39] Abdo N，Xia M，Brown CC，et al. Population-based in vitro hazard and concentration-response assessment of chemicals：the 1000 genomes high-throughput screening study. Environ Health Perspect，2015，123（5）：458-466.

[40] Li F，Xie Q，Li X，et al. Hormone activity of hydroxylated polybrominated diphenyl ethers on human thyroid receptor-β：in vitro and in silico investigations. Environ Health Perspect，2010，118（5）：602-606.

[41] Tan H，Wang X，Hong H，et al. Structures of endocrine-disrupting chemicals determine binding to and activation of the estrogen receptor α and androgen receptor. Environ Sci Technol，2020，54（18）：11424-11433.

[42] Kolšek K，Mavri J，Sollner Dolenc M，et al. Endocrine disruptome：an open source prediction tool for assessing endocrine disruption potential through nuclear receptor binding. J Chem Inf Model，2014，54（4）：1254-1267.

[43] Karplus M，McCammon JA. Molecular dynamics simulations of biomolecules. Nat Struct Biol，2002，9：646-652.

[44] Chen Q，Zhou C，Shi W，et al. Mechanistic in silico modeling of bisphenols to predict estrogen and glucocorticoid disrupting potentials. Sci Total Environ，2020，728：138854.

[45] Martínez L，Sonoda MT，Webb P，et al. Molecular dynamics simulations reveal multiple pathways of ligand dissociation from thyroid hormone receptors. Biophys J，2005，89（3）：2011-2023.

[46] Costantino G，Entrena-Guadix A，Macchiarulo A，et al. Molecular dynamics simulation of the ligand binding domain of farnesoid x receptor. insights into helix-12 stability and coactivator peptide stabilization in response to agonist binding. J Med Chem，2005，48（9）：3251-3259.

[47] Chen Q，Wang X，Shi W，et al. Identification of thyroid hormone disruptors among HO-PBDEs：in vitro investigations and coregulator involved simulations. Environ Sci Technol，2016，50（22）：12429-12438.

[48] Browne P，Noyes PD，Casey WM，et al. Application of adverse outcome pathwaysto U.S. EPA's endocrine disruptor screening program. Environ Health Perspect，2017，125（9）：096001.

[49] Xia M，Huang R，Shi Q，et al. Comprehensive analyses and prioritization of Tox21 10K chemicals affecting mitochondrial function by in-depth mechanistic studies. Environ Health Perspect，2018，126（7）：077010.

[50] Browne P，Van Der Wal L，Gourmelon A. OECD approaches and considerations for regulatory evaluation of endocrine disruptors. Mol Cell Endocrinol，2020，504：110675.

附　录

附表 1　已验证或法规接受的替代方法（健康效应）

毒性终点	测试方法	OECD TG	欧洲替代方法验证中心[1]	美国替代方法验证部门间协调委员会和美国毒理学替代方法多机构评价中心[2]	日本替代方法验证中心[3]	韩国替代试验验证中心[4]	国家药品监督管理局化妆品司[5]	中国生态环境部[6]
急性毒性	急性经口毒性试验：固定剂量法	420		√		√		√
	急性经口毒性试验：阶层法	423		√		√		√
	急性经口毒性试验：上下增减剂量法（UDP）	425		√		√		√
	急性经口毒性试验：3T3 中性红摄取细胞毒性试验		√	√	√			
	急性吸入毒性试验：阶层法	436		√				√
	吸入毒性试验：固定浓度程序试验	433		√				
皮肤吸收或渗透	皮肤吸收试验：体外法	428		√	√	√		√
眼刺激性和腐蚀性	牛角膜混浊和通透性试验（BCOP）	437		√	√	√		√
	离体鸡眼试验（ICE）	438		√	√	√		√
	荧光素漏出试验（FL）	460	√	√	√			√
	短时间暴露体外试验（STE）	491		√	√	√	√	

续表

毒性终点	测试方法	OECD TG	欧洲替代方法验证中心[1]	美国替代方法验证部门间协调委员会和美国毒理学替代方法多机构评价中心[2]	日本替代方法验证中心[3]	韩国替代试验验证中心[4]	国家药品监督管理局化妆品司[5]	中国生态环境部[6]
眼刺激性和腐蚀性	重组人角膜上皮细胞试验（RhCE）-EpiOcular™ EIT	492	√	√	√	√		
	重组人角膜上皮细胞试验（RhCE）-LabCyteCORNEA- MODEL24 EIT	492			√			
	重组人角膜上皮细胞试验（RhCE）-SkinEthic ™ EIT	492	√		√			
	细胞传感器微生理的体外试验方法		√	√				
	玻璃胶眼刺激性试验	494		√				
	体外大分子试验方法	496	√					
皮肤刺激性和腐蚀性	经皮电阻试验法（TER）	430	√	√	√	√	√	√
	皮肤腐蚀的体外膜屏障试验方法	435	√	√	√			√
	重组表皮模型（RHE）刺激试验 -LabCyte EPI-MODEL24 SIT	439	√		√	√		
	重组表皮模型（RHE）刺激试验 -EpiDerm ™	439	√	√	√	√		√
	重组表皮模型（RHE）刺激试验 -EpiSkin ™	439		√	√	√		√
	重组表皮模型（RHE）刺激试验 -SkinEthic ™	439	√	√	√	√		√
	重组表皮模型（RHE）刺激试验 -epiCS ®	439	√					
	重组表皮模型（RHE）腐蚀试验 -EpiDerm ™	431	√	√	√			√

续表

毒性终点	测试方法	OECD TG	欧洲替代方法验证中心[1]	美国替代方法验证部门间协调委员会和美国毒理学替代方法多机构评价中心[2]	日本替代方法验证中心[3]	韩国替代试验验证中心[4]	国家药品监督管理局化妆品司[5]	中国生态环境部[6]
皮肤刺激性和腐蚀性	重组表皮模型（RHE）腐蚀试验 -EpiSkin ™	431	√	√	√			√
	重组表皮模型（RHE）腐蚀试验 - epiCS®	431	√		√			
	重组表皮模型（RHE）腐蚀试验 - SkinEthic ™	431	√	√	√			
	重组表皮模型（RHE）腐蚀试验 LabCyte EPI-MODEL24	431			√			
	重组表皮模型（RHE）腐蚀试验 - MeVitrolife-skin™				√			
	针对皮肤腐蚀的 Corrositex® 体外膜阻隔试验法	435		√				
皮肤致敏性	局部淋巴结试验	429		√		√		√
	改良的小鼠淋巴结试验	429			√		√	
	局部淋巴结试验 -DA 法	442A		√	√	√	√	√
	局部淋巴结试验 - BrdU-ELISA	442B		√	√	√	√	√
	局部淋巴结试验 - BrdU-FCM	442B				√		
	直接多肽结合试验（DPRA）	442C	√	√	√	√	√	
	氨基酸衍生物反应试验（ADRA）	442C						
	ARE-Nrf2 荧光酶试验 -KeratinoSens™	442D	√	√	√	√		
	ARE-Nrf2 荧光酶试验 -LuSens	442D	√	√	√			
	人细胞系活化试验（h-CLAT）	442E	√	√	√	√		
	U937 皮肤致敏试验（U-SENS™）	442E	√	√	√			

续表

毒性终点	测试方法	OECD TG	欧洲替代方法验证中心[1]	美国替代方法验证部门间协调委员会和美国毒理学替代方法多机构评价中心[2]	日本替代方法验证中心[3]	韩国替代试验验证中心[4]	国家药品监督管理局化妆品司[5]	中国生态环境部[6]
皮肤致敏性	IL-8 报告基因试验	442E		√	√			
	重组人表皮基因表达模型 EpiSensA				√			
	皮肤致敏定义性方法	497		√				
光毒性	3T3 中性红摄取光毒性试验	432		√		√	√	
	活性氧试验（ROS）	495		√	√			
	体外光毒性 - 重建人表皮光毒性试验方法	498	√	√				
内分泌干扰	利用稳定转染细胞系检测雌激素受体激动剂的体外转录活性试验 -STTA 试验利用（h）ERα-HeLa-9903 细胞系	455		√	√			√
	利用稳定转染细胞系检测雌激素受体激动剂的体外转录活性试验 - VM7 Luc ER TA	455		√	√			
	利用稳定转染细胞系检测雌激素受体激动剂的体外转录活性试验 -ER α -CALUX	455	√					
	利用稳定转染细胞系检测雄激素受体激动剂的体外转录活性试验 -AR-Ecoscreen™	458		√	√			
	利用稳定转染细胞系检测雄激素受体激动剂的体外转录活性试验 -AR-CALUX		√					
	H295 细胞系类固醇生成试验	456		√				√
	人重组雌激素受体亲和力体外试验	493		√	√			
生殖发育毒性	扩展的一代繁殖毒性试验	443		√				√

续表

毒性终点	测试方法	OECD TG	欧洲替代方法验证中心[1]	美国替代方法验证部门间协调委员会和美国毒理学替代方法多机构评价中心[2]	日本替代方法验证中心[3]	韩国替代试验验证中心[4]	国家药品监督管理局化妆品司[5]	中国生态环境部[6]
基因毒性或致癌性	体外哺乳动物细胞基因突变试验（HPRT 和 XPRT 基因）	476		√			√	√
	体外哺乳动物细胞染色体畸变试验	473		√			√	√
	体外哺乳动物细胞基因突变试验 (TK 基因)	490		√			√	√
	体外哺乳动物细胞微核试验	487	√	√			√	√
	哺乳动物体内碱性彗星试验	489		√				
	Bhas 42 细胞转化试验		√		√			
毒代动力学	细胞色素 P450（CYP）酶诱导体外培养法 - 人 HepaRG ™细胞		√					

注：

[1] https：//tsar.jrc.ec.europa.eu/.

[2] https：//ntp.niehs.nih.gov/whatwestudy/niceatm/accept-methods/.

[3] http：//www.jacvam.jp/en_effort/map.pdf.

[4] http：//www.nifds.go.kr/kocvamen/content/content_3_1.jsp.

[5] https：//www.nmpa.gov.cn.

[6] 环境保护部化学品登记中心，《化学品测试方法》编委会．化学品测试方法：健康效应卷．2 版．北京：中国环境出版社，2013.

以上信息截至 2021 年 6 月，具体信息以官方网站或官方发布的最新相关法规或技术指导原则等为准。

参考文献：Luo FY，Su Z，Lu Y，et al. The current status of alternative methods for cosmetics safety assessment in China. ALTEX，2019，36（1）：136-139.

附表 2　相关网站与信息资源

名称	网站
替代方法相关机构	
欧洲替代方法验证中心（European Union Reference Laboratory for alternatives to animal testing，EURL ECVAM）	https：//ec.europa.eu/jrc/en/eurl/ecvam/alternative-methods-toxicity-testing
欧洲动物实验替代方法参考实验室（European Union Network of Laboratories for the Validation of Alternative Methods，EU-NETVAL）	https：//ec.europa.eu/jrc/en/eurl/ecvam/alternative-methods-toxicity-testing/eu-netval
欧洲替代方法验证中心替代方法跟踪系统（Tracking System for Alternative methods towards Regulatory acceptance，TSAR）	https：//tsar.jrc.ec.europa.eu/
美国替代方法验证部门间协调委员会（Interagency Coordinating Committee on the Validation of Alternative Methods，ICCVAM）	https：//ntp.niehs.nih.gov/whatwestudy/niceatm/iccvam/index.html
美国毒理学替代方法多机构评价中心（NTP Interagency Center for the Evaluation of Alternative Toxicological Methods，NICEATM）	https：//ntp.niehs.nih.gov/whatwestudy/niceatm/index.html
日本替代方法验证中心（The Japanese Center for the Validation of Alternative Methods，JaCVAM）	http：//www.jacvam.jp/en/index.html
韩国替代方法验证中心（Korean Centre for the Validation of Alternative Methods，KoCVAM）	http：//www.nifds.go.kr/kocvamen/
加拿大卫生部（Health Canada）	https：//www.canada.ca/en/health-canada.html
德国联邦风险评估研究所动物实验替代方法和补充方法收集和评估中心（Centre for Documentation and Evaluation of Alternative Methods to Animal Experiments，ZEBET database）	https：//www.bfr.bund.de/en/zebet_database_on_alternatives_to_animal_experiments_on_the_internet__animalt_zebet_-1508.html
荷兰动物应用替代研究知识中心（Netherlands Knowledge Centre on Alternatives to Animal Use，NKCA）	https：//www.nkca.nl/
美国约翰·霍普金斯动物试验替代方法研究中心（Johns Hopkins Center for Alternatives to Animal Testing，CAAT）	https：//caat.jhsph.edu/
中国食品药品检定研究院（NIFDC，China）	https：//www.nifdc.org.cn/nifdc/

续表

名称	网站
欧洲动物试验替代方法伙伴关系（European Partnership for Alternative Approaches to Animal Testing，EPAA）	https：//ec.europa.eu/growth/sectors/chemicals/epaa_en
欧洲体外毒理学学会（European Society of Toxicology In Vitro，ESTIV）	https：//www.estiv.org/
日本动物替代实验学会（Japanese Society for Alternatives to Animal Experiments，JSAAE）	http：//www.asas.or.jp/jsaae/eng/
韩国动物替代实验学会（Korean Society for Alternatives to Animal Experiments，KSAAE）	http：//ksaae.org/
印度动物替代实验学会（Society for Alternatives to Animal Experiments -India）	http：//www.saae-i.org/
美国国家转化科学推进中心（National Center for Advancing Translational Sciences，NACATs）	https：//ncats.nih.gov/
OECD 化学物安全	http：//www.oecd.org/chemicalsafety/
OECD 国际动物保护理事会（International Council on Animal Protection in OECD Programmes，ICAPO）	https：//www.icapo.org/
英国国家 3R 动物研究中心（NC3R）	https：//www.nc3rs.org.uk/
欧洲替代方法的舆论平台（European Consensus-Platform for Alternatives，ECOPA）	https：//www.ecopa.eu/
非动物安全评估合作平台（Animal-Free Safety Assessment）	https：//www.afsacollaboration.org/
美国体外科学研究院（Institute for In Vitro Science，IIVS）	https：//iivs.org/
实用工具与数据库	
QSAR 工具箱（QSAR Tool Box）	https：//qsartoolbox.org/
Toxtree	http：//toxtree.sourceforge.net/
化学物与毒物工具（Chemo Tool）	http：//bioinf-applied.charite.de/ fragment_store/
化学物毒性预测（ProTox-II）	https：//tox-new.charite.de/protox_II/
ToxCast 公开数据库	https：//www.epa.gov/chemical-research/toxcast-data-generation-publicly-available-data

续表

名称	网站
毒性预测（ToxPredict）	https：//apps.ideaconsult.net/ToxPredict
毒性警示（ToxAlert）	https：//omictools.com/toxalerts-tool
药物性肝损伤（Drug Induced Liver Injury，DILI）	http：//www.pkumdl.cn/DILIserver/ DILIhome.php
肝毒性（Livertox）	https：//livertox.nih.gov/
eTox	http：//www.etoxproject.eu/
欧洲替代方法验证中心替代方法数据库（Dataset on Alternative Methods to Animal Experimentation，DB-ALM）	https：//data.jrc.ec.europa.eu/dataset/b7597ada-148d-4560-9079-ab0a5539cad3
OECD 化学物测试（含测试指南、GLP 原则和数据互认等）	http：//www.oecd.org/chemicalsafety/testing/
21 世纪毒性测试与有害结局路径	
美国环境保护部 21 世纪毒性测试	https：//www.epa.gov/chemical-research/toxicology-testing-21st-century-tox21
21 世纪毒性测试联盟（The Tox21 Consortium）	https：//tox21.gov/
21 世纪毒性测试：下一代风险评估（联合利华）	http：//www.tt21c.org/
21 世纪的生物医学研究合作平台（Biomedical Research for the 21st Century，BioMed21）	https：//biomed21.org/
欧盟地平线 2020 项目（Horizon 2020）	https：//ec.europa.eu/programmes/horizon2020/en
OECD IATA 指导文件	https：//www.oecd.org/chemicalsafety/risk-assessment/iata-integrated-approaches-to-testing-and-assessment.htm
有害结局路径分子筛选和毒物基因组学（OECD AOP 项目；Adverse Outcome Pathways，Molecular Screening and Toxicogenomics）	https：//www.oecd.org/chemicalsafety/testing/adverse-outcome-pathways-molecular-screening-and-toxicogenomics.htm
AOP（AOP Knowledge Base，AOP KB）	AOP KB：https：//aopkb.oecd.org
有害结局路径知识库（AOP-Wiki）	https：//aopwiki.org/wiki/index.php/Main_Page
毒性测试非动物方法（AltTox）	http：//alttox.org/

续表

名称	网站
学术期刊	
《动物实验替代方法》（*Alternatives to Animal Experimentation*，*ALTEX*）	https：//www.altex.org/index.php/altex
《动物测试及实验替代》（*Alternatives to Animal Testing and Experimentation*，*JSAAE*）	https：//www.jstage.jst.go.jp/browse/aatex
《体外毒理学》（*Toxicology In Vitro*）	https：//www.sciencedirect.com/journal/toxicology-in-vitro
《应用体外毒理学》（*Applied In Vitro Toxicology*）	https：//home.liebertpub.com/publications/applied-in-vitro-toxicology/626/overview
《毒理学前沿——体外毒理学、计算毒理学与生物信息学》（*Frontiers in Toxicology—In Vitro Toxicology*，*Computational Toxicology and Informatics*）	https：//www.frontiersin.org/journals/toxicology/sections/in-vitro-toxicology https：//www.frontiersin.org/journals/toxicology/sections/computational-toxicology-and-informatics
《实验动物替代法》（*Alternatives to Laboratory Animals*，*ATLA*）	https：//frame.org.uk/